Marios Loukas / R. Shane Tubbs / Joseph Feldman

Netter's Introduction to Clinical Procedures

Illustrations by Frank H. Netter
Contributing Illustrators: Carlos A.G. Machado, Kristen Wienandt Marzejon

奈特临床技术操作图解指南

主　编　〔美〕马里奥斯·劳卡斯
R.肖恩·塔布斯
约瑟夫·费尔德曼

主　译　丁自海

天津出版传媒集团
天津科技翻译出版有限公司

著作权合同登记号：图字：02－2018－375

图书在版编目（CIP）数据

奈特临床技术操作图解指南/（美）马里奥斯·劳卡斯（Marios Loukas），（美）R. 肖恩·塔布斯（R. Shane Tubbs），（美）约瑟夫·费尔德曼（Joseph Feldman）主编；丁自海主译—天津：天津科技翻译出版有限公司，2022.1

书名原文：Netter's Introduction to Clinical Procedures

ISBN 978－7－5433－4093－0

Ⅰ.①奈… Ⅱ.①马… ②R… ③约… ④丁… Ⅲ.①人体解剖学－图解 Ⅳ.①R322－64

中国版本图书馆 CIP 数据核字（2021）第 018381 号

Elsevier（Singapore）Pte Ltd.
3 Killiney Road, #08－01 Winsland House I,
Singapore 239519
Tel：(65)6349－0200；Fax：(65)6733－1817

授权单位：Elsevier (Singapore) Pte Ltd.
出　　版：天津科技翻译出版有限公司
出 版 人：刘子媛
地　　址：天津市南开区白堤路 244 号
邮政编码：300192
电　　话：（022）87894896
传　　真：（022）87893237
网　　址：www.tsttpc.com
印　　刷：天津新华印务有限公司
发　　行：全国新华书店
版本记录：889mm×1194mm　16 开本　18.5 印张　320 千字
2022 年 1 月第 1 版　2022 年 1 月第 1 次印刷
定价：198.00 元

（如发现印装问题，可与出版社调换）

译者名单

主 译

丁自海　南方医科大学

译 者（按姓氏汉语拼音排序）

陈　滨　南方医科大学附属南方医院

邓雪飞　安徽医科大学

侯致典　山东大学附属省立医院

李宏亮　广州中医药大学附属佛山中医院

卢　笛　南方医科大学附属南方医院

彭　浒　海军军医大学长征医院

荣　凯　山东大学附属省立医院

史本超　南方医科大学附属珠江医院

张　策　南方医科大学附属南方医院

张　晟　南方医科大学附属南方医院

张筱曜　南方医科大学附属南方医院

赵庆豪　南方医科大学第三附属医院

郑雪峰　暨南大学基础医学与公共卫生学院

学术秘书　赵庆豪　郑雪峰

主编简介

Marios Loukas，MD，PhD，获得华沙大学医学院医学学位和病理学系风湿病学研究所博士学位，后曾在德国乌尔姆大学诊所读博士后，研究动脉生成。

Loukas 博士在哈佛医学院开始了他的学术生涯，担任人体解剖学课程讲师和实验室讲师。2005 年进入格林纳达的圣乔治大学，成为解剖学系的教授和系主任。在他的领导下，解剖学系开设了一门独特的超声医学教育课程，指导教师如何向医学生和住院医师讲解超声的使用，以及如何有效提供继续医学教育课程。

2012 年，Loukas 博士担任圣乔治大学医学院的研究院院长，主要职责之一是发展跨学科研究和解剖学跨学科的基础设施，建立基础科学与临床科学的桥梁，以支持转化医学研究。

Loukas 博士的研究一直由圣乔治大学资助。他曾获得多项教学和研究奖项，如 2007 年赫伯特·斯托弗优秀科技论文奖和哈佛大学医学院颁发的优秀辅导教师奖。

Loukas 博士共发表了 600 多篇论文，撰著 12 本，包括《格氏解剖学》《格氏人体解剖学临床图谱》《McMinn 和 Abrahams 人体解剖学临床图谱》《解剖学史》和《Bergman 人体变异综合教科书》，并为各种医学和外科教科书撰写了 18 章内容，包括《格氏解剖学》。他还担任过 12 种期刊的编辑，并为 50 多种期刊撰写评论。他是《临床解剖学》杂志的编辑和《解剖学翻译研究》的主编，向更多的受众提供了他在解剖学方面的见解。他在 2015 年当选为美国临床解剖学家协会主席。他的科学兴趣包括外科解剖学和技术，以及心血管病理学。最近，他针对医学教育中综合课程和教师发展问题，如模拟技术和有效的教学测试进行研究。2015 年 2 月，Loukas 博士担任圣乔治大学医学院基础科学系主任。

R. Shane Tubbs，MS，PA-C，PhD，华盛顿州西雅图科学基金会的解剖学教授和首席科学家。他一直致力于临床解剖学的研究和教学。Tubbs 博士撰写了一系列解剖学书籍和论文，是《临床解剖学》杂志的主编。他还担任了《奈特解剖学图谱》第 5~7 版、《格氏解剖学》第 41 版和《格氏人体临床摄影解剖学》等著作的编辑。

Joseph Feldman，MD，FACEP，自 1998 年以来，他一直在哈肯萨克大学医学中心工作，担任急诊科主治医师兼主任。在加入哈肯萨克大学医学中心之前，Feldman 博士曾是哥伦比亚长老会医学中心的紧急服务助理主任。Feldman 博士在石溪大学获得了两个学士学位，之后加入圣乔治大学医学院并在那里获得了医学学位。他在布鲁克林中心医院完成了急诊医学住院医师的工作，并获得了急诊医学的董事会认证。Feldman 博士是美国急诊医师学院的院士。

Feldman 博士曾在薛顿贺尔–哈肯萨克–莫里迪恩医学院担任志愿教授，在圣乔治大学医学院担任急诊医学教授，在罗格斯大学新泽西医学院担任急诊医学临床副教授，并担任学术职务。在史蒂文斯理工学院生物医学工程专业担任助理教授。

Feldman 博士在哈肯萨克大学医学中心的职责范围包括急诊医学、观察服务、院前护理和灾难急救准备,包括为移动卫星应急部门制订计划。除了担任成员外,他还担任过胸痛中心的医学主任、圣乔治/哈肯萨克大学医学中心医学学生项目的医学教育主任、急救中心服务热线主任及形式和秩序委员会主席,以及其他许多医院委员会的成员。

Feldman 博士所领导的部门追求卓越的质量和服务。一直以来,他领导的急救中心获得了"Press Ganey Success Story"荣誉称号,Studer 集团颁发的"What is Right in Health Care"奖项,两次获得 J.D. Powers 紧急服务杰出经验奖,两次获得健康等级紧急医疗优秀奖。他曾是 Studer 医师领导力组织的顾问,并曾在 Press Ganey 医师顾问委员会任职。他在创建"Take-a-Break"计划中发挥了重要作用,并荣幸地被 Planetree 组织授予了该计划的医师冠军奖。他还曾获得新泽西州医师助理协会颁发的年度最佳医师奖,并因多年来对圣乔治大学医学院的奉献和服务而获得了荣誉奖章。

Feldman 博士具有丰富的研究项目管理经验,为急诊医学文献做出了许多贡献。他负责监督并执行数百万美元的拨款,用于开发可快速部署的移动卫星应急部门和国防部的几个最新研究项目。他曾担任 25 个研究项目的主要研究员或助理研究员,在推荐的期刊上发表了许多原创文章,并受邀在国际和美国范围内进行了 60 余次关于医疗保健的各种主题演讲。他多次在纸质、音频和视频媒体上就各种医学话题发表演讲。

Feldman 博士致力于开发教育课程,使那些对医学事业感兴趣的本科生受益。为此,他负责创建哈肯萨克大学医学中心医学职业(CIM)计划。CIM 是一项暑期计划,使大学生能够了解医疗保健提供者的工作。他还负责国家研究协会联盟计划(NARAP),该计划允许大学生全年参与临床研究。在本科医学教育方面,Feldman 博士是圣乔治/哈肯萨克大学医学院的院长,该校学生为三年级和四年级的医学生。在研究生教育方面,他每年为 12 名哈肯萨克大学医学中心的急诊科住院医师提供为期 3 年的美国毕业后医学教育认证委员会(ACGME)培训。

Feldman 博士为美国新泽西州的急诊医疗界做出了多方面的贡献,包括防灾、教育和领导方面。在他的领导下,移动卫星应急部门(MSED)已在新泽西州获得许可,并作为特殊部门被纳入新泽西州应急服务特别工作组。在飓风"桑迪"来临期间,他领导了 5 次 MSED 部署,以支持新泽西州北部和南部的工作,还在纽约长滩岛进行了一次州际应急管理协作(EMAC)部署。最近的 MSED 部署是在"超级碗"前及其期间进行的。

Feldman 博士与妻子 Julie 住在纽约市。他们养了一只德国牧羊犬 Jette 和一只迷你贵宾犬 Sassy。Feldman 博士除了在业余时间为改善医疗保健专业人员、患者和护理人员的医学实践做出了无数贡献外,还参加了支持纽约市青年的高等教育基金会及促进全球卫生计划的组织。

绘图者简介

Frank H. Netter, MD

奈特博士于1906年出生于纽约,在进入纽约大学医学院之前,他曾在纽约艺术学生联盟和美国国家设计学院学习艺术课程,于1931年获得医学博士学位。在读期间,奈特博士笔记中的素描就吸引了同行和医学界的注意,纷纷邀请他为一些论文和教科书绘制插图,他因此获得了兼职的机会。奈特博士在1933年成为外科医生,此后仍在业余时间兼职绘画,并最终放弃了医生职业,全身心地投入到自己所钟爱的绘画艺术中。在第二次世界大战期间,他在美国陆军服役。退役后,开始与CIBA制药公司(现为诺华制药公司)合作。通过长达45年的合作,他积累了宝贵的医学财富,创造出了非凡的医学艺术作品,成为全球医务工作者熟知的医学绘画艺术家。

2005年,Elsevier公司购买了奈特博士收藏的和Icon学习系统出版的所有绘图。从此Elsevier公司出版了50余种奈特博士的作品(www.elsevierhealth.com)。

奈特博士的作品是用图画形象地传授医学知识的典范。十三卷《奈特医学图集》收录了奈特博士创作的两万余幅作品中的大部分,成为有史以来最著名的医学著作之一。1989年首次出版的《奈特解剖学图谱》,已被翻译成16种语言,成为全世界医学领域及相关学科学生首选的解剖学图谱。

奈特博士的绘图之所以受到人们的青睐,不仅是由于其卓越的美学水平,更重要的是其丰富的学术内涵。奈特博士于1949年写道:"阐明主题是图画的根本目的和最高目标。作为医学艺术作品,无论绘制得多么精美,艺术构思和主题表达得多么巧妙,如果不能阐明医学观点,将没有丝毫价值。"奈特博士的绘图设计、概念、观点、处理问题的方法,以及对事业的追求,淋漓尽致地体现在他的作品中,使其承载着非凡的学术价值。

奈特博士,这位著名的医学科学艺术家,于1991年辞世。

了解更多关于奈特博士的生平和作品,请登录:http://www.netterimages.com/artist/netter.htm。

Carlos Machado, MD

Carlos Machado是奈特博士在诺华制药公司的继任者,是继承、丰富和扩展奈特医学图集的主要艺术家。

Carlos Machado曾是心脏病学专家,自学医学插图绘制,补充并更新了奈特博士原始作品的一些细节,并创作了诸多颇具奈特风格的新作品,丰富、扩展了奈特图集。Machado博士逼真的画风,对医患关系的敏锐洞察力,造就了他生动的、令人难以忘怀的绘图风格。他致力于研究他所描绘的每一个主题,奠定了其成为当今首屈一指的医学绘画家的地位。

了解更多关于Carlos Machado的生平和作品,请登录:http://www.netterimages.com/artist/machado.htm。

Kristen Wienandt Marzejon, MS, MFA

Kristen Wienandt Marzejon 是一名经过认证的医学绘图员，获得了伊利诺斯大学芝加哥分校生物医学可视化硕士学位。她从小就酷爱艺术和科学，后来在芝加哥的拉什大学医学中心开始了绘图员生涯。2001 年，她成为自由职业者。在医学领域，为不同客户提供医学绘图和图表设计服务。

她 20 年来的医学绘图作品，继承了奈特传统且独特的绘图风格，其作品已成为奈特图库中很有价值的一部分。

编者名单

主编

Marios Loukas, MD, PhD
Professor of Anatomical Sciences
Dean of Basic Sciences
School of Medicine
St. George's University
Grenada, West Indies

R. Shane Tubbs, MS, PA-C, PhD
Professor and Chief Scientific Officer
Seattle Science Foundation
Seattle, Washington;
Professor
Department of Anatomical Sciences
St. George's University
Grenada, West Indies

Joseph Feldman, MD, FACEP
Chairman, Emergency Services
Emergency & Trauma Center
Hackensack University Medical Center
Hackensack, New Jersey

图像和视频*编者

Svetlana Zakharchenko, DO, RDMS
Director, Emergency Ultrasound
Hackensack University Medical Center
Hackensack, New Jersey
Endotracheal Intubation, Thoracentesis, Expanded Focused Assessment With Sonography for Trauma (E-FAST) Examination, Central Venous Catheterization, Peripheral Intravenous Cannulation, Dislocated Shoulder Reduction, Abdominal Paracentesis, Elbow Joint Aspiration, Skin Abscess Incision and Drainage, Transurethral (Foley Catheter) and Suprapubic Urinary Bladder Catheterization; Videos 10.1 and 10.19

Ellen J. Kurkowski, DO
Assistant Program Director
Emergency Medicine Residency
Associate Ultrasound Director
Emergency Trauma Department
Hackensack University Medical Center
Hackensack, New Jersey
Videos 10.2, 10.3, 10.5, 10.6, 10.7, 10.9, 10.10, 10.11, 10.13, 10.15, 10.17, and 10.19

*注：由于版权原因，中文版无线上视频。

编者

Rebecca G. Andall, MD
Foundation Year 1 Doctor
NHS Tayside
Scotland, United Kingdom
Intercostal Nerve Block, Dental Nerve Blocks

Naomi R. Andall, MD
Foundation Year 1 Doctor
NHS Tayside
Scotland, United Kingdom
Cardiac Pacing, Digital Nerve Block

Weston G. Andrews, BS
Fourth Year Medical Student
Department of Anatomical Sciences
St. George's University School of Medicine
Grenada, West Indies
Tracheostomy, Tracheotomy, Cricothyroidotomy

Karan K. Arora
MD Candidate (2018)
Department of Anatomical Sciences
St. George's University School of Medicine
Grenada, West Indies
Ingrown Toenail Removal

Aparna Ashok, M.Eng
Medical Student Researcher (MSRI)
Department of Anatomical Sciences
St. George's University School of Medicine
Grenada, West Indies
Ingrown Toenail Removal, Thoracentesis

Jason C. Batey
MD Candidate (2017)
Department of Anatomical Sciences
St. George's University School of Medicine
Grenada, West Indies
Intercostal Nerve Block, Abdominal Paracentesis, Nasogastric Tube Placement

Claudine Brown, MD, MSPH
Pediatric Resident
Department of Pediatrics
Maimonides Medical Center
Brooklyn, New York
Cerumen Removal, Burr Hole Craniotomy, Tracheostomy, Tracheotomy, Cricothyroidotomy

Karolina Bukala
MD Candidate (2017)
Department of Anatomical Sciences
St. George's University School of Medicine
Grenada, West Indies
Intercostal Nerve Block

Alper Cesmebasi, MD, MSc
Intern
Division of Urology
St. Elizabeth's Medical Center
Brighton, Massachusetts
Fasciotomy, Central Venous Catheterization, Thoracostomy, Expanded Focused Assessment With Sonography for Trauma (E-FAST) Examination, Lumbar Puncture, Peripheral Arterial Line Placement, Venous Cutdown, Transurethral (Foley Catheter) and Suprapubic Urinary Bladder Catheterization

Daniel H. Chang, MS
MD Candidate
Medical Student III
St. George's University School of Medicine
Grenada, West Indies
Occipital Nerve block

Bradley Charran, MD
Department of Anatomical Sciences
St. George's University School of Medicine
Grenada, West Indies
Diagnostic Peritoneal Lavage, Venous Cutdown

Kaydeonne T. Ellis, MD
Intern
Internal Medicine
The General Hospital
Grenada, West Indies
Skin Abscess Incision and Drainage, Dislocated Finger Reduction

Jason A. Fisher, MS
MD Candidate
Department of Anatomical Sciences
St. George's University School of Medicine
Grenada, West Indies
Peripheral Intravenous Cannulation

Abigail Gabriel, MD
Department of Internal Medicine
Harlem Hospital
New York, New York
Intercostal Nerve Block

Sadia Ghani, MD
Psychiatry Resident
Department of Psychiatry
University of Arizona College of Medicine, South Campus
Tucson, Arizona
Nasogastric Tube Placement, Transurethral (Foley Catheter) and Suprapubic Urinary Bladder Catheterization

Rattandeep K. Ghotra, BS
Medical Student III
St. George's University School of Medicine
Grenada, West Indies
Endotracheal Intubation

Dylan J. Goodrich, BS
MD Candidate (2017)
Department of Anatomical Sciences
St. George's University School of Medicine
Grenada, West Indies
Burr Hole Craniotomy

Munawar Hayat, MD
Resident, Family Medicine
University of Texas Southwestern Medical Center
Dallas, Texas
Dislocated Shoulder Joint Reduction, Tracheostomy, Tracheotomy, Cricothyroidotomy

Taryn Elizabeth Hoffman, BS
MD Candidate (2017)
St. George's University
Grenada, West Indies
Nasogastric Tube Placement

Nikhil A. Jain
MD Candidate (2018)
Department of Anatomical Sciences
St. George's University School of Medicine
Grenada, West Indies
Ingrown Toenail Removal, Thoracentesis

Shamfa C. Joseph, MD
Department of Internal Medicine
Lincoln Medical and Mental Center
Bronx, New York
Abdominal Paracentesis

Aaron Kangas-Dick, MD
Fourth Year Medical Student
Department of Anatomical Sciences
St. George's University School of Medicine
Grenada, West Indies
Peripheral Arterial Line Placement

Farah Z. Kassamali
MD Candidate (2017)
St. George's University School of Medicine
Grenada, West Indies
Dislocated Shoulder Reduction

Akbar Khan, MD
Department of Pediatrics
SUNY Downstate Medical Center
Brooklyn, New York
Ear and Nose Foreign Body Removal, Endotracheal Intubation

Sung Deuk Kim, MD
Teaching Fellow
Department of Anatomical Sciences
St. George's University School of Medicine
Grenada, West Indies
Auricular Hematoma Drainage, Peripheral Arterial Line Placement

Vijay Krishna, MD, MSc
Resident Physician
Department of Family Medicine
MidMichigan Medical Center, Midland
University of Michigan Health System
Midland, Michigan
Thoracostomy, Elbow Joint Aspiration, Dislocated Knee Reduction, Knee Joint Aspiration

Precious Macauley, MD
Resident Physician
Department of Internal Medicine
Maimonides Medical Center
Brooklyn, New York
Cardioversion and Defibrillation, Abdominal Paracentesis

Adenieki Mornan, MD, MPH
Resident Physician
Department of Women's Medicine, Obstetrics and Gynecology
Atlantic Health System
Morristown, New Jersey
Introduction, Dislocated Shoulder Joint Reduction

Julie-Vanessa Munoz, MD
Instructor
Office of the Dean of Basic Sciences
St. George's University School of Medicine
Grenada, West Indies
Digital Nerve Block, Paronychia Incision and Drainage

Sonya Palathumpat, MD
Department of Pediatrics
University of Nevada School of Medicine
Las Vegas, Nevada
Dislocated Shoulder Joint Reduction

Dipen Patel, MD
Department of Anatomical Sciences
St. George's University School of Medicine
Grenada, West Indies
Nosebleed Cauterization, Lumbar Puncture

Jay V. Patel, MD
Critical Care Fellow
Division of Critical Care Medicine
Montefiore Medical Center/Albert Einstein College of Medicine
Bronx, New York
Cardiac Pacing, Cardioversion and Defibrillation, Pericardiocentesis

Kush Patel, MD
Department of Anatomical Sciences
St. George's University School of Medicine
Grenada, West Indies
Expanded Focused Assessment With Sonography for Trauma (E-FAST) Examination, Dislocated Hip Reduction

Sanjay Patel, MD, MSc
Resident Physician
Department of Medicine
University of Pittsburgh Medical Center
Mercy Hospital
Pittsburgh, Pennsylvania
Fasciotomy, Central Venous Catheterization, Peripheral Intravenous Cannulation, Paronychia Incision and Drainage, Thoracentesis

Swetal Dilip Patel, MD
Department of Internal Medicine
University of Nevada School of Medicine
Las Vegas, Nevada
Cardiac Pacing, Cardioversion and Defibrillation, Pericardiocentesis

Varun P. Patel, MD
Associate Chief Resident
New York Medical College
St. Michael's Medical Center
Newark, New Jersey
Cardiac Pacing, Cardioversion, and Defibrillation

Malika V. Rawal, MD
Teaching Fellow
Department of Anatomical Sciences
St. George's University School of Medicine
Grenada, West Indies
Occipital Nerve Block, Mask Ventilation

Azizul Rehman, MD
Internal Medicine Resident Physician
Maimonides Medical Center
Brooklyn, New York
Pericardiocentesis

Philip A. Ribeiro, MD
Internal Medicine Resident
Department of Internal Medicine
University of Nevada School of Medicine
Las Vegas, Nevada
Burr Hole Craniotomy

Mahmoud Sabha, MD
Resident Physician
Department of Family Medicine
University of Texas Southwestern Medical Center
Dallas, Texas
Pericardiocentesis, Shoulder Joint Aspiration

Sarah Uddin, MD
Resident Physician
Rutgers Robert Wood-Johnson
Centrastate Family Medicine Residency Program
Freehold, New Jersey
Nosebleed Cauterization

审校者

Hamed Abdolghafoorian
Bilawal Ahmed
Shehzad Amlani
Karina Angouw
Adinda K. Apriliani
Deren Aygin
Shreya Badhrinarayanan
Christopher B. Baker
Emalina Balasoglu
Joener B. Bangero
Carlos E. Barba
Tyler S. Beveridge
Usman Bhatti
Kaitlyn Marie Blackburn
Brandon Bodie
Gonçalo Borges
Michael Brisson
Dewey Brooke
Zhen Cahilog
Rhonda Carney
Bekim A. Cela
Alex J. Charboneau
YS Chen
Laura Cicani
Ryan Clark
Sam Cochran
Natasha Daniels
Taylor Davies
Nafi Mehmet Dilaver
Repetchi Dionisie
Darcelle DuBois
Larry L. Duenk
Faustine Dufka
Erin Duralde
Alexander Panayotou Ennes
Gregory M. Erb
Muhammed Said Erdem
Adam Fambiatos
Lisa Ferrando
Francis Fortin
Helene Fourie
Jameelah Franklin
Dariimaa Ganbat
Jose Angel Valdez Garcia
José Manuel Zúñiga García
Martha Luisa Figueroa Garcia
Lauren Garth
Andrew R. Ghaly
Alexandra Gol-Chambers
Joseph Gomes
Patricia Téllez González
Natalie Greco
Mr. Michalis Hadjiandreou
Emily Hagar
Randolph D. Haire
Guy P. Hamilton
Sara Seife Hassen
Stephanie Hawks
Georgina Highton
Sherri A. Hinchey
Stephanie Anne Hinds
Adriane Hines
P. Barrett Honeycutt
Craig Hricz
Warren Huang
Moudi Hubeishy
Cameron M. Ingram
Aaron Inouye
Courtney Jaket
Tolbert Dewayne Jefferies
Benjamen Jones
Hayden R. Jones
Viktorija Kaminskaite
Alan Klee
Matthew Krinock
Matthew Krzywicki
Gemma Therese Law
Caitlin M. Lawes
Natalia Soriano Lorié
Melodie M. Lowe
Zachary Lyon
Kamil M.
Precious Macauley
Ankita Mahajan
Hugh J. Malligan
Yobanny Kafruni Marcano
Livingston Martin
Maria Eduarda P.F. Martins
Amber McClure
Ramona Mittal
Eunice Monge
Sean Moran
Catherine Motosko
Nandita Natasha Naidu
Gemma Napaul
Nishchey Nayar
Ory S. Newman
Ann Margareth Wagner Nitsch
Eberechukwu G. Njoku
Caryl Joy C. Obaña
Abimbola Ogunseyila
Alain Garcia Olea
Philip Ong
Boingeanu Otniel
Deborah Pacik
Hollie Parfitt
Erika Paschal
Emma Pearson
D. Alexander Phillips
Alexandra Pires-Ménard
Kristian Rainge-Campbell
Joshua G. Ramsay
Charles Randolph
Nazanin Rassa
Craig Stuart Richmond
Megan Rogahn
Aurielle E. Rowe
Seena Saberi-Movahed
Sarah Sabir
Julienne Rowelie A. Sanchez
Andrea Lizeth Tarazona Santos
Danielle N. Sarlo
Dhruv Sarwal
Jelmer Savelkoel
Matthew R. Shane
Leung, Ka Shing
Jordan Shively
Naama H. Sleiman
Jessica Zarathena Smeaton
Valerie Smith
Jehu Strange
Brandon Stretton
Louisa Sutton
Benjamin Switzer
Zachary Szablewski
Alexis Tchaconas
Stella Thambirajah
Jeffrey D. Tompson
Tuyet Hong Tran
Tae Kyu Uhm
Raymond VanHam
Blessy Varughese
Matthew Verheyden
Tobias Vinycomb
Marta Costoya Viqueira
Gloria Z. Wang
Ow Kok Weng
Christopher Wike
Brent Wilson
Alex Wisbeck
Jennifer Woodard
Loo Li Yang
Mohammad Zaidi
Chen Zhang
Andrew J. Zovath

中文版前言

奈特博士是我国医学界熟悉的科学艺术家。其绘图风格独特，结构对比清晰，毗邻关系准确，示意图简洁形象，成为医学图谱中重要学派之一。我国先期引进翻译出版的《奈特人体解剖学彩色图谱》和《奈特外科学彩色图谱——解剖与手术入路》等专著，深受读者的欢迎。

奈特曾经说过，解剖亘古不变，但对于解剖的理解及临床意义要与时俱进。他和继承者正是基于这种理念，把传统解剖学与临床技术操作紧密结合，扩展了临床解剖学的范畴，使技术操作更加规范、安全和高效。

临床技术操作是重要的治疗方法，是临床医师必须掌握的技术。天津科技翻译出版有限公司引进的《奈特临床技术操作图解指南》，延续了已出版的解剖学彩色图谱的优点，又与技术操作紧密结合，通过精美的绘图，对不同操作的局部解剖和操作步骤进行了详尽的介绍。文字说明简明扼要，通俗易懂，每章备有复习题，具有极强的针对性和实用性。

译者需要提醒青年医师的是，本书主要提供正常的解剖学资料，掌握其形态、结构和毗邻关系固然重要，但要想到它们是否存在变异更为重要，这可使你的操作避免可能的困境，甚至出现不可收拾的局面。这些问题在本书中都有所提醒，阅读时要予以关注。

近几十年来，我国在临床技术操作领域已取得许多成就，著述累累。但“寸有所长，尺有所短”，而“他山之石，可以攻玉”。就以将要出版的这部《奈特临床技术操作图解指南》为例，每章涉及了临床目的、操作流程等内容，图文并茂、颇具特色，值得借鉴。在学习和借鉴国外学术经验时，我们不应“近寺人家不重僧，远来和尚好看经”，因为“一目之视也，不若二目之视也；一耳之听也，不若二耳之听也”，要通中法外，舍短取长。

各位译者都是在繁重的教学、医疗和科研工作中挤出时间完成各自的任务，本书内容涉及多个学科，覆盖面广，由于译者水平所限，译稿虽经再三斟酌推敲，不妥甚或错误之处在所难免，请读者予以指正。在此也对翻译过程中给予帮助的所有同仁表示衷心感谢。

相信该译著的出版，一定会对我国青年医师学习解剖学知识、掌握相关技术、提高操作安全和质量起到促进作用。

丁自海

2021 年 中秋

前 言

医学和健康相关专业的培训人员面临着许多课程的学习，在这些课程中许多操作技术是侵入性的，但可以挽救生命。在巨大的工作负荷和持续的急诊压力下，这些涉及复杂和多重步骤的侵入性操作程序，是对操作者提出的巨大挑战。本书的目标是为读者提供简单的、循序渐进的临床操作步骤，突出关键性临床操作流程的方法和策略。本书涉及了在临床实践中或急诊科几乎每天都能遇到的最常用的操作技术。

本书将基础理论与包含解剖学细节的图像相结合，阐明了临床操作技术的原理。奈特博士创作的这些精美插图已经成为著名的医学艺术遗产，成为医师和医学生爱不释手的经典之作。本书介绍的技术操作内容范围从复杂的中心静脉置管到简单的嵌甲切除，简明扼要，条理分明。本书的其他章节包括胸腔穿刺术、气管内插管术、关节脱位与复位、尿道置管、皮肤脓肿切开引流术、神经阻滞、关节抽吸术、鼻出血烧灼等。此外，每一章的最后提供了数道选择题，以提高学生的学习效果，为医师执业考试和相关资格考试奠定基础。

本书介绍的某些常用、有效的操作技术正在被更安全、更敏感、更具体的新操作技术所取代，然而这些新的操作技术需要辅助技术和设备(如超声仪)，在有些实践中不一定能够使用。

作者希望读者从本书的每一章中获得足够的专业背景知识和操作技术的有益信息，在实施这些安全、快速的操作技术时获得足够的自信。

引 言

医疗保健专业人员，尤其是急诊科医生，应具备胜任各种手术操作的信心和能力。作为急诊科医生的一般指南，本书介绍了许多常见急诊手术的适应证、禁忌证、手术技术和并发症等。换句话说，本书概述了执行这些操作技术的基本标准和条件。此外，每章都简要回顾和说明了执行每种操作技术所必需的解剖学要点，这一点非常重要。

急诊科是医疗护理最复杂的科室之一，因为许多急诊疾病的成功救治，取决于急诊科医生对病情的快速评估和救治方法的正确选择(图 1)。尽管该学科具有快节奏的特点，但也需要遵循一定的原则，如患者知情同意、确认操作时间、无菌技术、自身防护、避免针刺损伤等。当执行这些操作时，由于具有突发性和时间敏感性，可能被患者投诉，但仍需要遵循。

知情同意

人们普遍认为，在紧急情况下可放弃患者知情同意，因为获得知情同意需要花费时间，可能对患者造成不利后果。此类紧急情况有很多，如无意识或意识改变的患者、需要立即手术的严重创伤患者，或心肺骤停患者。然而，在紧迫而非急诊的情况下，对手术的口头解释和在无法获得书面同意的情况下获得口头同意是被允许的。在这种情况下，急诊科医生必须及时提供足够的信息。要清晰、准确、及时地描述在这一关键时期发生了什么、说了什么、做了什么。采用图表式记录方法非常重要。

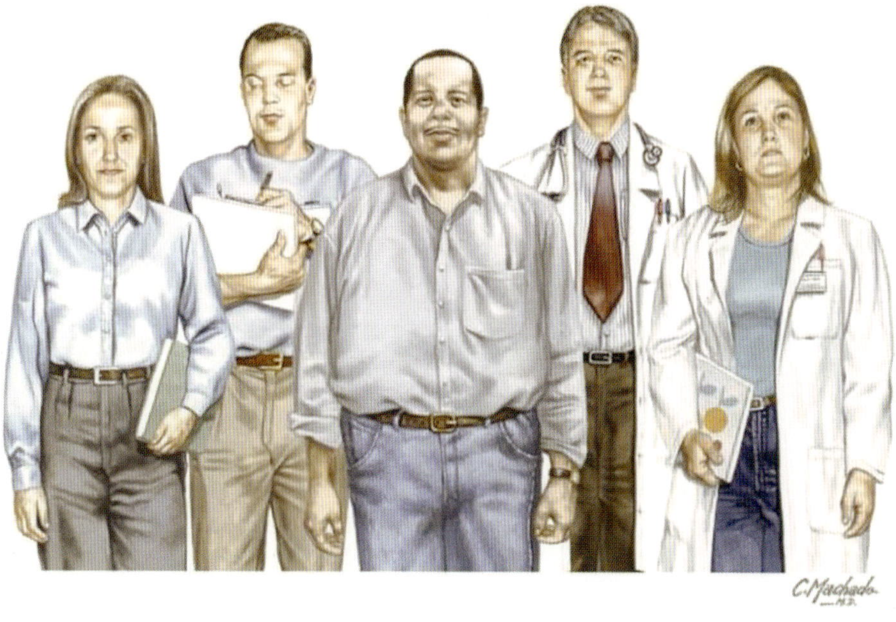

图 1　医疗保健专业人员。

手术之前，急诊科医生必须具备充足的解剖学背景知识，应详细了解手术操作流程，熟悉设备的使用方法，检查设备是否处于良好的工作状态等。

个人保护，普遍预防，确保安全，有效技术，术前暂停

即使在紧急情况下，也应穿戴适当的个人防护装备、洗手和使用无菌技术。良好的手卫生被认为是与医疗保健相关感染发生率直接相关的最重要的预防措施。

另一个重要的考虑因素是避免针刺或利器损伤。在本书讨论的许多操作中涉及利器，因此存在受伤的风险。遵循规范的流程是目前避免针刺损伤发生的最佳方法。一旦发生损伤，伤者应及时进行暴露后预防。

防止针刺伤害的一般指导原则包括：

- 分别处理丢弃针头和注射器。
- 避免重新套针头保护套。
- 避免携带使用过的尖锐物或将其交由其他人携带。
- 盛装锐器的容器不要放得太满。

术前暂停

手术之前应执行术前暂停程序，包括在必要的情况下标记和识别操作部位。术前暂停还可以再次确认患者、验证手术，并确认将执行手术的部位。“术前暂停”是2004年6月由医疗机构评审联合委员会(JCAHO)提出的。它认为，所有的错误手术都是可以且必须预防的，要求具有执业资质的手术医师、麻醉医师和手术室护士三方实施术前暂停，落实手术安全核查。

本书清楚地描述了急诊手术，回顾了其适应证和禁忌证，回顾了相关解剖和图像，描述了使用的设备，并概述了如何执行该手术。手术操作大纲是急诊医生提升患者治疗效果的基础。这些大纲旨在通过促进急诊医生熟练且及时地完成手术来改善患者的预后。

参考文献

Nutbeam T, Daniels R. *ABC of Practical Procedures*. Hoboken, NJ: Wiley-Blackwell; 2010.

Hartman KM, Liang BA. Exceptions to informed consent in emergency medicine. *Hosp Physician*. 1999:53–59.

Hazinski MF, Nolan JP, Billi JE, et al. 2010 International consensus on cardiopulmonary resuscitation and emergency cardiovascular care science with treatment recommendations. *Circulation*. 2010;122:S250–S275.

谨以此书献给我的孩子们,Nikol 和 Chris,感谢他们一直以来对我长时间写作和研究的包容和支持。我爱你们。

Marios Loukas

谨以此书献给 Kaye 和 Ronald Raines,感谢他们的理解和支持。

R. Shane Tubbs

谨以此书献给我的老师,以及我过去和将来的学生们。

Joseph Feldman

目录

第 1 部分

气道/呼吸

第 1 章

气管内插管术

引言

急诊科医生要求思维敏捷且行动迅速，这里介绍的临床情景往往关乎生死。气道管理是急诊科医生必备的一项技能。因为没有功能良好的气道，其他的抢救措施都是徒劳的。因此，保证气道通畅显得非常重要。

在急诊科，当患者气道塌陷或无法自主通气时，气管内插管是稳定病情最有效的措施。利用光导纤维喉镜进行快速诱导插管(RSI)已成为插管技术的金标准。为防止患者在操作过程中血氧饱和度降低，在快速诱导气管内插管前应进行预给氧。患者预给氧结束后，在快速诱导气管内插管的过程中，应同时给予神经肌肉阻滞剂和镇静剂，以便于顺利插管。

医生要有能力判断患者适合或不适合插管，应该能够识别困难气道并用最合适的方法进行处理。因心脏停搏导致昏迷或窒息的患者应进行“紧急插管(crash intubation)”，而不应该做快速诱导气管内插管。当不具备插管条件时，患者需要进行气囊-活瓣-面罩(BVM)通气，直到患者不再需要气道管理或已建立良好的气道。光导纤维喉镜已经是标准设备，尤其是在有困难气道的情况下。光导纤维镜大大提高了困难气道“初次尝试”插管成功的概率。此外，传统上可能必须插管的患者，如充血性心力衰竭(CHF)、慢性阻塞性肺疾病(COPD)或哮喘患者，已经可以使用其他通气方法，如持续正压通气(CPAP)和双相气道正压通气(BiPAP)，就可以避免侵入性操作。

临床相关解剖学

气管起自环状软骨，向下走行至气管隆嵴（图 1.1 和图 1.2），长 11.8cm(10~13cm)，其长度因患者身高不同而有所变化。气管全长有 18~22 个软骨环，软骨环可能不完整或分为两半。在体表，气管隆嵴水平对应胸骨角或第 5 胸椎。

解剖上，右主支气管比左主支气管走行更垂直，左主支气管走行方向相对于气管较为水平。气管内导管插入过深时，插入右主支气管的概率更大。在儿童患者中，主支气管之间的嵴下角更宽，较为水平。男性气管直径一般大于女性，需要使用更大规格的气管内导管。体型较小或肥胖者的气管较短，且直径较小。成人的气道在声带处最窄，而儿童在环状软骨处最窄。

插管时，气管内插管必须经过咽。咽是一个肌性管道，位于鼻腔和口腔正后方，终止于食管上端。咽可以分成 3 部分：鼻咽、口咽和喉咽。会厌位于舌根部，是喉和喉咽的分界。在吞咽时，会厌可以覆盖喉口，从而防止吸入。喉是上、下气道的分界。与气管相似，喉由软骨、韧带和肌肉等组成。声门将喉分成上、下两个腔，声门上腔位于喉口与声带之间，声门下腔位于声带与环状软骨下缘之间。喉下端与气管相连。

适应证

紧急气道管理的标准步骤是用 RSI 进行气管内

颈部肌肉:前面观

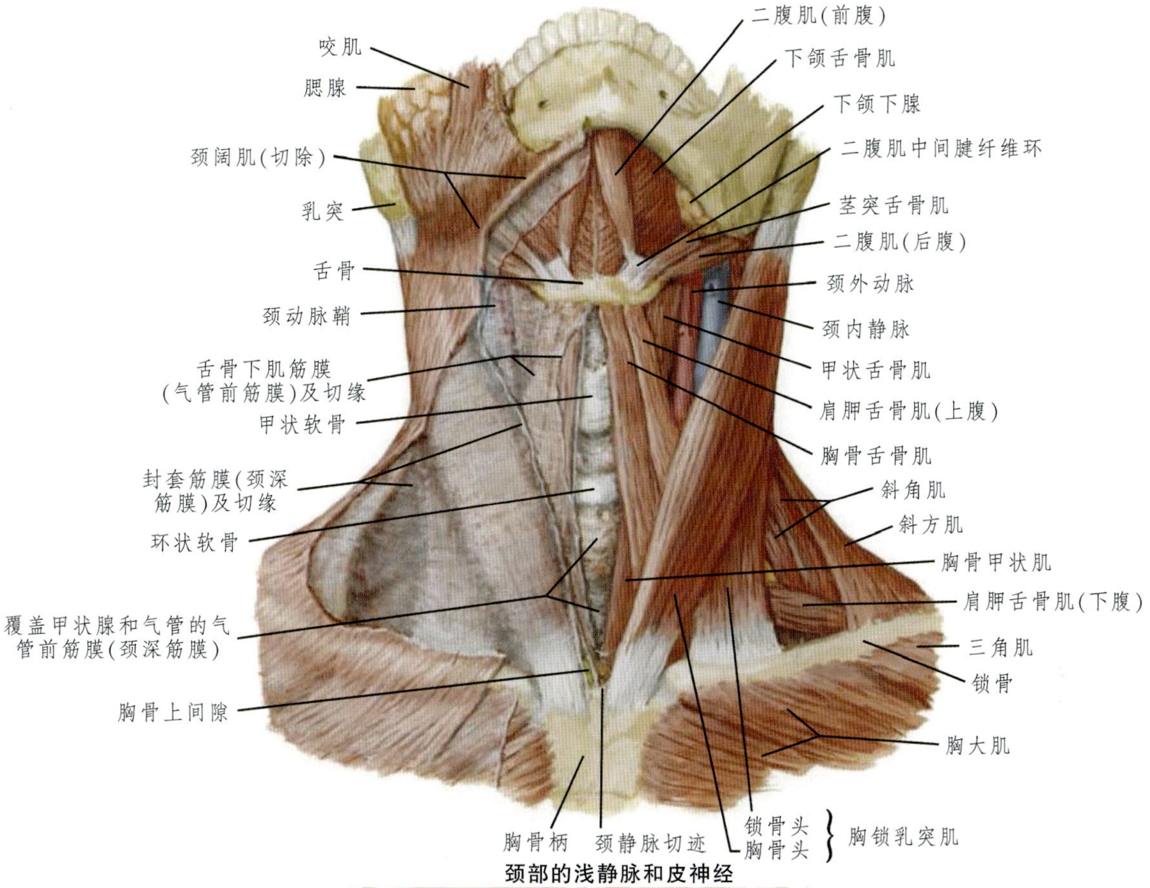

颈部的浅静脉和皮神经

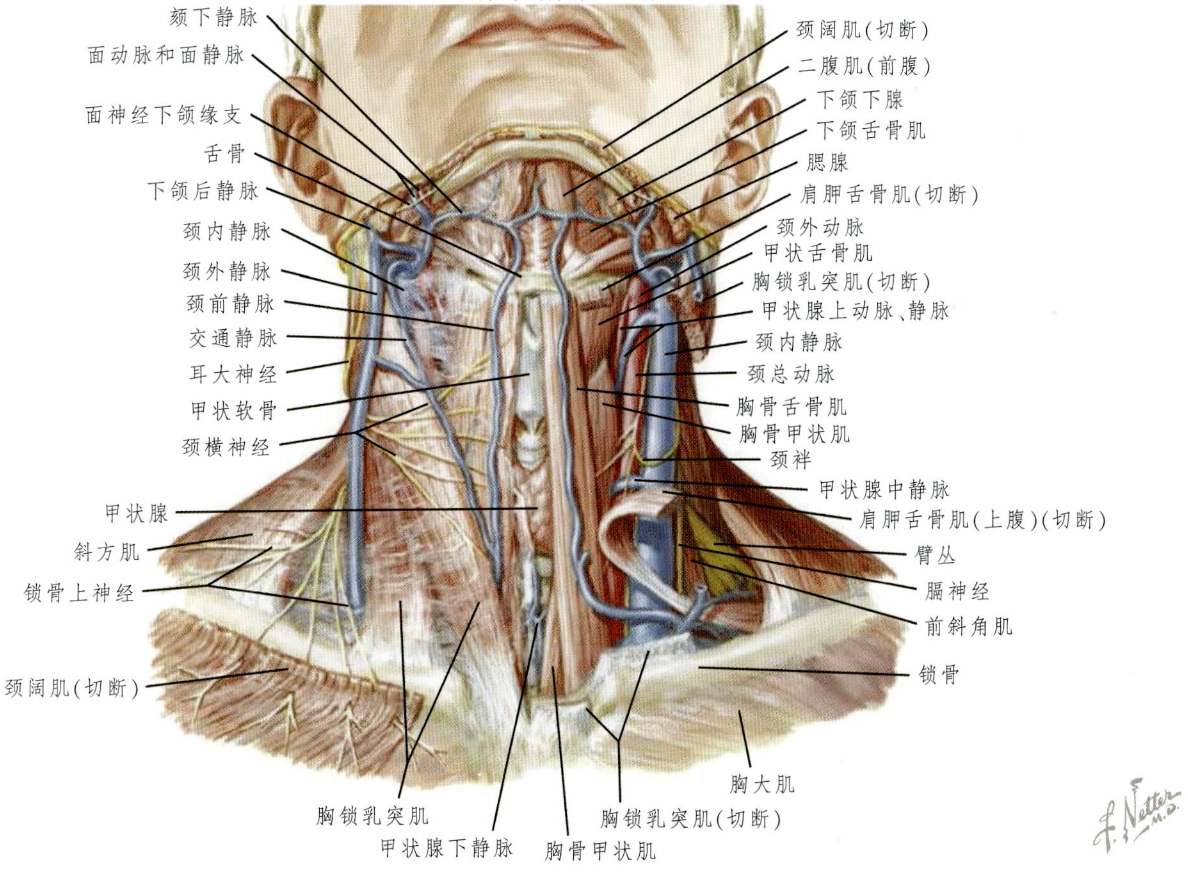

图 1.1　颈部的肌肉、静脉和神经。

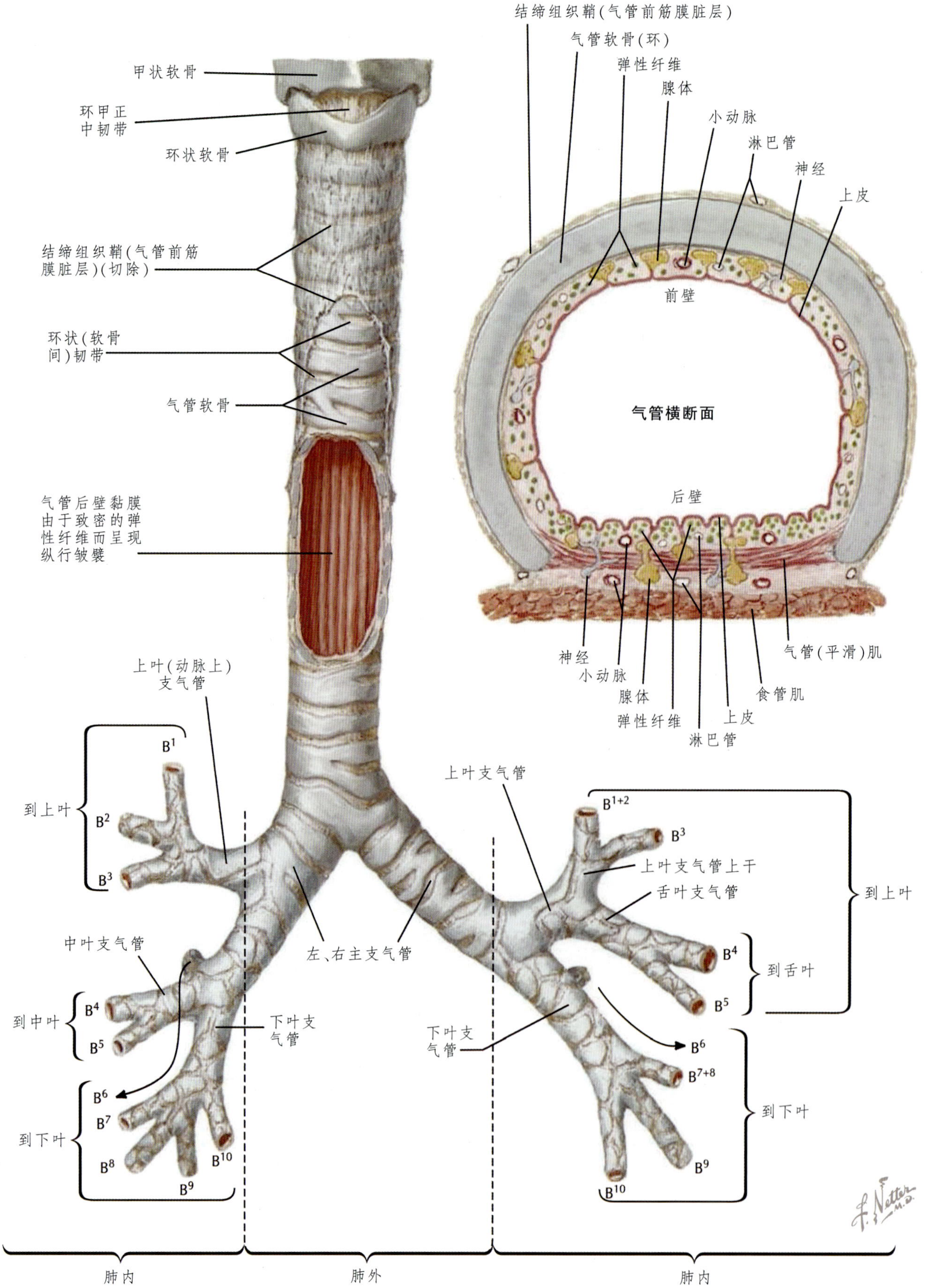
结缔组织鞘(气管前筋膜脏层)
气管软骨(环)
弹性纤维
腺体
小动脉
淋巴管
神经
上皮
前壁
气管横断面
后壁
神经
小动脉
腺体
弹性纤维
淋巴管
上皮
食管肌
气管(平滑)肌
甲状软骨
环甲正中韧带
环状软骨
结缔组织鞘(气管前筋膜脏层)(切除)
环状(软骨间)韧带
气管软骨
气管后壁黏膜由于致密的弹性纤维而呈现纵行皱襞
上叶(动脉上)支气管
到上叶
B1
B2
B3
中叶支气管
到中叶
B4
B5
到下叶
B6
B7
B8
B9
B10
下叶支气管
左、右主支气管
上叶支气管
B1+2
B3
上叶支气管上干
舌叶支气管
到上叶
B4
B5
到舌叶
下叶支气管
B6
B7+8
到下叶
B9
B10
肺内
肺外
肺内

图 1.2　气管和主支气管。

插管。气管内插管的方式应该根据患者的特殊体征并对其进行仔细的评估来确定。有时很好判断，如患者因受伤严重导致情况紧急；或者有时患者的治疗效果很好而不需要插管。

需要气管内插管的紧急情况包括心脏停搏、急性呼吸功能不全或急性呼吸衰竭、无法保护气道和因为病情进展预计气道会恶化(例如，吸入性烧伤、创伤伴有血肿或会厌炎)。

呼吸衰竭时会存在未充分开放气道、吸入威胁增加、通气不足、血液无法氧合和急性损伤而不能开放气道的可能。因此，在插管前评估患者时应考虑到以下问题：

1.是否无法维持或保护气道？
- 如果患者讲话清楚、警醒、方向感很好，表明气道完整，患者通气良好。
- 患者不能吞咽或咽反射消失，表明解剖上的保护机制不完整，因此需要插管。

2.是否有氧合或通气失败？
- 焦虑和烦躁的患者很可能是血氧含量不足。
- 反应迟钝和嗜睡的患者很可能存在高碳酸血症，CO_2蓄积会导致呼吸性酸中毒并影响患者的精神状态。

3.预期是否需要插管？
- 急性损伤的患者开始可能处于清醒和警觉的状态，但随着病程进展最终可能会发生气道阻塞。因此，早期气道管理可防止出现崩溃气道(见下文)。

当然，如需复苏或采取极端方法抢救生命，在实施稳定患者的措施之前，应尽可能了解患者的意愿。

禁忌证

在有些特定情况下，应避免气管内插管。气管内RSI有相对或绝对禁忌证。绝对禁忌证包括上气道完全阻塞或口咽部标志消失，通常由创伤或烧伤引起。当存在声门或声门上腔病变时，要禁止气管内插管。喉镜窥视片造成的创伤可能导致声门撕裂或产生假腔。在这些情况下，应该通过手术建立气道。

困难气道

当由于面罩通气、喉镜或插管出现问题而进行气管内插管时，就会出现困难气道。困难气道可以通过LEMON法进行评估。处理困难气道时，尽量使用光导纤维喉镜，有助于显著克服这些解剖和环境问题(例如，戴着硬质颈托而不便对颈部进行操作的患者)。

LEMON法

L：体表观察异常的解剖、体质和面容。

E：用3-3-2法进行评估。

3：患者充分张开嘴，将3个手指置于上下切牙之间，以评估进入气道的难易程度。

3：将3个手指放在下颌骨下方，以评估下颌下间隙的等级。

2：将2个手指放在喉切迹之上，以定位喉相对于舌根的位置。

M：气道情况分级。将插管的难易程度分为Ⅰ~Ⅳ级。Ⅰ级代表相对容易，Ⅳ级代表困难。让患者张口，观察口/咽的可视程度。

O：阻塞/肥胖。上气道阻塞或肥胖的患者因难以看到声门，插管会更困难。

N：颈部活动度。颈椎不能活动(例如，患有颈椎退行性疾病)，导致不能良好地观察喉部，或者患者因创伤佩戴硬质颈托，不方便对颈部进行操作。

器械

- 管芯。
- 喉镜(尽可能选择光导纤维喉镜)：喉镜片尺寸和类型根据患者体型和颌骨大小进行选择。
- 气管镜管：镜管的大小根据年龄、性别和身体状况选择。对于儿童患者，按公式计算镜管的尺寸。
- 抽吸设备和Yankauer抽吸导管。
- 注射器，10mL。
- CO_2探测器。
- 急救袋和面罩。
- 脉搏血氧饱和度仪。
- 环状软骨压迫辅助(可选)。
- 呼吸机。
- 氧气。
- 鼻套管。
- 非回吸面罩。
- 润滑剂。

- 胶带或气管内导管的固定装置。

操作流程

获得患者同意，执行安全核查(图 1.3)。

快速诱导插管

在开始插管前，确保准备好所需器械，且器械状态良好，包括患者脉搏、血氧饱和度检测仪佩戴正确，确保喉镜光源良好，具有氧气和带有 Yankauer 抽吸导管的吸引装置，气管内导管的气囊可充气，呼吸机状态良好。

1.将 100%氧气通过非回吸面罩或 BVM 通气(如果患者的通气能力受损)预给氧气 2~3 分钟。此外，也可以通过鼻套管给予 6L 氧气进行无呼吸性氧化，这是为患者输送更多氧气的新方法。这样形成一种氧过饱和状态，在患者血氧饱和度降低之前可以有更多时间用药和插管。

2.术前用药

- 依托咪酯作为短效麻醉剂和镇静剂。
- 琥珀酰胆碱是一种短效麻痹药。
- 插管完成后开始给予丙泊酚，作为长效镇静剂。

3.深度镇静开始后，压迫环状软骨(塞立克操作法)以关闭食管，防止被动性反流。开始 BVM 通气(也可选择其他方法，这种方法已不常用)。

4.去除患者口腔内的装置，如义齿，检查松动的牙齿。

5.将患者的头抬高 5~7cm。屈颈(如果临床情况允许的话；如不能则用光导纤维喉镜)，头后伸使口腔、咽、喉呈一直线。

6.用右手打开患者口腔，左手持喉镜，将镜片置入口腔右侧，将舌移到左侧(如果使用光导纤维镜，因设备类型和镜片不同，操作步骤也会不同)。

7.向中线移动镜片，使其到达舌根处。

8.同时用示指使下唇离开镜片。操作要轻柔，避免压到唇和牙齿。

9.如果使用弯镜片，推进尖端至会厌谷。如果使用直镜片，将尖端插到会厌下方。

10.向上牵引手柄，暴露声门口。稳固地提起手柄的末端，使其上方与患者的足呈 30°~45°，使患者形成一种“嗅”的姿势。不要做撬开的动作，也不要将上齿作为支点。

11.直视下看到声带，将润滑的导管从口腔右侧前进至声带之间。

12.继续插入导管，直到套囊完全通过声带。

13.将导管向气管内前进 1.25~2.5cm，相当于导管上标记的 19~23cm 深度。

14.如果使用了管芯，则去除管芯。

15.向气囊内充气 10~20mL。

16.结合体格检查(观察到胸部抬起，采取肺 5 点听诊判断呼吸音是否对称)、食管侦测器、CO_2 测定法和胸部 X 线摄影确定导管位置。

17.用胶带或导管架固定导管。经常查看导管位置。

心跳呼吸停止时的崩溃气道插管

崩溃气道是指患者无反应、无气道保护反射、无有效呼吸或循环的情况。气管内插管的步骤是二次评估的一部分。存在崩溃气道的患者在气管内插管前后均需要行胸外按压和正压通气。当对崩溃气道进行气管内插管时，有些插管步骤应根据临床情况进行调整。

解剖学要点

气管和食管上部为一共用通道，即咽。因为这种紧密的解剖学关系，有可能将导管置入食管。然而，因为食管是一个肌性管道，位于气管后方，在前方按压环状软骨可以封闭食管的入口，有助于将导管正确地置入气管内。因右主支气管与气管相对位于同一直线上，如果前进过深常将导管插入其中。

并发症

气管内插管通常在高风险情况下使用。良好的训练并完全理解整个过程是成功插管的前提。然而，有些情况下首次尝试插管可能会失败。

气管内插管最常见的并发症是插入右主支气管，这种情况仅需要将导管退回 2~3cm 即可。有些病例也会将导管插入食管，导致胃内容物吸入，需要重新插管。

插管过程中可能造成喉部或气管损伤。插管时导管过大、吸入胃内容物或没有使用肌松药可能造成损

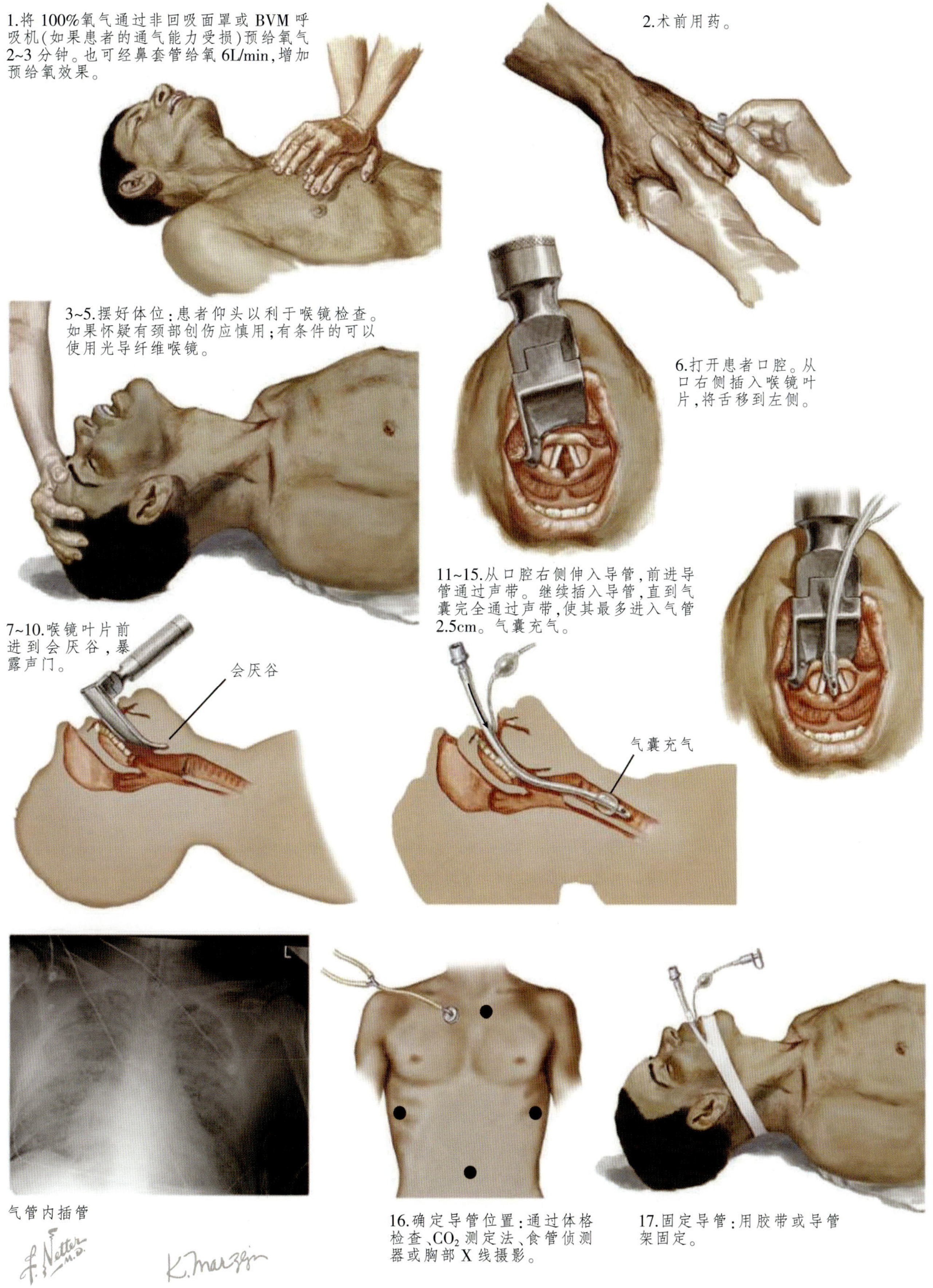

图 1.3　气管内插管：心跳呼吸停止时崩溃气道插管。

伤，导致声音嘶哑、喉头水肿、黏膜溃疡、声带麻痹、吞咽困难、鼻窦炎，甚至导致拔管时发生呼吸衰竭。其他并发症，如气胸、牙齿和软组织创伤、食管穿孔、拔管后肺炎、低血压或高血压，插管也可造成误吸。此外，有病例报道称哮喘、COPD或呼吸道感染患者会出现喉痉挛或支气管痉挛。

总结

气管内插管是一种复杂的、需要训练的操作。在多种临床急诊情况下都会用到。这是一项可以建立安全且明确的气道，以及允许适当通气的救生技术。

参考文献

Field JM, Kudenchuk PJ, O'Connor R, VandenHoek T. *The Textbook of Emergency Cardiovascular Care and CPR*. Philadelphia: Lippincott Williams & Wilkins; 2012:273–294.

Gavel G, Walker W. Laryngospasm in anesthesia. *Contin Educ Anaesth Crit Care Pain*. 2013;14:47–51.

Grillo HC. *Surgery of the Trachea and Bronchi*. Ontario: BC Decker Inc; 2004:39–161.

Mosier JM, Whitmore SP, Bloom JW, et al. Video laryngoscopy improves intubation success and reduces esophageal intubations compared to direct laryngoscopy in the medical intensive care unit. *Crit Care*. 2013;17:R237.

Polansky M. Airway Management: The Basics Of Endotracheal Intubation. *Internet J Academic Physician Assist*. 1996;1:1–6.

Sellick BA. Cricoid pressure to control regurgitation of stomach contents during induction of anesthesia. *Lancet*. 1961;2:404–406.

选择题

1.患者，男性，22岁，入急诊科，已插管。气管内插管通过声带之间的开口。这个开口的名称是什么？

A.梨状隐窝

B.喉前庭

C.喉室

D.会厌谷

E.声门裂

2.如果气管内插管进入得太多，可能插入以下哪个部位？

A.左主支气管

B.食管

C.右主支气管

D.右肺中叶

E.咽后间隙

3.下列哪一项不是检查气管内插管位置的方法？

A.肺2点听诊

B.CO_2测定

C.食管侦测器

D.胸部X线摄影

(郑雪峰 译 丁自海 校)

第 2 章

肋间神经阻滞术

引言

胸壁和腹壁的镇痛可以通过肋间神经阻滞术(INB)安全地实现。这种常见的麻醉方式最早由 Braun 于 1907 年描述。INB 术后感染、出血或气胸的发病率低,患者很少或没有膀胱和消化功能障碍,能够早期活动。这对于胸部和腹部外科手术、急性和慢性疼痛综合征,以及创伤性胸壁损伤的治疗均非常有效。其他镇痛方法,如口服止痛药,由于疼痛缓解的持续时间较短,其应用价值有限。典型的 INB 可以提供 8~18 小时的疼痛缓解,如果使用长效止痛药效果会更佳。与常规麻醉相比,局部神经阻滞术后气胸、延长呼吸支持和无计划插管的发生率下降,尤其是慢性阻塞性肺疾病需行外科治疗的患者。

肋骨骨折的疼痛可引起呼吸功能受损,因此,INB 适用于肋骨骨折或其他胸壁外伤的患者,以及那些已经存在呼吸道疾病的患者,以尽量减少呼吸衰竭、肺不张和感染并发症的发生。虽然目前超声在 INB 中的应用并不广泛,但是超声引导技术能够改进 INB 的效果。肋间隙中上位肋骨投射出声影,影响肋间神经血管结构的直接识别。尽管如此,超声能够识别胸膜-胸壁的分界,从而将气胸或肺穿刺伤的发生率降至最低。

临床相关解剖学

胸壁由骨和软骨构成支架。为肋间肌提供附着点,从而协助主动呼吸并保护胸腔脏器(图 2.1A)。每根肋骨的头和颈向后与胸椎相连。肋体弯曲、扁平,下缘有一肋沟,肋间神经血管束在肋沟内走行(图 2.2)。肋间神经来源于前 11 个胸神经的前支,其在肋间内肌和肋间最内肌之间的平面前行,其间发出皮支和肌支支配胸部和上腹部体壁各结构(图 2.1B)。在神经血管束中,肋间神经位于肋间静脉和动脉下方。肋间神经起源于躯体神经系统,因此胸壁外伤压迫或刺激这些神经会引起局部锐痛。

适应证

INB 的主要适应证包括肋骨骨折、胸外伤、连枷胸及慢性疼痛综合征(例如,乳房切除术后、开胸手术后、瘢痕相关疾病)、癌性疼痛或带状疱疹后遗神经痛。

禁忌证

INB 的禁忌证包括对麻醉剂超敏感或过敏、不合作的患者(有精神错乱或精神状态改变)、出血或凝血障碍、抗凝治疗,以及局部或严重的全身感染。

器械

- 超声,尽可能选择。
- 无菌手套、口罩和记号笔。
- 消毒液。
- 无菌巾和纱布。
- 20mL 无菌注射器和局部麻醉药。
- 38mm 长的 22 号针头,与延长管(用于注射局部麻醉药)相连。
- 5mL 或 10mL 无菌注射器,25 号或 30 号针头

A.胸部骨性支架

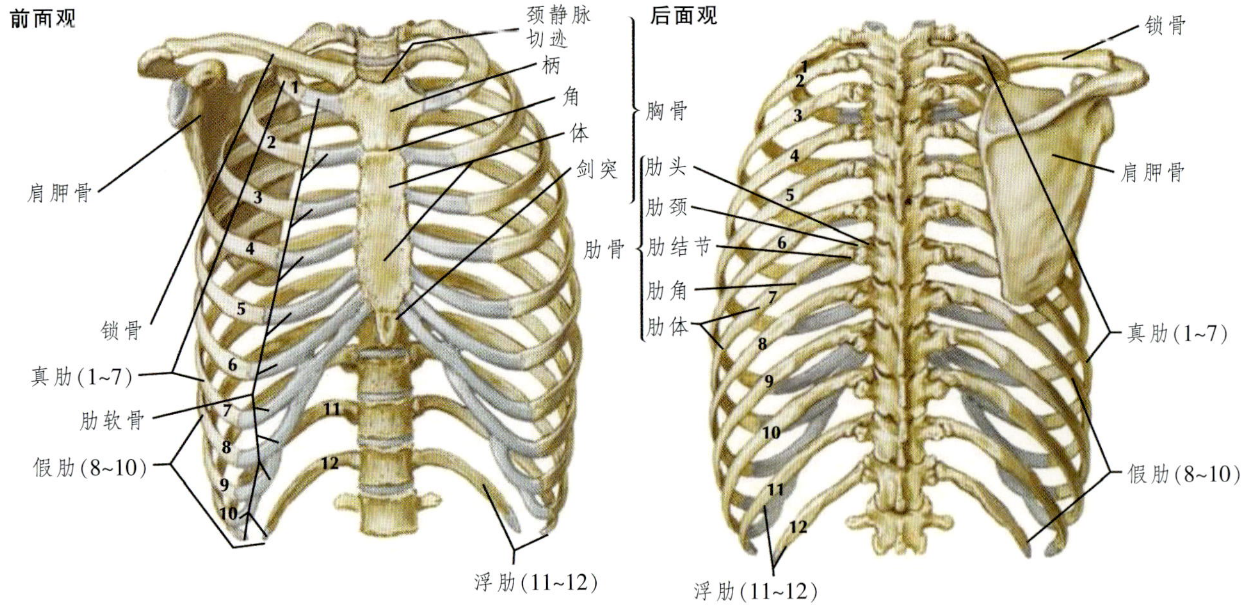

B.肋间神经和动脉

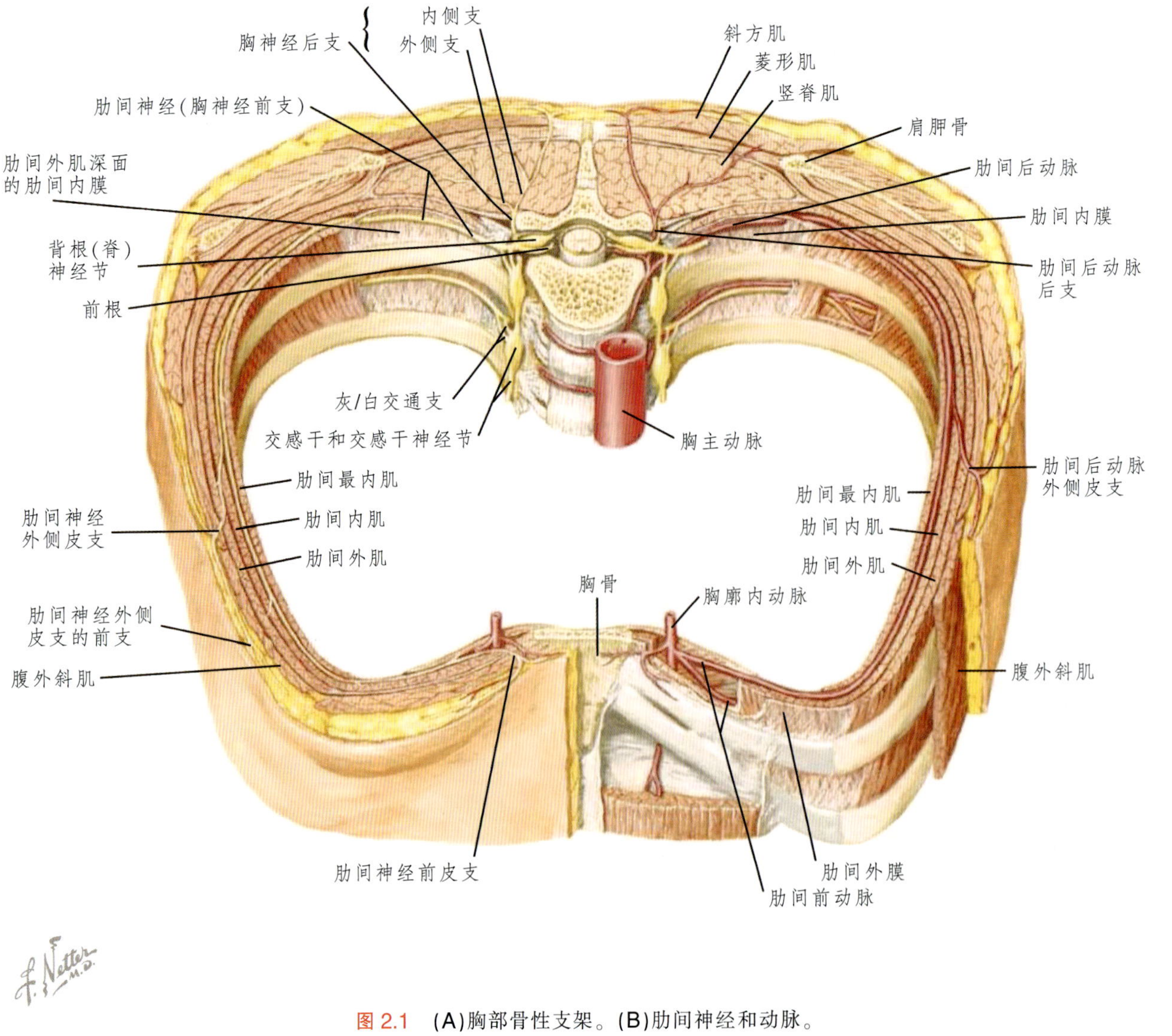

图 2.1 (A)胸部骨性支架。(B)肋间神经和动脉。

脊髓及脊神经腹侧支

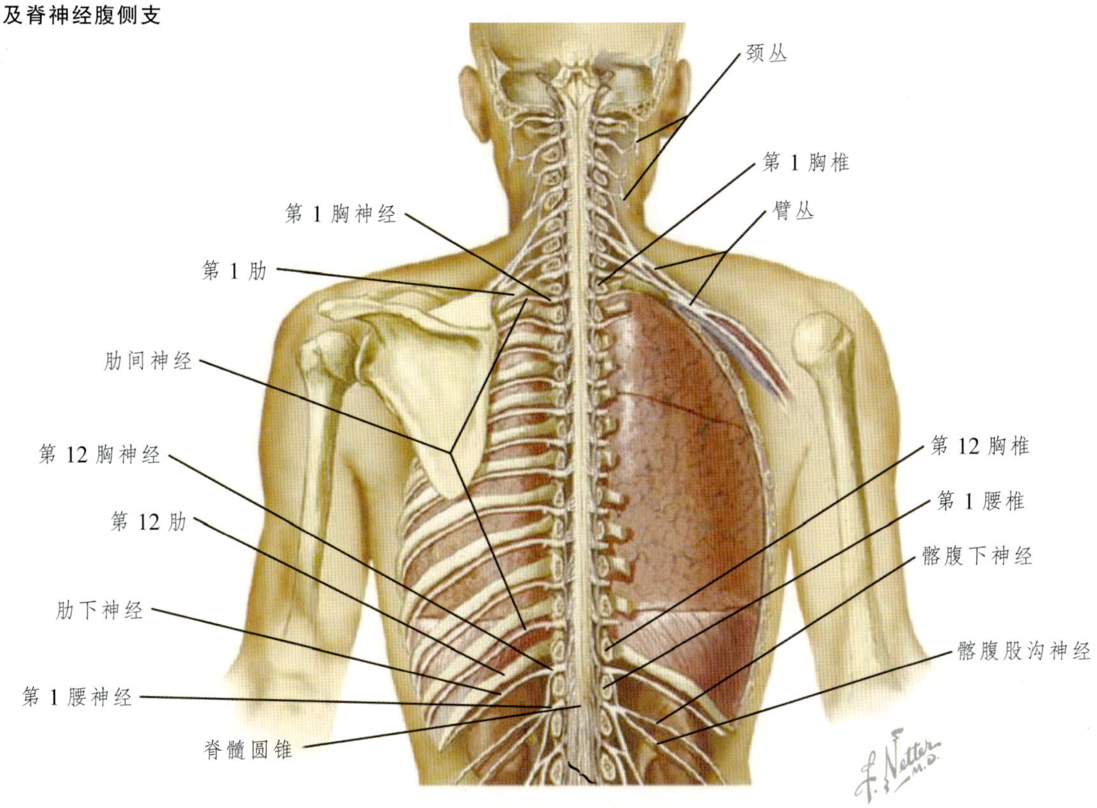

腹前壁的神经

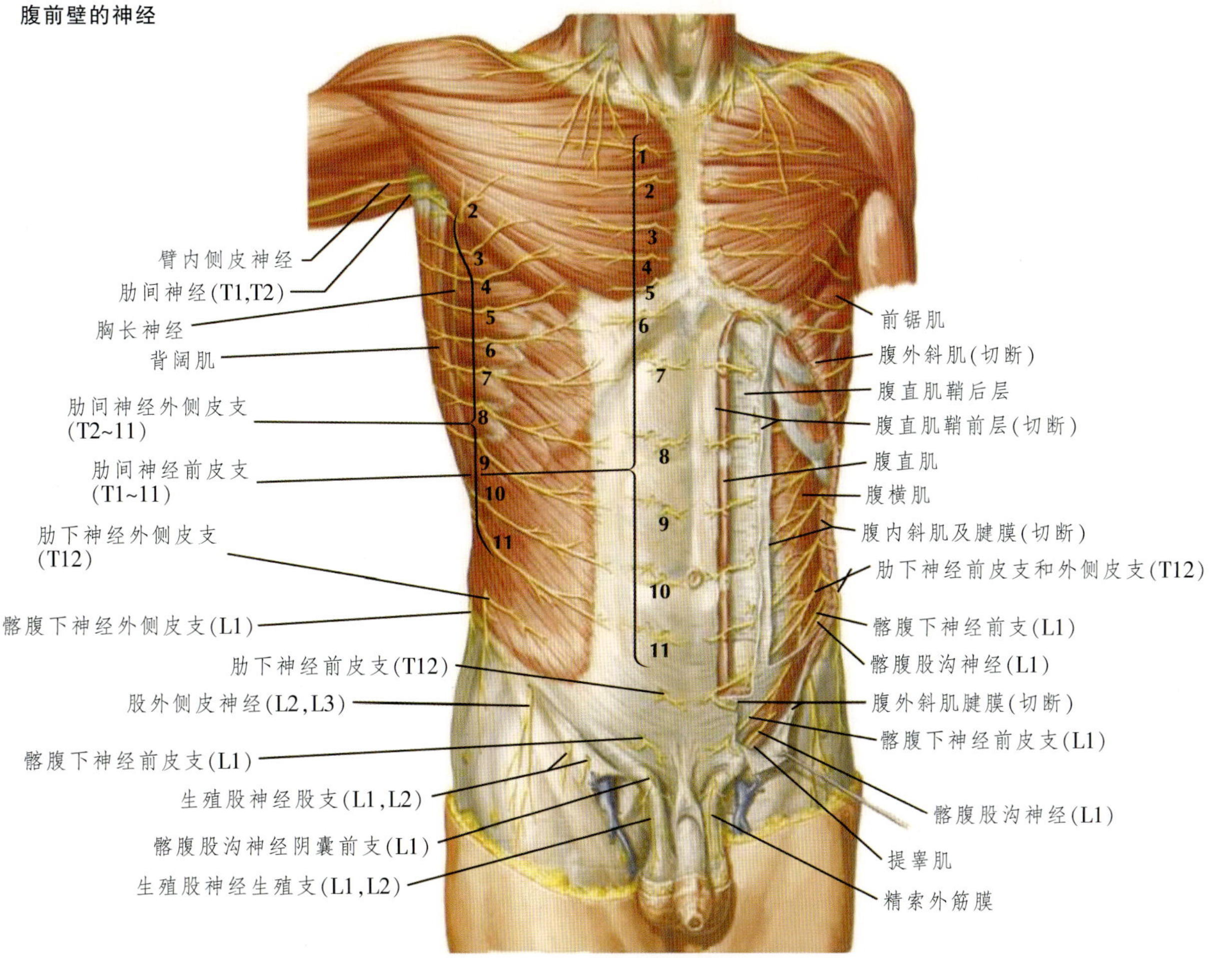

图 2.2　腹前壁的脊髓和神经。

(用于局部麻醉药皮下浸润麻醉)。

操作流程

获取患者知情同意,确认手术时间。

1.患者根据需要可取坐位、侧卧位或者仰卧位,双臂向前伸直,或下垂于床旁,使得肩胛骨能尽量向外侧旋转(图2.3)。如果有超声辅助:

- 使用高频线阵(穿刺)探头。对身体质量指数超过30kg/m² 的患者,则选择低频凸阵(腹部)探头。
- 为了确定合适的肋间隙,将探头垂直放置在需要麻醉的区域。向头侧/尾侧滑动探头,再重复一次以确定肋间隙,其表现为无阴影区。然后,利用无菌技术对患者进行预处理。术者应穿戴适当的个人防护设备。

2.如果不能利用超声定位注射部位,则通过触诊确定需要阻滞的肋骨,在其下缘、腋中–后线之间做标记。在肋角处做“X”标记,标记注射部位。

3.消毒注射区,在注射部位皮下注射1~2mL局部麻醉药。

4.用示指放在肋骨上压紧皮肤。

5.将38mm长的22号针头通过延长管与10mL注射器相连,以80°角刺入标记部位的皮肤。持续进针,直到碰到肋骨。

6.松开皮肤,针头离开肋骨,在其下缘继续前行3mm。

7.抽吸,如果没有血液回流,继续操作。

8.如果抽吸液没有血液、其他体液或空气,将2~5mL的局部麻醉药逐渐注入。

9.如果需要,在其他胸段重复操作,以阻滞相应神经。

10.术后监测患者20~30分钟,观察有无INB并发症发生。

解剖学要点

可能需要行锁骨下臂丛神经阻滞来对上胸壁补充麻醉(图2.4)。由于肩胛骨及其上肌层的影响,实施

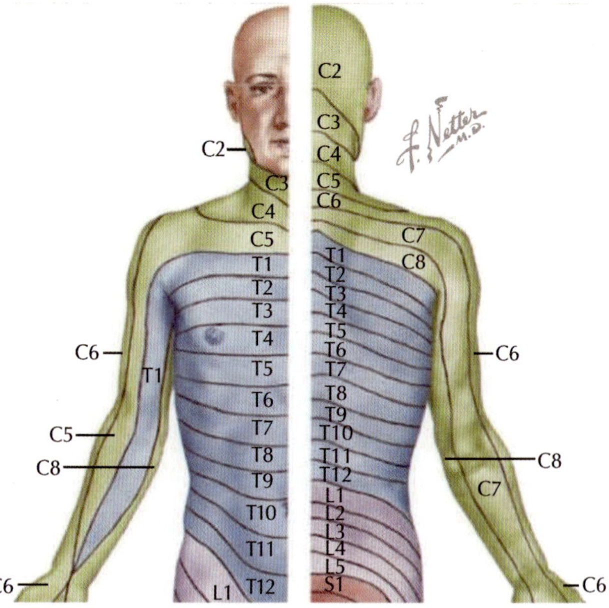

图2.4 腰部以上的皮神经节段。

上6个胸椎水平的麻醉很困难。肋间神经一般不跨中线交叉支配,有可能需要行双侧神经阻滞。此外,在解剖结构异常的患者(如病态肥胖和脊柱侧凸)中,INB的操作也是一项挑战。

在常规穿刺点后,仅有一层薄的肋间筋膜分隔肋间神经和壁胸膜与肺脏,因此,INB操作可能导致气胸或肺穿刺伤。此外,肋间神经正好位于肋间静脉和动脉下方,INB如注入血管内,可能会导致血液内局部麻醉药浓度升高,引起麻醉毒性后果。

并发症

INB的并发症包括气胸、血胸、麻醉毒性、出血、肝包膜下血肿、神经损伤、感染和脓肿形成。

总结

INB是一种高效且相当简单的手术操作,有利于减少胸腹部手术所需的全身麻醉量,也能用来治疗术后肋骨骨折疼痛。并发症很少,对局部解剖的充分认识和超声引导有助于减少并发症的发生。

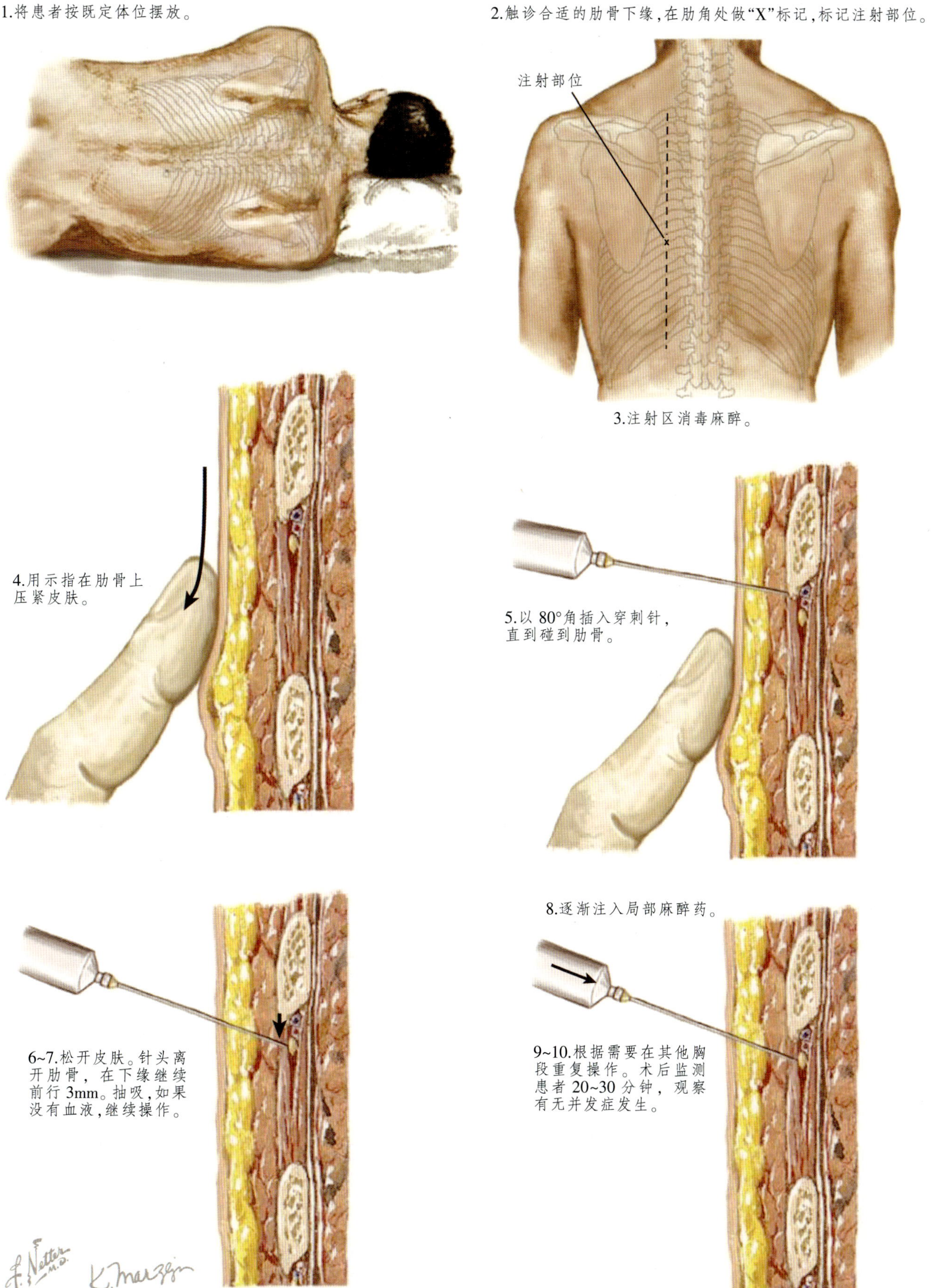

图 2.3　肋间神经阻滞手术。

参考文献

Abrahams MS, Horn JL, Noles LM, Aziz MF. Evidence-based medicine: ultrasound guidance for truncal blocks. *Reg Anesth Pain Med.* 2010;35:S36–S42.

Bhalla T, Sawardekar A, Dewhirst E, et al. Ultrasound-guided trunk and core blocks in infants and children. *J Anesth.* 2013;27:109–123.

Brascher AK, Blunk JA, Bauer K, et al. Comprehensive curriculum for phantom-based training of ultrasound-guided intercostal nerve and stellate ganglion blocks. *Pain Med.* 2014;15:1647–1656.

Clendenen NJ, Robards CB, Clendenen SR. A standardized method for 4d ultrasound-guided peripheral nerve blockade and catheter placement. *Biomed Res Int.* 2014;2014:920538.

Dillion DC, Gibbs MA. 2011. Local and regional anesthesia. In: Tintinalli JE, Stapczynski J, Ma O, et al., eds. *Tintinalli's emergency medicine: a comprehensive study guide.* 7th ed. New York: McGraw-Hill; 2011.

Hausman Jr MS, Jewell ES, Engoren M. Regional versus general anesthesia in surgical patients with chronic obstructive pulmonary disease: does avoiding general anesthesia reduce the risk of postoperative complications? *Anesth Analg.* 2015;120:1405–1412.

Karmakar MK, Ho AM. Acute pain management of patients with multiple fractured ribs. *J Trauma.* 2003;54:615–625.

Kilicaslan A, Topal A, Erol A, et al. Ultrasound-guided multiple peripheral nerve blocks in a superobese patient. *Case Rep Anesthesiol.* 2014;2014:896914.

Kolawole IK, Adesina MD, Olaoye IO. Intercostal nerves block for mastectomy in two patients with advanced breast malignancy. *J Natl Med Assoc.* 2006;98:450–453.

Moore DC. Intercostal nerve block: 1963. *Int Anesthesiol Clin.* 1998;36:29–41.

Naidu BV, Rajesh PB. Relevant surgical anatomy of the chest wall. *Thorac Surg Clin.* 2010;20:453–463.

Rathmell JP. Intercostal nerve block and neurolysis. In: Rathmell JP, ed. *Atlas of image-guided intervention in regional anesthesia and pain medicine.* 2nd ed. Philadelphia: Lippincott Williams & Wilkins; 2011:196–204.

选择题

1.患者,男性,34岁,主诉胸壁有锐性、局限性疼痛,诊断为胸腔积液。为了注射麻醉药并插入胸腔引流管排出积液,沿腋中线通过以下哪个肋间隙操作最合适?

A.第4肋间隙

B.第6肋间隙

C.第8肋间隙

D.第10肋间隙

E.第12肋间隙

2.患者,男性,51岁,因严重呼吸困难入院。X线片显示张力性气胸。在插入胸腔引流管前,需要对胸壁进行充分的局部麻醉,以控制疼痛。为了达到充分的麻醉效果,局部浸润麻醉需要达到的最深一层是以下哪一层?

A.胸内筋膜

B.肋间肌

C.壁胸膜

D.皮下脂肪

E.脏胸膜

3.患者,男性,34岁,主诉胸壁锐性、局限性疼痛,诊断为胸腔积液。自肋间隙插入胸腔引流管引流积液。下列哪个位置是胸腔引流管和局部麻醉穿刺针最可能的进入部位?

A.肋上缘以上

B.肋下缘以下

C.肋间隙中点

D.肋间内肌和肋间外肌之间

E.肋间肌和肋间后膜之间

4.患者,男性,25岁,因发热、咳浓痰1周在急诊科就诊。体温为38.9℃,脉搏为110次/分,呼吸频率为24次/分,血压为110/70mmHg(1mmHg≈0.133kPa)。听诊示右肺下叶啰音,呼吸音减弱,胸部震颤减弱。X线片显示在右肩胛线上,胸膜腔积液超过胸部下1/3。计划行胸腔穿刺术。在手术操作过程中,肩胛线上哪个肋间隙最适合局部麻醉的进针?

A.第5肋间隙

B.第7肋间隙

C.第9肋间隙

D.第8肋间隙

E.第11肋间隙

5.患者,男性,55岁,因为严重干咳、发热伴寒战3天急诊入院。患者主诉呼吸疼痛,在患者呼吸时听诊闻及胸膜摩擦音。X线片显示胸膜炎征象。内科医生决定行神经麻醉,应麻醉以下哪条神经?

A.肋间神经

B.膈神经

C.迷走神经

D.心肺神经

E.喉返神经

6.患者,男性,57岁,在穿越繁忙的街道时被卡车撞倒,急诊入院。影像学检查显示连枷胸。体格检查过程中,患者主诉在吸气和呼气时均剧烈疼痛。以下哪一条神经与呼吸过程中的疼痛感觉有关?

A.膈神经

B.迷走神经

C.心肺神经

D.肋间神经

E.胸内脏神经

(邓雪飞 译 丁自海 校)

第 3 章

面罩通气

引言

虽然气囊-活瓣-面罩(BVM)通气非常难以控制，但它在通气不足需要支持干预的情况下至关重要。这种情况包括气道阻塞、呼吸运动受损和心肺复苏术。本章通过介绍成人的基本 BVM 通气来讲解气道管理技术。

临床相关解剖学

进行 BVM 通气需要适当的临床技术和气道的相关解剖学知识。对可能影响该操作实施的患者因素进行评估非常重要。

气道解剖

气道在解剖学上可以分为上、下两部分。上气道由声带以上的结构组成，包括鼻、口腔、咽和声门上腔(图 3.1 和图 3.2)；下气道起自声带下方，包括声门下腔、气管、支气管树和肺脏。

评估患者的解剖条件

在执行这一操作之前，如果条件允许，要对患者进行仔细的检查，以评估是否有任何阻碍面罩通气的障碍。首先观察患者口腔，是否有牙齿缺失或松动、牙套、腭垂不可见、扁桃体肿大、张口过小、肿瘤或口腔矫治器。

还要测量患者的甲颏距离(颈部完全后伸时下颌尖端到甲状软骨上切迹之间的距离)。可接受的距离约为 7cm，若距离过短表示插管可能有困难。其他表明气道活动度受限的因素包括患者颞下颌关节疾病或张口小于 4cm。此外，还应评估患者口腔、咽和喉呈一条直线的能力，即颈活动度。如果需要机械设备维持气道(如插管)，对于颈部活动度受限、颞下颌关节疾病或张口狭窄的患者更难操作。

如需要插管时，Mallampati 气道分级有助于确定操作的难易程度。患者完全张口，头部处于自然状态，可以看到口咽，患者的气道可以分为Ⅰ~Ⅳ级。

Ⅰ级(无困难)：可以看到软腭、咽腔、腭垂和咽腭弓。

Ⅱ级(无困难)：可以看到软腭、咽腔和部分腭垂。

Ⅲ级(中度困难)：可以看到软腭和腭垂底部。

Ⅳ级(非常困难)：仅可见硬腭。

适应证

面罩通气适用于呼吸动力改变或气道阻塞导致出现通气不足指征的任何情况。

呼吸动力

医生必须通过密切观察胸壁的活动评估呼吸动力。呼吸动力差可能由内因和外因造成。内因如颅内压病理性升高、癫痫、心脏停搏和神经肌肉疾病。外因如药物过量和一氧化碳中毒等。

气道阻塞

意识丧失的患者发生气道阻塞可能是由软组织阻塞引起的。舌可能阻塞后咽部，或软腭肌张力消失。仰头抬颏法或抬下颌法可以解决这些问题。临床医生必须警惕由异物、软组织创伤、血液、黏液分泌物等引起的阻塞。异常的呼吸音有助于发现气道阻塞。软组

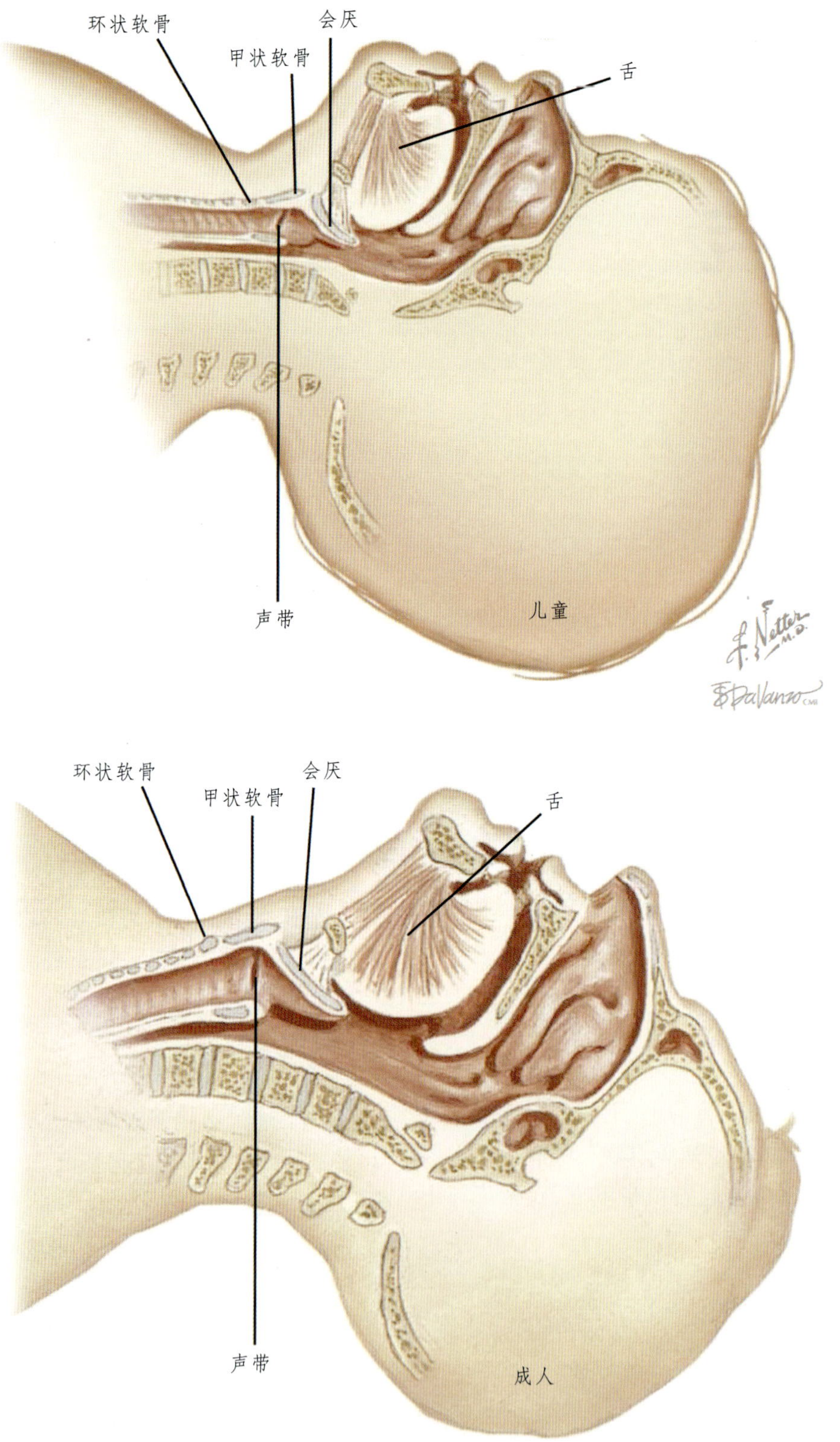

儿童的气道较成人靠前，相对小幅度操作即可使口腔、咽和气管呈一条直线。儿童枕骨相对较大，仰卧时，相当于使颈部预先屈曲，会增加气道阻塞的可能。此外，过伸会增加儿童气道的屈曲，也可能导致气道阻塞。儿童的气道狭窄，舌相对于下颌更大，增加了气道阻塞的风险。喉位置更靠前、靠上，导致进入气管的角度变得更小。

图 3.1 气道解剖。

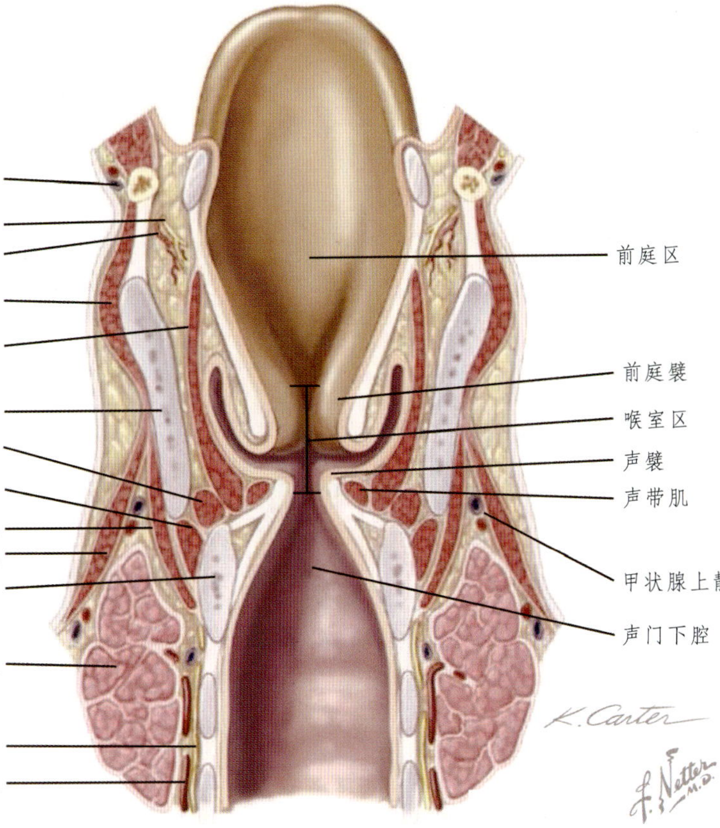
甲状腺上静脉
喉内神经
喉上动脉
甲状舌骨肌
杓会厌肌
甲状软骨
环杓侧肌
环甲肌
咽下缩肌
胸骨甲状肌
环状软骨
甲状腺
喉返神经
喉下动脉
前庭区
前庭襞
喉室区
声襞
声带肌
甲状腺上静脉
声门下腔
K. Carter

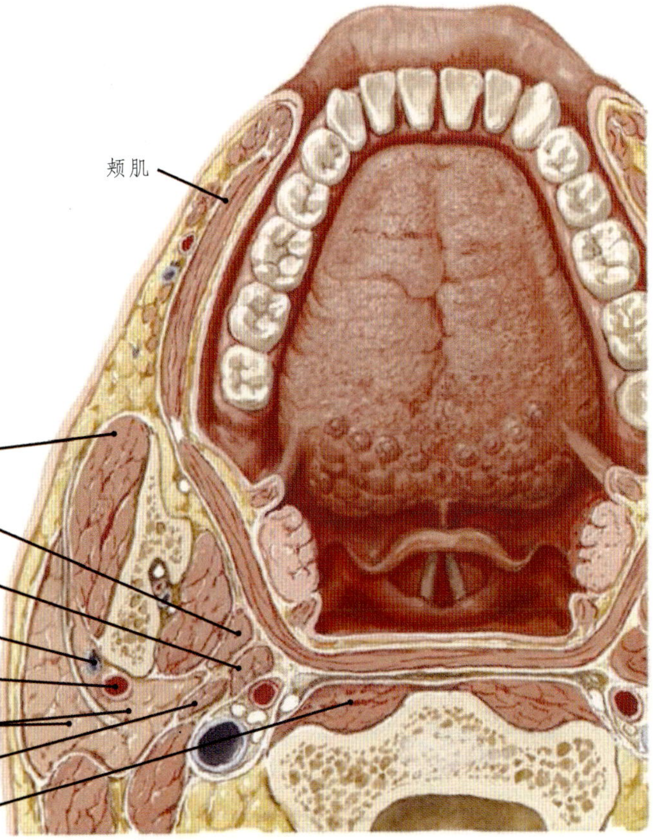
颊肌
咬肌
茎突舌肌
茎突咽肌
下颌后静脉
颈外动脉
腮腺
茎突舌骨肌
头长肌

图 3.2 喉和舌。

织或液体造成的部分阻塞常出现咕噜声、气过水声或类似鼾声的声音。气道完全阻塞可能出现呼吸音完全消失，伴有腹部收缩和辅助呼吸肌收缩。当患者有呼吸动作，但由于阻塞导致通气失败时，医生必须判断阻塞的原因，同时尝试解除阻塞。临床显示胸部冲击法、背部拍打和腹部冲击都有很好的效果。2015年美国心脏协会心肺复苏指南建议尝试多种方法解除有意识患者的气道阻塞，胸部冲击法、背部拍打和腹部冲击都有效果。如果患者的解剖条件允许，应该使用一系列腹部冲击法。如果不成功，再使用胸部冲击法。

禁忌证

尽管BVM通气对大多数患者很安全，但上气道完全阻塞的患者不能使用，瘫痪或化学品麻痹及麻醉诱导的患者会增加误吸的风险，应慎用。

器械

- BVM通气装置及衬垫。
- 压舌板。
- 脉搏血氧饱和度仪（可选）。
- 氧气（如果用充气式气囊）。
- 鼻咽或口咽通气管（可选）。
- 水基润滑油（可选）。
- 手套。

操作流程

如有可能，应获得患者的知情同意，并执行安全核查。

执行这项技术的临床医生必须持续监测整个操作过程。BVM通气是一种为需要呼吸支持的患者提供氧合和通气的临时程序，使得临床医生有足够的时间计划明确的气道管理，如气管内插管。有效的BVM通气需要3个要素：气道通畅、面罩密封完好和适量的通气（体积和速度）。

开放气道

见图3.3。

1.将面罩放在患者面部之前需要开放气道。可以通过气道手法（仰头抬颏法或抬下颌法）和气道辅助物（鼻咽通气管或口咽通气管）来开放气道。

2.确保面罩规格合适并保证面罩密封良好。合适规格的面罩应该包裹口角和所有气道开口。

3.开放气道后，必须正确地将面罩戴在患者面部。在面罩佩戴好之前不可连接球囊。

4.将面罩的鼻部（三角形面罩的尖端）放在患者的鼻梁处。

5.然后，必须将面罩的底部降低到可以覆盖患者的鼻和口的位置。

6.上气道解剖异常或软组织过多的患者可能需要使用鼻咽或口咽气道。

密封面罩

可以通过以下两种方法中的一种固定面罩：单手法（一只手，一个人）或双手法（两只手，两个人）。

7A.BVM通气单手技术（单人救助方法）

- 面罩的连接器放在拇指和示指之间。
- 剩余3个手指沿下颌放置，将下颌向上拉入面罩。
- 用中指、环指和小指将下颌向上拉入面罩，用拇指和示指将面罩紧紧压向患者面部。
- 应注意仅向上拉下颌骨，按压附近的软组织可能造成气道关闭。

7B.BVM通气双手技术（双人救助方法）。尽管双手技术需要两个人，但这是开放气道，同时保持通气最有效的方法，而且可以减轻操作者的疲劳。

- 采用这种方法时，一位施救者单独负责将面罩固定在患者面部并保持面罩密封。可以采用上文所述方法，或两手鱼际放在面罩鼻侧，其他手指提起下颌骨。
- 另一位施救者站在患者一侧，负责挤压气囊，给患者通气。

8.通气量和频率。将气囊连接到面罩上，开始通气。必须避免错误的通气方法，如潮气量过大、压迫气囊过快或通气频率过快。

- 潮气量（最多10mL/kg）保持在可以使胸廓隆起即可。每次挤压气囊应超过1秒，以不超过12次/分的速度均匀地挤压。
- 如果患者条件允许，压迫环状软骨（Sellick方法）可以避免胃内容物吸入。压迫环状软

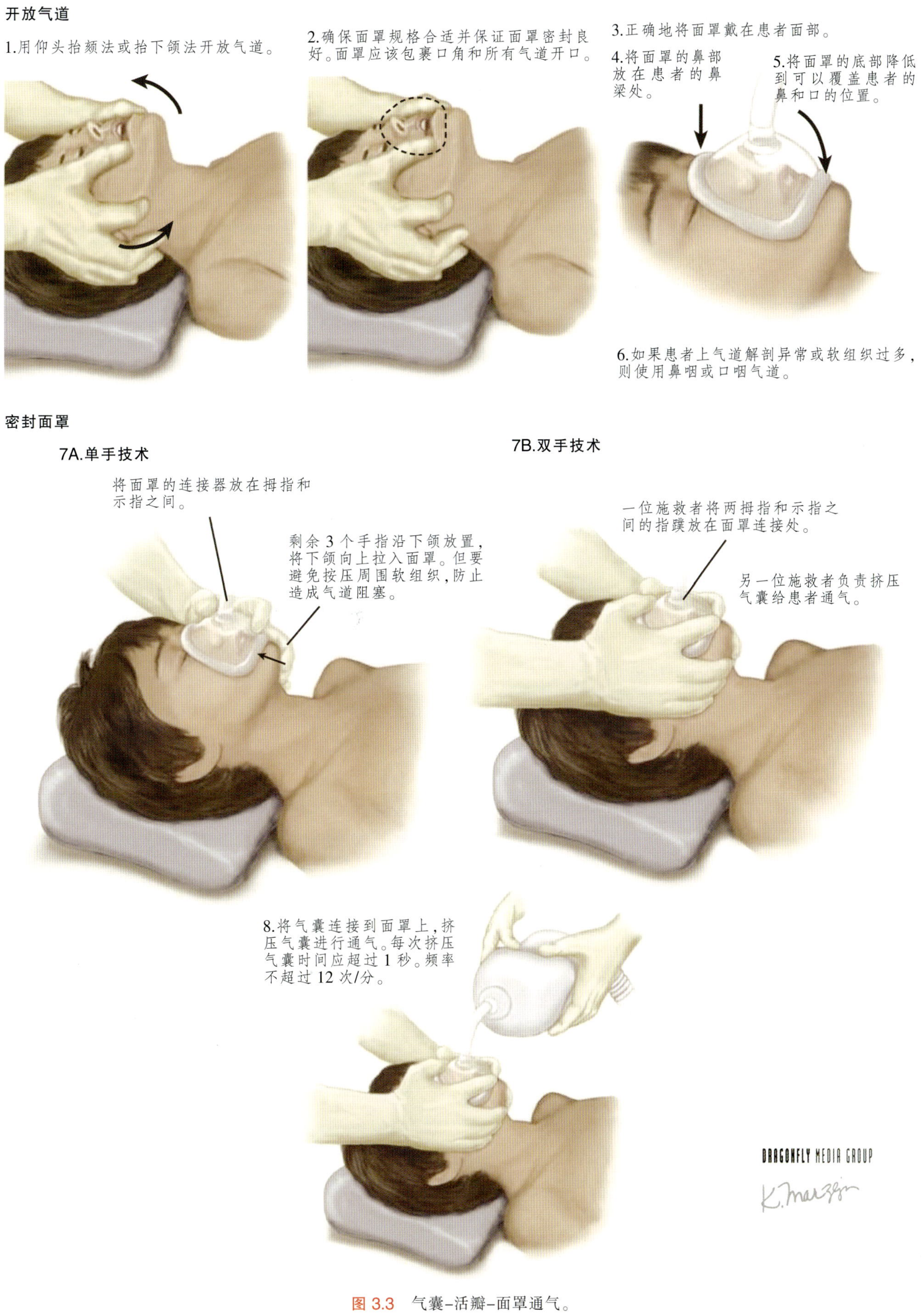

图 3.3 气囊-活瓣-面罩通气。

骨的作用仍有争议，在其他章节也有讨论。

并发症

如果BVM通气方法不正确，可能会出现并发症，但非常少见。通气频率不合适可能会导致肺通气不足或过度通气。没有清理口腔或上气道内的呕吐物、血液、异物或BVM操作错误可能会导致误吸。

解剖学要点

面部毛发可能造成面罩密封不良。可以用水或水性润滑剂提高密封性。缺齿的患者可通过植入义齿或利用网垫支撑面颊。其他妨碍面罩通气成功的原因包括肥胖(体重指数>30)、阻塞性呼吸暂停病史或下颌伸出受限。

总结

呼吸动力不足很难被发现，需要密切观察胸廓运动。舌后坠进入咽后部是气道阻塞的常见原因。可以通过仰头抬颏法或抬下颌法解决这一问题。

口咽和鼻咽气道是维持气道开放的重要辅助装置。气管内导管可以防止分泌物和胃内容物阻塞气管。对于不能保护气道的患者，插管非常重要。

充分的BVM通气依赖于3个条件：开放的气道、密封良好的面罩和适量的通气。可以通过手法或使用气道辅助装置开放气道。正确地放置和固定面罩对维持面罩的密封性非常重要。如果有条件，应该使用双手技术固定面罩。拇指或鱼际沿面罩边缘施压，将面罩固定在正确的位置。

BVM通气的常见问题包括面罩密封不佳、面罩尺寸不合适、需要使用却没有使用辅助气道装置或开放气道手法错误。临床医生必须避免潮气量过大、用力挤压气囊、通气频率过快等致命错误。

参考文献

2005 International Consensus on Cardiopulmonary Resuscitation and Emergency Cardiovascular Care With Treatment Recommendations. *Circulation.* 2005;112(suppl I):III.

Aufderheide TP, Lurie KG. Death by hyperventilation: a common and life-threatening problem during cardiopulmonary resuscitation. *Crit Care Med.* 2004;32:S345.

Komatsu R, Kasuya Y, Yogo H, et al. Learning curves for bag-and-mask ventilation and orotracheal intubation: an application of the cumulative sum method. *Anesthesiology.* 2010;112:1525.

Mathru M, Esch O, Lang J, et al. Magnetic resonance imaging of the upper airway. Effects of propofol anesthesia and nasal continuous positive airway pressure in humans. *Anesthesiology.* 1996;84:273.

Travers AH, Rea TD, Bobrow BJ, et al. Part 4: CPR overview: 2010 American Heart Association Guidelines for Cardiopulmonary Resuscitation and Emergency Cardiovascular Care. *Circulation.* 2010;122:S676.

Wittels KA, Walls, RM, Grayzel J. Basic airway management in adults. Available at http://www.uptodate.com/contents/basic-airway-management-in-adults.

选择题

1.患者，男性，45岁，因严重的呼吸困难被收入急诊科。体格检查见口腔和咽后壁肿胀，患者气道几乎完全堵塞。此外，患者的下颌下方和上颈部肿胀。患者1周前拔除下颌磨牙，术后病情逐渐加重。以下诊断最准确的是哪一种？

A.扁桃体炎

B.骨赘

C.舌系带缩短

D.舌下囊肿

E.脓性颌下炎

2.患者，男性，54岁，计划行双侧甲状腺切除术。手术过程中，开放气道的双侧肌肉可能麻痹。如果某条神经发生双侧损伤，术后有窒息的风险，除非患者插管或手术开放气道。下面哪一组肌肉可以开放气道？

A.环甲肌

B.环杓后肌

C.杓状软骨

D.甲杓肌

E.环杓侧肌

(郑雪峰 译 丁自海 校)

第4章

胸廓造口术

引言

气胸和胸腔积液均可危及患者的生命，不允许任何诊断和治疗错误。发生气胸时，胸膜腔迅速地充满空气；发生胸腔积液时，血液、胆汁或脓液等液体进入胸膜腔。胸廓造口置管术是将一根导管插入胸膜腔，以持续引流大量的空气或液体的操作技术。若没有采取干预措施，患者的病情恶化或死亡的风险将会很高。

当胸膜腔内聚积大量的空气或液体时，继发的压力升高会导致胸腔内的肺完全复张的空间减少。这限制了正常的呼吸运动，同时也导致通气不足和缺氧。当气胸发生时，患者经常出现突然发作的锐性胸痛、呼吸困难伴呼吸急促、心动过速、咳嗽、疲劳或发绀。在出现胸腔积液时，最常见的相关症状是胸膜炎胸痛、进行性呼吸困难与咳嗽。

在这两种情况中，恰当的胸腔导管置入可使肺有效地复张，使气体交换/灌注得到优化并最大限度地减少纵隔移位。

如果条件允许，超声检查应作为辅助手段以指导和确定导管插入的准确位置，特别是有研究证实，超声引导胸廓造口置管术的并发症发生率较低。但是，在许多实例中，超声检查可能并非随时可用，操作过程中可能还是依照标准的钝性分离法。因此，对行胸廓造口术相关的临床解剖学知识有基本的了解是非常重要的。

临床相关解剖学

纵隔是胸部一个被肺脏、胸骨和脊椎包围起来的空间，其中包含心脏、食管、气管、膈神经、迷走神经和心脏神经、胸导管、胸腺、淋巴结等(图 4.1 至图 4.3)。胸部有两个胸膜腔，每个腔室都由被称为胸膜的浆膜覆盖。胸膜由两层连续的膜组成：脏胸膜和壁胸膜。脏胸膜覆盖、黏附在肺脏的外表面，这一层胸膜对躯体疼痛不敏感。壁胸膜附着于胸壁内表面，并延伸到膈肌和纵隔表面。不同部分的壁胸膜依据其解剖位置命名。颈胸膜上达颈部和肺尖，肋胸膜覆盖肋骨和肋间隙的内表面，膈胸膜覆盖膈肌穹隆，纵隔胸膜黏附于纵隔两侧的表面。由于壁胸膜衍生于胚胎时的体细胞中胚层，所以对疼痛非常敏感。不同的神经负责壁胸膜不同部分的痛觉传递：膈神经负责纵隔和膈肌中央区的壁胸膜；肋间神经负责其余部分的壁胸膜。这两层胸膜之间的间隙就是所谓的胸膜腔。正常情况下，胸膜腔内只有少量的液体。胸膜腔内的液体使得脏胸膜和壁胸膜可以在呼吸运动时顺利地相互滑动。这些液体也提供了表面张力，使得肺泡在吸气时可以更有效地扩大。

肋骨有 12 对，从胸段脊柱延伸到胸骨，形成胸廓，保护胸腔内各器官。肋骨之间的肋间隙包含 3 层肌肉与神经血管束。3 层肌肉中最浅层的是肋间外肌，其次是肋间内肌，最深的一层是肋间最内肌。在肋间内肌和肋间最内肌之间是从上到下由肋间后静脉、肋

左侧面观

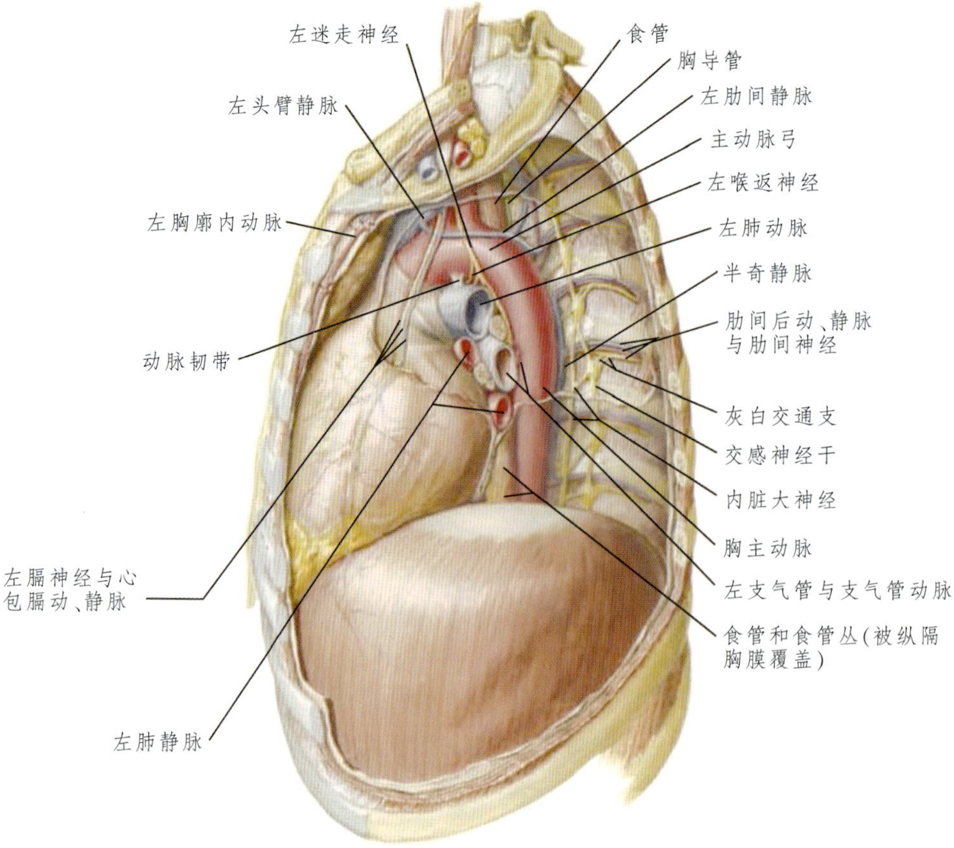

右侧面观

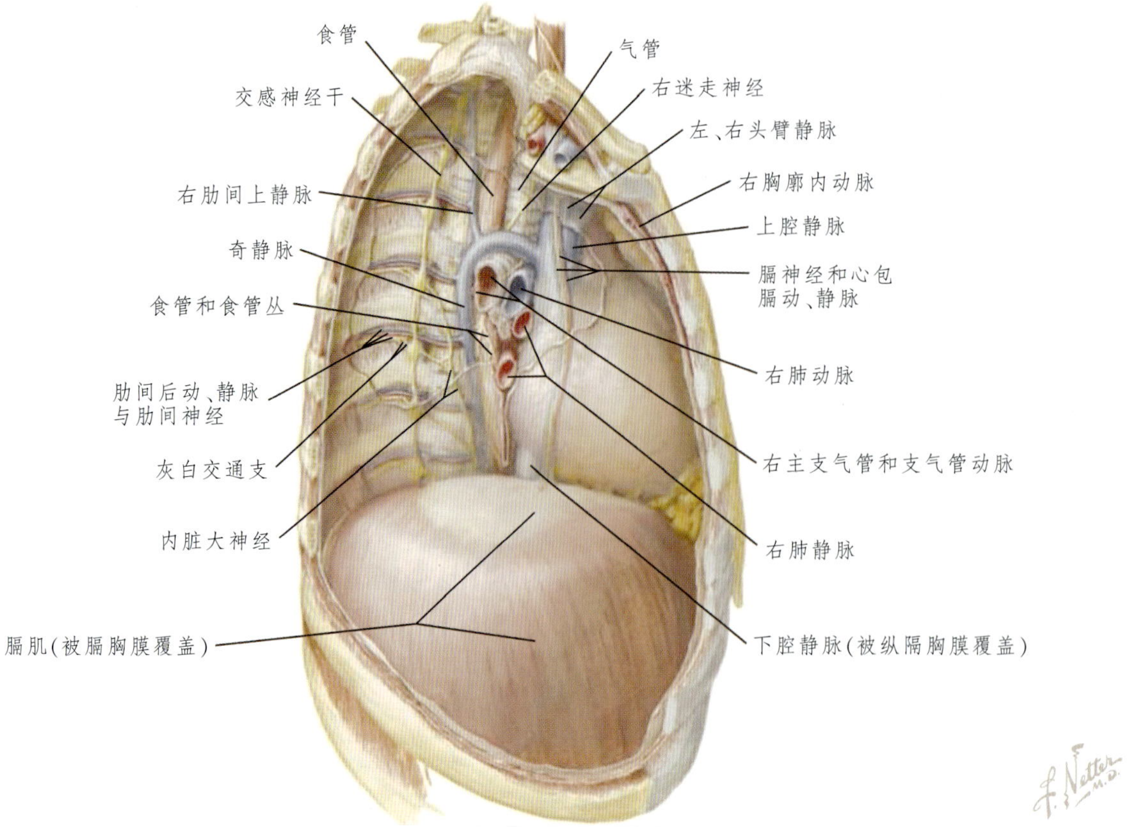

图4.1 胸腔内的结构:纵隔。

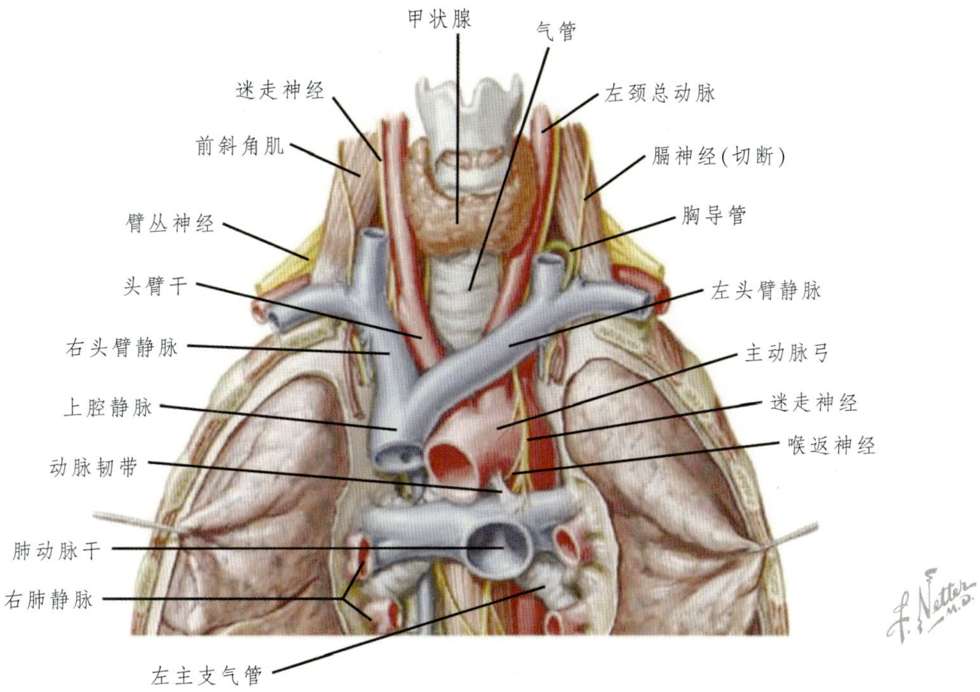
甲状腺
气管
迷走神经
左颈总动脉
前斜角肌
膈神经(切断)
臂丛神经
胸导管
头臂干
左头臂静脉
右头臂静脉
主动脉弓
上腔静脉
迷走神经
喉返神经
动脉韧带
肺动脉干
右肺静脉
左主支气管

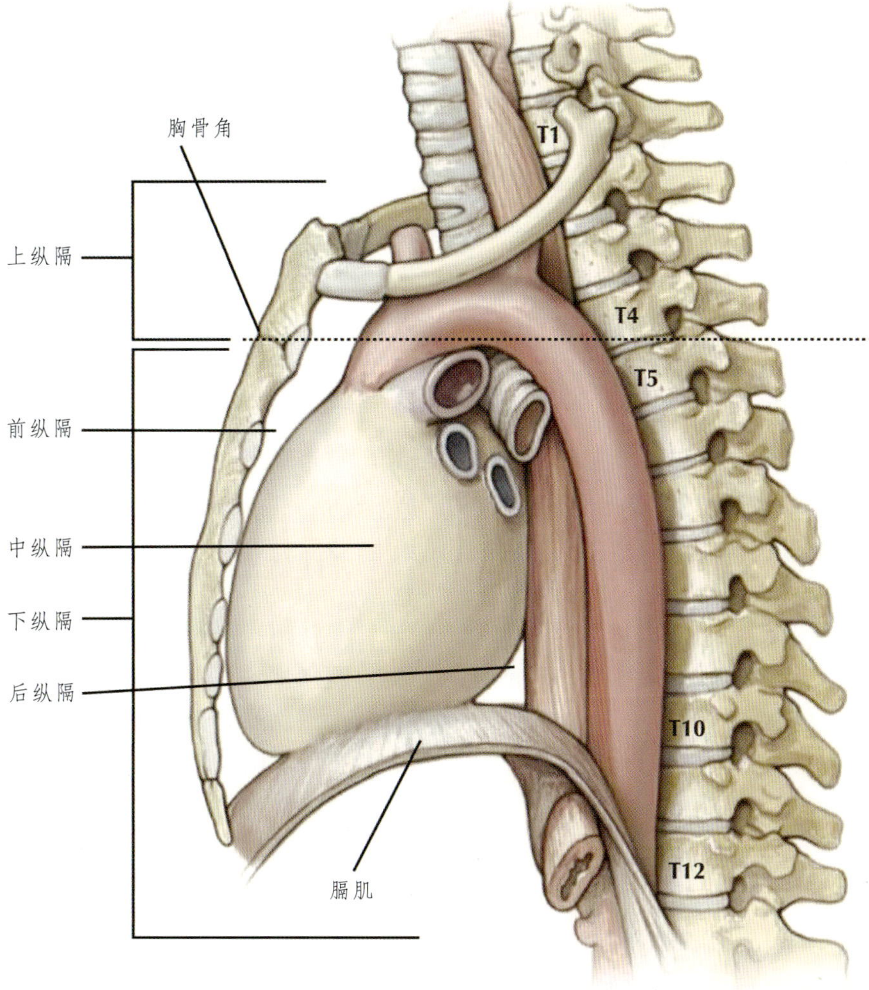
胸骨角
T1
上纵隔
T4
T5
前纵隔
中纵隔
下纵隔
后纵隔
T10
膈肌
T12

图 4.2 纵隔。

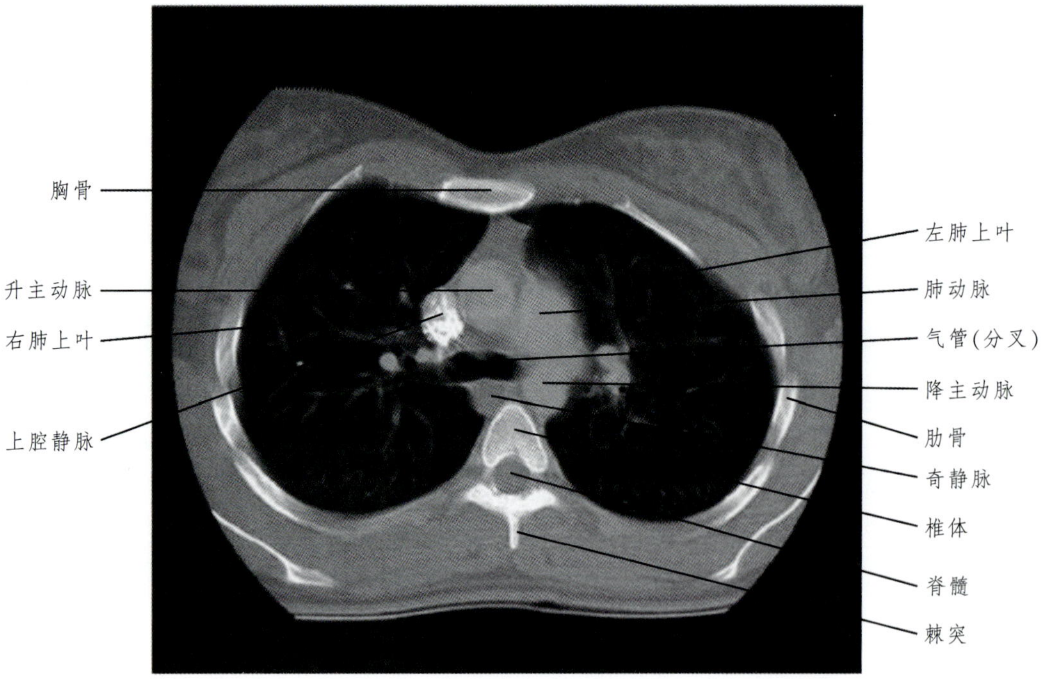

图 4.3 纵隔 CT 影像。

间动脉、肋间神经构成的神经血管束。神经血管束走行于肋骨下缘。正是由于这样的解剖结构，通常选择在肋骨上缘插入胸腔引流管。但是，如果胸腔引流管太靠近肋骨的上缘插入，则有可能损伤走行在肋骨上缘的肋间动脉侧支。近期的一项研究建议，胸腔导管的最佳进管位置应该是肋间隙下 50%~70%。英国胸科协会推荐在插入胸腔引流管时运用“安全三角”。这个区域由背阔肌的前缘、胸大肌外侧缘、腋窝的顶点和一条高于乳头水平面的线构成。

许多重要的结构与胸膜腔和肺部具有密切的解剖学关系。前锯肌、胸长神经、膈神经、膈肌、心脏、肝脏等，以及其他胸腔内和腹腔内器官都与之相关。因此，了解这一区域的解剖学对于进行胸腔置管术是非常重要的。

适应证

胸廓造口术可用于诊断或治疗。

诊断性胸廓造口置管术

诊断性胸廓造口置管术是一种非急救处理技术，可用于胸腔渗出液或漏出液的化验分析。根据 Light 标准，只要符合以下一条标准，就可以确定为渗出液：

- 积液蛋白/血清蛋白比值>0.5。
- 积液乳酸脱氢酶(LDH)/血清 LDH 比值>0.6。
- 积液 LDH 值超过正常血清 LDH 上限的 2/3。

判断抽取的积液为渗出性还是漏出性可以辅助诊断。从病理上讲，产生渗出性积液的情况包括恶性肿瘤、感染、外伤、肺梗死与栓塞、自身免疫性疾病、胰腺炎、食管破裂、类风湿性胸膜炎、药物性狼疮、结核等。产生漏出性积液的情况有充血性心力衰竭、肝硬化、低蛋白血症、肾病综合征、急性肺不张、黏液性水肿、腹膜透析、梅格综合征、阻塞性尿路疾病和终末期肾病等。

治疗性胸廓造口置管术

治疗性胸廓造口置管术可以是紧急的或非紧急的处理技术。在非紧急情况下，胸腔导管置入可作为慢性疾病的对症处理方法或出于预防目的而采取的措施。胸腔导管可作为药物干预的途径，如注入用于治疗脓胸的抗生素，或注入可预防复发性恶性积液的硬化剂。

在紧急情况下，当患者病情不稳定时，胸腔导管置入适用于气胸、张力性气胸、血气胸、食管破裂伴胃内容物漏入胸膜腔。表 4-1 总结了这些适应证。

表 4-1 胸廓造口置管术的紧急适应证

气胸：自发性、张力性、创伤性、医源性、支气管胸膜瘘
血胸（术后）：胸部创伤（钝性或穿透性）、胸部或上腹部手术
胸膜积液：无菌性积液、脓胸、肺炎旁胸腔积液、恶性积液、乳糜胸
胸膜固定术

禁忌证

胸廓造口置管术的禁忌证很少。唯一的绝对禁忌证是肺脏与胸壁粘连或者其他需要进行开胸手术的紧急情况（创伤性穿透性心脏停搏）。这项操作的相对禁忌证包括使用抗凝剂、出血性疾病及导管置入部位感染风险增加。

器械

- 无菌手套及手术服、口罩、帽子。
- 无菌洞巾。
- 胶带。
- 无菌纱布块。
- 凡士林油纱布。
- 皮肤消毒剂（如氯己定乙醇溶液）。
- 手术标记笔。
- 剃刀。
- 注射器（10~20mL）。
- 可供选择的注射器针头。
- 局部麻醉药（如 1%~2%利多卡因、肾上腺素）。
- 手术刀和刀片。
- 弯血管钳。
- 弯手术剪。
- 直缝线剪。
- 持针器。
- 丝线或尼龙缝合线（1-0）。
- 抽吸电源和连接导管。
- 胸部导管引流装置和水封。
- 合适尺寸的胸部导管。
    - 男性：28~32 号。
    - 女性：28 号。
    - 儿童：12~28 号。
    - 婴儿：12~16 号。
    - 新生儿：10~12 号。
- 超声仪器（条件允许的情况下）。

操作流程

获得患者知情同意，并执行安全核查。

超声引导下的钝性分离技术

超声检查可用于定位胸腔积液聚集的区域并且定位置入胸腔导管的确切位置。这种影像学方法也避免了损伤前锯肌、胸长神经、膈神经、膈肌、心肌、肝脏，以及胸腔和腹腔内其他重要器官和结构。建议置入胸腔导管的部位可首先通过超声引导下胸腔穿刺术来确认。在紧急情况下超声设备无法配套时，也可采取传统的盲穿法。

以下步骤描述了常用的胸廓造口置管术的方法（图 4.4）：

1.检测患者的生命体征。

2.确保引流系统正确地与抽吸电源相连。

3.让患者摆好体位，可以是仰卧位或者半卧位。患者患侧手臂外展并屈曲肘部，将手舒适地放在头部上方。

4.使用超声仪在腋中线或腋前线检测第 4 和第 5 肋间隙，以寻找一个安全的穿刺点。

5.定位在腋前线第 4 和第 5 肋间隙平乳头的位置。这个区域是"安全三角"的一个边界，也是切口的位置；切口的位置是低于导管实际置入位置的一个肋间隙。标记切口点。

6.该位置皮肤备皮并消毒。

7.用手术巾适当地遮盖患者胸部，只暴露标记的部位。

8.向麻醉切口附近 2~3cm 的皮肤和皮下组织注射局部麻醉药（1%~2%利多卡因）。

9.继续麻醉深层的皮下组织和肋间肌。确定插入导管的肋间隙下方的肋骨并麻醉骨膜表面。麻醉肋骨时，要确定肋骨的上缘，并利用它来帮助引导针头在肋骨顶部呈一定角度。

10.当有胸腔积液回流进注射器时，停止推进注射器针头，即可确定进入胸膜腔的位置；在气胸情况下，

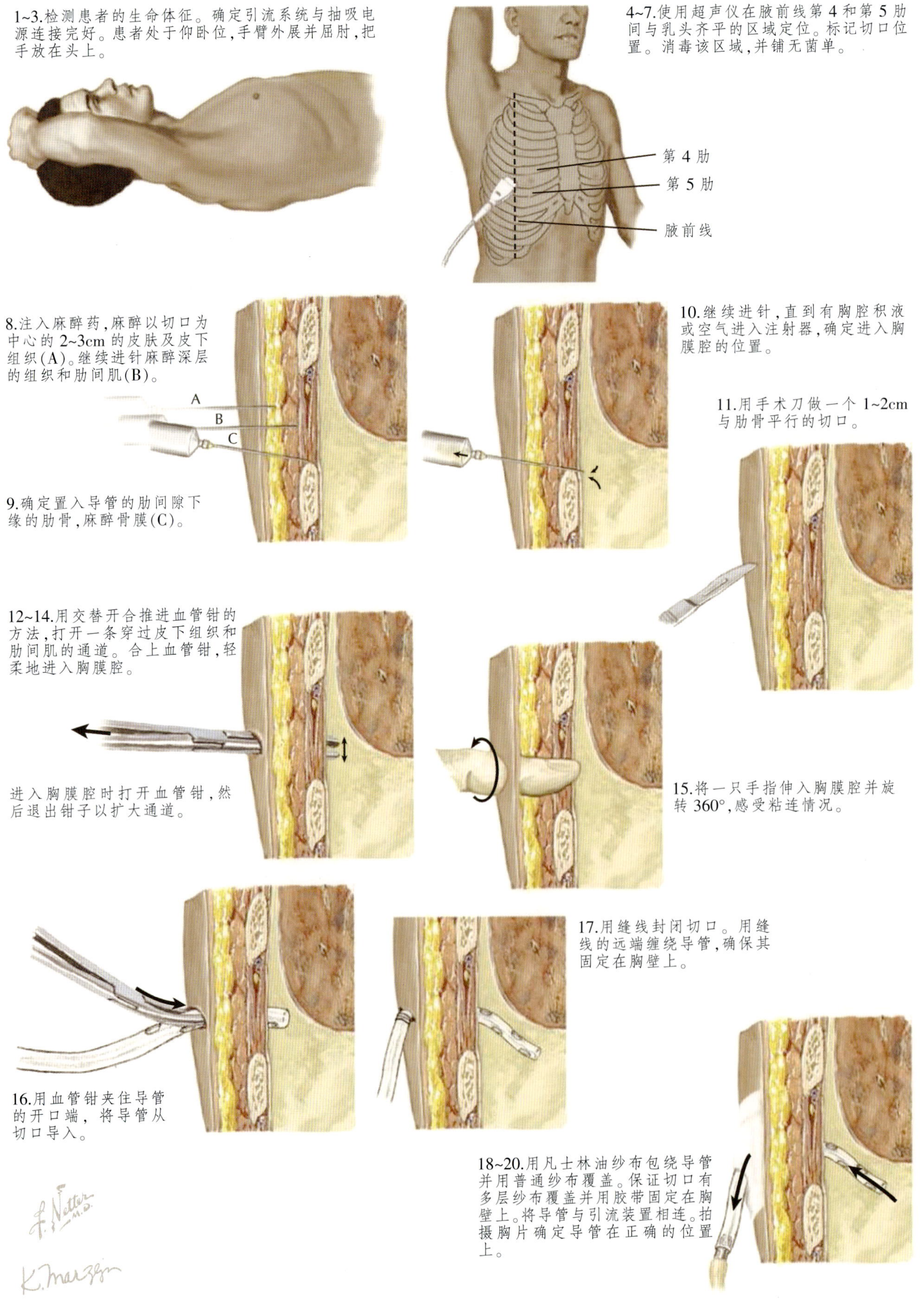
1~3.检测患者的生命体征。确定引流系统与抽吸电源连接完好。患者处于仰卧位，手臂外展并屈肘，把手放在头上。
4~7.使用超声仪在腋前线第 4 和第 5 肋间与乳头齐平的区域定位。标记切口位置。消毒该区域，并铺无菌单。
第 4 肋
第 5 肋
腋前线
8.注入麻醉药，麻醉以切口为中心的 2~3cm 的皮肤及皮下组织(A)。继续进针麻醉深层的组织和肋间肌(B)。
A
B
C
9.确定置入导管的肋间隙下缘的肋骨，麻醉骨膜(C)。
10.继续进针，直到有胸腔积液或空气进入注射器，确定进入胸膜腔的位置。
11.用手术刀做一个 1~2cm 与肋骨平行的切口。
12~14.用交替开合推进血管钳的方法，打开一条穿过皮下组织和肋间肌的通道。合上血管钳，轻柔地进入胸膜腔。
进入胸膜腔时打开血管钳，然后退出钳子以扩大通道。
15.将一只手指伸入胸膜腔并旋转 360°，感受粘连情况。
16.用血管钳夹住导管的开口端，将导管从切口导入。
17.用缝线封闭切口。用缝线的远端缠绕导管，确保其固定在胸壁上。
18~20.用凡士林油纱布包绕导管并用普通纱布覆盖。保证切口有多层纱布覆盖并用胶带固定在胸壁上。将导管与引流装置相连。拍摄胸片确定导管在正确的位置上。

图 4.4 胸廓造口术。

气体会进入注射器。将剩余的全部麻醉剂注入，以完全麻醉壁胸膜，拔出注射针头。

11.用手术刀做一个与肋骨平行的1~2cm长的皮肤切口。

12.使用弯血管钳，通过间歇地推进合上的钳子再将其打开的方式，穿过皮下组织和肋间肌切开一条管道。

13.合上弯血管钳，然后小心地穿过肋间肌和壁胸膜，轻柔地进入胸膜腔。

14.进入胸膜腔时打开弯血管钳，然后将其取出，利用其前端扩大切开的穿透胸壁所有层次的通道。

15.将一只手指伸入胸膜腔并旋转360°，以感受粘连的情况。

16.用弯血管钳夹住导管的开口，将它从切口和进胸点导入。直到将导管推入胸膜腔内，松开弯血管钳。用于排气的导管对准胸膜腔的顶部；用于排液的导管对准胸膜腔的底部。

17.在切口两侧使用褥式或间断缝合法封闭切口末端。使用缝合线的末端缠绕导管并系好，以确保导管固定在胸壁上。

18.在导管周围包裹凡士林油纱布，并用几块普通纱布覆盖，以保证这个部位有多层纱布覆盖，用胶带固定。

19.将导管与引流装置相连。

20.行前后位胸片检查以确认导管已正确置入。沿导管可看到显影线。如果引流口在胸膜腔外，引流可能无效甚至导致漏气。如果发生这种情况，应将导管拔出并置入新的导管。

备选方法

Seldinger 技术

除了利用导丝上的一系列扩张器械插入小口径胸导管之外，Seldinger技术遵循与钝性分离技术相同的原则。这对于引流气体或液体都很有效。这种技术一般在超声辅助下进行。其缺点是无法评估胸膜粘连的情况。

套管针法

较少使用。套管针法需要刺穿皮肤、肌肉和壁胸膜。这项技术通常很难控制且很可能损伤胸腔内或腹腔内器官。强烈不建议使用套管针法，因为它过去一直与并发症发生率升高有关。

解剖学要点

为了避开重要的结构，临床相关的解剖学知识必须考虑到。神经血管束平行走行于每个对应的肋骨下缘。不仅如此，如果在位置稍低的肋间隙进针，有可能导致腹腔内器官损伤。

神经和血管侧支

肋间神经和血管侧支通常位于肋骨上缘。神经血管束可能在肋间隙变异而受损。此外，肋间血管侧支可能在腋前线周围呈网状走行，在操作中导致异常出血。

胸长神经

胸长神经的走行接近腋前线，支配前锯肌。在盲穿过程中，若损伤胸长神经会导致翼状肩胛。

肋间肌与肺组织的关系

肋间肌与肺脏之间大约有<1cm的间隙。因此，行钝性分离穿过肌肉时必须小心，避免损伤肺脏。

并发症

在紧急情况下，胸廓造口置管术通常采用盲穿方法。但是这种拯救生命的操作也有风险。近期有研究表明，超声引导下胸廓造口置管术的并发症发生率明显降低。为了进一步减少并发症，建议在“安全三角”进行操作。

并发症可归为两类：技术性或者感染性。技术性并发症包括导管错位和移位、阻塞、心肌和血管损伤、神经损伤、食管损伤、复张性肺水肿、皮下气肿、残余/拔管后气胸、瘘、疝、乳糜胸和心律失常等。感染性并发症包括脓胸、肺炎、蜂窝织炎和坏死性筋膜炎。

最常见的并发症是导管置入错位，表现为一种穿透性创伤。在拔出错位的导管之前，新的导管必须先成功地置入胸膜腔内。过早地拔出导管会导致张力性气胸。临床医生必须准备好处理拔出导管可能导致的出血和漏气。对移位导管的处理取决于导管的位置。

如果导管位于皮下组织，则可以复位。如果导管距离胸膜表面较远，可以轻轻地撤回导管。但是如果导管意外地进入腹腔内，则应该全部取出。

复张性肺水肿虽然罕见，但可能是致命的、最严重的并发症。这种情况出现在严重气胸或大量胸腔积液被引流后肺迅速复张的患者。虽然临床表现可以延后24小时出现，但患者一般表现为置入导管后咳嗽、呼吸困难、低氧血症。因为这种并发症通常是自限性的，所以常给予支持治疗。

总结

胸廓造口置管术是可以拯救生命的操作技术。在出现威胁生命的情况时，通过置入胸腔导管释放胸膜腔内的压力，使患者的病情得以稳定。但是不存在没有风险的操作技术，临床相关解剖知识不足和缺乏训练会导致并发症的风险升高。因此，熟悉临床相关的解剖学原理有助于将操作相关的并发症发生率降到最低。

参考文献

Ball CG, Lord J, Laupland KB, et al. Chest tube complications: how well are we training our residents? *Can J Surg*. 2007;50:450–458.

Dev SP, Nascimiento B, Simone C, Chien V. Videos in clinical medicine: chest-tube insertion. *N Engl J Med*. 2007;357:15.

Doelken P. Placement and management of thoracostomy tubes. Available at http://www.uptodate.com/contents/placement-and-management-of-thoracostomy-tubes.

Gareeboo S, Singh S. Tube thoracostomy: how to insert a chest drain. *Br J Hosp Med*. 2006;67:M16–M18.

Havelock T, Teoh R, Laws D, Gleeson F. Pleural procedures and thoracic ultrasound: British Thoracic Society pleural disease guideline 2010. *Thorax*. 2010;65:i61–i76.

Hogg JR, Caccavale M, Gillen B, et al. Tube thoracostomy: a review for the interventional radiologist. *Semin Intervent Radiol*. 2011;28:39–47.

Irwin RS, Rippe JM. Chest tube insertion and care. In: Irwin RS, Rippe JM, eds. *Irwin and Rippe's Intensive Care Medicine*, ed 7. Philadelphia, PA: Lippincott Williams & Wilkins; 2011; 86–94.

Khandhar SJ, Johnson SB, Calhoon JH. Overview of thoracic trauma in the United States. *Thoracic Surg Clin*. 2007;17:1–9.

Ladwa M, Kaul S, Anderson J. An evaluation of ultrasound-guided chest drain insertion in intensive care. *Am J Respir Crit Care Med*. 2010;181:1662.

Laws D, Neville E, Duffy J. BTS guidelines for the insertion of a chest drain. *Thorax*. 2003;58:ii53–ii59.

Meredith JW, Hoth JJ. Thoracic trauma: when and how to intervene. *Surg Clin North Am*. 2007;87:95–118.

Wraight WM, Tweedie DJ, Parkin IG. Neurovascular anatomy and variation in the fourth, fifth, and sixth intercostal spaces in the mid-axillary line: a cadaveric study in respect of chest drain insertion. *Clin Anat*. 2005;18:346–349.

选择题

1.患者，男性，34岁，自诉胸壁有尖锐的局部疼痛，临床诊断为胸腔积液。通过腋中线上哪个肋间隙最适合置入导管引流积液？

A.第4

B.第6

C.第8

D.第10

E.第12

2.患者，男性，51岁，因严重呼吸困难入院。X线片显示张力性气胸。在插入导管前对胸壁进行充分的局部麻醉对于镇痛是必要的。以下层次结构中，哪一个是需要麻醉的最深层结构？

A.胸内筋膜

B.肋间肌

C.壁胸膜

D.皮下脂肪

E.脏胸膜

3.患者，男性，50岁，发生摩托车撞击事故后被送到急诊，置入导管引流胸腔积液。以下哪一个结构构成胸壁最深层的结构？

A.肋间内肌

B.皮肤

C.肋间最内肌

D.肋间外肌

E.脏胸膜

（卢笛 张筱曜 译 丁自海 校）

第 5 章

胸腔穿刺术

引言

胸腔积液是指肺脏和胸壁之间(胸膜腔)积累了过多的液体。积液的严重程度取决于积液的病因和呼吸道症状的严重程度。胸腔穿刺术是指特定部位刺入一个针头,以引流清除胸腔内积累的多余液体的操作技术。

胸腔积液会继发于许多疾病,包括癌症、肺炎、充血性心力衰竭、肺栓塞和肝硬化等。根据病因,积液可分为渗出液(富含蛋白质)和漏出液(水性)。不仅如此,积液可以通过胸腔穿刺术对不同类型的液体加以鉴别:血胸(血液)、脓胸(脓液)、乳糜胸(淋巴)、胸腔积液(浆液性)和尿液胸(尿液)。胸腔积液的原因可通过分析这些液体的性质得以确诊。

许多胸腔积液的患者是无症状的。无论是哪种类型的积液,最常见的症状为呼吸困难和胸痛。液体的积累导致肺无法完全复张,继而呼吸困难。临床表现主要指向并依赖于原发病因。胸腔积液可以通过胸部X线摄影、胸部CT、胸部超声和胸腔穿刺进行诊断。实验室检查可以确定胸腔积液的病因。

临床相关解剖学

边界

胸廓由肋骨、胸骨和胸椎围成,以胸腔入口为上界,以胸腔出口为下界。胸腔入口由第1胸椎椎体、第1肋和肋软骨,以及胸骨的颈静脉切迹围成,它连接颈部与上肢(图5.1)。胸腔出口由第12胸椎、第11和第12肋、第7~10肋软骨(肋弓)和剑突胸骨关节围成。出口被膈肌封闭。膈肌作为一个肌性隔膜将胸腔和腹腔分隔开,它是呼吸运动的主要肌肉。

器官

胸廓内的器官包括肺脏、胸膜腔和中间的纵隔。纵隔内主要的器官有心脏、大血管、气管和食管等。

胸膜和胸膜腔

胸膜为浆膜,分为两层,由覆盖粘连在肺表面的脏胸膜和衬在胸壁内表面的壁胸膜构成。脏胸膜对疼痛不敏感,而壁胸膜对疼痛敏感,由肋间神经(分布于肋胸膜和胸膜顶)、膈神经 (分布于纵隔胸膜和膈胸膜)、第5~6肋间神经(分布于膈胸膜的外周部分)支配。在脏胸膜和壁胸膜之间是被称为胸膜腔的潜在空间。正常情况下,它含有薄薄的一层浆液,但在病理情况下会大量积聚,形成胸腔积液。

肌肉

肌肉广泛覆盖在胸廓表面和肋间隙,具有辅助呼吸、辅助上肢和背部的运动,以及维持直立姿势的作用。胸前壁的肌肉可以分为浅层肌和深层肌。浅层肌包括胸大肌、胸小肌、锁骨下肌、前锯肌。浅层深面是深层肌,它分为表层、中间层和深层。肋间外肌、肋间内肌为表层和中间层,肋间最内肌、肋下肌、胸横肌、肋提肌共同构成了深层。类似的,背部的肌肉也可分成浅层、中层和深层。浅层肌由斜方肌、背阔肌、肩胛提肌、大菱形肌和小菱形肌构成。上后锯肌和下后锯肌为一层薄的肌肉,构成中层肌。深层肌为竖脊肌。

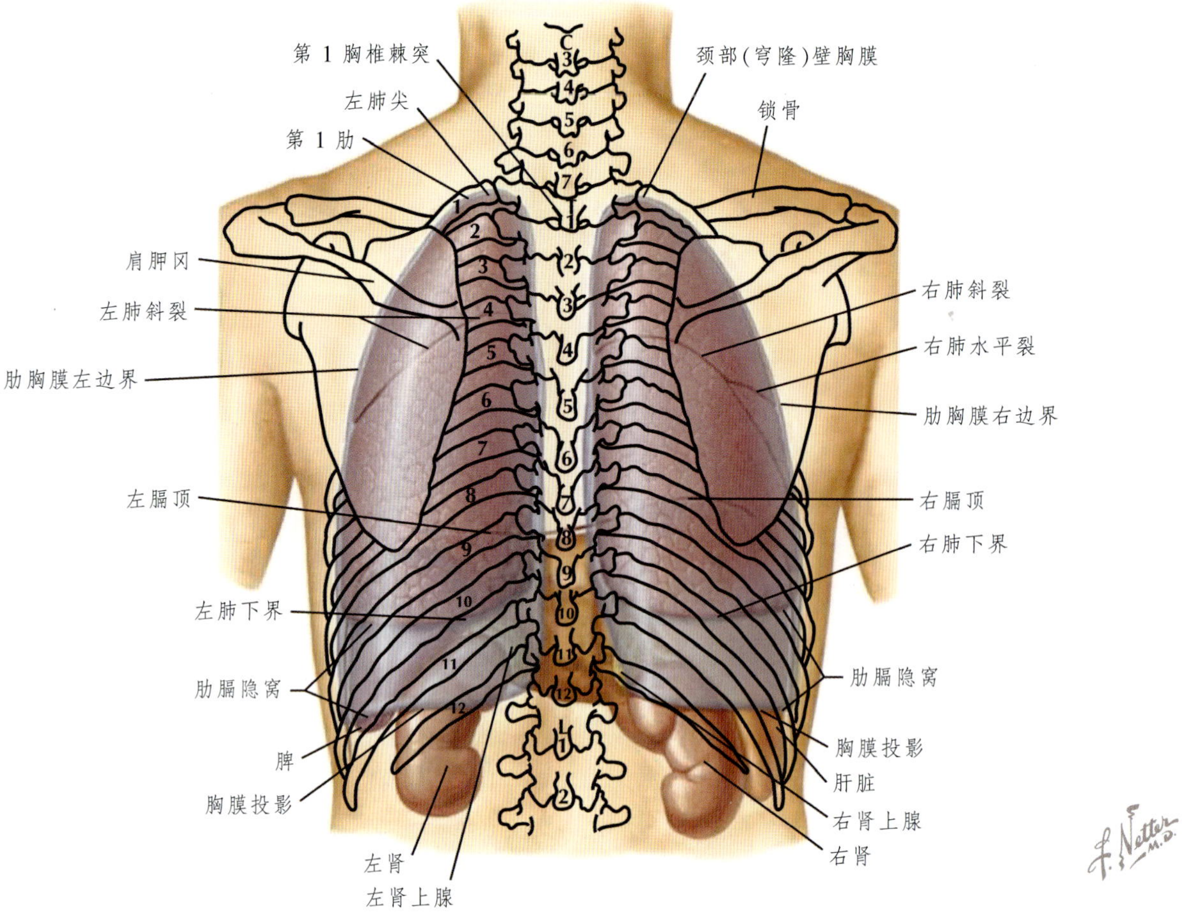

图 5.1 肺透视图(后面观)。

神经和血管

神经、动脉、静脉的分(属)支沿着肋缘走行于各层肌肉之间,供应体壁各结构。神经血管束(包括肋间静脉、肋间动脉和肋间神经)在肋间内肌和肋间最内肌之间,走行于肋骨下缘,供应胸前、后壁。肋间前动脉是胸廓内动脉的分支,胸廓内动脉起源于锁骨下动脉,肋间后动脉直接起源于胸主动脉(图 5.2)。奇静脉在胸部收集来自肋间动脉、肋间神经伴行的肋间静脉的血液。肋间神经是胸神经的前支,沿途分出侧支和前皮支。这些神经的支配具有节段性,并与相邻神经间有部分重叠。交感神经也支配胸壁。胸神经除了分出前支参与神经血管束之外,也分出后支,分布于背部深层肌肉和皮肤。

适应证

胸腔穿刺术适用于不明病因的胸腔积液,为诊断和治疗提供依据。在诊断上,对积液进行化验分析,可将其分为渗出性或漏出性。在治疗上,如果胸膜腔中有一定量的液体,行胸腔穿刺术抽出积液,能缓解呼吸窘迫症状(如呼吸困难)。但是大量抽取胸腔积液必须要小心谨慎。

胸腔中出现漏出液是因为静水压与渗透压不平衡,常由充血性心力衰竭、肝硬化或肾病综合征引起。相反,渗出液是由于毛细血管渗透压升高或淋巴管阻塞导致的胸膜腔中液体累积与停滞。渗出性胸腔积液通常由肺炎或癌症引起。如果患者出现明显的充血性心力衰竭的表现和典型特征,或者胸膜腔中只有少量积液,诊断性胸腔穿刺术常须推迟进行。

Light 标准用来区分漏出液和渗出液。漏出液的标志是胸腔积液蛋白/血清蛋白比率<0.5,胸腔积液乳酸脱氢酶(LDH)/血清乳酸脱氢酶率<0.6,或胸腔积液乳酸脱氢酶少于正常值上限的 2/3。渗出液蛋白/血清蛋白比值>0.5,乳酸脱氢酶/血清乳酸脱氢酶>0.6,或乳酸脱氢酶的值高于正常值上限的 2/3。

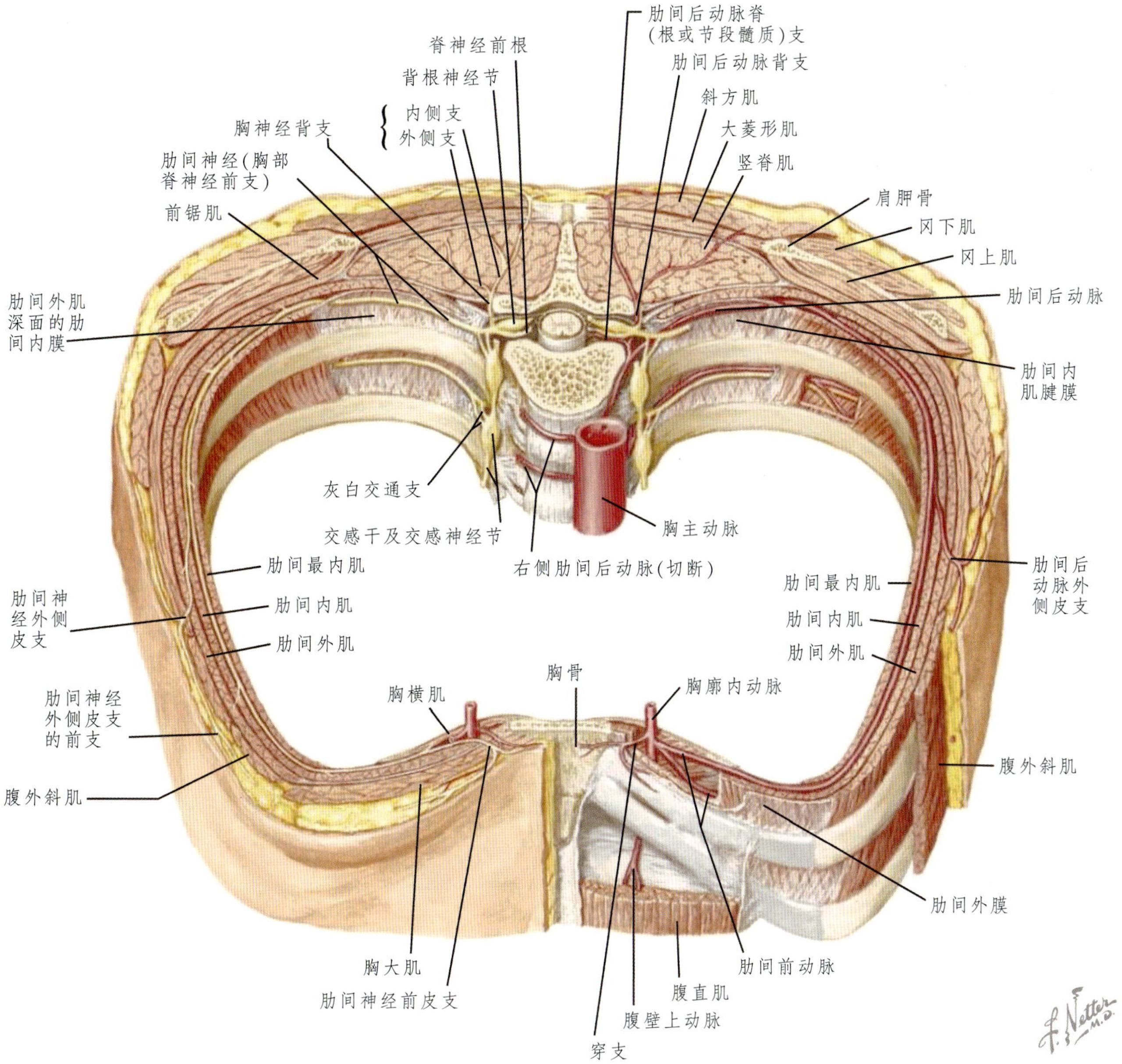

图 5.2　肋间神经和动脉。

禁忌证

胸腔穿刺术没有绝对禁忌证。相对禁忌证包括严重凝血功能障碍、血小板减少症,或者近期使用抗凝药。其他相对禁忌证包括患者无法配合操作、机械通气(呼气末正压)、胸腔积液量小、胸壁解剖结构改变、严重肺部疾病、积液位置不确定、进针部位有皮肤感染等。

器械

- 无菌区域的准备
  - 皮肤消毒清洁:氯己定或聚维酮碘消毒。
  - 无菌服。
  - 无菌手套。
  - 有胶带的无菌洞巾 (24 英寸×30 英寸)(1 英寸=2.54cm)。

- 麻醉
  - 利多卡因(1%~2%),10mL 安瓿。
  - 注射器,10mL。
  - 22 号针头,1.5 英寸。
  - 25 号针头,1 英寸。
  - 止血钳(可选)。
- 积液收集
  - 预先包装好的胸腔穿刺包,如果没有,需备齐下列器械:
    - 过针导管,18 号或 20 号。
    - 注射器,60mL。
    - 三通旋塞。
    - 引流管。
    - 较大的承接容器。
  - 手术刀,11 号刀片。
  - 标本管。
  - 无菌封闭敷料。
  - 黏合剂敷料。
- 超声设备(条件允许的情况下)。

操作流程

取得患者同意,执行安全核查。

操作之前

患者体位

- 病情稳定的患者取上半身直立位:
  - 患者保持上半身直立,坐在床边并微微前倾,把手搭在高椅背上(如 Mayo 站位)。
- 病情不稳定的或无法坐立的患者取侧卧位:
  - 患者侧卧在床上,患侧手掌放在头部。
  - 用毛巾或枕头抬高对侧的肩部以暴露腋下入路。

超声检查

见图 5.3。

- 目的
  - 定位胸腔积液。
  - 标记积液量。
  - 确定进针位置。
- 设备
  - 曲线传感器(5~2MHz)或高频线性传感器(7.5~1MHz)。
- 标志
  - 辨别高回声的膈肌。
  - 胸膜腔中的液体会呈现黑色。
  - 在运动模式(M 模式)下,由于呼吸运动,肺脏显示为正弦曲线图像。
- 对直立位的患者使用床旁超声设备可观察到胸膜腔中积液的上界。

现场验证

- 通过以下方法确认胸后壁胸腔积液的水平。
  - 听诊:呼吸音减弱或消失。
  - 叩诊:叩诊浊音。
  - 震颤:震颤减弱或消失。
- 标记积液上界下方的 2 个肋间隙进针点,肩胛中线脊柱外侧 5~10cm。
  - 穿刺点应该在所选的肋间隙的下一肋的上缘,以尽可能避免对神经血管束造成损伤。
  - 注意:进针不可低于第 9 肋,以免损伤膈肌或腹腔器官。

具体步骤

见图 5.4。

1.用消毒剂(聚维酮碘或氯己定)清洁皮肤,建立一个无菌区域。以标记点为中心画同心圆进行消毒。

- 消毒液干后,用无菌洞巾覆盖消毒区。
- 用另一块更大的布巾扩大覆盖范围。

2.用 25 号针头在所选的肋间隙下一肋骨上缘的切口点皮肤注射麻醉剂(利多卡因),形成皮丘。

3.用 22 号针头,麻醉深层的皮下组织直至壁胸膜。

- 小心避开上一肋骨的下缘,神经血管束走行之处。
- 沿着肋骨上缘继续注射利多卡因。
- 每进针 2~3mm 需回抽:
  - 确保没有将利多卡因注射入血管(否则将回抽出血)。
  - 确定胸腔内空间的深度(否则将回抽出液体)。
    - 用止血钳夹住针头标记进针深度。

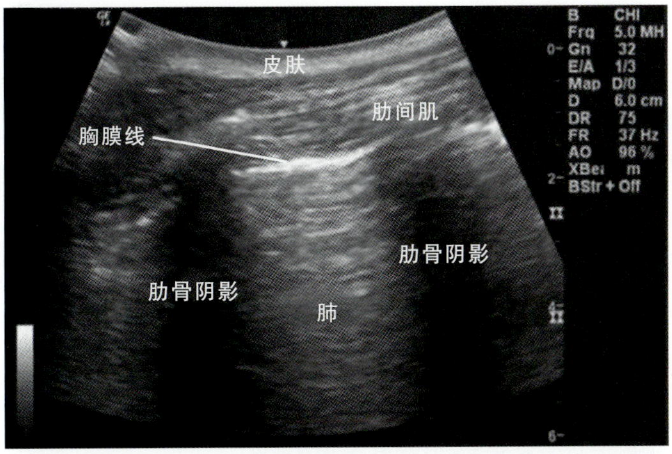

左胸腔穿刺肋骨

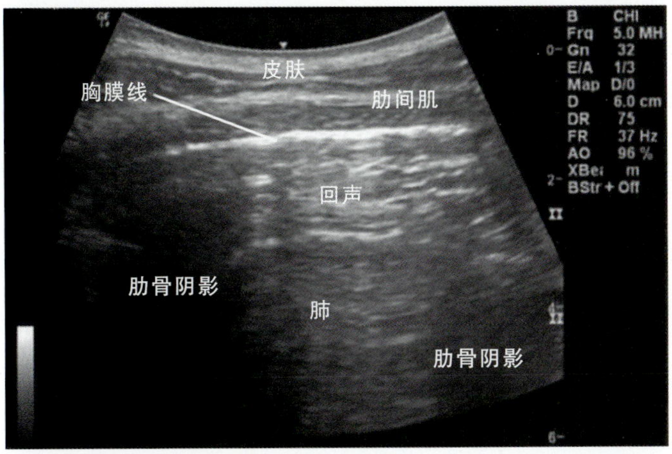

左胸腔穿刺术

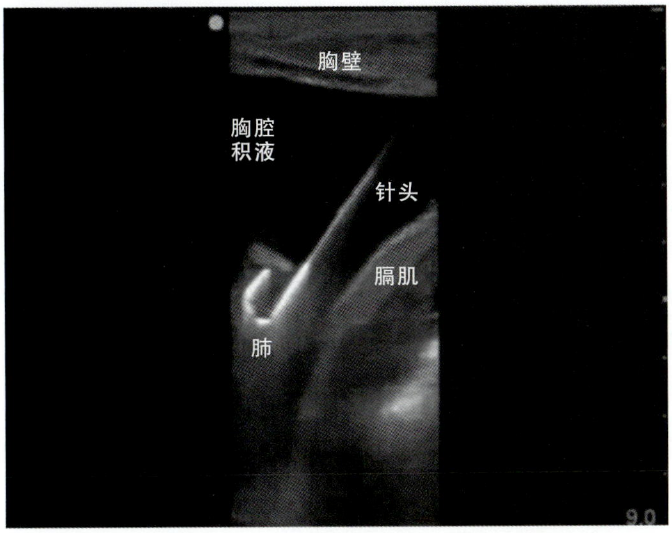

胸腔穿刺

图 5.3 胸腔穿刺的超声检查。

◦ 轻轻撤出针头并注射利多卡因麻醉壁胸膜。

4.将 18 号导管穿刺针与注射器相连，装配好胸腔穿刺器械。

5.在肋骨上缘缓慢插入穿刺针直至预先确定的深度，同时后拉活塞直至抽出液体为止。一旦抽出液体，立即停止进针。

6.沿着针头导入塑料导管并插入，直到它在皮肤内与皮肤紧密相贴。

- 如果导管插入困难，可以用手术刀做一个小切口。

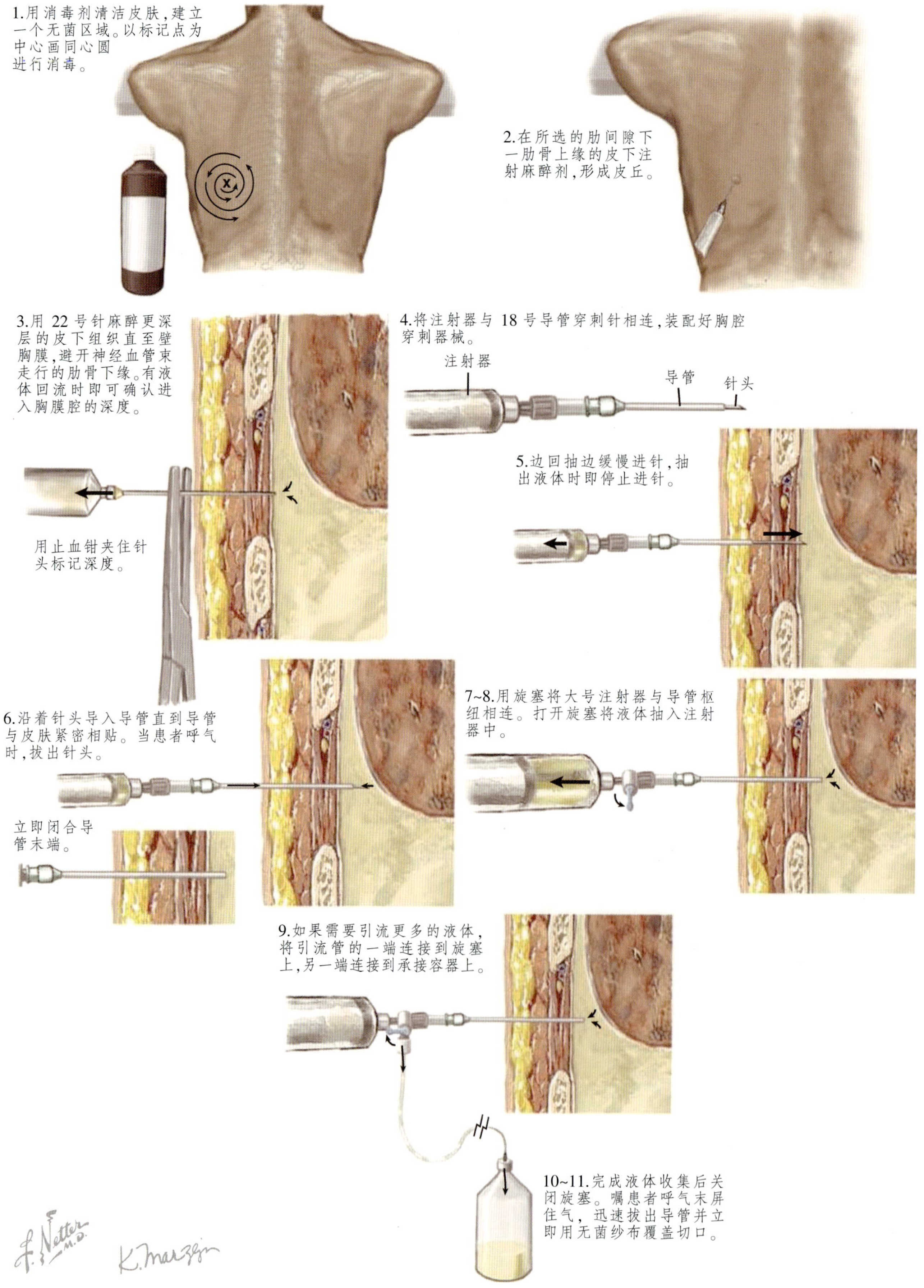
1.用消毒剂清洁皮肤，建立一个无菌区域。以标记点为中心画同心圆进行消毒。
2.在所选的肋间隙下一肋骨上缘的皮下注射麻醉剂，形成皮丘。
3.用22号针麻醉更深层的皮下组织直至壁胸膜，避开神经血管束走行的肋骨下缘。有液体回流时即可确认进入胸膜腔的深度。
用止血钳夹住针头标记深度。
4.将注射器与18号导管穿刺针相连，装配好胸腔穿刺器械。
注射器
导管
针头
5.边回抽边缓慢进针，抽出液体时即停止进针。
6.沿着针头导入导管直到导管与皮肤紧密相贴。当患者呼气时，拔出针头。
立即闭合导管末端。
7~8.用旋塞将大号注射器与导管枢纽相连。打开旋塞将液体抽入注射器中。
9.如果需要引流更多的液体，将引流管的一端连接到旋塞上，另一端连接到承接容器上。
10~11.完成液体收集后关闭旋塞。嘱患者呼气末屏住气，迅速拔出导管并立即用无菌纱布覆盖切口。

图 5.4 胸腔穿刺术。

- 导管完全插入后，在患者呼气时拔针。
- 导管的开口应该立刻覆盖，以防止空气进入胸膜腔。

7.用三通旋塞将大号注射器(35~60mL)连接到导管枢纽。

8.诊断性胸腔穿刺：

- 将旋塞打开，抽吸液体直到注射器充满（50~60mL）。
- 注射器充满后，将旋塞关闭。
- 只有当抽吸液体时才可以打开旋塞。

9.治疗性胸腔穿刺：

- 如果需要引流更多的液体，将无菌引流管的一端连接到旋塞的第 2 个端口，另一端连接到承接容器上。
- 打开旋塞使承接容器容纳液体。
- 抽出胸腔积液不要超过 1500mL。抽出过多积液可能会导致复张性肺水肿。

10.当液体收集好之后，关闭旋塞。

11.患者在呼气末屏住呼吸时迅速拔出导管，然后立刻用无菌纱布和封闭敷料覆盖切口，防止空气进入。

操作之后

胸腔积液检验

胸腔积液可送到实验室进行检验，确定胸腔积液的潜在病因。检测内容包括细胞计数、蛋白质水平、LDH、pH 值、葡萄糖、淀粉酶、细菌培养和细胞学检查。

解剖学要点

胸腔穿刺术中有损伤风险的主要是神经血管束中的结构。正如前文所描述的，肋间静脉、肋间动脉、肋间神经走行于每根肋骨的下缘。在肋间隙做的切口都必须位于肋骨上缘，以防止损伤任何神经和血管。此外，切口应该在脊柱旁 5~10cm 处，避免损伤出现在脊柱外侧的肋间后动脉和静脉或神经分支。不可以在低于第 9 肋处进针，以免损伤膈肌和腹腔脏器。

并发症

胸腔穿刺术最常见的重要临床并发症是气胸。气胸是指异常体积的空气或气体积聚在胸膜腔内导致肺不张。如果患者在胸腔穿刺后出现症状(如胸痛、呼吸困难、低氧血症)或者操作过程中注入了气体，就应怀疑为气胸。虽然气胸也许能被人体自行吸收，但患者可能仍需要胸腔穿刺置管。使用超声引导及经验丰富的操作者能降低气胸的风险。

血胸是由于肋间动脉的医源性损伤引起出血造成的。肋骨下缘有神经血管束(肋间静脉、动脉和神经)。胸腔穿刺时在肋骨上缘进针可以避免损伤这些结构。

胸腔穿刺术的潜在并发症还包括穿刺点疼痛、出血、刺伤肝脏或脾脏、脓胸、复张性肺水肿、血管迷走神经反应或感染。操作后立即进行胸片和其他影像学检查可以排除许多潜在的并发症。

总结

胸腔穿刺术对于不明原因的胸腔积液患者是一种低风险的诊断和(或)治疗性干预措施。胸腔积液的实验室检查可将积液分为漏出性和渗出性两种，可以提示潜在的病理生理学原因。对于呼吸窘迫患者，胸腔穿刺术可将积液抽出，以减轻胸腔积液引起的症状。超声用来确认积液的存在与否和穿刺位置，可以有效地减少操作的并发症。胸腔穿刺的并发症往往是由相关临床解剖知识掌握不足和(或)缺乏训练和经验导致的。尽管任何操作都是存在风险的，仔细理解及应用正确的技术和操作可以改善患者的预后。

参考文献

Binder D, Goldsmith G. Thoracentesis. Available at https://www.youtube.com/watch?v=UBY3cQiQ6Ko; 2011.

Brauner M, Bailey R. Thoracentesis. Available at http://emedicine.medscape.com/article/80640-overview; 2013.

Cleveland Clinic. Pleural effusion. Heart & Vascular Institute Overview. Available at http://my.clevelandclinic.org/health/diseases_conditions/pleural-effusion; 2013.

Gordon C, Feller-Kopman D, Balk E, Smetana G. pneumothorax following thoracentesis: a systematic review and meta-analysis. *Arch Intern Med.* 2010;170(4):332–339.

Heffner J. Diagnostic thoracentesis. Available at http://www.uptodate.com/contents/diagnostic-thoracentesis; 2015.

Johns Hopkins Medicine. Thoracocentesis. Available at http://www.hopkins-medicine.org/healthlibrary/test_procedures/pulmonary/thoracentesis_92,p07761.

Lechtzin N. Thoracentesis. Available at http://www.merckmanuals.com/professional/pulmonary-disorders/diagnostic-pulmonary-procedures/thoracentesis; 2013.

Light R. Pleural effusion. *N Engl J Med.* 2002;346(25):1971–1977.
Light R. Pleural effusion. Available at http://www.merckmanuals.com/professional/pulmonary-disorders/mediastinal-and-pleural-disorders/pleural-effusion; 2014.
National Heart, Lung, and Blood Institute. What is thoracocentesis? Available at http://www.nhlbi.nih.gov/health/health-topics/topics/thor; 2012.
Thomsen T, DeLaPena J, Setnik G. Thoracocentesis. *N Engl. J Med.* 2006;355(16). Available at http://www.nejm.org/doi/full/10.1056/NEJMvcm053812.
Yu H. Management of pleural effusion, empyema, and lung abscess. *Semin Intervent Radiol.* 2011;28(1):075–086.

选择题

1.患者，女性，21岁，体操运动员，因从高低杠上跌落后严重呼吸困难而入院。X线片显示右肺萎缩，左肺被右胸膜腔中的大量气体压迫。体检过程中未发现外伤迹象。患者突然心动过速，收缩压为90mmHg。下列哪种情况最符合这个病例？

A.连枷胸伴反常呼吸

B.肺气肿

C.血胸

D.乳糜胸

E.张力性气胸

2.患者，男性，34岁，主诉胸壁尖锐性局部疼痛，诊断为胸腔积液。肋间隙置入导管引流积液。下列哪个位置是置入导管的最佳位置？

A.肋骨上缘以上

B.肋骨下缘以下

C.肋间隙中间

D.肋间外肌和肋间内肌之间

E.肋间肌和肋间后膜之间

（卢笛 张筱曜 译　丁自海 校）

第6章

气管造口术、气管切开术和环甲膜切开术

引言

气管切开术和环甲膜切开术是指在紧急和常规情况下进入患者的气道。气管造口术是指通过切开气管造口,经患者的气管前壁进入气道。与环甲膜切开术这种紧急手术相比,气管切开术更加复杂,应用的时间也更久。常用的技术包括经皮气管切开术、环甲膜切开术、开放式气管切开术和手术式环甲膜切开术。本章将描述这些术式,由于可使用的器械、患者的局部解剖情况和操作方法不同,一些术式可能会有变化。

临床相关解剖学

环状软骨是关键的表面标志(图6.1),常以下方的胸骨上切迹和上方的甲状软骨作为参照点来定位。环甲膜跨过甲状软骨和环状软骨的前部,可通过触诊甲状软骨切迹下方轻微凹陷的皮肤来识别。

在环甲膜的上方,左、右环甲动脉水平走行并在中线位置吻合(图6.2)。环甲肌起自环状软骨的前方,向上向后走行,止于甲状软骨的侧方。在胸腔入口上方和胸骨上切迹深面,气管的前方,头臂动脉从左下向右上斜跨颈段气管。

甲状腺位于气管的前方和外侧,由2个侧叶和1个峡部组成,峡部位于第2~4气管软骨环的前方,侧叶位于前外侧(图6.2)。喉返神经走行在气管食管沟内,如果解剖入路正确,一般不在手术野内。甲状腺下静脉位于气管的浅表,在甲状腺下极靠近中线处走行。大血管位于手术区域的外侧,应避免解剖暴露。

适应证

气管切开术的适应证包括:在不适宜气管插管的情况下,为神经系统疾病或外伤患者提供安全的气道和(或)预防误吸。在重症监护病房(ICU),气管切开术最常用于长时间的机械通气。长时间的气管插管会增加口腔和上气道损伤的风险,包括气管狭窄和声带麻痹。用气管造口插管替代气管插管,可以减少对镇静剂的依赖,使患者有更多的活动和交流机会,以及更早拔管的可能。在急诊科,气管切开术可用来处理急性气道梗阻。感染、过敏反应引起的水肿或气管的直接外伤可引发急性气道梗阻,此时可行气管切开术作为预防措施。尽管治疗紧急气道梗阻患者时最常采用环甲膜切开术,当需要继续治疗时,可转为气管切开术;训练有素的医生也可将气管切开术作为紧急手术来实施。

环甲膜切开术仅在气管插管通气失败的紧急情况下进行,即“不能插管、不能通气”时。当患者有生命危险时,这样做被认为是最后的手段。由于预料到突发气道阻塞的可能性,加上广泛使用光纤喉镜,使得开放气道手术的需求逐渐减少。然而,在某些特殊情况下,通过外科手术建立气道来为患者提供通气是唯一的选择。

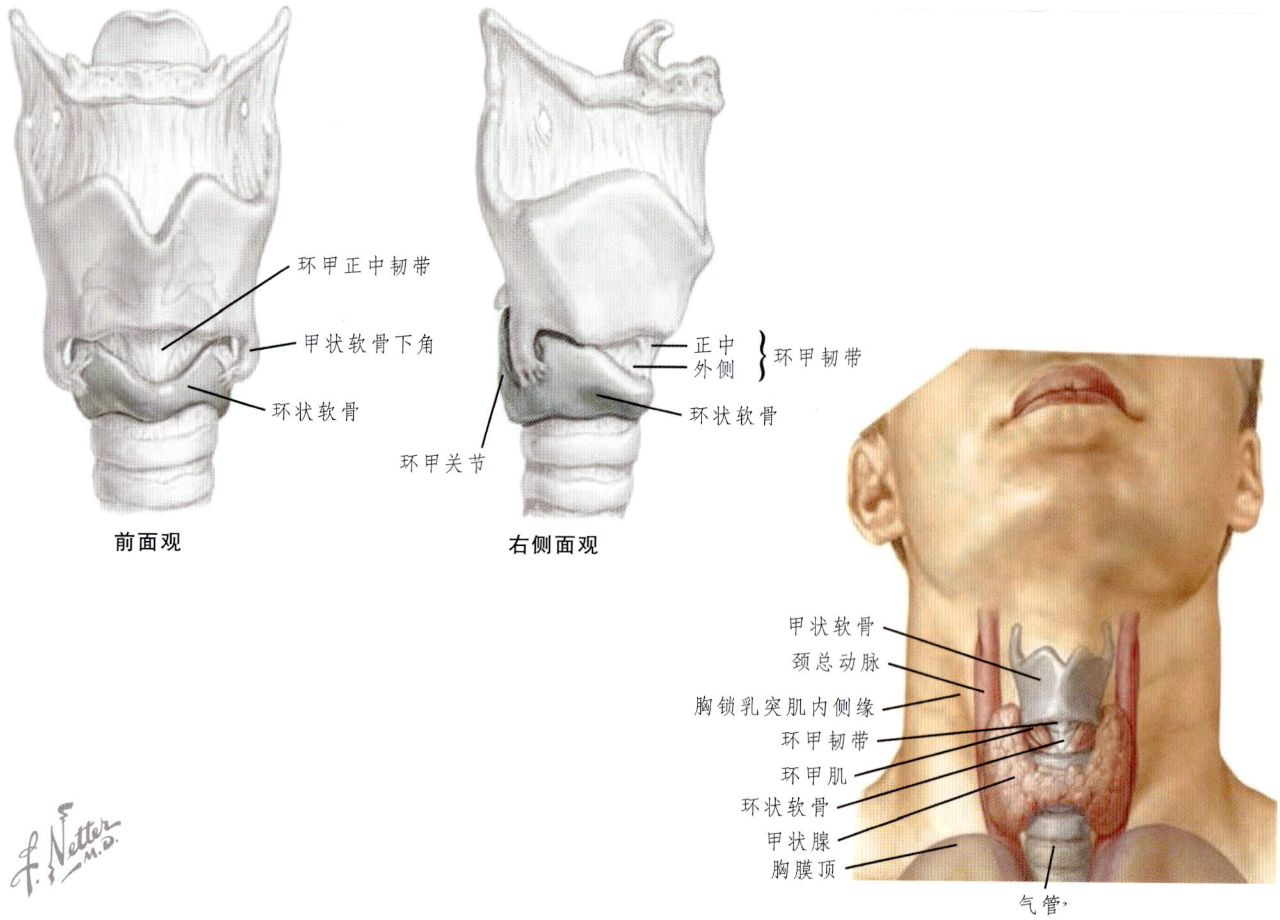

图 6.1 环状软骨。

禁忌证

气管切开术

气管切开术没有绝对禁忌证，除非患者需要紧急开放气道。相对禁忌证如下：

- 12 岁以下的儿童。
- 气管切开部位可触及动脉搏动。
- 气管切开部位有活动性感染。
- 气管解剖异常，包括气管软化。
- 气管切开部位有甲状腺肿物或甲状腺肿大。
- 颈部肥胖或喉、气管标志不易触及。
- 血小板减少症。
- 呼气末正压超过 $15cmH_2O$（$1cmH_2O$=0.1kPa）。
- 凝血障碍。
- 有插管困难病史。
- 颈部后伸受限，尤其是脊柱不稳时。

作为急诊治疗的最后手段，传统的环甲膜切开术和经皮环甲膜切开术几乎没有绝对禁忌证。当气道完全或部分横断，环状软骨明显损伤或喉部严重骨折时，可能是禁忌证。

器械

气管切开术

- 皮肤标记笔。
- 15 号手术刀片。
- 环状钩。
- Kitner 海绵。
- 气管造口管。
- 气囊-活瓣-面罩呼吸器。
- 氧气源。

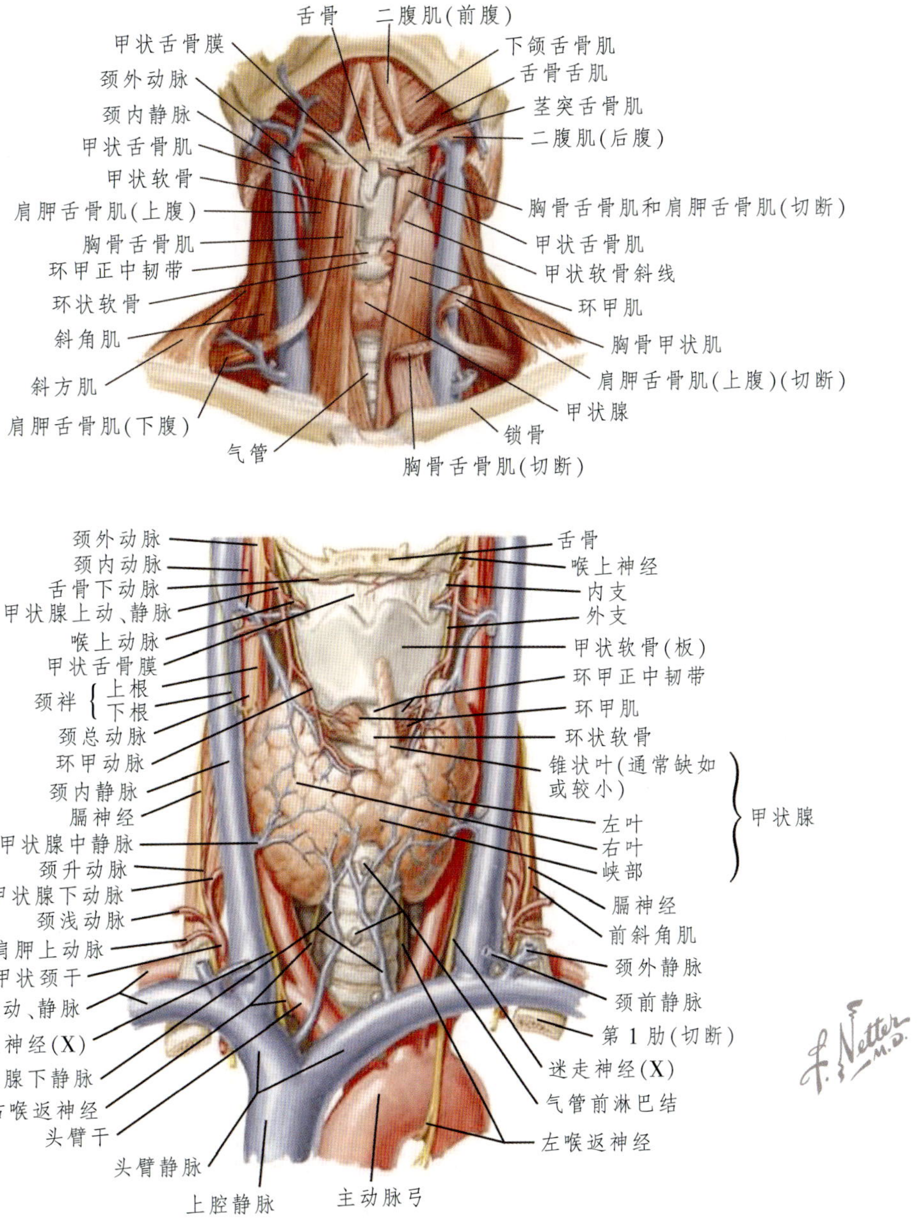

图 6.2　甲状腺和舌骨上、下的肌肉。

环甲膜切开术

- 气囊–活瓣–面罩呼吸器。
- 氧气源。
- 15 号手术刀片。
- 止血钳。
- 气管钩。
- 手术剪。
- Trousseau 扩张钳。
- 气管造口管。

操作流程

气管切开术可以通过开放手术入路或经皮入路进行，后者又称为经皮扩张气管切开术。环甲膜切开术也可以经皮(环甲膜穿刺术)或开放手术完成。

与其他手术操作一样，术者应向患者和家属解释手术操作及其适应证。在临床情况允许的情况下，需要签署同意书。此外，所有术者应穿戴适当的个人防护装备，并在手术开始前执行安全核查。

环甲膜切开术

该手术与气管切开术相似，可采用两种方式：环甲膜穿刺术和环甲膜切开术。

环甲膜穿刺术

1.患者取仰卧位，颈部过度后伸，暴露喉气管复合体，与标准的开放式气管切开术一样。触诊环甲膜，该膜宽1.5~2cm，位于喉结下方2~3cm。用碘附消毒皮肤。

2.将利多卡因(通常为1%)注入穿刺位置的皮肤和皮下组织。

3.选取12号或14号针头，连接5mL或10mL的注射器，其中含有2~3mL的生理盐水。站在患者的头部，针头尾端朝向胸骨上切迹，用非惯用手将针头以30°~45°的角度插入。

4.在穿刺环甲膜时回吸注射器，进入气管后可看到注射器内有气泡。

5.保持针头的位置，并将导管插入其中。

6.当导管位置合适后，拔除针头。

7.为了确认导管放置在合适的位置，回抽约10mL的空气并将其注入气道。如果感觉到阻力，导管可能进入了气管的后壁。如果导管位于皮下组织，空气会扩张皮肤。此时要相应地调整导管位置。

8.取下注射器并固定导管。将导管连接到喷射通气装置，它包含连接到氧源的气流调节器。

环甲膜切开术

1.患者的体位和确认环甲膜的位置同环甲膜穿刺术。

2.将利多卡因(通常为1%)注入切口处的皮肤和皮下组织。

3.用碘附消毒颈部和上胸部，术区铺巾。

4.站在患者的头部位置，用非惯用手稳定喉部。

5.在甲状软骨的中线处，用15号手术刀片做一个3~5cm的垂直切口，切开皮肤和皮下组织，延伸到环状软骨的下缘。

6.暴露环甲膜。在环甲膜的下部，靠近环状软骨的位置，用手术刀做一个水平切口。这可降低声带和环甲血管受伤的概率。

7.使用Trousseau扩张钳穿透并扩大环甲膜的入口。如果没有扩张钳，也可使用Kelly钳、弯血管钳、直角器械或手术刀柄替代。

8.插入气管造口管或气管内插管，并连接气囊-活瓣-面罩呼吸器进行通气。如果使用气管内插管，插管末端进入气管内不应超过2~3cm，以避免进入右主支气管。

9.确认双侧呼吸音存在。

10.用系带、缝线或胶带固定插管。

若建立的气道需要使用超过48小时，应将环甲膜切开术改为气管造口术。如果进行了环甲膜穿刺术，患者应尽快进行正式的气管造口术，因为导管通气效果不理想，而且存在导管脱出的风险。

经皮扩张气管切开术

经皮扩张气管切开术已成为一种常用的床旁手术，尤其是在ICU和创伤病房。这种微创手术在放置气管造口管时，不需要直接显露气管。因此，只能用于气管插管的患者。该手术可于床旁在支气管镜引导下进行，应由训练有素的医生操作，并准备好在必要时转为开放的气管切开术。

1.患者的铺巾和体位与标准的气管切开术相同。

2.触诊皮肤，定位喉和气管，做一个皮肤切口。采用钝性解剖，分离气管前组织。

3.退回气管内插管，直到气囊与声门平齐。将支气管镜的尖端置入导管中，以便通过切口可以看到镜头的光线，突出目标区域。

4.将引导针头刺入第2气管环下方的气管管腔内，并将导丝穿入针头。

5.在导丝的引导下，使用一系列扩张器，从皮肤到气管管腔进行扩张。

6.在支气管镜的直视下，插入气管造口管(男性使用8号，女性使用6号)。

7.通过气管造口管观察气管、支气管树，以确认插管的位置。取出扩张器和气管内插管。固定气管造口管的方法同标准的气管切开术。

开放式气管切开术

这种手术操作可以在手术室、创伤室或监护病房(如ICU)的床旁进行。一般在全身麻醉下，用于之前行气管插管的患者(图6.3)。当患者在紧急情况下时，可以在局部麻醉下进行，同时患者能自主呼吸。

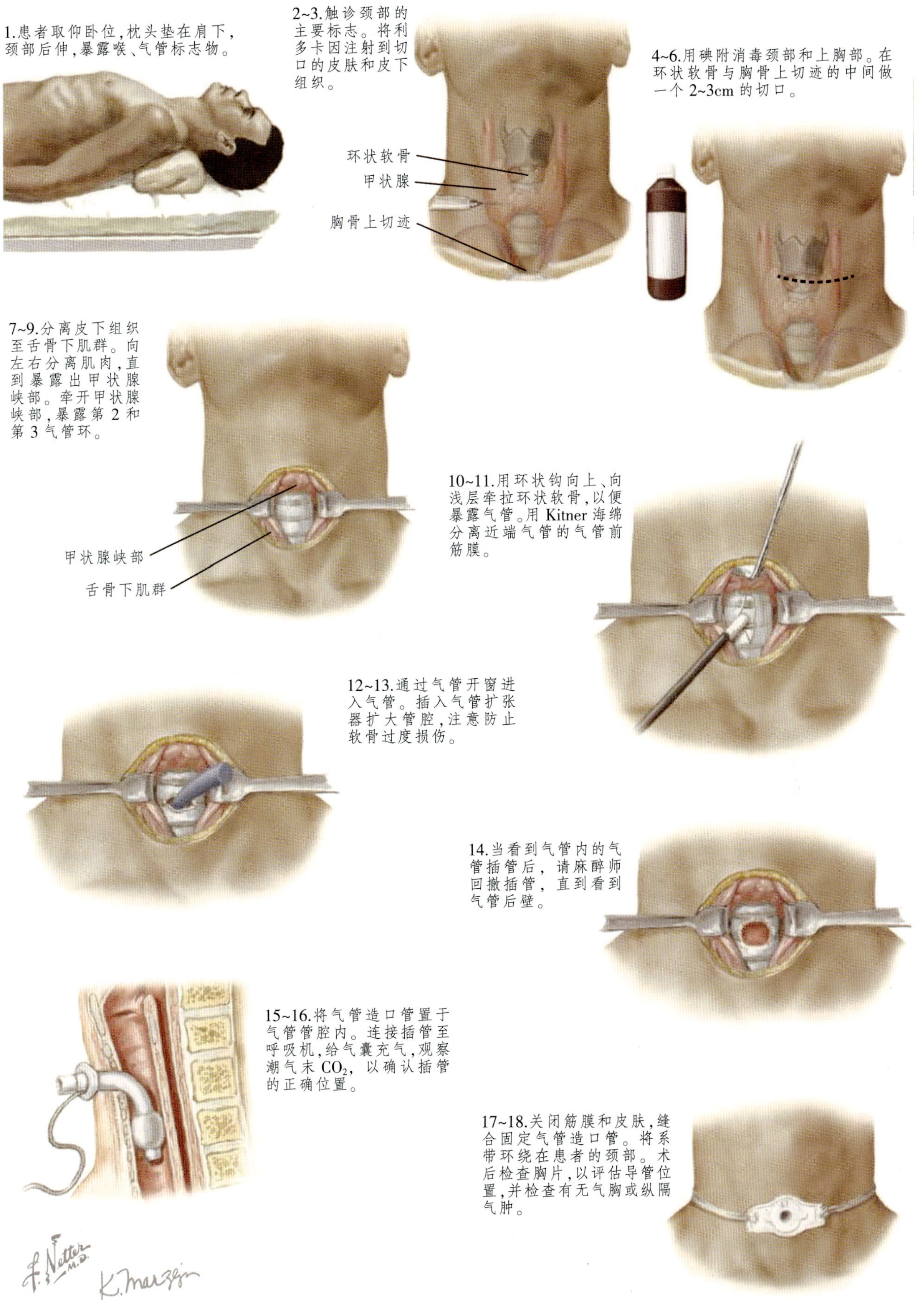

图 6.3　开放式气管切开术。

1.患者取仰卧位，枕头垫在肩下，以后伸颈部，暴露喉、气管标志物(由于存在脊髓受压的风险，颈椎损伤或寰枢椎不稳定的患者禁止使用这种方法)。

2.触诊颈部的主要标志，包括甲状软骨、环状软骨和胸骨上切迹。使用皮肤标记笔标记每个位置。

3.将利多卡因(通常为1%)注射到切口处的皮肤和皮下组织。

4.用碘附消毒颈部和上胸部，术区铺巾。

5.垂直或水平做一个2~3cm的切口。由于水平切口沿着皮纹，术后瘢痕会更小，局部更加美观。紧急气管切开时，应采用垂直切口，以避免颈前静脉系统出血。

6.切口：

- 垂直切口从环状软骨下方开始。
- 水平切口在环状软骨下方约两指宽度的位置，或在环状软骨与胸骨上切迹的中点，相当于第2或第3气管环水平。

7.用15号刀片或电凝笔分离皮下组织至舌骨下肌群。避免损伤颈前静脉。当遇到静脉时，应结扎或牵拉至一侧以避免出血。

8.辨认舌骨下肌群，沿中线向两侧分离，向左右分开肌肉，直到暴露出甲状腺峡部。

9.向上或向下牵开甲状腺峡部，或切断并结扎峡部，以暴露第2和第3气管环，以便进行气管开窗。

10.用环状钩向上、向浅层牵拉环状软骨，便于暴露气管。

11.用Kitner海绵分离近端气管的气管前筋膜。

12.可选用以下技术进行气管开窗：

- 单个软骨间的水平切口。
- H形切口。
- 用手术刀、Metzenbaum剪刀或打孔器去除第2或第3气管环的前部宽约1cm部分。

13.进入气管后，使用气管切开扩张器进一步打开气管管腔，注意防止软骨过度损伤。气孔的上方和下方可缝上牵拉用的缝线。

14.当看到气管内的气管插管后，请麻醉师回撤插管，直到看到气管后壁。

15.直视下将气管造口管(男性使用8号，女性使用6号)置于气管管腔内。

16.连接插管至呼吸机，给气囊充气，观察潮气末CO_2，以确认插管的正确位置。放置好后，胸部听诊双侧呼吸音，并取出环状钩。

17.关闭筋膜和皮肤，使用非可吸收缝合线固定气管造口管。将造口管的系带环绕在患者的颈部。

18.气管造口术后行胸片检查，以评估导管位置，并检查有无气胸或纵隔气肿。

手术注意事项

如果患者有明显的脊柱后凸、颈椎骨性关节炎或其他疾病，导致患者不能仰卧或颈部后伸，应以坐姿进行气管切开术。

局部麻醉下的手术

切开气管前，向气管前组织注射局部麻醉药进行镇痛。此外，2%利多卡因溶液可用于气管内的局部腔内麻醉。

建立气管瓣

气管造口管的意外脱出常出现在肥胖或解剖结构异常的患者，为便于重新插管，可采用Bjork气管瓣。在第2和第3气管环之间做水平切口，两侧向下切开至第3气管环。然后将气管瓣向下翻转，用不可吸收线缝合到皮肤上。

儿童的解剖学要点

值得注意的是，成人气管切开术中所使用的喉气管标志物，其相对儿童患者的颈部位置偏高。由于胸膜尖位于颈根部，应特别注意避免偏向两侧，以免刺破胸膜导致气胸。

气管切口一般垂直通过2个或3个气管环，通常在第2气管环和第5气管环之间。这些切口必须足够长，以便气管造口管容易通过，防止损伤气管软骨。由于弯曲的插管会压迫切口上方的气管环，切口过小或软骨间水平切口可能导致气孔上方气管环塌陷。

在手术过程中，在切开气管前将尼龙线缝在气管的两侧，以便在插管时牵引气管环。气管造口管的放置和固定方式与成人类似，牵引缝合线绑得比较松散并粘贴在前胸的皮肤上。用胶带标记清楚左侧和右侧的缝线，以便需要重新插管时，能够分清方向。

导管的位置可通过儿科柔性内镜或术后胸片检查确定。导管的顶端应距离气管隆嵴5~20mm，导管不应插入太浅，以避免管腔朝向后壁或有脱离气管窗的危险。

需要注意肥胖或患有代谢疾病的儿童，其皮肤和气管之间的距离较长，需要使用定制的气管造口管，其近端的气管外部分要足够长。

并发症

这些手术虽然相当常规，但也可能出现并发症。这些并发症大多是自限性的，但可能包括心血管疾病，甚至死亡。并发症可发生在术中和术后。出血是手术中最常见的并发症。颈前静脉的撕裂伤会在刚做完切口后引起大量出血。甲状腺血管的损伤也会导致大出血。第二种常见的并发症是盲目穿刺导致气管后壁损伤或穿孔。由于食管位于气管的正后方，食管穿孔的风险也会增加。进行支气管镜引导下的气管切开术，并进行足够的训练后可减少这些并发症。了解喉返神经的位置可以降低神经挫伤和继发声音嘶哑的风险。还可能出现环状软骨和甲状软骨骨折。插管可能向气管的前方或侧方移位。听诊听不到双侧呼吸音或缺乏潮气末 CO_2 表明插管位置不当。

术后插管脱出和(或)移位是常见的并发症。气胸和纵隔气肿可见于常规的气管切开术，但更常见于复杂手术。气管造口绕过了对湿润空气至关重要的大部分气道，干燥的空气会增加支气管分泌物的黏度，可能导致肺部感染、气体弥散障碍和肺不张。由气管炎引起的干咳也与空气干燥有关，因此鼓励将空气适当加湿和使用雾化器。定期清理和更换气管造口管可降低气道感染的概率。气管造口管尺寸不当可引起局部刺激、气管软化、气管狭窄、气管-无名动脉瘘、气管食管瘘等，应定期检查和清理管道。置入气管造口管的患者因食管受压而更易发生误吸。

总结

上述 4 种方法对危重患者的气道管理意义重大。气道受损是医院中最危险和威胁生命的事件之一。医生获得适当的头颈部解剖训练和知识，能够在紧急和常规情况下有效且安全地为患者提供治疗。

参考文献

Apfelbaum JL, Hagberg CA, Caplan RA, et al. Practice guidelines for management of the difficult airway: an updated report by the American Society of Anesthesiologists Task Force on Management of the Difficult Airway. *Anesthesiology*. 2013;118(2):251–270.

Ben-Nun A, Altman E, Best LA. Emergency percutaneous tracheostomy in trauma patients: an early experience. *Ann Thorac Surg*. 2003;77(3):1045–1047.

Bhatti NI, Mohyuddin A, Reaven N, et al. Cost analysis of intubation-related tracheal injury using a national database. *Otolaryngol Head Neck Surg*. 2010;143:31–36.

Blankenship DR, Kulbersh BD, Gourin CG, et al. High-risk tracheostomy: exploring the limits of the percutaneous tracheostomy. *Laryngoscope*. 2005;115(6):987–989.

Chan TC, Vilke GM, Bramwell KJ, Davis DP, Hamilton RS, Rosen P. Comparison of wire-guided cricothyrotomy versus standard surgical cricothyrotomy technique. *J Emerg Med*. 1999;17:957.

Dierks EJ. Tracheotomy: elective and emergent. *Oral Maxillofacial Surg Clin North Am*. 2008;20:513–520.

Epstein SK. Late complications of tracheostomy. *Respir Care*. 2005;50:542–549.

Griffiths J, Barber VS, Morgan L, Young JD. Systematic review and meta-analysis of studies of the timing of tracheostomy in adult patients undergoing artificial ventilation. *Br Med J*. 2005;330:1243.

Grillo HC. Development of tracheal surgery: A historical review. Part 1: techniques of the tracheal surgery. *Ann Thorac Surg*. 2003;75:610–619.

Hart KL, Thompson SH. Emergency cricothryrotomy. *Atlas Oral Maxillofac Surg Clin North Am*. 2010;18:29–38.

Heard AM, Green RJ, Eakins P. The formulation and introduction of a "can't intubate, can't ventilate" algorithm into clinical practice. *Anaesthesia*. 2009;64:601–608.

Helm M, Hossfeld B, Jost C, Lampl L, Bockers T. Emergency cricothyroidotomy performed by inexperienced clinicians: surgical technique versus indicator-guided puncture technique. *Emerg Med J*. 2013;30:646–649.

Langvad S, Hyldmo PK, Nakstad AR, Vist GE, Sandberg M. Emergency cricothyrotomy: a systematic review. *Scand J Trauma Resuscitation Emerg Med*. 2013;21:43.

Malata CM, Foo IT, Simpson KH, Batchelor AG. An audit of Bjork flad tracheostomies in head and neck plastic surgery. *Br J Oral Maxillofac Surg*. 1996;34(1):42–46.

Morris LL, Afifi MS. *Tracheostomies: The Complete Guide*. New York: Springer; 2010:17–38.

Nekhendzy V, Guta C, Champeau MW. *Tracheotomy/Tracheostomy and Cricothyroidotomy: Anesthetic Consideration. Anesthesiologist's Manual of Surgical Procedures*. Philadelphia: Lippincott Williams & Wilkins; 2009:187–189, 277–299.

Kost KM. Endoscopic percutaneous dilatational tracheotomy: a prospective evaluation of 500 consecutive cases. *Laryngoscope*. 2005;115(10 Pt 2):1–30.

Tabaee A, Geng E, Lin J, et al. Impact of neck length on the safety of percutaneous and surgical tracheotomy: a prospective, randomized study. *Laryngoscope*. 2005;115(9):1685–1690.

选择题

1.患者，女性，35 岁，在一次严重的车祸后被送到急诊室。患者上气道被血液和黏液阻塞，行甲状腺峡部下方的正中气管切开术。以下哪些血管最可能出现在切口部位并需要电凝止血？

A.甲状腺中静脉和甲状腺下动脉

B.甲状腺下动脉和甲状腺下静脉

C.甲状腺下静脉及甲状腺最下动脉

D.环甲动脉和甲状腺下静脉

E.左头臂静脉和甲状腺下动脉

2.患者,女性,22岁,从自行车上摔下,送到急诊室时已经失去意识。进行紧急气管切开术,以插入气管造口管。气管切开术最常见的气管软骨水平是以下哪种?

A.第1~2

B.第2~3

C.第3~4

D.第4~5

E.第5~6

3.患者,男性,32岁,严重车祸后被送往急诊室,当时已经失去意识。急诊行环甲膜切开术,术中有动脉意外损伤。两天后,患者出现吸入性肺炎的症状。以下哪一条动脉最可能受伤?

A.甲状腺上动脉

B.甲状腺下动脉

C.环甲动脉

D.喉上动脉

E.舌骨上动脉

4.患者,女性,34岁。她冲进急诊室,努力张嘴呼吸,倒下前说道:"我不能呼吸了"。她被放在担架上,舌头肿胀并凸出嘴外。患者通过气囊-活瓣-面罩呼吸器只能进行较小程度的通气,氧饱和度约为80%。由于患者咽部大量软组织水肿,尝试经口气管插管失败。最终决定进行环甲膜切开术。在触摸颈部以确定适当的标志物后,最可能在以下哪个部位切开?

A.环甲膜,位于锁骨和胸骨的交界处

B.环甲膜,位于甲状软骨和下方的环状软骨之间

C.甲状舌骨膜,位于甲状软骨和上方的舌骨之间

D.胸骨上切迹,位于锁骨和胸骨交界处的内侧

E.气管,位于环状软骨的下方

(荣凯 译 丁自海 校)

第 2 部分

循环和血管通路

第7章

心脏起搏

引言

心脏起搏即向心脏引入电冲动，引起心肌的去极化和收缩。自1952年Zoll及其同事发现内向电流的激发以来，心脏起搏的应用在不断发展。如今，面对各种不同的起搏术式，对心脏周围解剖结构及心脏起搏的临床应用和管理的深刻理解显得尤为重要。起搏可以经药物，也可以经皮或者在急救情况下经静脉施行。

经静脉起搏器置入路径的临床解剖

腋静脉从腋窝向内延伸，越过第1肋骨中部，延续为锁骨下静脉(图7.1至图7.3)。锁骨下静脉位于锁骨的后下方，锁骨下动脉的前方，与颈内静脉一起汇合成头臂静脉。颈内静脉在颅底颈静脉孔与乙状窦相连，向下穿过颈前三角后方。在颈前三角内，颈内静脉伴行于颈动脉的外侧，一起走行于颈动脉鞘内，最终与头臂静脉汇合。上腔静脉(SVC)没有瓣膜，由左右头臂静脉在胸骨角水平汇合而成，左头臂静脉比右头臂静脉长。上腔静脉进入右心房上部，构成了心脏的右上缘。

心电图

心电图是对感知电极接收到的电流净矢量的描述。指向电极的矢量导致正向偏移，背离电极的矢量导致负向偏移。在人体心脏中，电流从位于右心房和上腔静脉交界的窦房结(初级内在起搏点)发出，流向位于房间隔后部的房室结，在这个过程中心房去极化(表现为心电图P波)。随后电流流过室间隔内的希氏束，再流入左右束支。然后电流沿着整个室间隔到达心尖，并在心尖处传递给浦肯野纤维，最后传递到所有心室肌(表现为QRS波群，图7.4)。

当在颈内静脉或锁骨下静脉放置心脏起搏器时，感应电极最先朝右心房上部推进。在感应电极从右心房移动到右心室的过程中，心电图随之改变。在这个时候，电流传导的净矢量背离感应电极，从而产生负向P波和QRS波群；电极越接近窦房结，P波就越大。在右心房中部，电流开始向电极传导，导致前半部分心房去极化，接着电流远离电极向房室结传导，产生两个相位的P波。当电极靠近心室时，QRS波群的振幅会增大。到达二尖瓣水平时，P波是正向的。当感应电极进入右心室，P波的振幅开始减小而QRS波群增大。

当导管连接到右心室壁时，可见ST段升高(在理想位置)。如果电极穿过右心室流出道进入肺动脉，它会停留在窦房结上，导致心房去极化远离电极，产生负向P波和QRS波群振幅的缩小。如果电极进入下腔静脉，QRS波的振幅会进一步缩小。然而，由于电极在房室结以下，心房的去极化方向朝向电极，所以P波依然是正向的。

适应证

心脏起搏的适应证包括血流动力学受损的心动过缓、室性快速性心律失常继发的心律过缓、二度Ⅱ型房室传导阻滞或三度房室传导阻滞伴血流动力学改变、超速起搏、复杂心肌梗死和可能导致心动过缓的心脏外科手术。

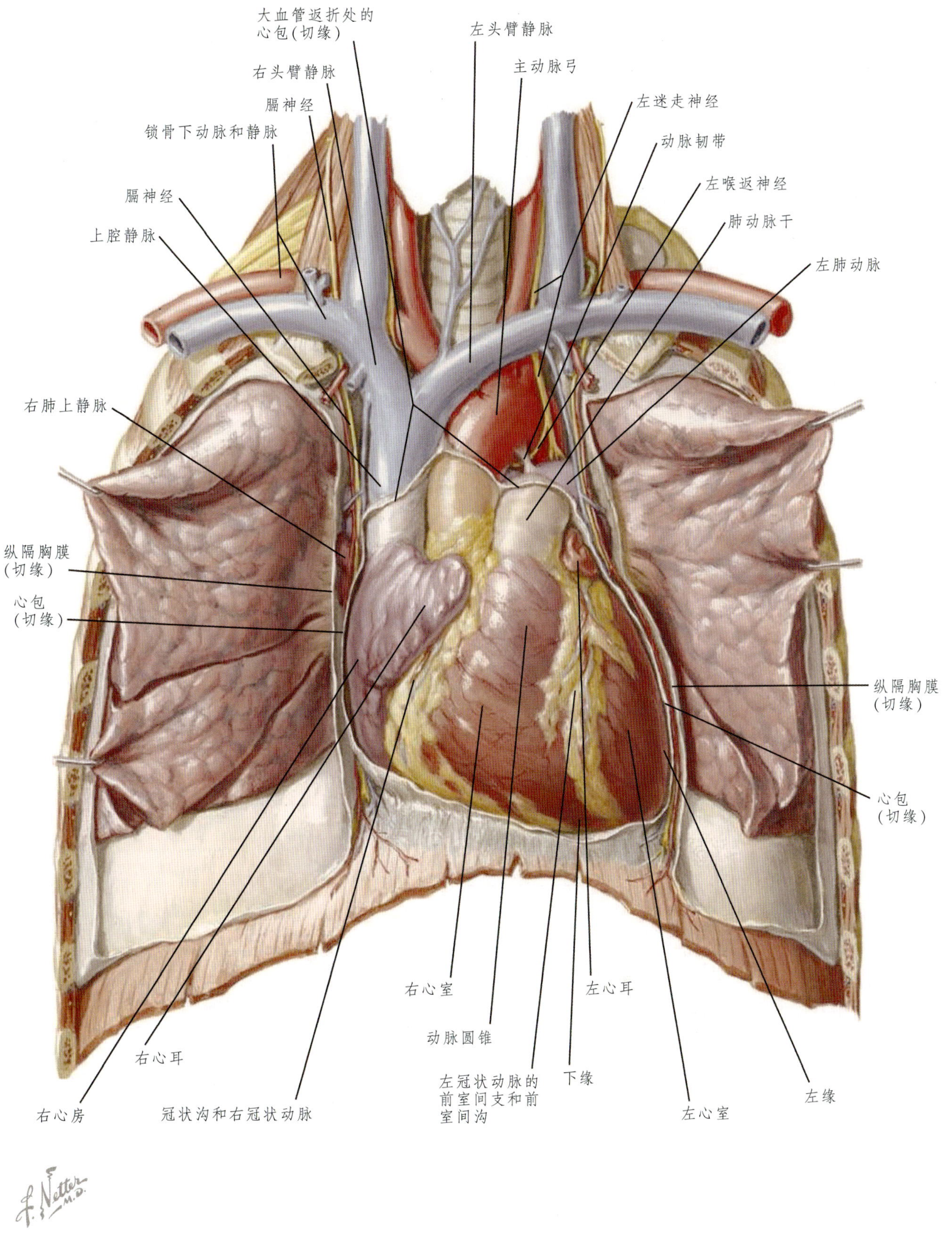
大血管返折处的
心包(切缘)
左头臂静脉
右头臂静脉
主动脉弓
膈神经
左迷走神经
锁骨下动脉和静脉
动脉韧带
膈神经
左喉返神经
上腔静脉
肺动脉干
左肺动脉
右肺上静脉
纵隔胸膜
(切缘)
心包
(切缘)
纵隔胸膜
(切缘)
心包
(切缘)
右心室
左心耳
动脉圆锥
右心耳
左冠状动脉的
前室间支和前
室间沟
下缘
左缘
右心房
冠状沟和右冠状动脉
左心室
F. Netter M.D.

图 7.1　心脏(前面观)。

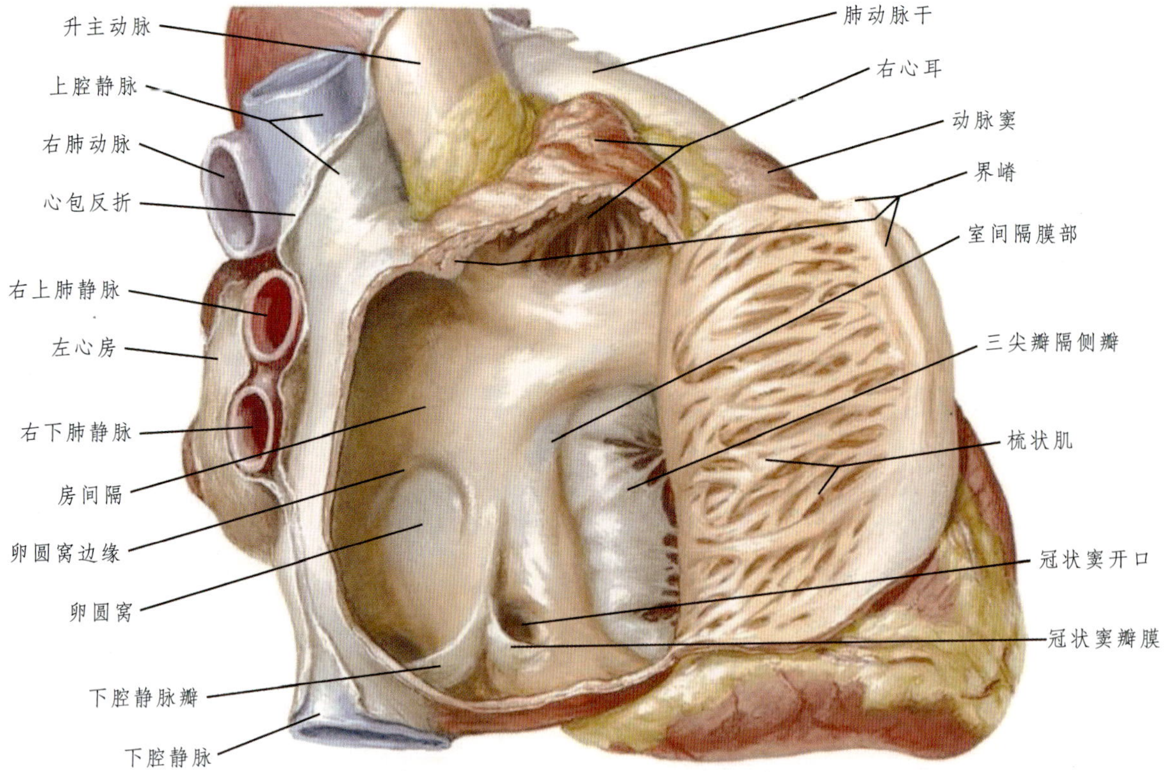

右心房右侧观

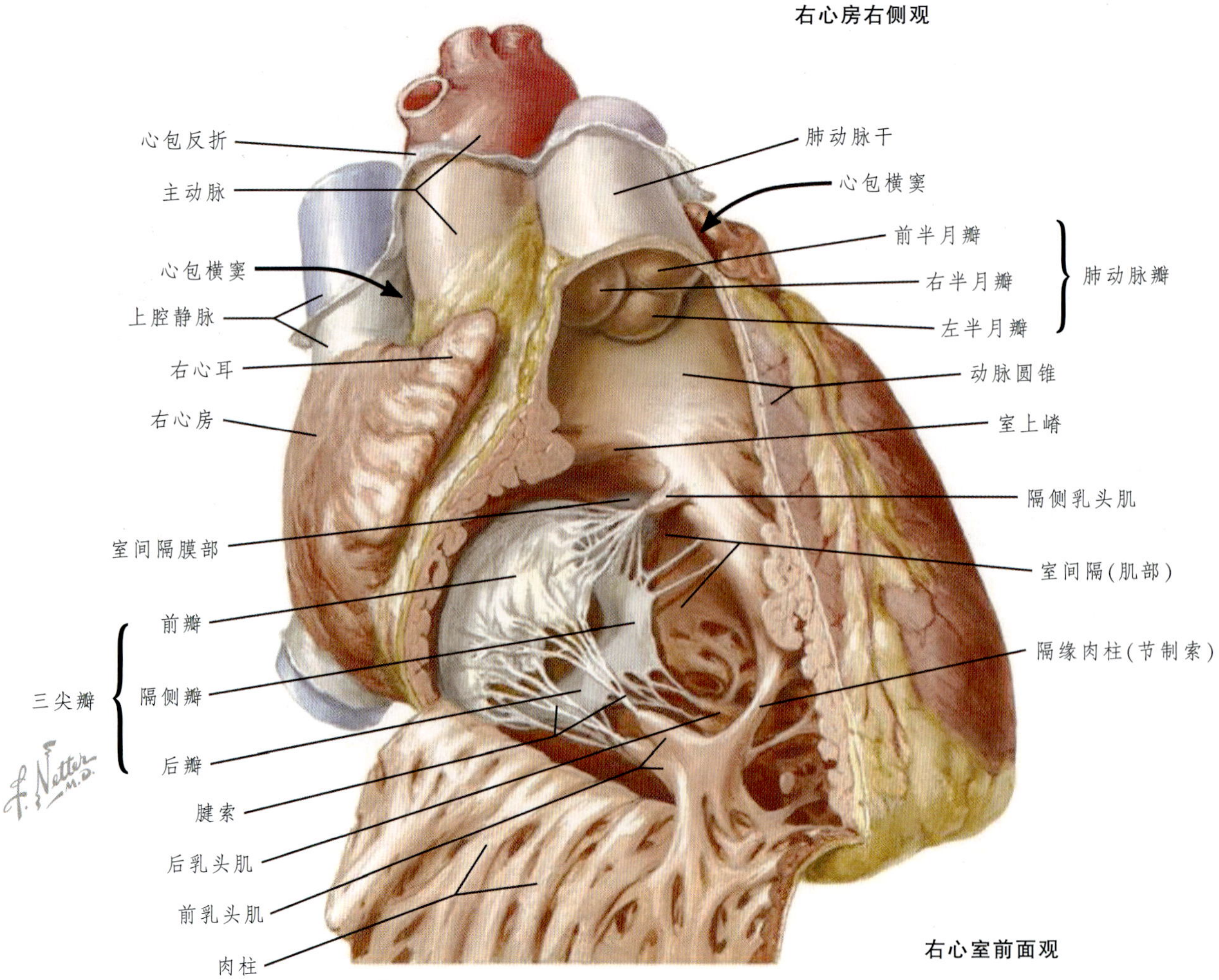

右心室前面观

图 7.2　右心房和右心室。

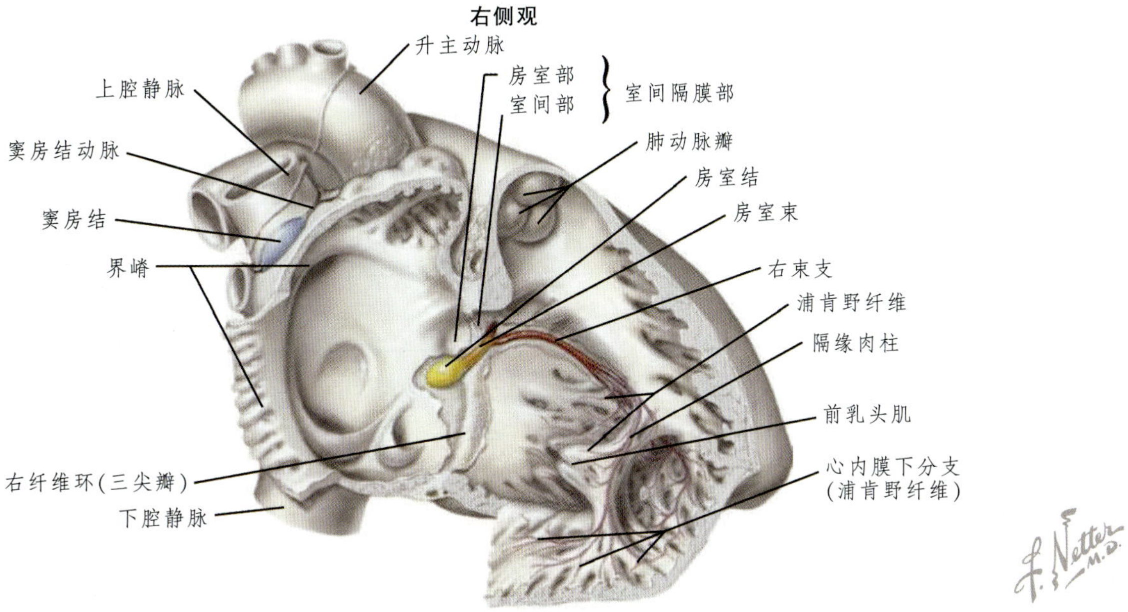

图 7.3　心脏传导系统。

对于致死性心律过缓，早期应该优先选择复苏手段（如基础生命支持和高级心脏生命支持），同时尝试药物起搏和经皮起搏。假如上述方法失败或者患者成功复苏后需要永久起搏，经静脉起搏可以作为永久性可植入起搏器的桥梁。在反折引起的心动过速中，可以通过起搏术给予一个比固有节律更快的搏动，安全地用于电流的超速驱动。这个方法也可以用于调节心动过缓，从而防止 R-on-T 现象的发生。R-on-T 现象容易引发尖端扭转型室性心动过速。心脏停搏已经不再是起搏术的指征。

禁忌证

起搏术没有绝对禁忌证。低体温容易导致起搏引发的心室纤维化，所以在这种临床情况下起搏术往往会推迟，直到患者的核心体温升高。由于解剖结构的改变，对使用人工三尖瓣的患者施行起搏术也是比较困难的。可逆原因引起的心动过速，如药物，也可能干扰起搏术的实施。

药物起搏

在紧急情况下，药物起搏途径一般是首选，因为给药比较容易也比较快。阿托品（毒蕈碱拮抗剂）是治疗心动过缓的一线药物。由于房室结的工作机制，许多高度房室传导阻滞的病例显示，它们对阿托品不应答或者会导致情况恶化。在这些情况下，异丙肾上腺素（$β_1$ 和 $β_2$ 受体阻滞剂）是更佳选择。

经皮起搏术

经皮起搏术就是通过与皮肤相贴的垫子，把由电机引发的电冲动传递进去。这是一种良好的暂时性起搏方式，不仅安全、及时、高效，而且比较容易实施。

1.清洁、干燥皮肤。在贴垫子前修剪好待操作部位的毛发。

2.让患者躺在心电持续监测仪上。

3.按照制造商的说明书把电极垫放在合适的部位。一种方式是把一个垫子放在左肩胛部和脊柱之间，另一个垫子放在剑突和左乳头之间。也可以选择把一个垫子放在胸部右上方，另一个放在心尖处。

4.设定起搏的频率（初始时 60~90 次/分），并把起搏输出调到最小；直到 QRS 波群和 T 波正常建立后再调高。

5.检查心电图以确认电流捕获（在起搏发动之后有 QRS 波群的产生），再检查患者的脉搏以确保合适的心室收缩。

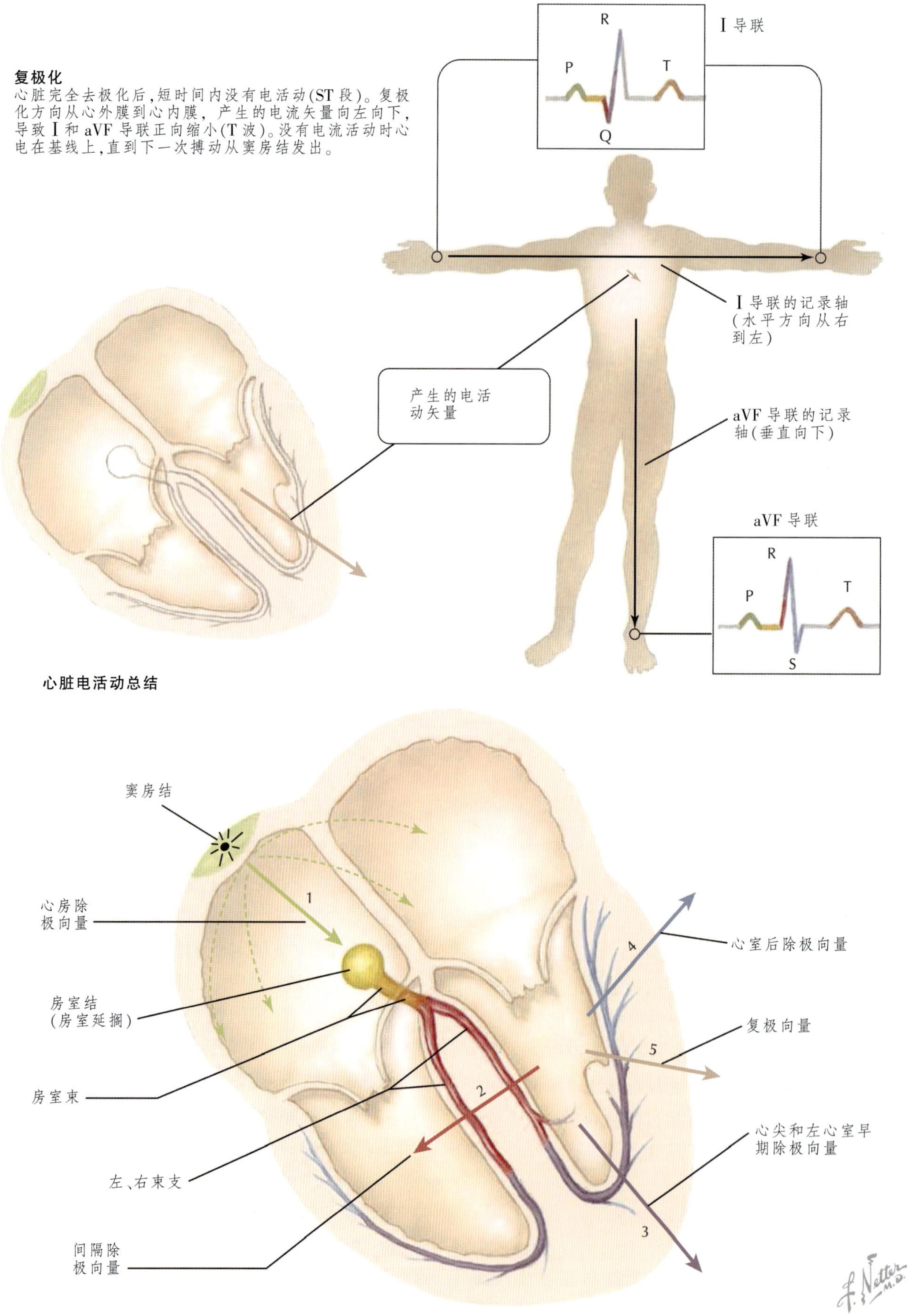

图7.4 心脏的除极和复极化。

经静脉起搏术

经静脉起搏术是一种更加明确的暂时性急救起搏方法。尽管经静脉起搏器介入难度更大,而且整个过程需要大概 30 分钟, 但它的耐受性比经皮起搏更强。通常较为严谨的做法是在准备经静脉起搏器时先进行经皮起搏。这个步骤包括疏通中心静脉,再把导线连到右心室壁上。

器械

- 无菌洞巾。
- 无菌手术衣、手套、口罩和帽子。
- 氯己定棉球。
- 1%~2%利多卡因(可加入也可不加入肾上腺素)。
- 25 号针。
- 18~25 号针。
- 3~5mL 鲁尔接口注射器。
- 10mL 非鲁尔接口注射器。
- J 头导丝。
- 扩张器。
- 缝合线(0 或 1–0 不可吸收缝线)。
- 持针器。
- 外科手术刀。
- 4cm×4cm 纱布。
- 导引鞘。
- 无菌套筒。
- 经静脉起搏导管。
- 接头销。
- 带连接电缆的起搏激发器。
- 起搏垫。
- 心电图机。
- 超声仪(最好有心脏和血管探头)。

操作流程

获取患者的知情同意,并执行安全核查。

中心静脉途径

1.确认静脉的进入路径,可采用的静脉有左或右颈内静脉、锁骨下静脉、股静脉、肱静脉。由于右颈内静脉和左锁骨下静脉是进入右心房更好的解剖途径,而且不良反应更少,所以这两个途径最常用。通过血管超声可以实现可视化。

2.嘱患者取头低足高位以增加中心静脉压,从而扩大内腔直径,降低脑部空气栓塞的发生率。

3.用氯己定棉球彻底消毒待操作部位并洗手。

4.遵循无菌操作要求,穿手术衣,戴手套。

5.协助患者摆好操作体位,铺无菌洞巾。

6.用 25 号针和 3~5mL 注射器,吸取利多卡因进行局部麻醉。

7.把 18~21 号针连接到 10mL 非鲁尔接口的注射器上,并进入中心静脉,过程中要保证完全负压。

8.拔出注射器,通过经皮穿刺技术把 J 头导丝介入静脉。

9.用外科手术刀将针头边缘的皮下组织切开,以保证足够扩张。

10.拔出针头,插入扩张器,完全确保引导管不会脱出。

参见第 14 章“中心静脉置管术”。

经静脉起搏器的放置

见图 7.5。

1. 在操作之前检查导管的球囊尖端是否通气、漏气。确保起动机的电池可用,备好备用电池并放入。

2.拔出扩张器,插入导引鞘,保证引导管不会脱出。一旦导引鞘到达合适的位置,引导管可以移动。

3.把无菌套筒和导引鞘相连。通过无菌技术把套筒和鞘的结合体无缝定位到起搏导管处。

4.起搏导管有 1 个带有电极的单头末端和 1 个三头末端。三头末端包括 1 个近端(正端)、1 个远端(负端)和 1 个注射器接口以便让球囊充气或放气。在负端连接 1 个接头鞘,使之与连续心电监测仪相连。心电监测仪应放在操作者的前面。

5.把起搏导管的单头末端插入无菌套筒,在导引鞘内推进直到到达上腔静脉。经右颈内静脉途径通常需要约 15cm,左锁骨下静脉途径需要约 17cm。

6.利用 3~5mL 鲁尔接口注射器给球囊充气。保持注射器和球囊的连接状态,确保球囊膨胀,以方便后续操作。

7.当观察到心电检测变化,小心推进起搏导管。正

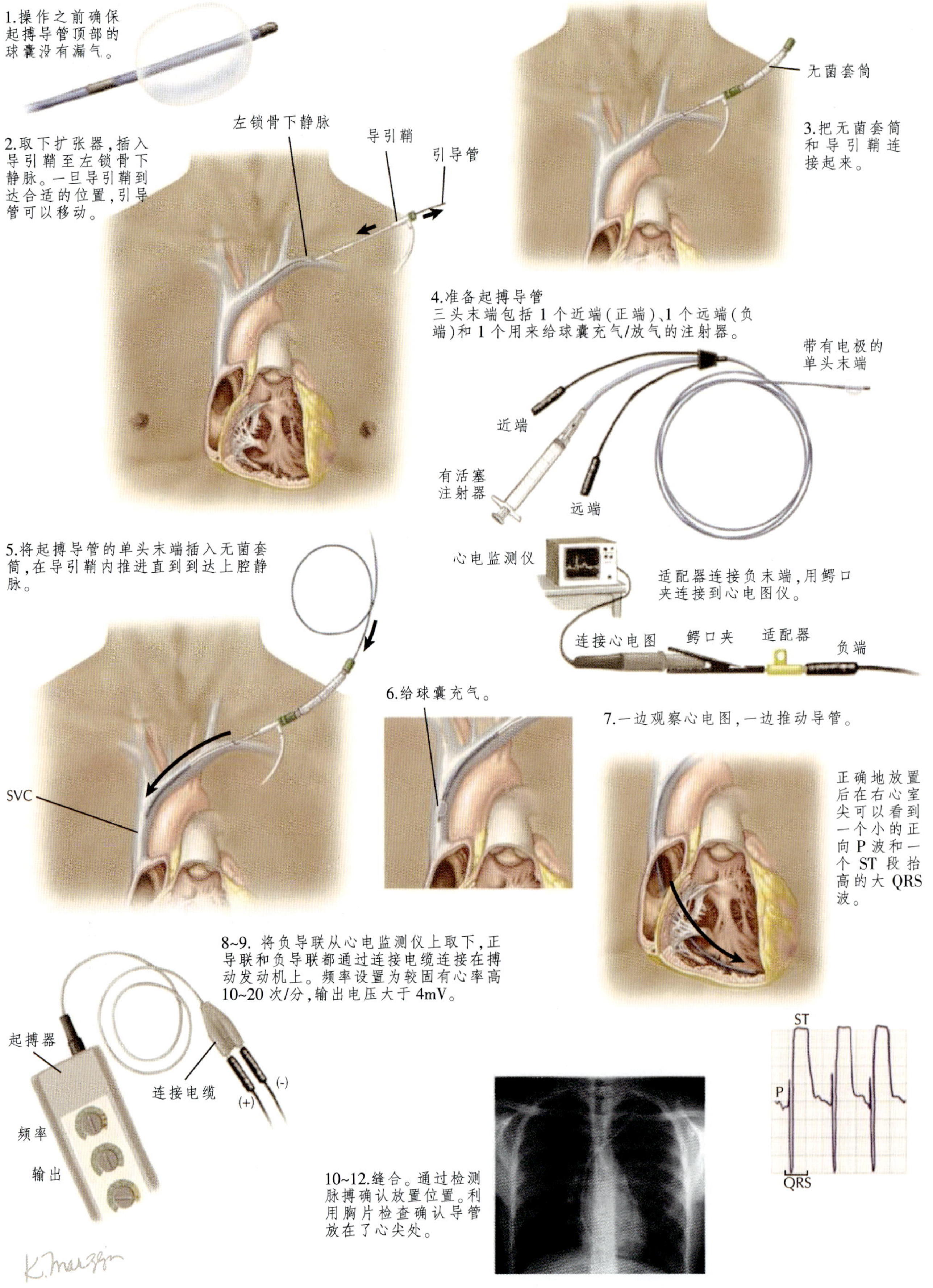

图 7.5 经静脉起搏器放置。

确的右心室尖放置可以观察到小的正向 P 波和大的以 ST 段抬高为标志的 QRS 波群。一旦到达正确位点，给球囊放气并松开与注射器的连接。

8.松开与心电监测仪的负导联，再通过连接电缆将正导联和负导联接头与起搏发动机连接。

9.将频率设置为较固有心率高 10~20 次/分。设置输出电压大于 4mV。观察心电图的电流捕获。检查脉搏，确认机械捕获。

10.缝合。

11.立即再次检测脉搏，以确认位置；连接心电图的 12 个导联。正确的右心室放置可见左束支传导阻滞形态及左向偏移。

12.胸片检查(最好选择前后位和侧位)可以确认位置并且排除插管后并发症的可能。可以在心尖看到导管尖端。心脏二维超声也可以协助检验放置位置和排除并发症。

其他起搏技术

经食管起搏术

将一个导联置于食管或胃内，可以通过左心房和左心室使心脏起搏。这是一种已证实的安全且有效的心房起搏方式。然而，左心室距离食管比较远，心室起搏难度大，导致房室传导阻滞难以处理。由于胃肠道本身的蠕动性和意识清醒患者对操作难以忍受，急诊情况下已不再采取经食管途径。

经心外膜起搏术

在心脏手术期间，特别是在体外循环之后，患者很容易受到房室传导阻滞的影响，通常需要在外科手术过程中通过临时放置心外膜起搏器来确认定位，并在术后移除。在打开心腔的手术过程中，导联直接放置在心外膜上。儿科患者通常可以从心外膜起搏获益，因为解剖学的变异会导致经静脉途径难以施行。

解剖学要点

经静脉途径的心脏起搏包括把导管从静脉引导到心脏。经过静脉时，可能会不小心刺入动脉。由于解剖学的毗邻关系，导联可能会错误放置到一些其他位置，包括左心室、左心房、冠状窦和肺动脉。错误地放置可能会引起气胸。可以通过以下方法检查导联是否放置错误：观察血液回流是否减少，在超声下观察颈内静脉内的针头，连接动脉线性传感器以检测动脉波是否缺失，分析静脉血气并通过胸片检查是否有气胸。对于低血压患者，即使是动脉内连线，低血流状态甚至也可以模拟出静脉的特征。

并发症

经皮起搏术

经皮起搏术的并发症极少，而且比经静脉起搏术的严重程度更轻。另外一个优点就是没有与心内膜机械操作相关的并发症。然而，由于以下原因：患者不适、软组织损伤、不稳定的捕获和心电图的干扰(会使引起潜在的恶性心律失常被掩盖)，经皮起搏方式会受到限制。

经静脉起搏术

静脉穿刺进入过程、导管的放置和导联的故障都会引发并发症。静脉穿刺也有感染和血栓形成的风险。

在行右心导管术的过程中，心室内膜的机械刺激有 1.5%~2.3%的概率引发恶性室性心律失常。室性心律失常一旦发生，可以把导管尖端重新放置在右心室中更不易造成心律失常的部位。经静脉导管放置过程中最常见的并发症是体格检查时可闻及摩擦音。尽管大部分都是良性的，但是也有 0.14%的报道显示这是心室穿孔和填塞的标志。

导联的故障会导致起搏失败。导联折断、移位或者导管周围的感染或纤维化也会导致起搏失败。上述情况发生的标志是体表心电图起搏定点振幅基线的改变和起搏阈值的改变。在这种情况下，要检查连接和电池的情况，提高阈值；如果仍然没有发生捕获，则需要更换起搏导联。

总结

心脏起搏是一种恢复心脏固有电活动的有效的急救方法，通常在药物起搏不合适时施行。根据临床适应证，临床医生可以选择不同类型的心脏起搏方法，从而使不良反应概率降至最低。

参考文献

Bannon MP, Heller SF, Rivera M. Anatomic considerations for central venous cannulation. *Risk Manag Health Policy*. 2011;4:27–39.

Khorsandi M, Muhammad I, Shaikhrezai K, Pessotto R. Is it worth placing ventricular pacing wires in all patients post-coronary artery bypass grafting? *Interact Cardiovasc Thorac Surg*. 2012;15:489–493.

Kim WY, Lee CW, Sohn CH, et al. Optimal insertion depth of central venous catheters: is a formula required? A prospective cohort study. *Injury*. 2012;43:38–41.

Neumar RW, Otto CW, Link MS, et al. Adult advanced cardiovascular life support. Part 8. 2010 American Heart Association Guidelines for Cardiopulmonary Resuscitation and Emergency Cardiovascular Care. *Circulation*. 2010;122:S729–S767.

Steele R, Irvin CB. Central line mechanical complication rate in emergency medicine patients. *Acad Emerg Med*. 2001;8:204–207.

选择题

1.患者，女性，62 岁，会计，由于剧烈的胸痛放射到左臂入院急诊。心电图提示患者有急性心肌梗死。行冠状动脉造影后，在左前降支的近端植入了 1 个支架。由于左心室和右心室的射血分数低，又植入 1 个心脏起搏器。以下哪个结构的功能被植入的起搏器取代？

A.房室结

B.窦房结

C.浦肯野纤维

D.希氏束

E.肯特束

2.患者，男性，62 岁，内科医生，由于剧烈胸痛被送进急诊室。体格检查提示急性心肌梗死。患者病情稳定之后，进行了血管造影检查，显示左心室的射血分数降至正常值的 30%。为了防止致命性心律失常的发生，植入了一个心脏起搏器。起搏器的顶部应该放置到哪个部位？

A.右心房

B.左心房

C.右心室

D.左心室

E.上腔静脉

3.上题中的患者，心电图显示正向的 P 波。起搏器的顶部应该放置在哪个部位？

A.右心房

B.二尖瓣

C.右心室

D.窦房结

E.上腔静脉

（卢笛 张筱曜 译　丁自海 校）

第 8 章

心脏复律和除颤

引言

对心搏骤停(SCA)的患者立刻采取心肺复苏(CPR)可以减缓心脏停搏的危害,并且为采取除颤措施争取可能性。及时的除颤治疗与提高生存率有密切关系,心脏停搏后每超过 1 分钟,生存率下降 5%。

心脏复律和除颤是用来救治致死性心律失常的常见步骤。心脏复律是在 R 波和 QRS 波群之间的一个同步传导,避免一个冲动在心动周期的相对不应期传导而导致恶性室颤(图 8.1)。心脏复律是用来维持稳定的心律的重要方法。

相反,除颤是在心动周期的任何一个时间非同步化的电冲动刺激,这在心率太快或者无序的时候要固定一个 QRS 波是非常重要的。除颤用于两个不稳定的心率之间,缺少脉冲的心室颤动和室性心动过速。这两个节律太无序且太快速,所以很难用同步传导成功固定 R 波。据观察,大部分院外 SCA 患者的死亡原因是室颤,学习和了解除颤的应用方法对于防止患者死亡是非常重要的。对于可接触到自动体外除颤器(AED)的外行人来说更加重要。

心律失常有很多原因,主要包括冠状动脉疾病、电解质紊乱、低血容量、组织缺氧、体温降低、药物中毒、心脏压塞、张力性气胸、肺栓塞和外科创伤。患者可能表现出各种各样的症状,这取决于导致心律失常的潜在原因。但是,有些稳定的心律失常或许完全没有症状表现出来。当患者的血流动力学变得不稳定,心脏复苏和除颤可以通过将心律转变为正常的窦性节律来稳定患者情况。

从最初的生命基本支持和先进的心脏功能支持设备,用于心脏复律和除颤的机器越来越进步,也更加方便携带。现在大部分公共场所都放置了 AED。为了将发生 SCA 患者的危险时间降至最低,许多人接受了使用 AED 的培训。

临床相关解剖学和病理生理学

为了更好地理解这些操作的机制,深入了解各种各样心律失常的原始起因非常重要。心脏的电冲动从窦房结开始,窦房结位于右心房靠近上腔静脉的位置(图 8.2)。窦房结产生冲动之后发出电信号到达房室结。房室结在房间隔的后下方,靠近冠状窦口处,通常在传导冲动至房室束时有大概 0.12 秒的冲动延迟。这个延迟为在心室收缩前心房向心室射血提供了时间。一旦信号通过房室结向下面的房室束传导,信号很快就到达全部的浦肯野纤维,从而使心室得以同步收缩。当冲动按照这种正常的同步模式进行时,我们就称其为窦性节律。

当电信号变得无序,电传导就会不同步,心肌细胞会有不同程度的去极化和复极化。这会导致心律失常,有可能是心房、交界区或者心室引起的。心律失常打断了连续的心肌收缩,有可能导致血液从心室射出不充分,使得其他器官血流灌注不足。当这种情况发生几分钟之后,心肌就会耗尽氧气和能量基质。胸外按压可以帮助传递氧和能量基质。当治疗设备的电冲动经胸壁流通作用于心脏,由处于艰难状态的心肌细胞引起的无序状态可被其重启刺激。可以让窦房结得以继续起搏心脏,从而使心肌细胞去极化并进入一个有组织的、连续的状态。

左束支传导阻滞

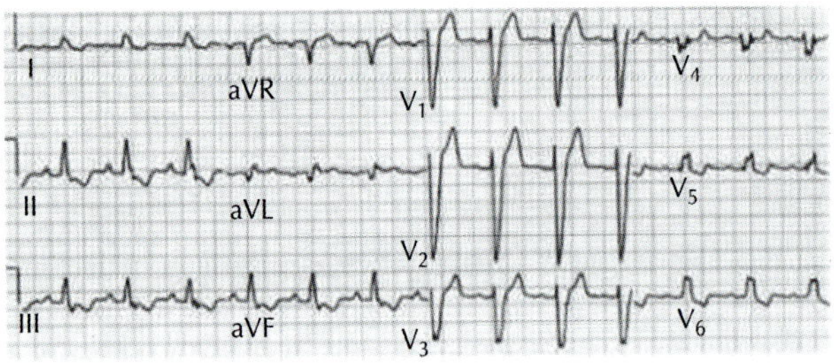

(A)心电图显示左束支传导阻滞。这是一例 73 岁男性患者的心电图。显示 QRS 波群已经被广泛地扩大，以及在 V_3、V_4、V_5、V_6 前面有缺口。同时显示 T 波与 QRS 波群方向相反。这是二级 T 波改变的一个示例。

预激综合征

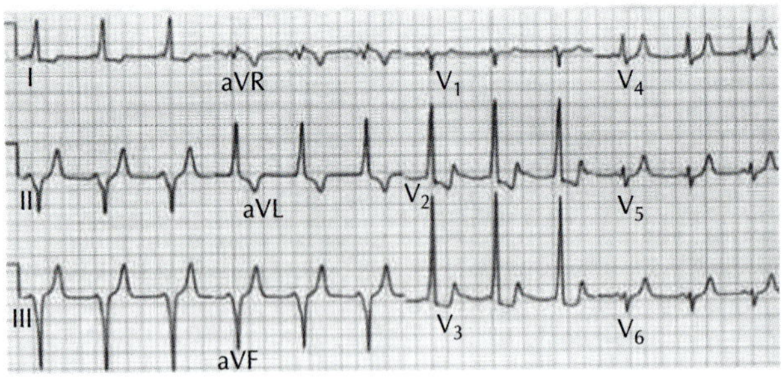

(B)心电图显示预激综合征。这是一例 28 岁女性患者的心电图。显示 PR 间期缩短(0.9 秒)和 QRS 波群扩大(0.134 秒)。QRS 波群最初的部分显示模糊不清。这可以归类于分叉波形。缩短的 PR 间期合并扩大的 QRS 波群加上一个分叉波形是预激综合征的特征。同时显示 T 波不正常，这是二级 T 波改变的又一个示例。

期前收缩

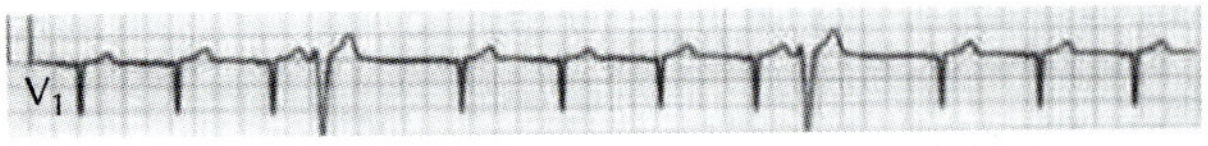

(C)心电图显示期前收缩。这是一例 30 岁男性患者的心电图，其不知患上何种心脏病。

左心室肥大的心电图改变

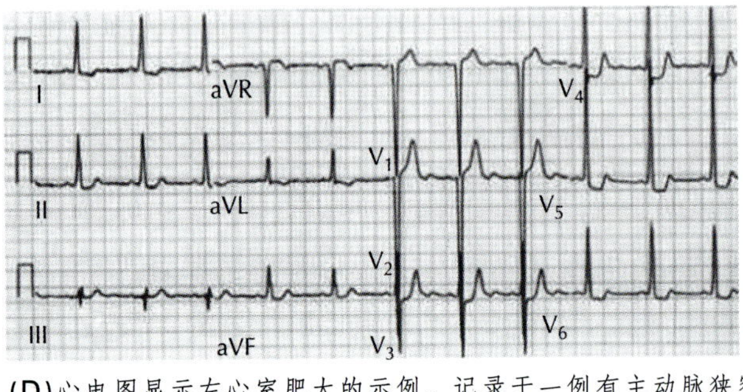

(D)心电图显示左心室肥大的示例。记录于一例有主动脉狭窄和功能不全的 83 岁女性。显示 QRS 幅度增大，QRS 波轻度的增长持续到 100 毫秒，并且 ST 段和 T 波也有改变。

图 8.1　QRS 波群。

适应证

在择期和紧急情况下选择心脏复律或除颤，取决于患者的节律和血流动力学稳定性。心脏电复律和除颤结合 CPR 是帮助血流动力学不稳定的心脏回归正常窦性节律的一种可选择方法。紧急同步心脏电复律的适应证包括伴有室上性心动过速、心房扑动、心房颤动或具有脉冲的单形性室性心动过速的任何血流动力学不稳定的患者。当心脏节律太快时，QRS 波可能检测不到，这时冲动将不会传导。这些节律需要非同步的高能量刺激。紧急除颤的适应证包括心室颤动和无脉冲的室性心动过速。

禁忌证

心脏复律或除颤的禁忌证包括同质性去极化状态导致的心率不齐，如洋地黄中毒导致的自律性增强，儿茶酚胺诱导的心律失常和极度低温。在这些患者中，外部的能量传递将会无效，还可能导致室性心动过速、心室颤动和心律失常。

血流动力学稳定伴有脉冲的室性心动过速是除颤的禁忌证。无脉冲的电活动减弱和心脏停搏也是除颤的禁忌证，因为心肌组织没有能力回应电冲动。好的标准是任何有脉冲的患者都不应该被除颤。患者皮肤上的金属物品，包括药物释放试剂，不是除颤的禁忌证，当然，将其取下更好。

方法

对于稳定的(有脉冲的正常血压)心律失常患者，有两种转换和治疗心率不齐的方法。第一种是药理学方法。许多药理学制剂作用于细胞的生化功能来转换节律去控制心跳，直到心脏复苏可以顺利安全地完成。

有时药物很难控制心率不齐，这就需要第二种方法：同步电复律。

人工体外除颤仪

1957 年，Kouwenhoven 医生被授权发展闭胸除颤仪，为成人的心脏传递冲动刺激。现在结合心电图，使用除颤仪时需要临床医生在患者的皮肤上放置黏附板，以通过胸壁传导电流冲动。需要使用 3 个正位的设备板。这是将血流动力学不稳定的节律转变为正常的窦性节律潜在的最快且最有效的方法。这种方法的恰当应用取决于医疗保健提供者可以诊断出正确的节律。因此，这种人工体外除颤仪只能放置于救护车、医院，以及其他健康中心机构。

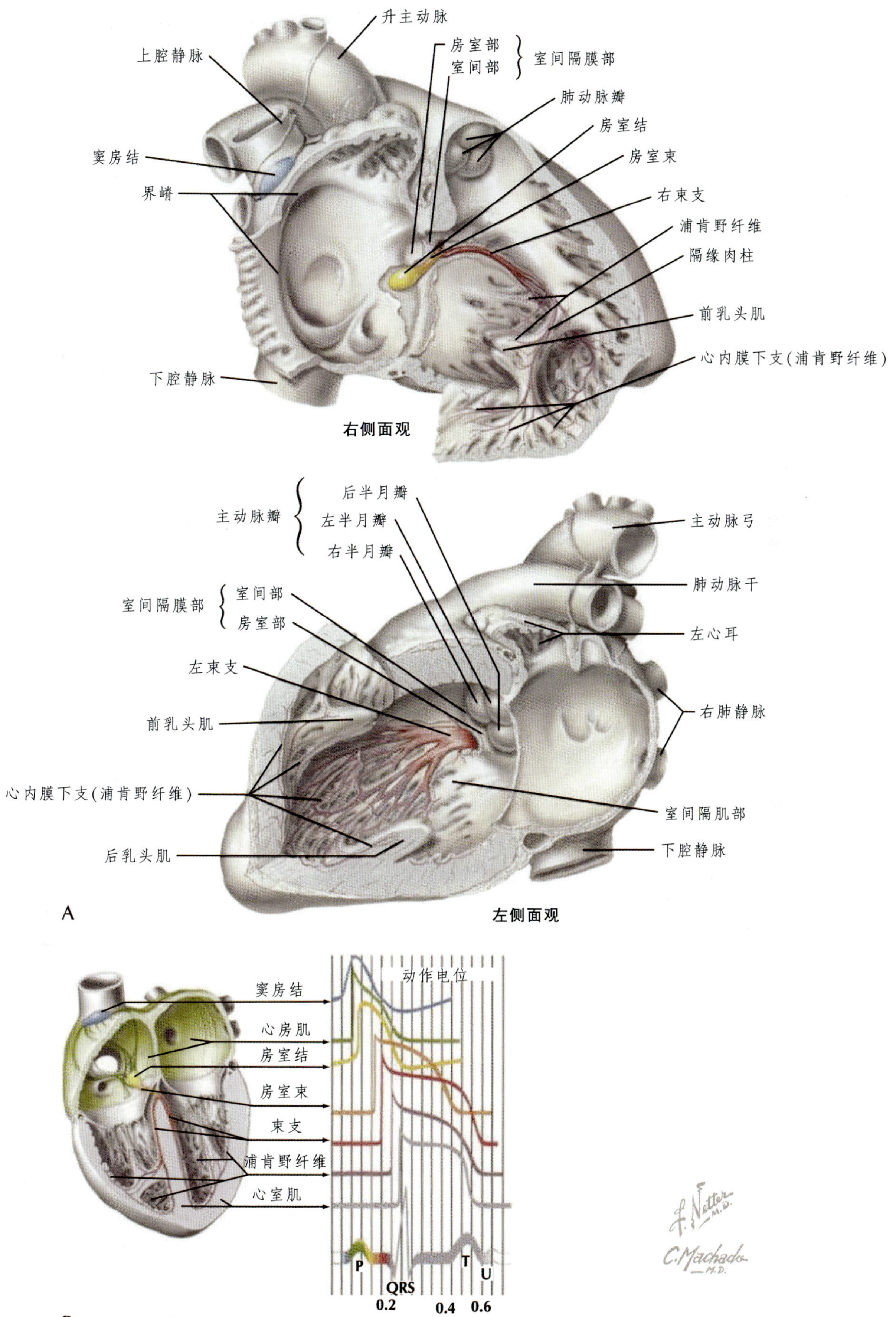

图 8.2　(A)心脏传导系统。(B)传导系统中动作电位产生的潜在部位。

人工体内除颤仪

人工体内除颤仪除了直接将电导联与心脏相连外,其原理与人工体外除颤仪完全一样。它的应用仅限于与创伤相关的开胸手术或者在手术室内。

自动体外除颤器

AED是公共场合使用最常见的一种除颤器,因为它可以自动识别心律失常。将两个自动附着的黏附板放置在患者胸部,音频就会迅速告诉操作者该做什么和该在什么时候做。当检测到可冲突节律时,按下一个按钮就会给患者传递一个适当的冲动刺激。这种装置在准确探测到心室颤动时,比手动的设备更加方便、实用,而且具有90%以上的敏感性和95%以上的特异性。

植入型心律转复除颤器

植入型心律转复除颤器(ICD)最先由Mirowski在20世纪60年代末期开发。ICD持续地监控患者的心脏节律,然后当检测到威胁生命的心律失常时会给患者传递一个冲动。这些仪器放置在有持续性心室颤动和室性心动过速病史的患者体内。但是,作为侵入性操作过程,ICD的植入不是在紧急状态下进行的。体内有ICD不是使用体内和体外除颤仪的禁忌证,但建议将黏附板放置在至少离ICD 8cm远的部位,以防产生冲突。

器械

- 除颤仪或者心电图监控器(AED、半自动化体外除颤仪或标准的具有监控器的除颤仪)。
- 黏附板或黏附垫。
- 导电凝胶(如果需要使用黏附板)。
- 标准心肺监控器(血压、脉搏和氧饱和度)。
- 经静脉给予镇静药和抗心律失常药。
- 高级心脏生命支持药物。

操作流程

获得患者知情同意,执行安全核查。

无脉冲不稳定的心室颤动或室性心动过速和人工除颤仪

在术前、术中和术后监控患者的生命体征和心电图。在心脏停搏的最初阶段,必须立刻开始3项行动:启动紧急医疗服务系统、提供CPR和获取人工除颤仪(图8.3)。

1.打开除颤仪。

2.暴露患者胸部。

3.把黏附板放在患者的胸壁上来减少胸部的抵抗作用。为了防止电火花、烧伤或者电短路,应该取下经皮药物贴片。皮肤应该保持干燥,刮除过多的胸毛,使黏附板不接触胸毛。

- 在4个方向之一放置黏附板:胸前外侧、正位、左肩胛前下方或者右肩胛前下方。4个方向在传递冲动时是等效的。在最常用的胸前外侧方向,一个黏附板放在右边第2肋间靠近胸骨柄的部位,另一个在左边第4、5肋间靠近腋中线的位置。同样的,在正位方向,一个黏附板放在相同的右边第2肋间的位置,另一个放置在左肩胛骨上角和脊柱之间。

4.打开选择按钮,把除颤仪放在适当的位置来获取心电图信号。

- 确定一个节律是冲突的,然后开始选择合适的能量级别。如果波形是未知的,把默认能量值设为200J(参见“能级选择”)。
- 在确定可冲击节律的能量级别后,电容器开始充电。一旦充电完成,即为患者进行除颤做准备:“我已撤离,你已撤离,所有人都已撤离”。这项操作必须进行,因为组内任何一位人员、担架床或者仪器设备的任何一个部位接触患者,电冲动就会被传递给医护人员。

5.按下按钮来传递冲动。此时将会见到患者整个身体抽搐。

- 一旦冲动已经传递,立刻恢复CPR并且持续到有自发的循环产生。
- 在心脏停搏的情况下,如果CPR持续2分钟后仍没有脉搏,应给予第二次除颤。在这段时间内,应该同时开始其他工作,如固定气道、采集血液和静脉插管等。

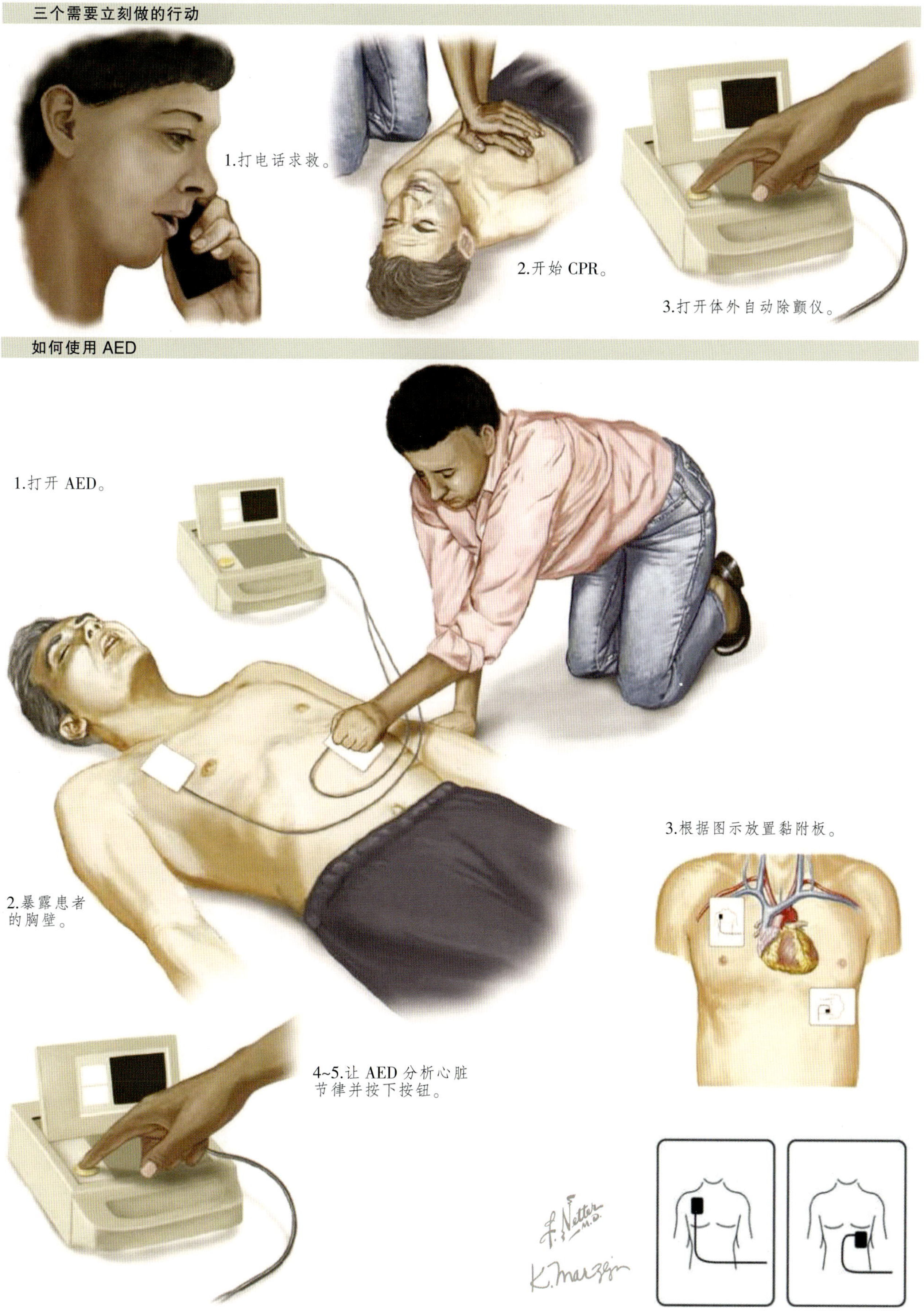

图 8.3 心搏骤停：启动 AED 之前的步骤。

能级选择

除颤仪可以通过两种方式传递能量：双相或单相。在1939年由Gurvich首次报道，在许多新设备中可见的双相波在两个矢量中传递能量。双相波除颤比单相波更加有效，而且只使用单相波60%的能量。要预先准备重复除颤，因为可能由于延长缺血时间而造成心肌损害。总能量的需求量取决于心律失常的类型。对于不稳定的节律，患者应该接受非同步的除颤。如果除颤没有成功，初始能量能级应该设定为200J，然后是300J，而后是360J。之后的每一次除颤维持在360J。

同步电复律

与非同步电复律不同，同步电复律需要清醒镇静和暂停一段时间。步骤与除颤方法一样，除了机器必须设定为传递同步的冲动外，适当的能级选择取决于心律失常的类型。

室上性心动过速和心房扑动

心房扑动分为两种类型，Ⅱ型需要更多的能量行心脏复律。Ⅰ型由右心房的单个折返回路引起，而Ⅱ型不典型，由位于不同位置的折返回路引起。总的来说，心房扑动比大部分心律失常所需的能量要少，而且心脏复律成功率更高。对于狭窄而规则的心律失常，初始能量建议设置为50~100J。如果最初的冲击失败，应考虑逐步增加能量。

心房颤动

心房颤动是应用心脏电复律治疗最常见的心律失常，它是一种不规律的非正规的节律，可以使用120~200J双相电复率或200J单相电复律。当需要低能量冲动刺激时，正位电极的救治率会更高。慢性心房颤动需要更高的能量。心脏电复律的成功率为75%~90%，这取决于慢性心律失常和左心房的大小。需要使用抗凝剂来防止在心脏复苏之后产生血栓，这段时间机电具有不同步性。心房颤动是新发的还是长期慢性过程决定了是否应该进行及何时进行心脏电复律。

室性心动过速

患者有持续的单形性室性心动过速(定义为规律的、宽的，但是形态上统一和稳定的QRS波伴随超过100次/分的心率)和血流动力学损伤时应该接受紧急的同步心脏电复律。

患者有多形性室性心动过速，无论有无脉搏都应该进行紧急除颤。

心室颤动

推荐的双相冲击的初始能量值为120~200J，单相冲击为360J。如果不确定有效值的范围，可以使用最大能量值。如果第一次冲击不成功，后续的冲击至少应该是等效的或者使用更大的能量值。

解剖学要点

适当应用心脏复律和除颤设备很重要。应把黏附板放在正确的解剖学位置上，以防止不适宜的刺激。

并发症

尽管进行了适当的心脏复律和除颤，最常见的并发症是无害的心律失常，大多数是心房、心室或者联合期前收缩，但可能发生心动过缓、房室传导阻滞、心脏停搏、室性心动过速和心室颤动。

除颤仪通过胸壁传递稳固的能量流，伴随明显的组织抵抗，因此它能造成软组织损伤、心肌损伤或者坏死，以及心律失常。伴有左心室功能障碍或者短暂性左心房颤动的患者很少发生肺水肿。不过，随着更加精准的设备和传导性能更好的导电凝胶和黏附板的出现，以及先进的电极布局和技术，这些并发症可以显著减少。

总结

彻底了解心脏复律和除颤的原理，可以挽救更多的生命。理解相关的解剖学和生理学知识并应用最佳的方法将最大限度地获得有利结果。

参考文献

2005 American Heart Association Guidelines for Cardiopulmonary Resuscitation and Emergency Cardiovascular Care. Part 7.2. Management of cardiac arrest. *Circulation*. 2005;112:IV58–IV66.

Link MS, Atkins DL, Passman RS, et al. Electrical therapies: automated external defibrillators, defibrillation, cardioversion, and pacing. Part 6. 2010 American Heart Association Guidelines for Cardiopulmonary Resuscitation and Emergency Cardiovascular Care. *Circulation*. 2010;122:S706.

Manegold JC, Israel CW, Ehrlich JR, et al. External cardioversion of atrial fibrillation in patients with implanted pacemaker or cardioverter-defibrillator systems: a randomized comparison of monophasic and biphasic shock energy application. *Eur Heart J*. 2007;28:1731–1738.

Marenco JP, Wang PJ, Link MS, et al. Improving survival from sudden cardiac arrest: the role of the automated external defibrillator. *JAMA*. 2001;285(9):1193–1200.

Neumar RW, Otto CW, Link MS, et al. Adult advanced cardiovascular life support. Part 8. *Circulation*. 2010;122(18 Suppl 3):S729–S767.

Reisinger J, Gstrein C, Winter T, et al. Optimization of initial energy for cardioversion of atrial tachyarrhythmias with biphasic shocks. *Am J Emerg Med*. 2010;28:159–165.

Sucu M, Davutoglu V, Ozer O. Electrical cardioversion. *Ann Saudi Med*. 2009;29(3):201–206.

选择题

1.在无监护的环境中，护士发现患者无反应，伴随快速而虚弱的脉搏。血压是 90/50mmHg。医院范围的救助系统已经激活。治疗队赶到。除颤仪已经连接，准备工作。以下哪一种情况最有可能是心脏复律的禁忌证？

A.洋地黄中毒

B.伴随室上性心动过速的血流动力学不稳定的患者

C.伴随心房扑动的血流动力学不稳定的患者

D.伴随心房颤动的血流动力学不稳定的患者

E.伴随单形性室性心动过速的血流动力学不稳定的患者

2.在问题 1 描述的患者中，以下哪一种心律失常最有可能应用紧急同步心脏电复律？

A.伴有脉搏室上性心动过速，血压 120/70mmHg

B.室性心动过速

C.正常的窦性心律

D.心房扑动的节律为 150 次/分

E.无脉搏的心室颤动

F.窦性停搏

3.在无监护的环境中，护士发现患者无反应，伴随快速而虚弱的脉搏。血压是 90/50mmHg。医院范围的救助系统已经激活。治疗队赶到。除颤仪已经连接，可以进行同步电复律。以下哪一种心律失常应该应用镇静状态下的同步电复律？

A.心室颤动

B.室性心动过速伴有脉搏

C.室性心动过速不伴有脉搏

D.正常窦性心律

E.窦性停搏

4.对于伴有不稳定心房扑动的患者，初始冲击应该给予多少能量？

A.同步的 50J

B.非同步的 50J

C.同步的 200J

D.非同步的 200J

E.第 1 次尝试应该是药理性的

（卢笛　张筱曜　译　丁自海　校）

第 9 章

诊断性腹腔灌洗术

引言

诊断性腹腔灌洗术(DPL)是指将液体灌入腹膜腔,以快速评估腹部外伤引起的腹腔积血。过去,DPL是针对腹腔内损伤风险高的不稳定患者进行的。如果是阳性,患者将接受紧急剖腹探查术。然而,随着腹部创伤超声重点评估(FAST)的引入,DPL的使用已经减少了。虽然不像DPL那样能直接诊断出血,但FAST对游离液体高度敏感,并且是非侵入性的,没有与DPL相同的并发症风险。FAST优于DPL的其他优点是能够酌情重复进行,并且不干扰随后的CT和MRI检查。

传统上,DPL经中线切口进行,随后插入导管以检测腹内是否出血。如抽出超过10mL的血液即判为阳性,是实施紧急剖腹探查术以定位损伤的指征。如果抽出的血液很少或没有抽出血液,下一步是将灌洗液注入腹膜腔,通常是生理盐水或乳酸林格液,以探测血液或肠内容物。灌洗液中的红细胞超过10万个/立方毫米即判定为阳性。DPL还可用于无法进行超声检查的情况,或用于其他临床技术操作(如细胞病理学检查)。

临床相关解剖学

切口解剖

DPL经腹前壁正中切口进行操作(图9.1),其穿过的层次如下。

首先切开皮肤进入浅筋膜。浅筋膜是双层结构,由浅层的Camper筋膜和深层的Scarpa筋膜组成。Scarpa筋膜呈薄膜状,向下延伸到腹股沟韧带下方,与大腿筋膜融合。浅筋膜深面是腹直肌鞘,由腹外斜肌、腹内斜肌和腹横肌的腱膜融合而成(图9.2)。腹直肌位于腹直肌鞘内,位于腹前壁中线两侧。

腹直肌鞘在弓状线上方包绕腹直肌,但在其下方仅位于肌肉的前面。在弓状线上方,腹直肌鞘的前层由融合的腹外斜肌腱膜、腹内斜肌腱膜的前层组成;后层由腹内斜肌腱膜的后层和腹横肌腱膜组成。在弓状线以下,所有3层肌肉的腱膜融合,位于腹直肌的前面,因此腹直肌的后面直接与腹横筋膜相连。

腹直肌鞘的深面是腹横筋膜,更深一层是含有脂肪组织的腹膜外筋膜,最后一层是腹膜。腹膜外筋膜由前向后围绕腹腔,各部厚度不均,包绕内脏器官。在外科学上,腹膜外筋膜被分为腹膜前筋膜和腹膜后筋膜。腹膜后筋膜包绕的器官被称为腹膜后(外位)器官。腹膜外筋膜在这些器官(如肾脏)周围的脂肪组织增厚,以提供更多的保护。

腹腔镜下DPL,必须穿过另一个结构:大网膜。这是一种膜性层状结构,其内积累的脂肪使其分为两层,在某些个体中,脂肪可能非常多。大网膜为含有大量血管的膜状结构,自胃大弯向下延伸,悬挂于横结肠,游离部在腹腔内自由悬垂。

适应证

在缺乏超声检查的情况下,DPL用于钝性腹部损伤、病情不稳定的患者,以诊断腹腔内是否有积血,如果为阳性,患者应尽快转入手术室,接受紧急剖腹探查术。

目前,腹腔镜辅助腹腔灌洗常用于其他检查,以

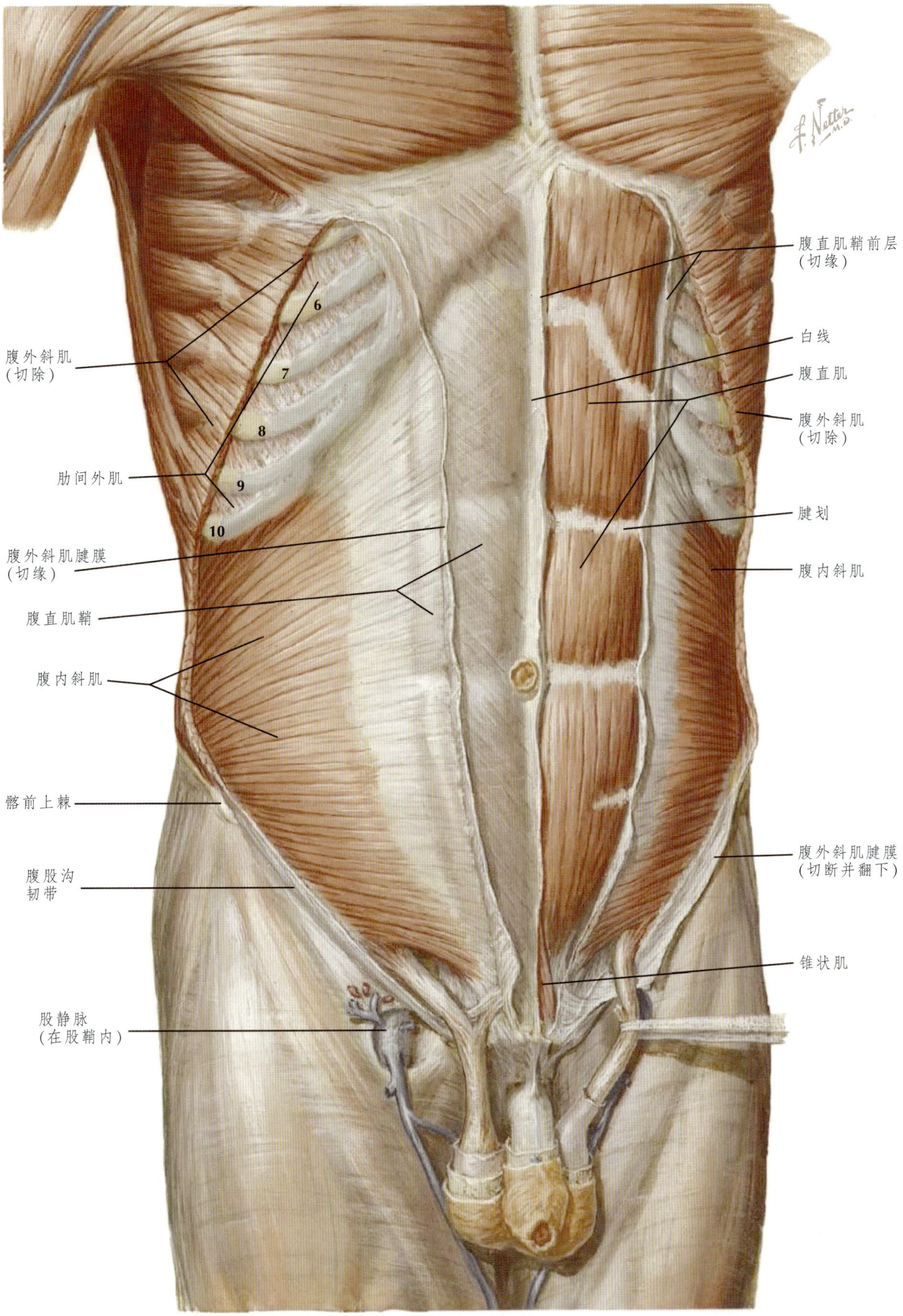

腹直肌鞘前层
(切缘)
白线
腹直肌
腹外斜肌
(切除)
腱划
腹内斜肌
腹外斜肌腱膜
(切断并翻下)
锥状肌
腹外斜肌
(切除)
6
7
8
9
10
肋间外肌
腹外斜肌腱膜
(切缘)
腹直肌鞘
腹内斜肌
髂前上棘
腹股沟
韧带
股静脉
(在股鞘内)

图 9.1　腹前壁(中层解剖)。

弓状线以上部分

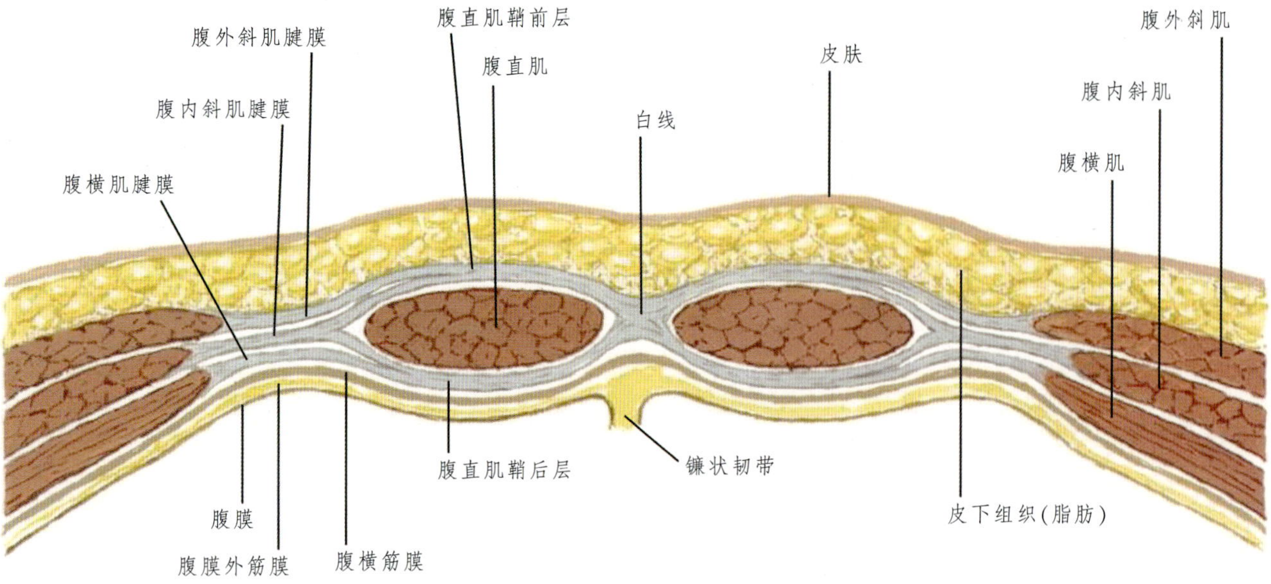

腹内斜肌腱膜分两层参与形成腹直肌鞘的前、后层。腹外斜肌腱膜参与形成腹直肌鞘的前层，腹横肌腱膜参与形成腹直肌鞘的后层。腹直肌鞘的前、后层在中线汇合形成腹白线。

弓状线以下部分

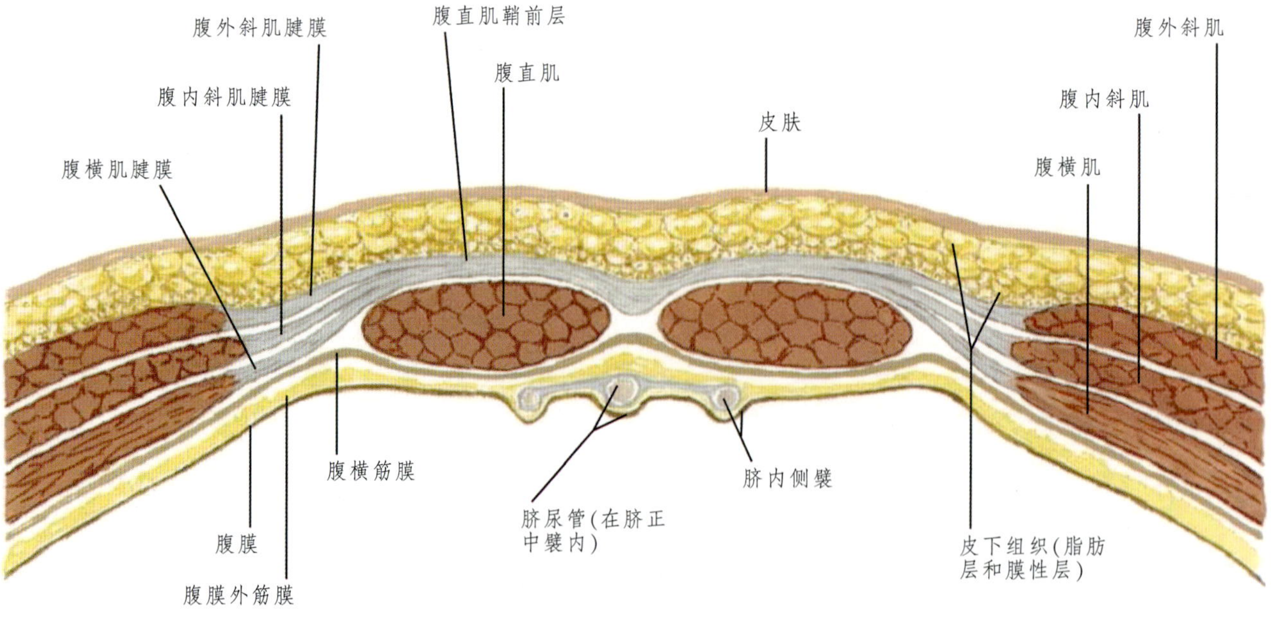

腹内斜肌腱膜在该水平不分层，与腹横肌腱膜一起转至腹直肌的前面，与腹外斜肌腱膜融合，后层形成弓状线，因此腹直肌鞘的后层仅留下腹横筋膜。

图9.2 腹直肌鞘(横断面)。

冲洗腹膜腔。例如,憩室炎或溃疡性穿孔的患者,可实施腹腔灌洗,并进行注射抗生素等辅助治疗。腹腔镜能够在直视下探查并评估腹膜腔出血,并常用于明确向腹膜转移的癌症。

禁忌证

如果患者可能需要进行急诊剖腹术,最好不要因为实施 DPL 而耽误,特别是由不熟练的内科医生进行 DPL。对于近期接受过腹部手术、腹壁感染、病态性肥胖或凝血障碍的患者,不应实施 DPL。如果超声检查可用,应以其取代 DPL。

器械

- Foley 导管。
- 鼻胃管。
- 消毒剂:氯己定、碘基消毒剂。
- 消毒帘。
- 手术刀。
- 止血钳。
- Alice 钳(组织钳)。
- 有齿镊。
- 牵引器(拉钩)。
- 注射器。
- 穿刺针(用于麻醉和放置 J 头导丝)。
- J 头导丝。
- 允许液体回流的无阀静脉输液管。
- 利多卡因(加肾上腺素)。
- 乳酸林格液和生理盐水(0.9%氯化钠)。
- 软头管(用于进入腹膜腔)。
- 4-0 可吸收缝线。
- 持针器。

操作流程

见图 9.3。

获得患者知情同意,执行安全核查。

1.建议术前置入 Foley 导管进行膀胱减压,置入鼻胃管进行胃减压。这样做的目的是减小器官体积,降低发生损伤的概率(见第 34、38 章)。

2.必须采取标准的无菌措施,佩戴适当的个人防护设备。使用常规皮肤消毒剂(氯己定、碘基消毒剂),消毒腹部穿刺部位的皮肤,铺巾。

3.皮肤切开前,必须用 1%利多卡因(加肾上腺素)浸润麻醉置管部位的皮肤和皮下组织。

4.使用 Seldinger 技术置管:经脐下正中切口将小号针刺入腹膜腔,作为穿刺套管。然后经套管针穿入 J 头导丝,导丝指向左或右结肠旁沟。

5.退出针头,将 J 头导丝留在原位。在导丝的引导下,将软管置入腹膜腔。

6.在导管到达入口前,用手术刀切开皮肤,以便导管穿透腹前壁。

7.沿着 J 头导丝轻轻地扭动尾部成角的导管,使导管指向左或右结肠旁沟方向,以确保进入腹膜腔。

8.导管进入腹膜腔后,移除 J 头导丝。如抽到 10mL 血液或胃肠内容物(胃肠破裂)即判定为阳性,是急诊剖腹探查术的指征。

9.如果没有抽到血液或胃肠内容物,将无阀的静脉输液管连接到导管上,灌入 1L 生理盐水或乳酸林格液。在可能的情况下,协助患者从一侧向另一侧翻身,以确保彻底灌洗腹膜腔。

10.液体注入完毕,将静脉输液袋降低到患者腹部水平以下,使灌注液在重力作用下返回静脉输液袋。

11.灌洗液引流回袋子后(通常为灌注量的 20%~30%),将液体送到实验室进行分析。

解剖学要点

DPL 对于腹腔内出血敏感性高,但无法鉴别受损的组织。

并发症

假阳性会导致不必要的剖腹探查术,存在相应并发症和死亡的风险。导管可能会误入腹膜前间隙,在膈肌破裂的情况下,液体可能进入胸腔。

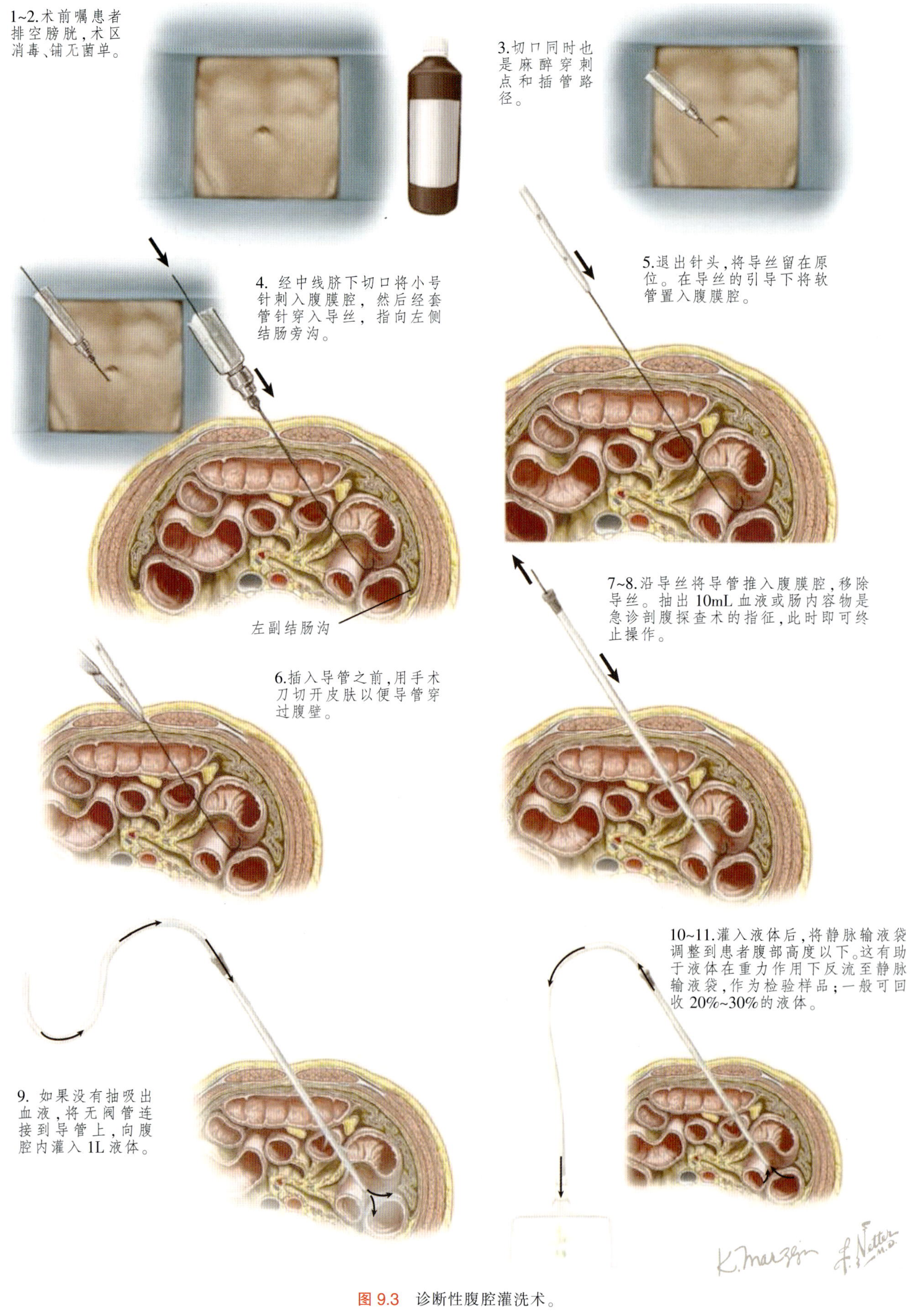

图 9.3 诊断性腹腔灌洗术。

总结

过去,DPL 是检测钝性腹部创伤后腹腔内出血或胃肠破裂的常用方法。然而,近年来,它已被创伤较小的 FAST 所替代。因此,急诊科 DPL 的使用量急剧减少。

腹腔镜腹膜腔灌洗术逐渐应用于治疗消化性溃疡穿孔、憩室炎或化脓性腹膜炎等引起的腹膜炎,以及对腹腔内恶性肿瘤(结直肠、胰腺、胃和卵巢肿瘤等)进行分期。由于 DPL 不能诊断腹腔脏器和腹膜后的出血来源,可能因为假阳性结果导致不必要的剖腹手术。

参考文献

Barnett RE, Love KM, Sepulveda EA, Cheadle WG. Small bowel trauma: current approach to diagnosis and management. *Am Surg.* 2014;80(12):1183–1191.

Sinnatamby CS. *Last's Anatomy: Regional and Applied.* St. Louis: Elsevier; 2006.

选择题

1.患者,女性,32 岁,严重腹痛,外科医生决定进行急诊剖腹探查术。以下哪个切口最有可能分离左右腹直肌鞘?

A.腋中线

B.弓状线

C.半月线

D.腱划

E.白线

2.患者,男性,35 岁,因严重车祸导致腹部钝器损伤入院。拟行诊断性腹腔灌洗术。以下哪一层是腹腔灌洗过程中经过的最深层?

A.Scarpa 筋膜(膜层)

B.Camper 筋膜(脂肪层)

C.腹横筋膜

D.腹膜外脂肪

E.腹外斜肌腱膜

3.患者,男性,35 岁,在严重车祸导致腹部钝器损伤后送入急诊室。患者主诉腹痛。血压为 90/60mmHg,心率为 101 次/分。以下哪一项是评估的最佳选择?

A.FAST 检查

B.DPL

C.CT 增强扫描

D.CT 平扫

E.急诊剖腹探查术

4.患者,女性,35 岁,在严重车祸导致腹部钝器损伤后送入急诊室。患者主诉腹痛。血压为 90/60mmHg,心率为 101 次/分。在没有超声检查的情况下,拟行 DPL。以下哪一项是该操作的禁忌证?

A.妊娠

B.国际标准比率为 4

C.低血压

D.腿部蜂窝织炎

E.有扁桃体切除术病史

(张策 译 丁自海 校)

第 10 章

扩大的创伤超声重点评估

引言

超声是一种优秀的筛查和研究患者的无创方法，具有快速、经济有效的优点。它尤其适用于急诊科有钝挫伤的患者，这些患者的预后与救治时间关系密切。虽然超声的敏感性不如 CT,但它是初次筛查的重要工具。作为急诊科医生和外科医生对创伤患者进行体格检查的辅助检查,超声可以协助确定创伤患者应该在急诊科做进一步评估还是应该直接送到手术室进行紧急剖腹探查术。虽然超声的准确性不如 CT,但它比诊断性腹腔灌洗检查更快、更好,也比单纯的体格检查更有优势。

外伤患者腹部创伤超声重点评估(FAST)是评估患者腹部创伤比较成熟的一种方法。然而,改良后的名称更能反映对腹外区域的评估能力，如胸腔的气胸,这种方法现在称为扩展的创伤超声重点评估(E-FAST),它可以用来评估创伤患者的腹膜腔、心包和胸膜腔。实施 E-FAST 的主要目的是明确病理性游离液体。在钝挫伤中,这些液体可能是血液,也可能是胃内容物、腹水、脓液、胆汁或尿液。不同于 CT 扫描,使用便携式超声仪可以轻松地在床旁实施多次 E-FAST,从而简化创伤患者的快速管理。

临床相关解剖学

最初的 FAST 检查的主要区域包括：①肝肾隐窝和右上象限;②脾周区和左上象限;③耻骨上区;④剑突下心包窗(图 10.1)。E-FAST 扩展了这 4 个区域,增加了双侧胸部视野,以评估气胸和血胸。选择这些区域的窗口是因为它们可以很好地观察液体容易聚集的腔隙和区域。骨骼和气体可产生微小的干扰,导致超声信号模糊不清。由于心脏压塞是最紧急、最危及生命的情况,心包视图是第一个需要观察的位置。对其他位置的评估顺序通常是肝肾隐窝(仰卧位最容易积聚液体的间隙)、脾肾隐窝(脾破裂时可能发生严重出血的部位)、耻骨上视图和胸部视图。然而,如果知道损害的机制,则不一定要严格遵循这一顺序,在这种情况下,怀疑有损伤的位置应该重点检查。

适应证

如前所述，使用 E-FAST 的主要指征是快速评估钝性或穿透性损伤造成的创伤。超声检查提供了一种快速、无创的影像学检查方法,以确定腹腔内、胸膜内或心包内是否存在游离液体。在大规模伤亡情况下，E-FAST 被用来对患者进行分类和确定治疗的优先顺序。E-FAST 在评估其他几种临床状况时具有极其重要的价值，如创伤或非创伤情况下不明原因的低血压、妊娠的创伤患者,以及怀疑有胸膜或心包积液或心脏压塞的急性呼吸困难患者。

禁忌证

E-FAST 的唯一禁忌证是需要立即剖腹手术的情况。理想情况下,在将患者转移到手术室之前,应进行超声检查,以排除心脏压塞、血胸或气胸。对于外科医生来说,在胸腹创伤的情况下,打开哪个体腔是至关重要的,因此非常推荐术前超声。病情不稳定的穿透伤患者应该直接送往手术室。病情不稳定的钝性创伤

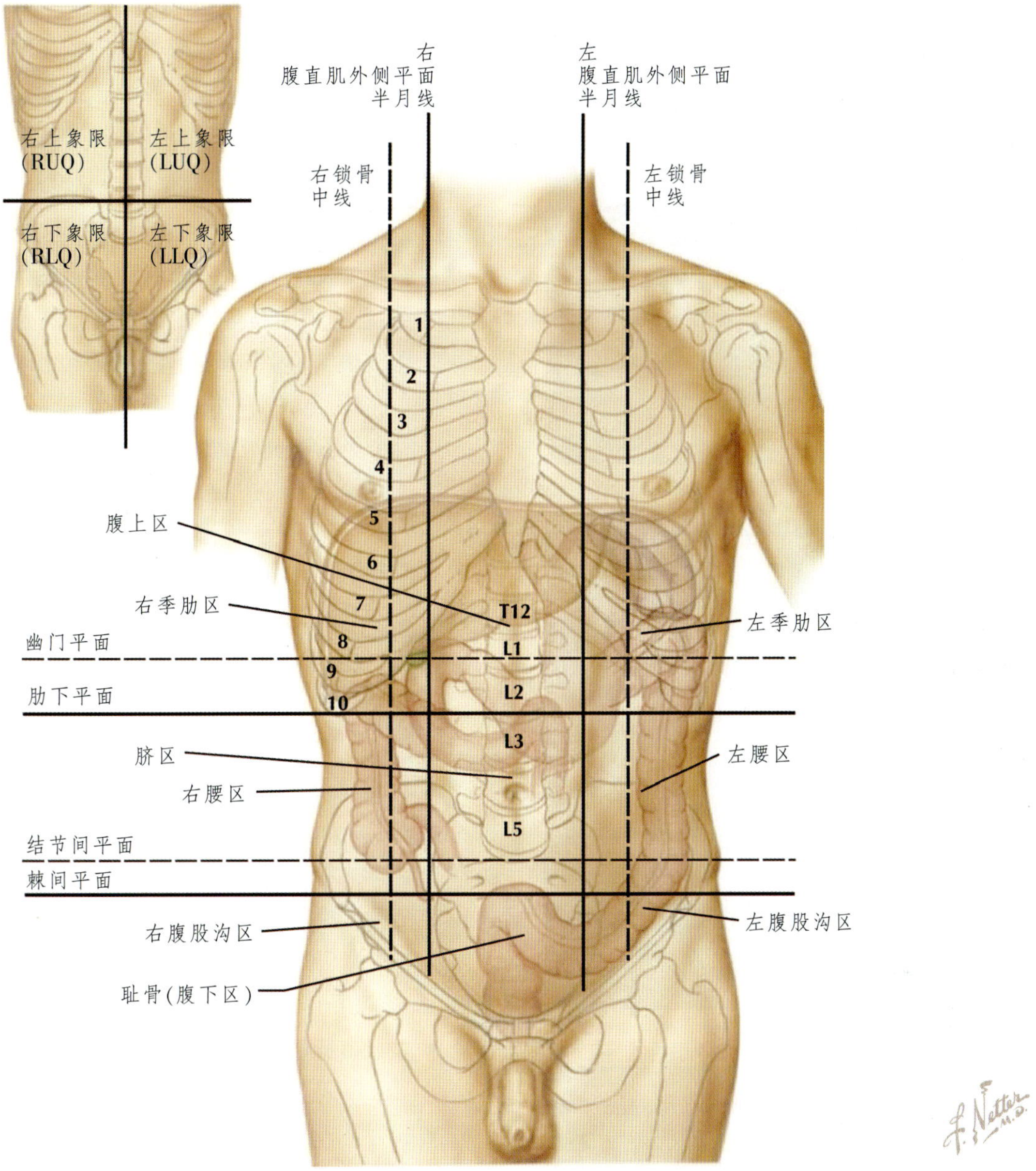

图 10.1　腹部的平面和分区。

患者可能需要快速评估手术的需要,但如果临床情况对剖腹探查的需求很高，则应将患者直接送到手术室。虽然立即液体复苏和输血并不是同时行超声检查的禁忌证,但 E-FAST 不能优先于其他复苏程序。

器械

E-FAST 包括超声心动图和胸腹检查,所以理想的处理方法是使用可以成像所有区域的探头，配备 3.5~5MHz 曲线阵探头或凸阵探头。有时,一些医生可能会选择使用相控阵探头,因为它捕捉运动的能力更好。

操作流程

执行安全核查。

心包检查

利用肋下或剑突下的视图对心包和心脏进行检查(见第 13 章,图 10.2)。

1.患者取仰卧位,检查一般在患者的右侧进行。

2.把探头标记点指向患者的右侧。

3.将探头置于剑突下,水平指向头侧和左肩。

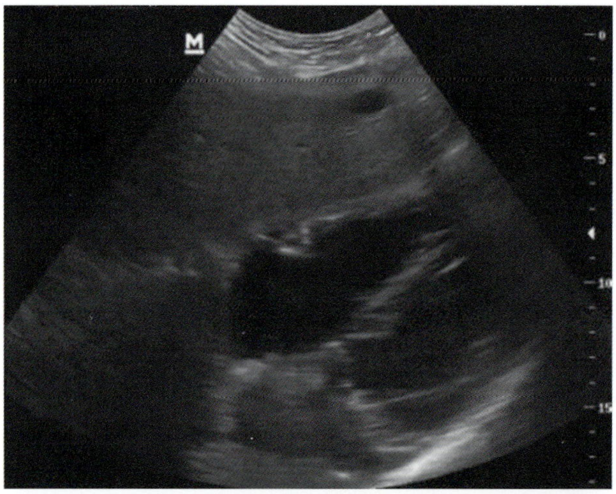

剑突下视图(正常)

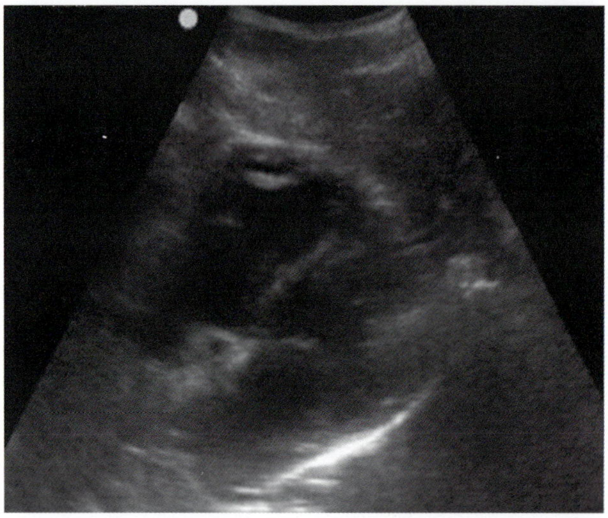

剑突下视图(正常)

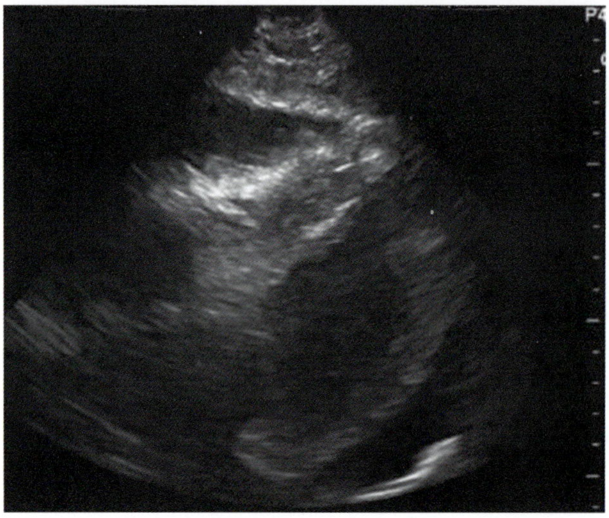

剑突下视图(心脏压塞)

图 10.2 剑突下心脏视图。

4.将探头紧紧压向身体,使其与患者腹部平行,并使声波从剑突下进入心包。

5.旋转、摆动和倾斜探头,观察4个心腔和周围的心包,检查是否有心包积液或异常心脏运动。

心包积液表现为在心包壁层与脏层之间存在一条暗的无回声带。心脏与心包之间存在心包积液,提示即将发生心脏压塞,但应对室壁运动异常进行评估,以避免心外膜脂肪垫与渗出物混淆。心脏收缩时,心外膜脂肪垫与心脏一起运动,而心包积液则相对保持静止。此外,还应评估心室壁运动和右心室充盈情况。这两个指标的异常也可能是心脏压塞的证据。

右侧肋部检查

右上象限包含肝肾隐窝或Morison间隙,这是患者取仰卧位时腹腔内最低的间隙(图10.3)。

1.患者取仰卧位。

2.将探头放在腋中线上第9~12肋间,沿冠状面(长轴)放置。

3. 首先从腋中线第11肋和第12肋之间开始,将探头标记点朝向头侧指向腋窝。这样可以利用肝脏作为声学窗口,以避免肠管的气体干扰。此外,向头侧倾斜可以在患者深呼吸时评估胸膜或膈下间隙。

4.将探头从前腹部到后腹部行扇形扫描,以评估肝脏、右肾和肝肾隐窝。

- 肾脏与肝脏之间应呈一条亮线,两者之间没有无回声间隙。
- 肝肾隐窝内聚集液体在超声检查中会呈现黑色新月形无回声区。也应评估肝膈间隙、膈下隐窝和肝脏是否有游离液体或肝损伤。

左侧肋部检查

左侧肋部(或脾肾隐窝)检查通常是E-FAST最难检查的部位,因为脾脏作为声窗,比右侧的肝脏小得多,而且位置靠后。因此,这一窗口中肠气和肋骨阴影会产生更多干扰(图10.4)。然而,由于脾脏的血管特点,左侧肋部检查在E-FAST中至关重要。脾损伤可导致大量内出血,危及生命。

1.患者取仰卧位。

2.将探头指向腋窝,沿冠状面(长轴)放置,在腋中

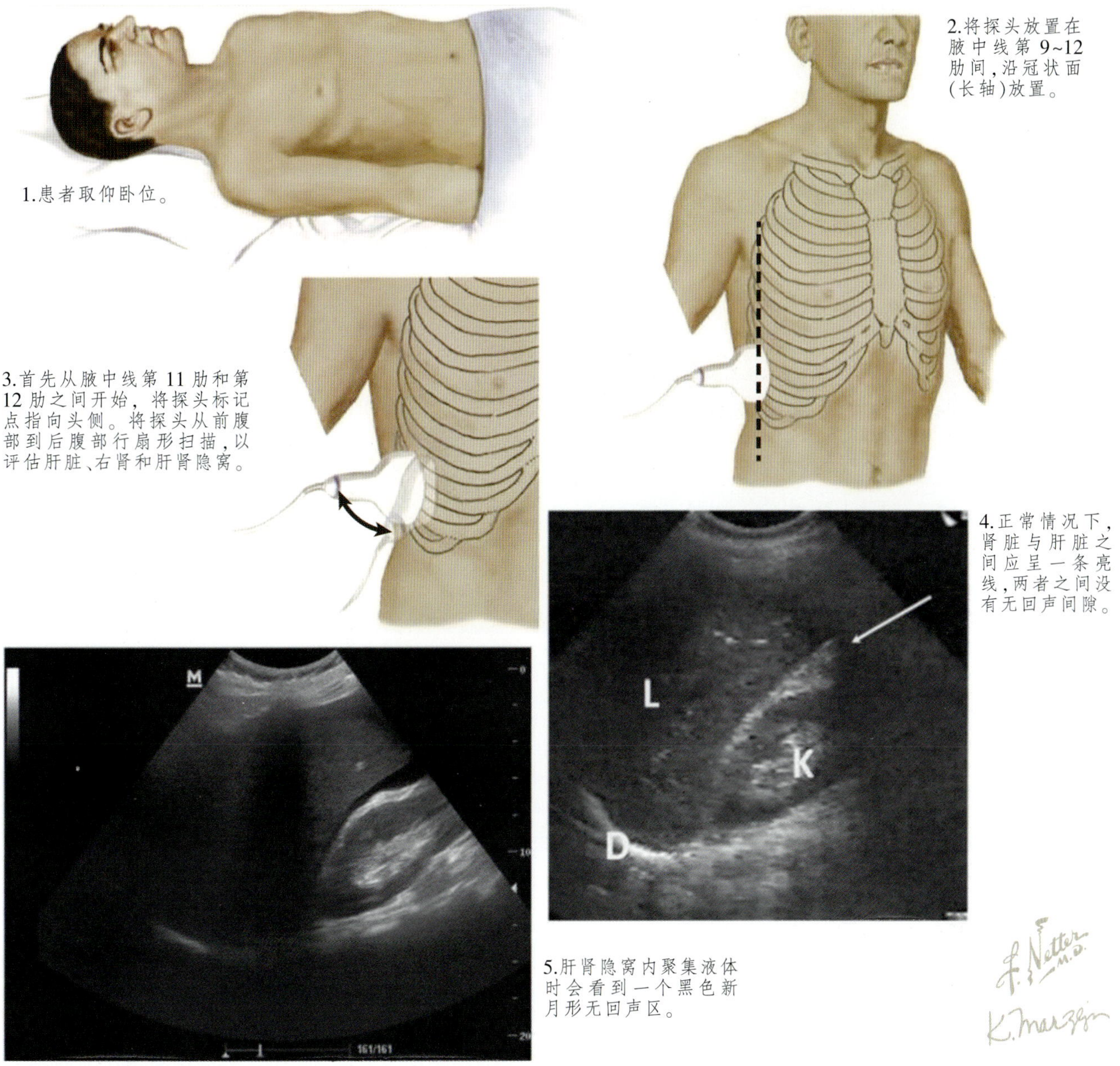

图 10.3　FAST：右侧肋部检查。

线至腋后线，从第 9 肋延伸到第 12 肋进行扫描。

3.探头长轴向头侧倾斜，从前向后进行扇形扫描。

4.辨别脾脏与左肾的界面。与肝肾间隙一样，在左肾与脾脏之间应看到一条明亮的线，其间没有无回声间隙。这两种结构之间有液体聚集时，在超声上都会显示为黑色新月形。

5.此外，评估脾脏的完整性，以及有无损伤征象。

6.评估左膈肌及膈下隐窝。

耻骨上检查

骨盆区也有游离区域可能积聚游离液体。女性的直肠子宫陷凹（道格拉斯陷凹）是一个盲端，患者半仰卧时游离液体可能积聚在此处。在男性中，游离液体可能聚集在直肠膀胱陷凹（图 10.5）。

1.当患者处于仰卧位时，膀胱中的尿液可以形成一个声学窗口。将探头置于矢状位，标记点朝向患者

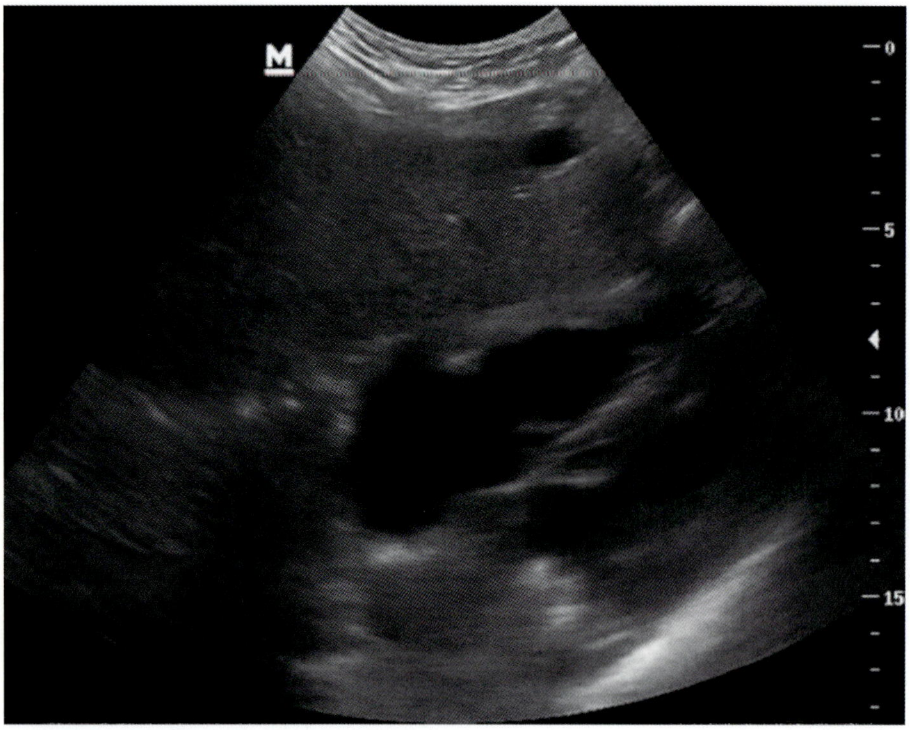

图 10.4 左上象限视图。

的头侧，放在耻骨联合上方向骨盆方向扫描。

2.行扇形扫描以显示膀胱，观察男性膀胱后方和女性子宫后方积液。

3.在水平位，标记点指向患者右侧，将探头放置在耻骨联合上方 1~2cm 处，探头向患者足部倾斜，指向骨盆。膀胱应为黑色充满液体的结构，周围区域不应显示无回声的信号。

4.在这些潜在的游离空间中聚集的液体，显示为膀胱外的无回声结构。育龄女性可能有微量的生理游离盆腔积液，但在钝性盆腔损伤的情况下，检查人员应谨慎对待。

胸部检查

E-FAST（图 10.6）包括比最初的 FAST 更详细的胸膜检查。左右肋部检查可以部分评估胸膜腔。胸部检查可鉴别气胸，而肋部检查则可能看不到气胸。血胸表现为胸膜间无回声的游离液体。然而，为了诊断气胸，应使用高频率线性探头（5~12MHz）进行胸部检查。

1.患者取仰卧位，将探头标记点指向患者的头侧。

2.将视野深度设为较低的水平，以便良好显示内脏层、壁层之间的胸膜间隙，并评估两层胸膜相互滑动的情况。胸膜滑动消失则表明存在气胸。

3.通常探头置于锁骨中线第 2~4 肋间隙之间，或腋下线的第 4~6 肋间隙。检查两侧以排除气胸。

解剖学要点

超声不能评估腹膜后腔，不能辨别实质性器官的损伤。在检查左右两肋部时，看不到肾下极。因此，在处理下腹部损伤时，应该对肾脏进行详细的检查。这一点很重要，因为有时游离液体首先会在肾下极附近积聚。胸腹部外伤后延迟出现临床表现的患者可能没有出血的典型超声特征，因为凝血的回声与之不同。

并发症

超声快速评估创伤患者没有相关并发症。正如所讨论的，E-FAST 的局限性包括操作经验差异，以及对诊断实质性器官损伤和腹膜后出血的敏感性较低。

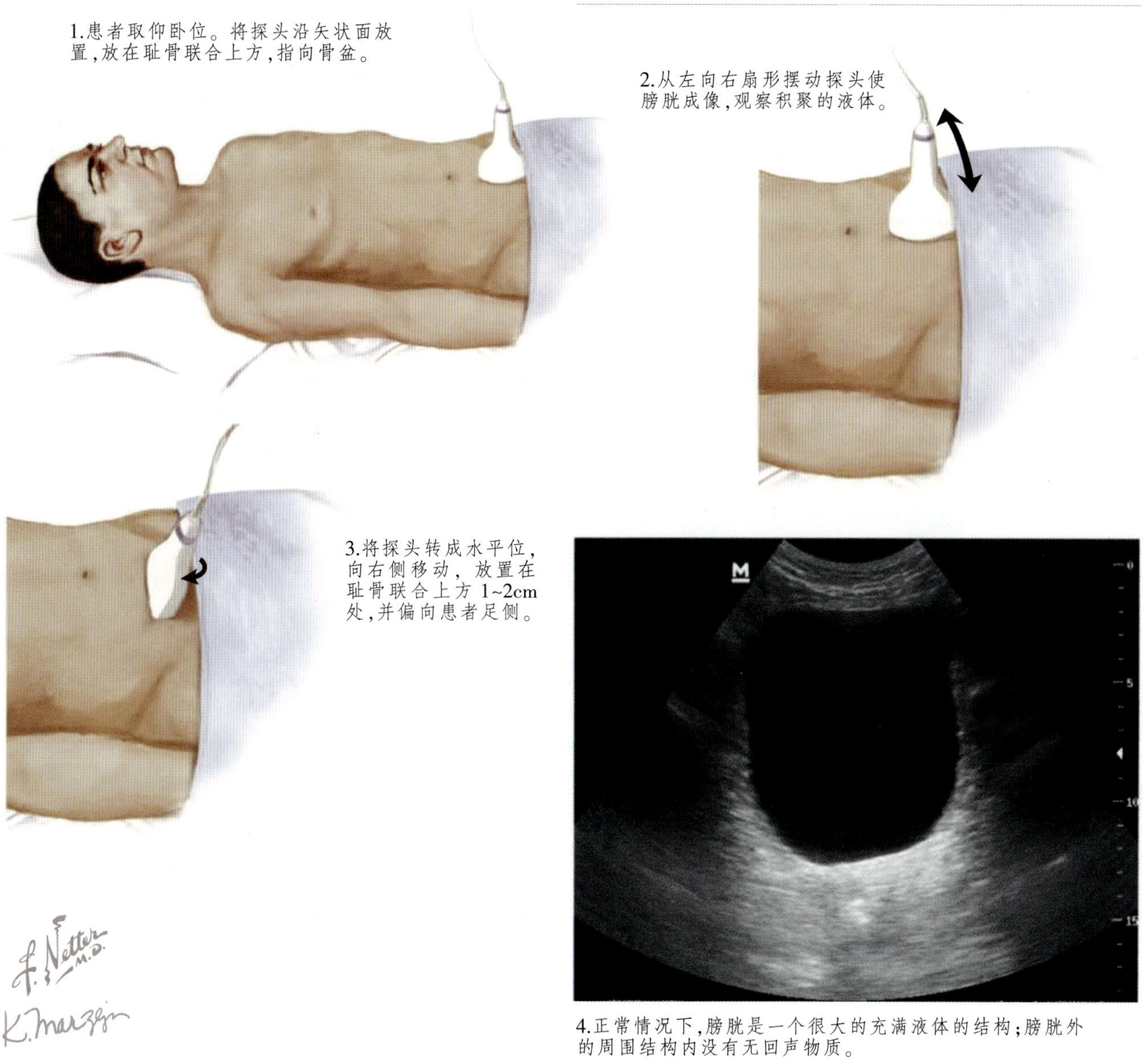

图 10.5 E-FAST:耻骨上检查。

总结

E-FAST 是一种无创性检查，可在创伤患者或低血压患者的床旁快速进行。因为它是非侵入性检查，且没有辐射,E-FAST 可以根据需要连续重复进行,以帮助临床医生进行决策。最初的 FAST 主要用于评估心包、左右肋部和盆腔区域,这些区域最容易出现危及生命的情况(如心脏压塞)或腹腔内游离积液,这是腹腔内器官损伤或出血的征象。E-FAST 是 FAST 的扩展,可以通过使用高频线性探头更深入地检查胸膜腔来诊断气胸。虽然对诊断腹腔出血或实质性器官损伤不敏感,但 E-FAST 有助于做出临床决策。通过增加操作人员培训和连续监测患者的病情变化,可以提高 E-FAST 的敏感性。

1.患者取仰卧位。

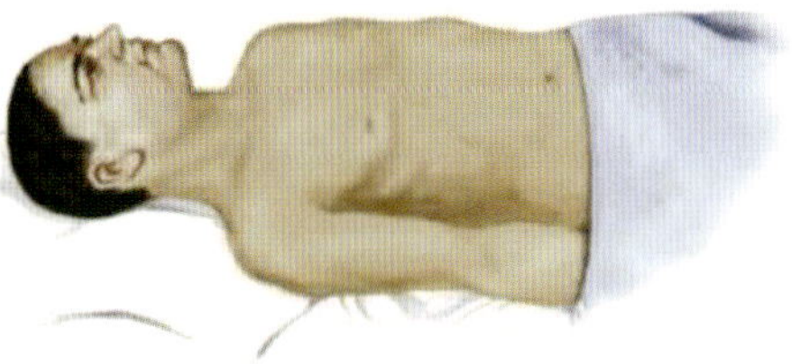

2.将视野深度设为较低的水平，以便良好显示内脏层和壁层之间的胸膜间隙，并评估两层胸膜相互滑动的情况。胸膜滑动消失则表明存在气胸。

正常长轴视图(示意图)

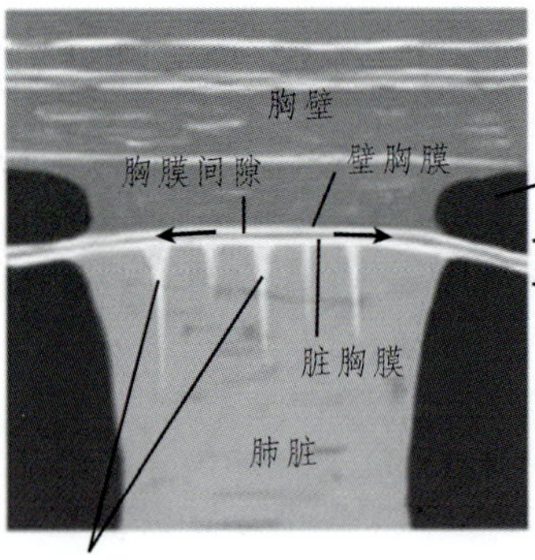

3.纵向放置探头，通常位于锁骨中线第 2~4 肋间隙。检查另一侧以排除两侧胸膜间隙是否存在气胸。

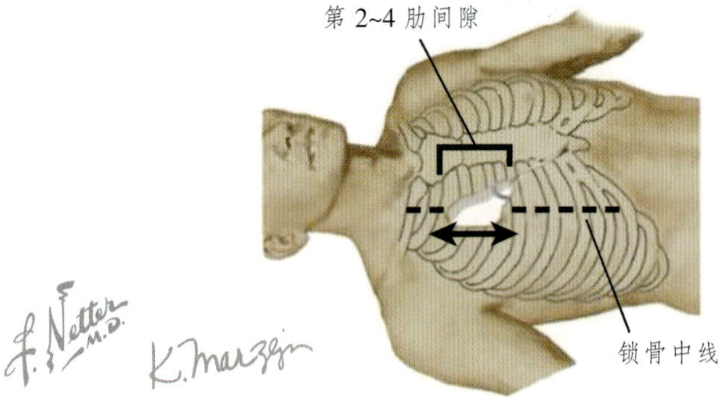

正常肺脏

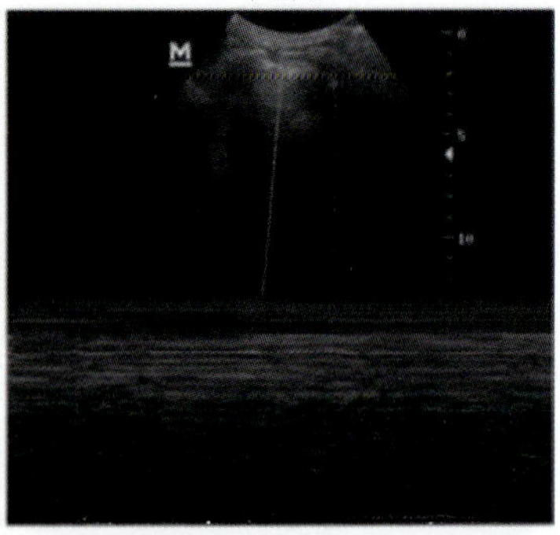

正常肺脏

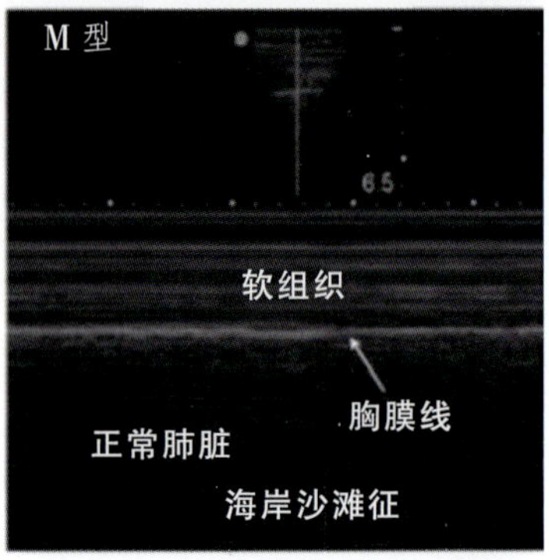

气胸

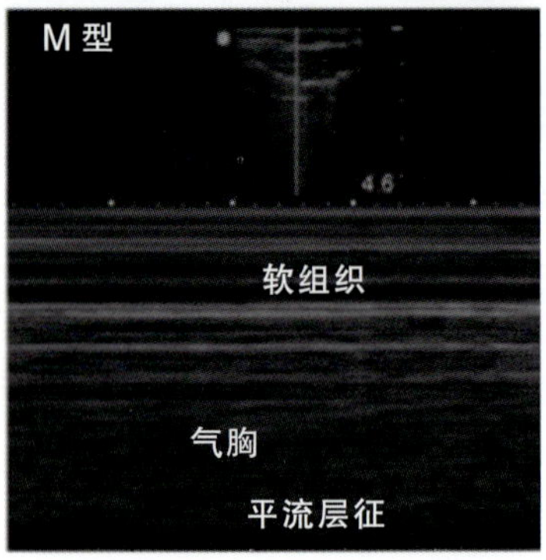

图 10.6 E-FAST：胸部检查。

参考文献

American College of Emergency Physicians. Emergency ultrasound imaging criteria compendium. *Ann Emerg Med*. 2006;48:487–510.

Blaivas M, DeBehnke D, Phelan MB. Potential errors in the diagnosis of pericardial effusion on trauma ultrasound for penetrating injuries. *Acad Emerg Med*. 2000;11:1261–1266.

Branny SW, Wolfe RE, Moore EE, et al. Quantitative sensitivity of ultrasound in detecting free intraperitoneal fluid. *J Trauma*. 1995;39:375–380.

McGahan PJ, Richards JR, Bair AE, Rose JS. Ultrasound detection of blunt urological trauma: a 6-year study. *Injury*. 2005;36:762–770.

McGahan JP, Rose J, Coates TL, Wisner DH, Newberry P. Use of ultrasonography in the patient with acute abdominal trauma. *J Ultrasound Med*. 1997;16:653–662.

Natarajan B, Gupta PK, Cemaj S, Sorensen M, Hatzoudis GI, Forse RA. FAST scan: is it worth doing in hemodynamically stable blunt trauma patients. *Surgery*. 2010;148:695–700.

Ormsby EL, Geng J, McGahan JP, Richards JR. Pelvic free fluid: clinical importance for reproductive age women with blunt abdominal trauma. *Ultrasound Obstet Gynecol*. 2005;26:271–278.

Rose JS. Ultrasound in abdominal trauma. *Emerg Med Clin North Am*. 2004;22:581–599.

Scott-Conner CEH, Dawson DL. FAST examination for trauma. In: *Operative Anatomy*. 3rd ed. Philadelphia: Lippincott Williams & Wilkins; 2009:277–280.

Sirlin CB, Casola G, Brown MA, et al. US of blunt abdominal trauma: importance of free pelvic fluid in women of reproductive age. *Radiology*. 2001;219:229–235.

Stengel D, Bauwens K, Sehouli J, et al. Emergency ultrasound-based algorithms for diagnosing blunt abdominal trauma. *Cochrane Database Syst Rev*. 2008;2005(2):CD004446.

US Department of Defense. *Emergency War Surgery, Third United States Revision*. United States: Prepper Press; 2004:17.3–17.6.

选择题

1.患者，男性，45 岁，在一次严重的车祸后昏迷，被送进急诊室。行 E-FAST，观察到在壁层心包和脏层心包之间有一个暗性无回声条带。为了最清楚地显示这种情况，探头应该放置在以下哪一个位置？

A.在剑突下，水平将探头指向头侧和左肩

B.胸骨旁长轴窗口

C.胸骨旁短轴窗口

D 胸骨上入路

E.胸骨旁短轴和长轴窗口

2.患者，女性，48 岁，因腹部肿大被送进医院，CT 扫描显示有腹水。患者取仰卧位，超声最有可能在以下哪一个位置证实存在腹水？

A.膈下隐窝

B.肝肾隐窝(莫里森囊)

C.子宫直肠间隙(道格拉斯腔)

D.膀胱子宫间隙

E.肝下隐窝

3.患者，女性，45 岁，在暴雨中驶离高速公路时撞上一棵树，而后被送进医院。患者一直系着安全带。X 线检查显示，左侧第 9、10 肋骨骨折，并有腹腔出血的征象。体格检查显示低血容量性休克和进行性低血压。下列哪一个器官损伤最有可能导致上述临床症状？

A.肝脏

B.胰脏

C.左肾

D.脾脏

E.回肠

4.患者，男性，21 岁，足球运动员，因背部剧烈疼痛被送进急诊室。体格检查显示他的左下背部有瘀伤和肿胀。患者诉呼吸时剧痛。X 线片显示左侧第 11 肋骨骨折。下列哪一个器官最有可能受到伤害？

A.脾脏

B.肺脏

C.肾脏

D.肝脏

E.胰脏

5.患者，男性，25 岁，被送进急诊室，颈部有枪伤，位于右锁骨和第 1 肋骨中部上方。E-FAST 显示右肺塌陷和张力性气胸。以下哪一项是诊断气胸的典型超声表现？

A.胸膜滑动消失

B.A 线的存在

C.B 线的存在

D.E 线的存在

E.肺脉冲的存在

（郑雪峰 译　丁自海 校）

第 11 章

筋膜切开术

引言

四肢的主要肌群均由发育良好的筋膜包裹，将其分隔成各个筋膜室。当筋膜室内软组织由于水肿或血肿引起压力升高时，会压迫室内的血管、神经和肌肉，导致筋膜室内软组织不同程度的失活，被称为筋膜室综合征。当怀疑筋膜室综合征时，作为保肢程序，必须行急诊筋膜切开术以及时进行减压，防止软组织进一步坏死。

筋膜室综合征

筋膜室综合征继发于外伤、烧伤、血管闭塞、再灌注损伤、肌肉水肿或限制性敷料挤压，可能发生在任何一个筋膜室内。通常由于筋膜室内的组织压力升高，而周围筋膜的顺应性较差，导致筋膜室综合征发生。随着筋膜室内压力的不断增加，内部肌肉和其他软组织灌注减少并由此导致缺血改变。增大的压力压迫静脉和淋巴管，导致回流障碍，这进一步增加了筋膜室内的压力。当压力高于动脉压力时，最终阻断了动脉血流入并压迫神经，导致缺血性瘫痪和肌肉坏死。由于横纹肌溶解，溶解的物质进入血液循环，对全身产生严重影响，包括肾衰竭、高钾血症、肾坏死，并可能危及生命。即使这些潜在的致命威胁得到控制，坏死的肌肉往往会随瘢痕组织愈合，形成粘连和挛缩。

早期识别、诊断和治疗在筋膜室综合征的处理和成功治疗中至关重要。早期的临床表现主要为局部皮肤张力升高、肿胀及与体征不相一致的极度疼痛。晚期表现包括患肢感觉丧失（或感觉异常）、脉搏消失、苍白和患肢瘫痪。

诊断方法包括测量筋膜室压力，作为初始诊断筋膜室综合征的试验，然而由于低特异性和敏感性，需要更仔细地测量室内压力和灌注压力。Mubarak 和 Hargens 指出，30mmHg 的绝对组织压力是筋膜切开术的临界值，因为正常的毛细血管压力是 30mmHg，较高的组织压力会导致组织坏死。Whitesides 和 Heckman 建议在筋膜室内组织压力上升到低于舒张压 20mmHg 以内时行筋膜切开术。美国国防部不建议测量筋膜室压力，因为简单地在战区或紧急情况下进行筋膜切开术会更加谨慎。目前的共识表明，当筋膜室内舒张压为 30mmHg 或以下时，即可作为外科干预的绝对指征。研究表明，周围神经和肌肉在缺血条件下存活时间可长达 4 小时，但是 8 小时后，组织损伤是不可逆转的。

应使用抗生素预防皮肤感染，频繁更换无菌绷带，以最大限度地减少继发感染带来的影响并进一步减少活性组织的潜在损失。有可能的话，应在做第一个切口前给予抗生素。

临床相关解剖学

小腿

小腿被筋膜分隔成 4 个筋膜室，即前筋膜室、外侧筋膜室、后浅筋膜室和后深筋膜室（图 11.1 和图 11.2）。根据受影响的筋膜室不同，患者出现与该筋膜室综合征相关的临床体征和症状，这有助于指导治疗。

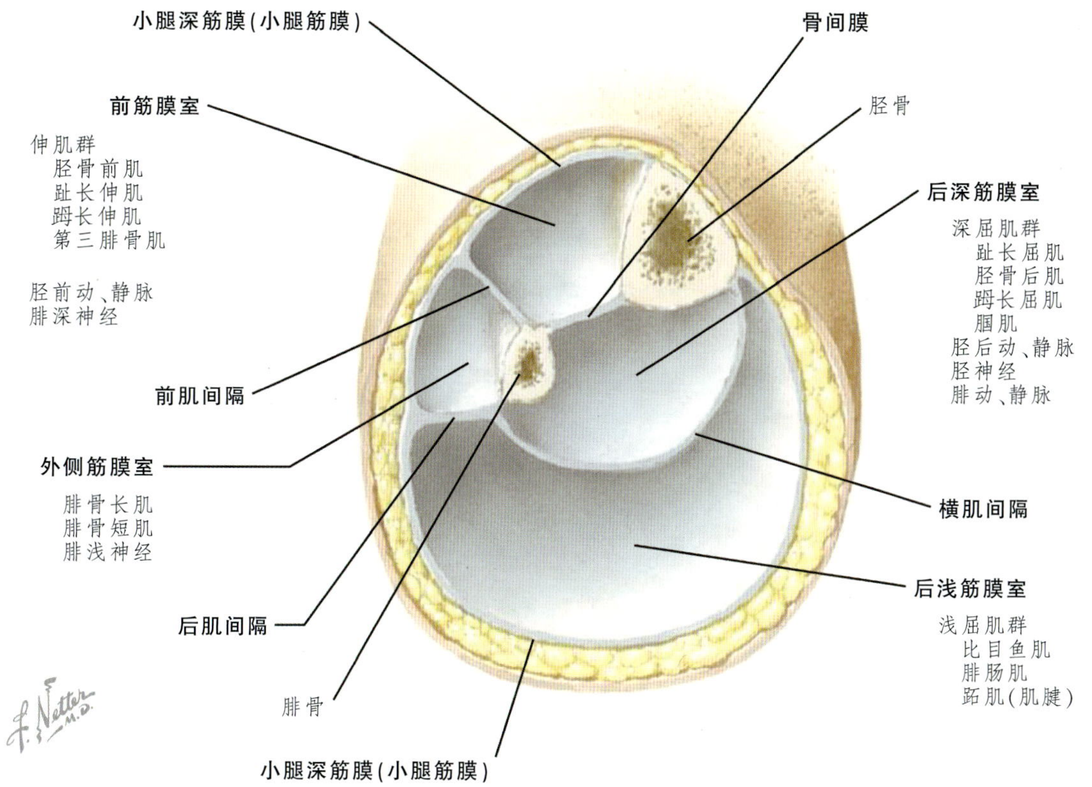

图 11.1 小腿:筋膜室。

前筋膜室

前筋膜室由胫骨、腓骨、骨间膜、小腿前肌间隔和小腿的深筋膜构成。该筋膜室内的肌肉包括胫骨前肌、趾长伸肌、腓骨肌和踇长伸肌,主要负责足背屈。前筋膜室的神经支配来自腓深神经(腓总神经的终末分支)。腓深神经与胫前血管一起从腓骨颈的下方穿入前筋膜室。腓深神经主要支配前筋膜室内肌肉和足背肌的运动功能,同时也支配第 1 和第 2 足趾的感觉。前筋膜室的血液供应主要来自胫前动脉,其在小腿前筋膜室内,在腓深神经内侧与之伴行,向远端走行,越过踝关节进入足部,成为足背动脉。

前筋膜室是小腿急性筋膜室综合征最常见的部位,主要症状和体征包括第 1 和第 2 足趾间感觉丧失、背屈功能丧失、足下垂、爪样足和足背脉搏丧失。

外侧筋膜室

外侧筋膜室由腓骨,前、后肌间隔和小腿深筋膜组成。外侧筋膜室内的肌肉包括腓骨长肌和腓骨短肌,主要负责足外翻和部分跖屈功能。外侧筋膜室的神经支配来自腓浅神经(腓总神经的另一个终末分支)。腓浅神经在腓总神经刚穿过后肌间隔进入外侧筋膜室时发出。它在沿着外侧筋膜室下行中发出肌支,终末支穿出深筋膜,支配小腿外侧下 1/3 区域皮肤,以及除上述腓深神经支配区域以外的足背皮肤的感觉。外侧筋膜室的血供主要来自胫前动脉近侧的穿支和腓动脉。腓动脉在胫后深筋膜室中走行,分支至外侧筋膜室。

因为前筋膜室和后深筋膜室中的动脉也供应外侧筋膜室,因此这两个筋膜室的筋膜室综合征可能同时影响外侧筋膜室。然而,单独的外侧筋膜室压力升高也可以引起腓浅神经的功能障碍。外侧筋膜室综合征的症状和体征包括足背及小腿远端外侧的皮肤感觉丧失及足外翻无力。

后筋膜室

后筋膜室包括后浅筋膜室和后深筋膜室。后浅筋膜室的肌肉包括腓肠肌、比目鱼肌和跖肌,神经支配来自胫神经分支;该室近端的动脉供应来自腘动脉分支,远端的动脉供应来自胫后动脉分支。

后深筋膜室的肌肉包括腘肌、踇长屈肌、趾长屈肌和胫骨后肌,神经支配来自胫神经分支;血供主要

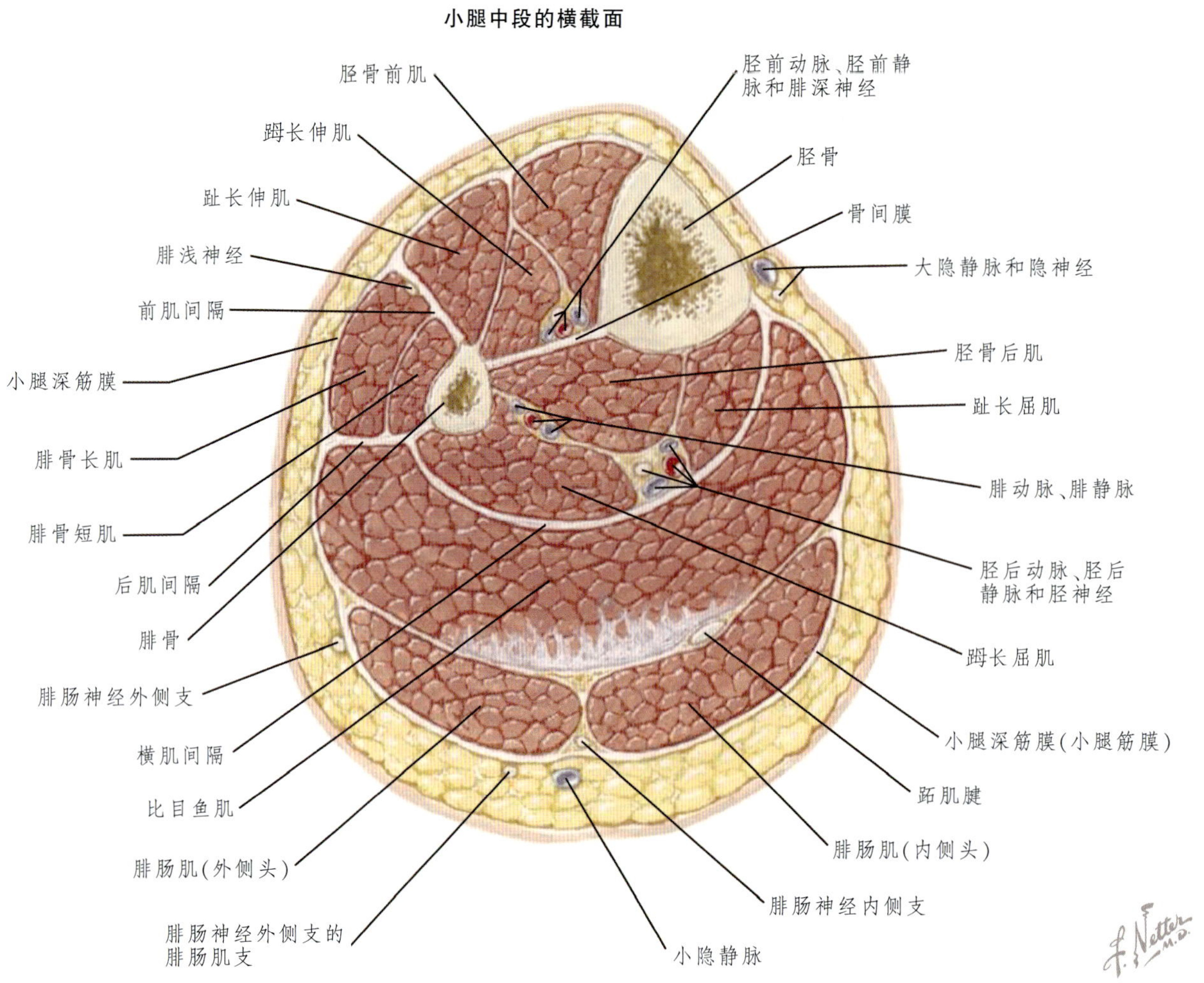

图 11.2 小腿:横断面。

来自胫后动脉分支。由于两条主要动脉和胫神经都穿过后深筋膜室,因此迫切需要早期诊断和治疗后筋膜室综合征,以防止不可逆的肢体损伤。后筋膜室综合征主要表现为足底感觉减退,跖屈肌力下降以及背屈时踝关节疼痛。

前臂

前臂是上肢筋膜室综合征最常发生的部位,主要包括伸肌(后部)筋膜室和屈肌(前部)筋膜室。

伸肌筋膜室

前臂伸肌筋膜室的边界由尺骨、桡骨、骨间膜和前臂筋膜组成 (图 11.3)。筋膜室内有腕部和手部伸肌,如指伸肌、尺侧腕伸肌、拇短伸肌和桡侧腕长伸肌。桡神经的分支支配伸肌筋膜室内的所有肌肉,由骨间后动脉提供血供。骨筋膜室综合征的症状和体征主要包括触诊时压痛,肘关节、腕关节及指关节屈曲痛,手部背侧感觉异常,腕关节伸展力量减弱。

屈肌筋膜室

屈肌筋膜室位于前臂的屈侧,它由尺骨、桡骨、骨间膜及前臂深筋膜组成。在这个筋膜室内有控制手部的屈肌及旋前肌群,如旋前圆肌、桡侧腕屈肌、掌长肌、指浅屈肌、指深屈肌、拇长屈肌和尺侧腕屈肌。尺神经和正中神经的分支支配该室的肌肉。动脉供应来自尺动脉和桡动脉的分支。

屈肌筋膜室综合征的症状包括手掌、拇指、示指和中指掌侧感觉异常,环指和小指的掌、背侧感觉异常,以及手指和腕关节伸展时疼痛。

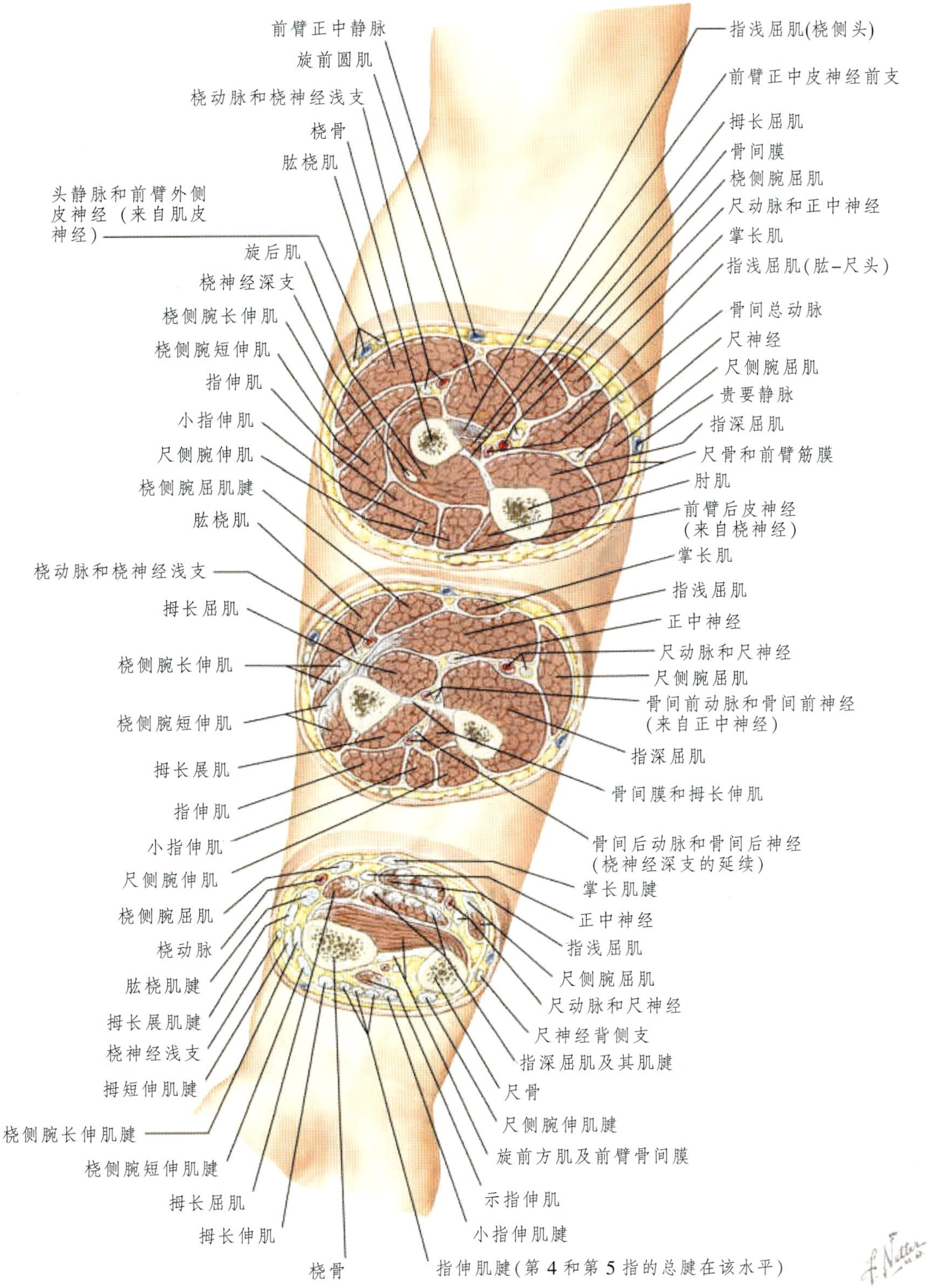

图 11.3 前臂：连续横断面。

适应证

筋膜室综合征的诊断需要高度的临床观察力。当患者明确诊断为筋膜室综合征时，必须行筋膜切开术以充分减压。筋膜室综合征的主要症状和体征通常称为“5P”综合征。

- 疼痛(pain)。
- 皮肤苍白(pallor)。
- 感觉异常(paresthesia)。
- 无脉搏(pulsessness)。
- 麻痹(paralysis)。

禁忌证

当肢体由于不可逆转的缺血或创伤而不能存活时，禁止实施筋膜切开术。缺血时间的长短是判断筋膜切开术是否禁忌的关键。如果组织缺血时间超过6~8小时，再灌注可能会危及生命。坏死的肌肉组织再灌注可导致败血症、高钾血症、酸中毒或急性肾衰竭。如果组织受到严重挤压损伤和严重缺血，建议截肢，而不是行筋膜切开术。

器械

筋膜切开术最好在患者全身麻醉或局部麻醉情况下于手术室内进行。然而，如果病情加重，则可在急诊科的创伤室进行手术。严重的胸部烧伤可引起呼吸道损伤，需要行紧急筋膜切开术。

筋膜切开术所需器械如下：

- 手术刀。
- 大的钝头解剖剪刀。
- 电凝器(手术室设备)。
- 无菌手术衣、手套和洞巾。
- 伤口封闭负压引流(VAC)和大块敷料。

操作流程

获得患者同意并执行安全核查。

小腿筋膜切开术：双切口

双切口筋膜切开术最常用，因为它可以在不形成皮瓣的情况下对所有4个筋膜室进行减压(图11.4)。双切口筋膜切开术采用后内侧和前外侧纵向切口。前外侧切口的目的是开放前外侧筋膜室，后内侧切口的目的则是开放后浅、深筋膜室。每个切口至少12~20cm长，以便充分减压和预防筋膜室综合征的复发。

1.将切口周围的皮肤消毒，铺手术巾。

2.开始在胫骨前嵴和腓骨中间做前外侧切口，从腓骨头的远端大约5cm处向踝关节延伸。通过皮下解剖将切口向深部延伸至深筋膜。

3.识别前筋膜室与外侧筋膜室之间的肌间隔，首先识别并分离小隐静脉和腓浅神经，然后再切开减压筋膜室。

4.减压前筋膜室要参照胫骨前肌的位置，使用手术刀或电凝器从胫骨粗隆远端的外侧向下到踝前切开。然后用组织剪进一步解剖切口，注意不要损伤邻近的神经和肌肉结构。

5.从腓骨头向外踝切开深筋膜，减压外侧筋膜室。

6.后内侧切口距离胫骨内侧缘至少2cm，切口向内踝方向延伸。切口不应切到骨面或附近，否则皮肤收缩时可能会暴露胫骨。

7.在切开皮肤行皮下剥离术时，注意不要损伤隐神经和大隐静脉。一旦分离出，即可向前牵开。

8.在腓肠肌-比目鱼肌复合体上方，用手术刀或电刀切开后浅筋膜室的筋膜，然后用组织剪进一步分离组织。

9.牵开后浅筋膜室结构，以显露后深筋膜室，从比目鱼肌附着点处，在趾长屈肌表面切开后深筋膜，以对后深筋膜室减压。

10.评估筋膜切开术后的肌肉活力。必要时，彻底清除所有缺血或坏死的肌肉组织。

11.以湿纱布填塞伤口后用绷带包扎。皮缘预置间断缝合线，一旦水肿消退，可逐渐封闭创面。创伤VAC系统也可以用于辅助封闭创面及避免进一步水肿。

前臂筋膜切开术

前臂筋膜室减压，可首先做初级弧形切口，以减轻屈肌筋膜室内的压力，如果需要的话，可辅助做背侧直切口，以同时释放伸肌筋膜室内压力(图11.5)。

1.前臂及上臂皮肤准备，包绕上臂消毒铺单。

2.在前臂做弧形切口，切口始于肱骨内髁上，斜行向外下横穿肘窝前方。

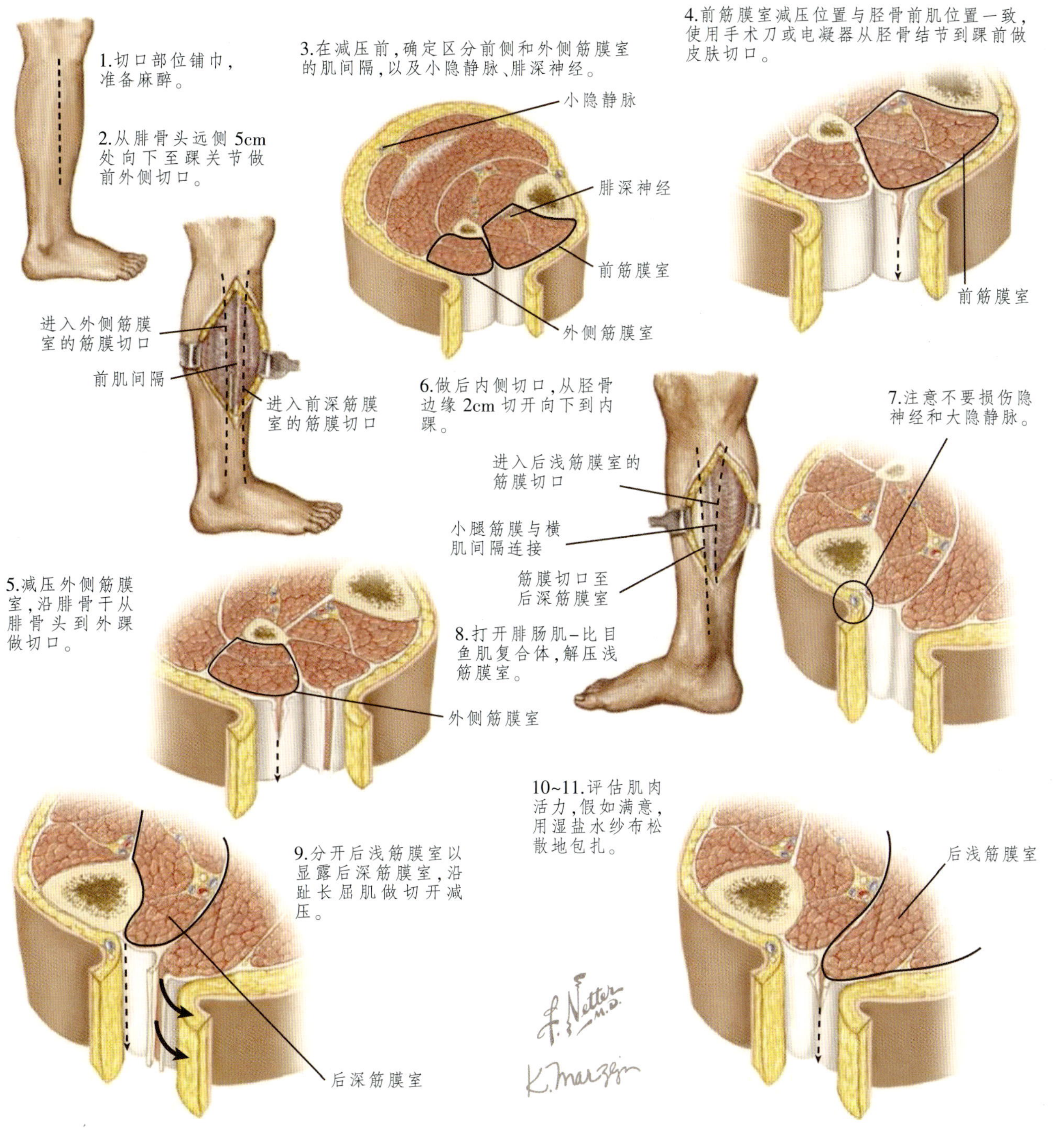

图 11.4　小腿筋膜解剖：双切口。

3.切口经过肘窝后逐渐呈弧形向前臂尺侧延伸，在掌长肌腱的内侧直行至远端。根据需要，切口可跨过手腕屈肌横纹向手部延伸，在大鱼际和小鱼际肌之间沿着掌纹切开，以释放腕管压力。

4.在肘窝，切开肱二头肌腱膜，以解压肱动脉和正中神经。该切口既可以解压正中神经，又能防止在屈侧横纹处形成瘢痕挛缩。

5.切开覆盖在尺侧腕屈肌、指浅屈肌及深层神经血管结构的筋膜，以释放浅层筋膜室压力。牵开指浅屈肌和正中神经，可暴露深层筋膜室内的结构。

6.沿着指深屈肌腱筋膜纵向切开，以释放深层筋膜室压力。

7.如果背侧和外侧筋膜室在首次减压后仍表现出筋膜综合征，则应辅助背侧切口对其进行减压。

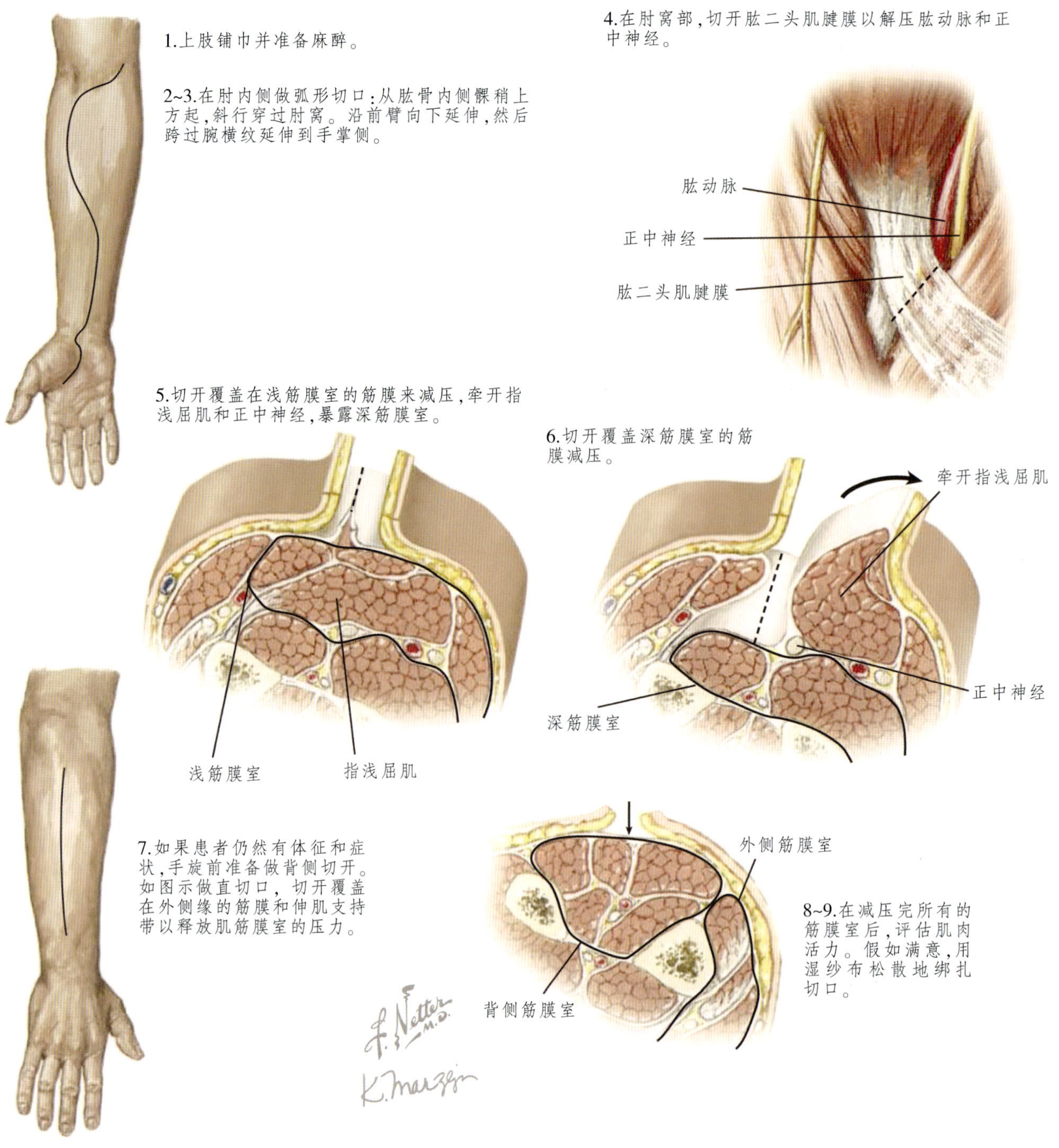

图 11.5 前臂筋膜解剖。

- 前臂旋前,沿腕正中线近侧向肱骨外上髁做直切口。
- 切开外侧筋膜和伸肌支持带上的筋膜,为背侧筋膜室和外侧筋膜室减压。

8.评估筋膜切开术后的肌肉活力。必要时,切除所有缺血或坏死的肌肉组织。

9.以湿纱布填塞伤口后用绷带包扎。皮缘预置间断缝合线,一旦水肿消退,可逐渐封闭创面。伤口VAC系统也可以用于辅助封闭创面及避免进一步水肿。

并发症

筋膜切开术最常见的并发症是术后持续神经功能缺失,同时也可能导致医源性损伤(见下文),但是神经损伤可能是由最初的创伤性损伤和室间隔压力增加引起的缺血造成的。切口部位的感觉改变是筋膜切开术最常见的神经损伤。

神经血管损伤是与筋膜切开术相关的手术并发症，腓动脉和腓浅神经损伤是小腿急诊筋膜切开术最常见的神经血管损伤。正中神经损伤是前臂筋膜切开术最常见的神经血管损伤。通过正确识别切口中的结构，仔细地分离和牵开组织，钝性分离，可以避免这些损伤。如果不完全切开筋膜是无法达到彻底减压的效果的。其他并发症包括再灌注损伤、组织缺血、伤口感染、伤口裂开、瘢痕形成、横纹肌溶解、持续性神经功能缺损和挛缩。所有潜在的并发症都可能导致截肢、脓毒症或死亡。

总结

急性筋膜室综合征是一种危及生命的疾病，如果肢体筋膜室内压力减压失败，可能导致各种肢体损伤及更严重的并发症。筋膜切开术用于治疗急性筋膜室综合征，可以保留肢体，挽救生命。可以在手术室或其他紧急情况下进行。术者需要对该区域的相关解剖结构非常熟悉，才能彻底释放筋膜室内的压力，同时防止与手术相关的神经血管并发症发生。当肢体出现与外表不相匹配的疼痛、感觉异常、麻痹、苍白和无脉搏等临床症状和体征时，应该怀疑是否存在筋膜室综合征。虽然筋膜室内压力的测量结果可以用来确定是否需要行筋膜切开术，但建议一旦怀疑发生筋膜室综合征时，即可预防性切开，以防止进一步可能发生的并发症。同时合理使用抗生素、定期换药、早期关闭创面，可降低术后并发症的风险。

参考文献

Elliott KG, Johnstone AJ. Diagnosing acute compartment syndrome. *J Bone Joint Surg Br.* 2003;85:625–632.

Frink M, Hildebrand F, Krettek C, Brand J, Hankemeieir S. Compartment syndrome of the leg and foot. *Clin Orthop Relat Res.* 2010;468:940–950.

Kalyani BS, Fisher BE, Roberts CS, Giannoudis PV. Compartment syndrome of the forearm: a systemic review. *J Hand Surg Am.* 2011;36:535–543.

Kraugh JF, San Antonio J, Simmons JW, et al. Compartment syndrome performance improvement project is associated with increased combat casualty survival. *J Trauma Acute Care Surg.* 2013;74:259–263.

Marshall ST, Browner BD. Emergency care of musculoskeletal injuries. In: Townsend CM, Beauchamp RD, Evers BM, Mattox KL, eds. *Sabiston's Textbook of Surgery: The Biological Basis of Modern Surgical Practice.* 19th ed. Philadelphia: Elsevier; 2012:480–520.

Mubarak S, Hargens A. *Compartment Syndromes and Volkmann's Contracture.* Philadelphia: WB Saunders; 1981.

Nelson JA. Compartment pressure measurements have poor specificity for compartment syndrome in the traumatized limb. *J Emerg Med.* 2013;44:1039–1044.

Olson SA, Glasgow RR. Acute compartment syndrome in lower extremity musculoskeletal trauma. *J Am Acad Orthop Surg.* 2005;13:436–344.

Patel RV, Haddad FS. Compartment syndromes. *Br J Hosp Med (Lond).* 2005;66:583–586.

Ritenour AE, Dorlac WC, Fang R, et al. Complications after fasciotomy revision and delayed compartment release in combat patients. *J Trauma.* 2008;64:S153–S161.

Simon KB. Fasciotomy. In: Scott-Conner CEH, Dawson DL, eds. *Operative Anatomy.* 3rd ed. Philadelphia: Lippincott Williams & Wilkins; 2009:762–767.

Sise MJ, Shackford SR. Peripheral vascular injury. In: Mattox KL, Moore EE, Feliciano DV, eds. *Trauma.* 7th ed. New York: McGraw Hill; 2013:816–847.

US Department of Defense. *Emergency War Surgery, Third United States Revision.* United States: Prepper Press; 2004:22.9–22.15.

选择题

1.患者，男性，15 岁，在取下足部石膏后，诉右足背部麻木，无法进行背屈及外翻。导致这些神经压迫症状的部位最可能是哪个？

A.腘窝

B.腓骨颈

C.小腿外侧筋膜室

D.小腿前筋膜室

2.患者，女性，25 岁，在发生车祸后被送往急诊部，X 线片显示肱骨桡神经沟处骨折。石膏固定 3 天后，患者主诉上肢剧痛，查体可见手臂肿胀、苍白、皮温低，无法触及桡骨，手臂被动牵拉痛。下列哪种疾病能够解释这些体格检查表现？

A.深静脉血栓

B.胸廓出口综合征

C.筋膜室综合征

D.雷诺病

E.桡神经损伤

（张晟 译 丁自海 校）

第 12 章

鼻出血处理

引言

鼻出血是一种常见病，尽管也可能在成人中发生，但在 2~10 岁的儿童中更为常见。因其存在自限性,鼻出血很少危及生命。大部分鼻出血的发生为孤立事件,但偶尔也会演变成反复发作的问题。

鼻出血最常见的原因是手指抠鼻或环境干燥。鼻出血也可能是由外伤、异物、鼻中隔偏曲、药物、化学刺激物、医疗条件或肿瘤等引起的。鼻中隔偏曲在鼻腔内产生湍涡气流,导致鼻黏膜干燥、破裂。化学刺激物,如可卡因、吸入性皮质类固醇或通过鼻导管输送的氧气,可刺激鼻黏膜并导致鼻出血。可导致鼻出血的疾病包括出血性疾病,如血管性血友病、高血压、酗酒、血小板减少或出血性毛细血管扩张。使用华法林和肝素等药物进行抗凝或抗血小板治疗不会直接导致鼻出血,但如果发生严重鼻出血,则可能加重出血。

鼻出血根据出血起源位置可分为前鼻出血和后鼻出血。前鼻出血占所有鼻出血的绝大部分。据估计,90%的前鼻出血来自克氏丛(Kiesselbach 丛,又称为利氏丛、Little 区)。通过鼻镜检查通常容易发现和控制出血。后鼻出血可能起源于蝶腭动脉,往往与动脉粥样硬化有关,故更常见于老年患者。由于患者吞咽流入咽部的血液,鼻出血可以表现为呕血或黑便。

临床相关解剖学

鼻和鼻腔的用途主要是感知嗅觉并作为空气的通道。为实现这两个功能,鼻腔有丰富的血液供应(图 12.1)。鼻腔的血供来源于颈内动脉和颈外动脉的分支。鼻中隔居于鼻腔中间,其血供双侧对称,由鼻腔的以下动脉供血:眼动脉,是颈内动脉的分支,与视神经同行,并分出两个较小的分支,即筛前动脉和筛后动脉。筛前和筛后动脉随后穿过鼻腔顶壁。筛前动脉穿过筛板,分支供应鼻中隔前部。筛前和筛后动脉在穿过筛板后均分为外侧壁支和鼻中隔支。筛后动脉穿过筛板后两分支均终止于鼻腔。筛前动脉外侧壁支下行至鼻腔后,发出分支与上唇动脉吻合,为上唇供血。

颈外动脉通过上颌动脉和面动脉向鼻腔供血。上颌动脉的终末分支,即蝶腭动脉,为鼻腔外侧壁和鼻中隔后部供血。面动脉发出的上唇动脉进入鼻腔,并与筛前动脉和蝶腭动脉的终末分支汇合。鼻中隔前部的 3 条主要动脉相互汇合,构成 Kiesselbach 丛或 Little 区。上颌动脉发出的腭降动脉,其分支通过腭大管供应鼻腔的侧壁。腭降动脉穿出腭大孔,继续前行向上通过切牙孔,参与鼻中隔前部的血液供应。

适应证

标准的治疗程序对于在急诊室中看到的任何鼻出血事件都可适用。这些治疗方法包括直接压迫止血、局部使用药物和硝酸银烧灼止血。鼻咽部填塞方法仅适用于标准治疗后出血仍不能控制者。填塞方法可以使用鼻用棉片、止血海绵和凝胶或肾上腺素浸湿的纱布。电烧灼用于更为严重的出血,此类出血通常来自鼻咽后部。

禁忌证

首先应对每位患者的气道、呼吸和循环(ABC)进

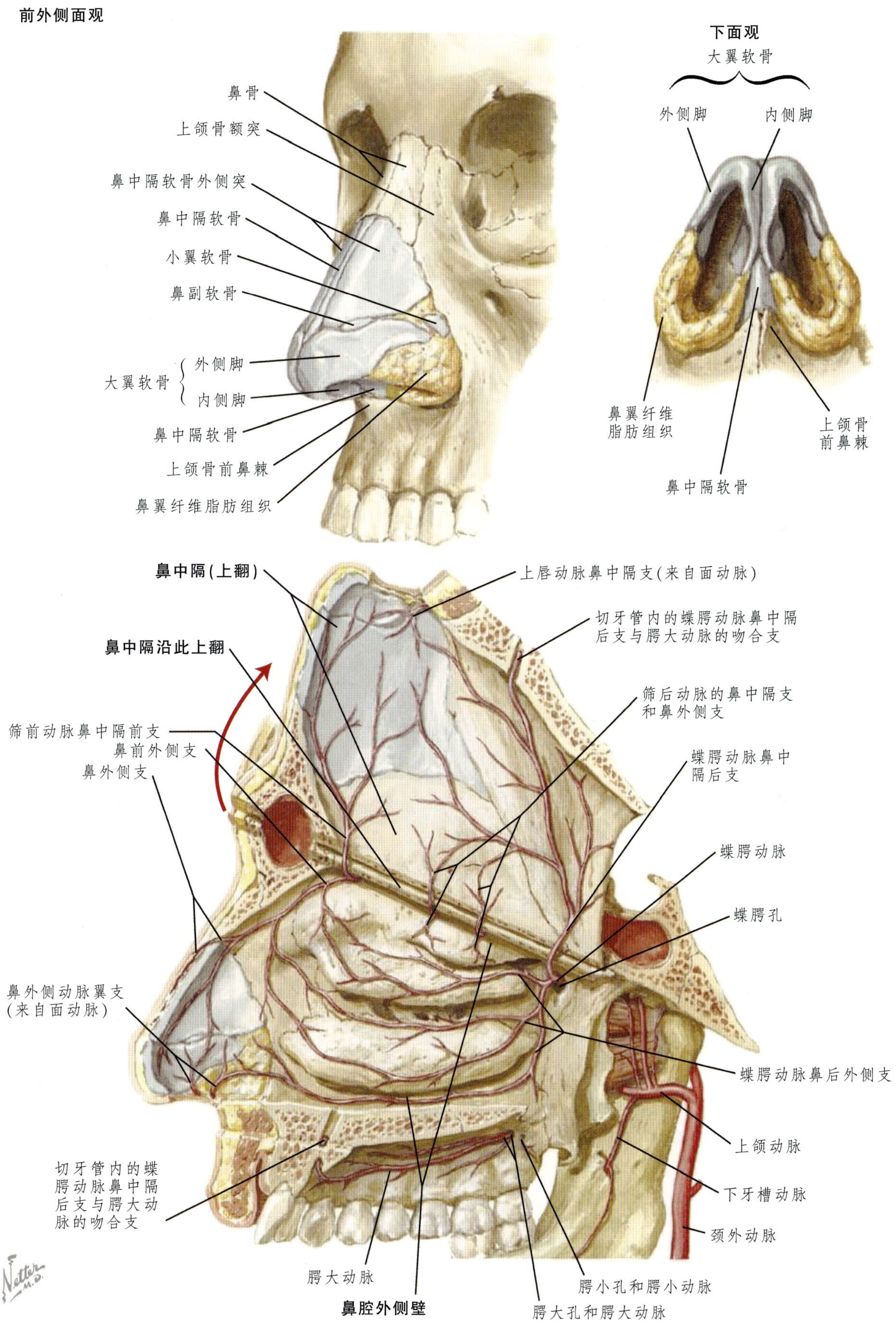

前外侧面观
鼻骨
上颌骨额突
鼻中隔软骨外侧突
鼻中隔软骨
小翼软骨
鼻副软骨
大翼软骨
外侧脚
内侧脚
鼻中隔软骨
上颌骨前鼻棘
鼻翼纤维脂肪组织
下面观
大翼软骨
外侧脚
内侧脚
鼻翼纤维
脂肪组织
上颌骨
前鼻棘
鼻中隔软骨
鼻中隔(上翻)
上唇动脉鼻中隔支(来自面动脉)
切牙管内的蝶腭动脉鼻中隔
后支与腭大动脉的吻合支
鼻中隔沿此上翻
筛后动脉的鼻中隔支
和鼻外侧支
筛前动脉鼻中隔前支
鼻前外侧支
鼻外侧支
蝶腭动脉鼻中
隔后支
蝶腭动脉
蝶腭孔
鼻外侧动脉翼支
(来自面动脉)
蝶腭动脉鼻后外侧支
上颌动脉
下牙槽动脉
颈外动脉
切牙管内的蝶
腭动脉鼻中隔
后支与腭大动
脉的吻合支
腭大动脉
腭小孔和腭小动脉
鼻腔外侧壁
腭大孔和腭大动脉
F. Netter M.D.

图 12.1　鼻解剖。

行评估。如果患者由于严重的鼻出血而血流动力学不稳定，首要治疗是集中使用液体或血液制品进行复苏，同时对出血的鼻孔直接加压。进一步治疗必须等待患者情况稳定后方可实施。气道管理或机械通气较维持血容量和止血更为优先。在存在鼻骨或筛板骨折的情况下，禁止进行后鼻孔填塞。

器械

鼻出血的治疗通常仅需要很少的设备。可能需要也可能不需要局部麻醉，但如果需要，建议使用0.05%羟甲唑啉和4%利多卡因的1:1混合物。更专业的治疗方法所需的设备通常都是预先准备的。然而，对于常规的鼻出血，常需以下物品：

- 手套。
- 纱布。
- 鼻镜或内镜。
- 棉签拭子。
- 麻醉药品。
- 局部血管收缩剂。
- 硝酸银。

操作流程

获得患者知情同意，进行术前准备(图12.2)。

1.将患者置于直立位置，头部略微向前倾斜，以减少鼻腔中的静脉压力和吞咽的血液量，以免患者发生恶心和呕血。

2.让患者擤鼻，以去除任何可能阻止血管收缩剂进入所需部位的血凝块。

3.一旦去除了主要的血凝块，将血管收缩剂如去甲肾上腺素或羟甲唑啉用于鼻腔，使用喷雾剂或棉签拭子均可。

4.当药物起作用时，将鼻翼压迫到鼻中隔上，以对出血处施加压力(但避免挤压鼻骨)，压迫10~15分钟。应提醒患者用口呼吸。

5.重新评估出血情况。如果继续出血，再次使用血管收缩剂并压迫鼻翼止血。

6.压迫一轮后，用含有肾上腺素(1:10 000)或去氧肾上腺素的纱布填塞鼻腔以帮助血管收缩。

7.如果两轮血管收缩剂应用和纱布填塞压迫仍无法控制出血，下一步是化学烧灼。

8.使用负压吸引和鼻镜检查或内镜检查确定出血的部位。盲目烧灼会造成更多的伤害。

9.在烧灼前需麻醉目标区域。使用棉签拭子涂抹0.05%羟甲唑啉和4%利多卡因的1:1混合物麻醉。一旦麻醉生效，用棉签和硝酸银烧灼黏膜。

10.如果烧灼后出血仍未控制，应立即采取其他治疗方案，包括鼻腔填塞、气囊压迫、动脉结扎、电烧灼或血管栓塞等。后鼻孔填塞应在前鼻孔填塞失败后方可使用。

- 如果进行烧灼，建议患者使用盐水清洗。如果进行烧灼或填塞，患者可使用短期抗生素。
- 如果放置填塞物，应在2~3天内对患者进行随访，取出填塞物。

解剖学要点

没有准确烧灼出血血管或Kiesselbach丛(如果涉及)的话，则无法止血。筛板骨折后填塞有可能导致填塞物进入颅内。

并发症

鼻出血的并发症包括：

- 感染。
- 鼻中隔血肿或穿孔。
- 鼻窦炎。
- 误吸。
- 毒性休克综合征(如果使用填塞或其他植入物)。
- 鼻中隔穿孔，这可能与双侧鼻中隔黏膜烧灼有关。
- 复发性鼻出血。
- 缺氧。
- 血管性迷走神经发作。
- 低血压。
- 如果气囊破裂，误吸气囊内容物。

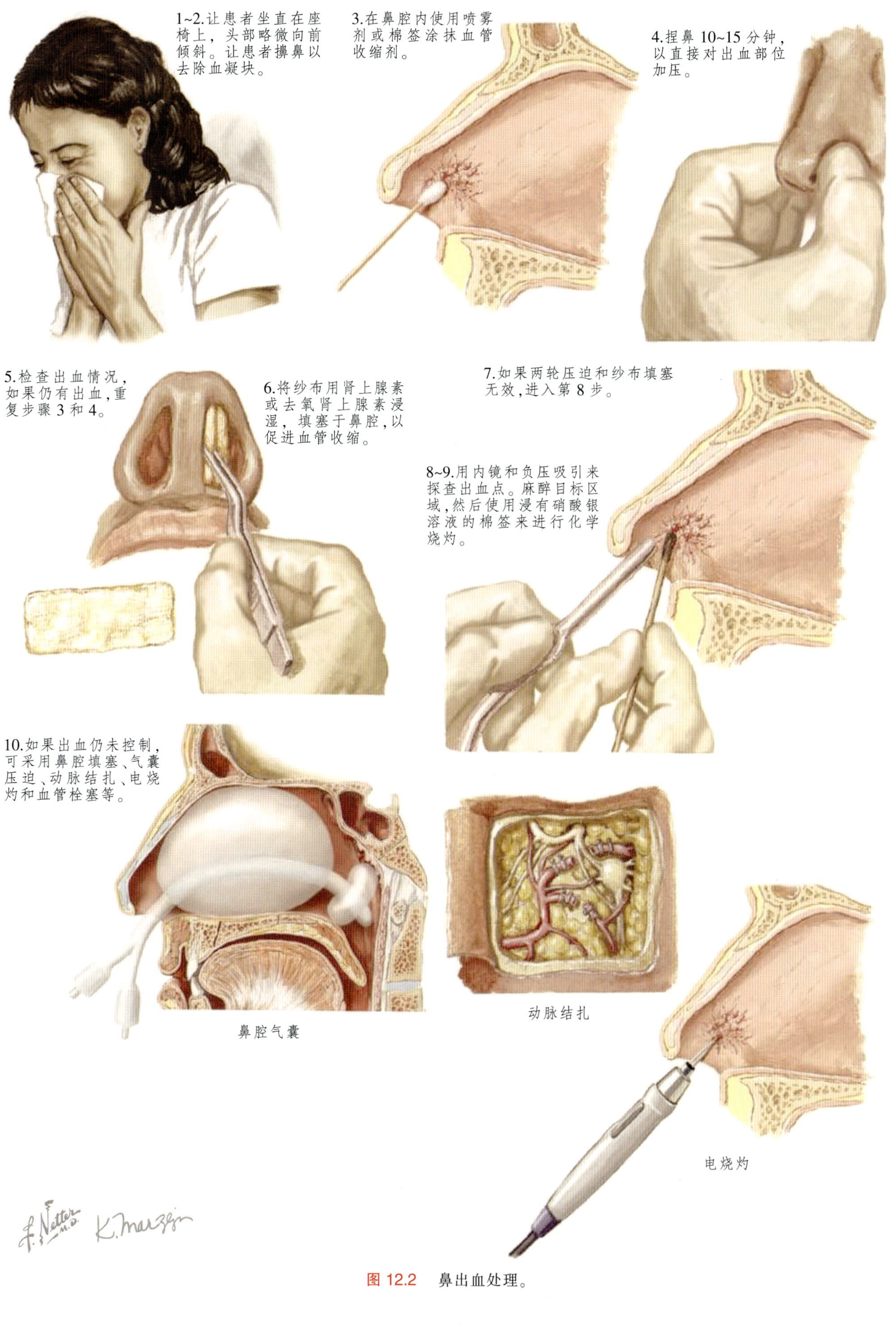
1~2.让患者坐直在座椅上，头部略微向前倾斜。让患者擤鼻以去除血凝块。
3.在鼻腔内使用喷雾剂或棉签涂抹血管收缩剂。
4.捏鼻 10~15 分钟，以直接对出血部位加压。
5.检查出血情况，如果仍有出血，重复步骤 3 和 4。
6.将纱布用肾上腺素或去氧肾上腺素浸湿，填塞于鼻腔，以促进血管收缩。
7.如果两轮压迫和纱布填塞无效，进入第 8 步。
8~9.用内镜和负压吸引来探查出血点。麻醉目标区域，然后使用浸有硝酸银溶液的棉签来进行化学烧灼。
10.如果出血仍未控制，可采用鼻腔填塞、气囊压迫、动脉结扎、电烧灼和血管栓塞等。
鼻腔气囊
动脉结扎
电烧灼

图 12.2　鼻出血处理。

总结

鼻出血属于急性事件，通常发生在 2~10 岁和 45~65 岁人群。大多数鼻出血是自限性的，预后通常很好。从解剖学上讲，大多数出血来自鼻腔前部，由多处来源的血管形成的 Kiesselbach 丛，只有一小部分由鼻腔后部血管引起。鼻出血的治疗通常仅需要直接压迫，但取决于出血的严重程度，可能需要采取进一步的措施，如烧灼、填塞、动脉结扎或栓塞等方法。鼻出血检查通常用于反复鼻出血的患者，或者有血友病或凝血病等血液病家族史的患者。

参考文献

Lustig LR, Schindler JS. Ear, nose, and throat disorders. In Papadakis M, McPhee SJ, Rabow MW, eds. *Current Diagnosis and Treatment 2015*. New York: McGraw Hill; 2014.

Summers SM, Bey T. Epistaxis, nasal fractures, and rhinosinusitis. In Tintinalli J, Stapczynski J, Ma OJ, eds. *Tintinalli's Emergency Medicine: A Comprehensive Study Guide*, 7th ed. New York: McGraw Hill; 2010.

选择题

1.患者，男性，21 岁，由于鼻中隔严重出血被送往急诊室。出血区为 Kiesselbach 丛(或 Little 区)，主要涉及以下哪些动脉之间的吻合？

A.腭升动脉和咽升动脉

B.后上牙槽动脉和脑膜副动脉

C.筛后动脉和脑膜中动脉的侧支

D.蝶腭动脉和上唇动脉的鼻中隔支

E.腭降动脉和咽动脉扁桃体分支

2.患者，男性，57 岁，由于鼻中隔严重出血被送往急诊室。以下哪一项最可能是鼻出血的原因？

A.抠鼻

B.高血压

C.血友病

D.特发性血小板减少性紫癜

(彭浒 译 丁自海 校)

第 13 章

心包穿刺术

引言

心脏压塞是一种危及生命的急症，需要立即做出诊断和有效治疗。心包穿刺术是一种引流心包腔（心包囊）内过量液体的方法。

心包积液可能由于创伤、恶性肿瘤、感染或心肌破裂而发生。当渗出液导致心脏压塞时，心包腔压力显著增加，抑制心脏扩张。患者可能表现出部分或全部典型的 Beck 三联征：低血压、颈静脉怒张、心音遥远和低沉。心电图（ECG）通常表现为窦性心动过速、低电压、PR 压低和电交替。起初，心脏的代偿机制如心率增加、动脉收缩和静脉收缩有助于维持心排血量。当这些代偿机制失效时，心脏充盈和心排血量急剧减少，导致休克和心脏停搏。从心包腔去除少量的液体，有助于稳定血流动力学不稳定的患者，直到可以实施诸如心包开窗术这样的确定性治疗为止。

多年来，心包穿刺术的技术已经得到了广泛的发展。超声引导下心包穿刺术的引入降低了手术并发症的发生率。然而，在很多情况下，如果超声不可用时，可能仍需采用传统的盲穿法。在使用超声扫描引导或传统的（体表位）标志定位技术时，对操作过程中遇到的相关解剖结构有深刻的临床理解是十分重要的。

临床相关解剖学

心包和心脏都属于中纵隔器官（图 13.1）。心包囊是包绕心脏的双层膜（图 13.2）。心包外周的膜为纤维层，由包含胶原蛋白和弹性蛋白的纤维组织构成。纤维层在上方黏附于大血管根部，下方黏附于膈肌的中心腱，前方黏附于前纵隔和胸骨。浆膜心包黏附于心包纤维层内表面（壁层）和心表面（脏层）。在心包的内脏层和壁层之间的间隙称为心包腔，含有 15~50mL 浆液，作为给心脏减速的减震器和心脏无摩擦运动的润滑剂。

心包受胸内脏神经传入纤维的广泛支配，受膈神经支配的程度较小。因而，此区域的炎症可引起严重的疼痛。此外，几个重要结构均与心脏有密切的解剖关系，在进行心包穿刺时必须加以考虑（图 13.2）。此时如失误，有可能使胸膜、肺脏、膈膜和肝脏均处于危险之中。

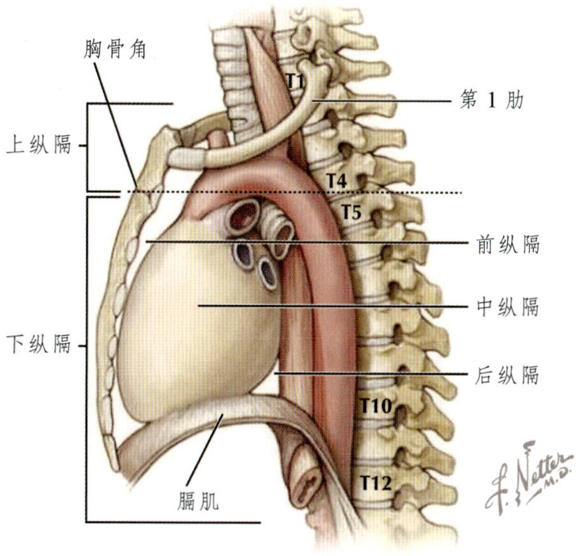

图 13.1 心包和心脏位于中纵隔，胸骨后。注意胸骨、膈肌和心脏之间的关系。

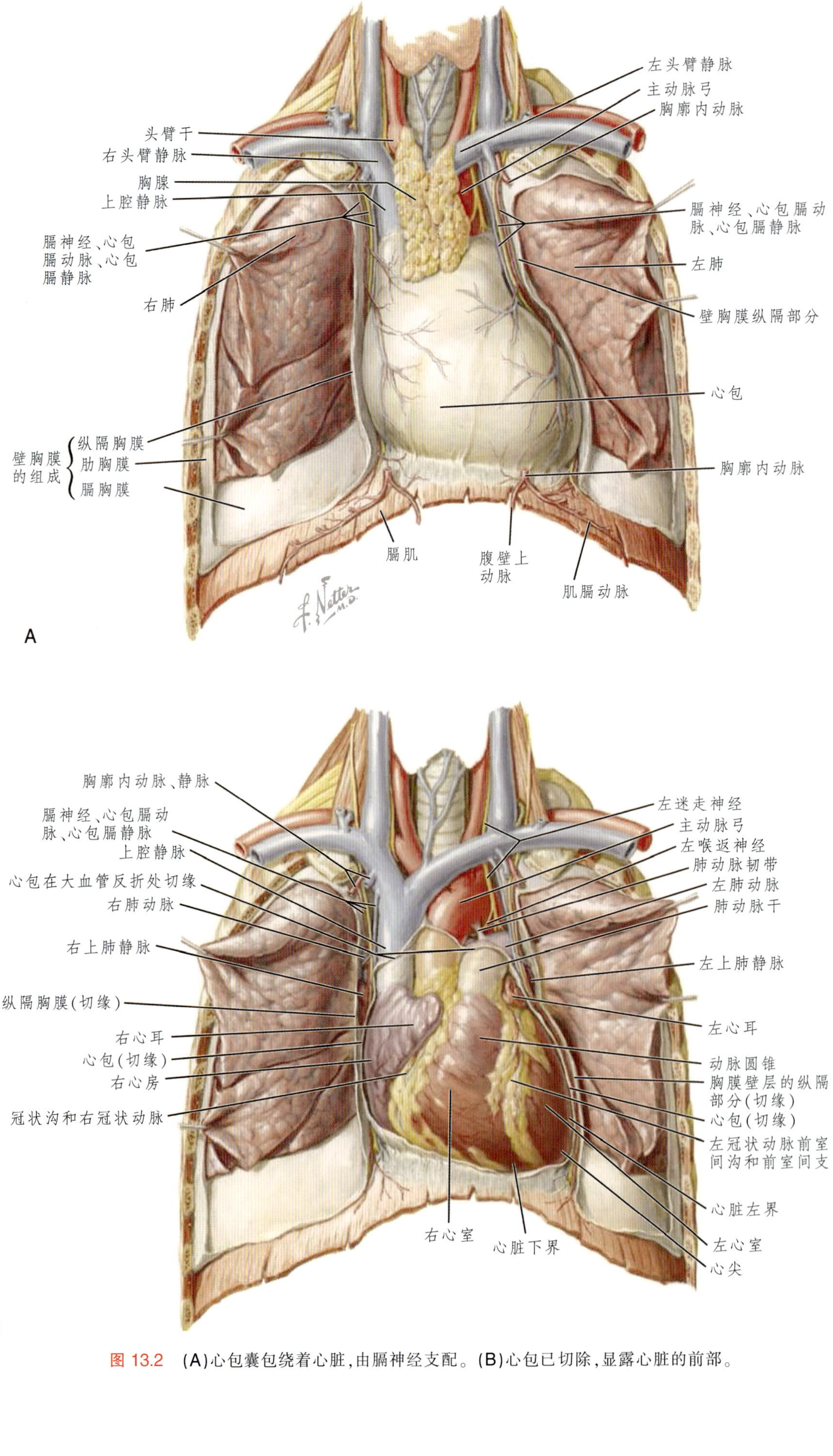

图 13.2 (A)心包囊包绕着心脏,由膈神经支配。(B)心包已切除,显露心脏的前部。

心电图改变

心电图引导的心包穿刺术已经过时。然而，由于心律失常可能发生并可能需要立即治疗，需要持续心电图监测。这种监测是通过将一个鳄鱼夹从心前区的一个心电图引线连接到心包穿刺针的远端来实现的。如果针头与紧贴心脏的心包接触，当心包囊中不存在液体时，可以看到 ST 段或 PR 段抬高。如果针头与心室肌接触，则在 ST 段明显抬高的同时，存在多个宽而复杂的心室异位搏动波。如果看到这种模式，针头应该退出几毫米。对于既往心肌梗死已形成瘢痕组织的患者和转移性肿瘤的患者，心电图观察结果的提示作用有限。因为问题区域存在心电静默，当针刺该区域时可能不会显示损伤电流。

适应证

心包穿刺术适用于诊断和治疗。

诊断性心包穿刺术

诊断性心包穿刺术是非紧急操作，用于抽取心包液。心包液分析有助于诊断恶性肿瘤和病毒性或细菌性心包炎。心包液的 pH 值可以帮助区分炎症和非炎症过程。心包液培养可以用于细菌性感染，或用于检查肿瘤细胞。

治疗性心包穿刺术

治疗性心包穿刺术可以是紧急或非紧急操作。非紧急情况下，心包穿刺术可用于姑息性或预防性治疗。紧急情况下的心脏压塞，包括心脏停搏、无脉搏肌电活动、液体复苏难以治疗的低血压或创伤性出血，都需要治疗性引流（图 13.3）。虽然一些专家建议对创伤性心脏压塞的患者实施急诊开胸手术，但心包穿刺术可以提供暂时的缓解，直至能够实施确定性治疗。抽吸出 10~50mL 的心包液，可显著改善心排血量。然而，对于创伤性出血性心脏压塞，如血液积聚速度太快，心包穿刺术是无法作为确定性治疗的。此时，应在心包穿刺术之后，立即实施开胸手术。

禁忌证

对于血流动力学不稳定的患者，实施心包穿刺术没有绝对的禁忌证。对于心包积液尚未进展为心脏压塞的患者，血小板减少和抗凝治疗是相对禁忌证。其他相对禁忌证包括：胸腹手术、人工心脏瓣膜、心脏起搏器或心肺复苏设备差。

器械

• 60mL 注射器。

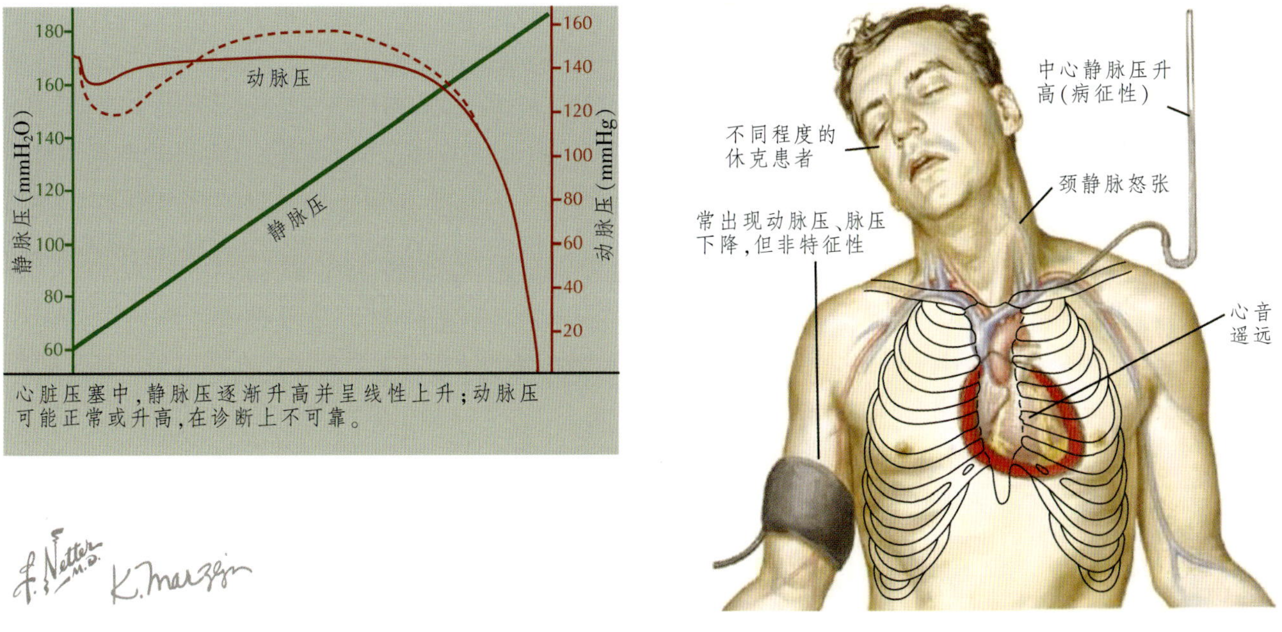

图 13.3　胸骨旁心包穿刺术。

- 18号脊椎穿刺针。
- 扩张器。
- 8号猪尾导管。
- J头导丝。
- 10mL注射器、25号针头。
- 局部麻醉剂(1%~2%利多卡因)。
- 消毒液。
- 无菌巾。
- 无菌衣和手套。
- 超声仪。

操作流程

如果可能的话,获得患者的同意,并执行安全核查。穿上适当的个人防护衣。操作应在无菌条件下实施。

胸骨旁入路

超声引导的胸骨旁入路提供了最稳定和最可控的心包穿刺法。它避开了重要的结构,如膈肌、膈神经和肝脏。在没有现成超声设备的紧急情况下,仍然可以使用传统的盲穿法进行心包穿刺术。下列步骤描述了用于心包穿刺的超声引导胸骨旁入路(图13.4)。

1.无论术前、术中和术后,都要持续监测患者的生命体征(血压、心率和呼吸频率)和心电图。

- 如果已行中心静脉置管(见第3章),也可以监测中心静脉压。
- 在非紧急情况下,应使用超声评估积液的多少、分布和血流动力学影响。

2.使用超声探头(换能器)定位能收集最多的积液信息、最靠近超声探头的穿刺点。在胸骨旁入路,此点应位于胸骨旁第5肋间隙。应注意避免损伤紧邻穿刺点外侧的胸廓内动脉。

3.用氯己定溶液消毒胸前壁和上腹部,而后铺无菌巾。

4.于穿刺点实施局部麻醉(1%~2%利多卡因)。

5.在肋骨上缘穿刺,以避开下缘的神经血管束。

6.于预定部位刺入套管针,并在超声引导下向积液方向推进,使其安全地穿过不同的组织层次。边进针边抽吸,以判断是否到达积液处。

7.套管针进入积液后,继续前进2mm。继续向前推进套管,同时退出针芯。

8.注入气泡盐水以确认套管的适当位置。如果超声在心包腔内看到气泡,即可确认套管位于正确位置。

9.经套管将J头导丝置入心包腔。退出套管,将导丝留在原位。

10.沿着导丝使用皮肤扩张器扩张针道。退出扩张器,沿着导丝将一条光滑的猪尾导管置入心包腔。

11.退出导丝,连接引流导管和收集袋,引流出心包积液。

替代方法

剑突下入路

当超声心动设备不可用的情况下,建议使用剑突下入路实施心包穿刺术。于胸骨剑突和左侧肋缘之间,向左肩方向,与水平面呈45°角刺入穿刺针。针头穿过皮肤、浅筋膜、腹直肌前鞘和左侧腹直肌,然后穿过腹直肌后鞘、膈肌中心腱和纤维性心包,进入心包腔。

在没有超声引导的情况下,剑突下入路是实施紧急心包穿刺术较为安全的入路。由于针头进入纤维性心包并与膈肌直接接触,胸膜损伤的风险降低。然而,剑突下入路并发症的发生率和死亡率较高。主要风险包括膈神经、膈肌或肝脏损伤,以及可能的结肠穿孔或胃穿孔等。

心尖入路

心包穿刺术的心尖入路仅用于非紧急情况。于心尖冲动外侧1cm处,向患者的右肩方向,将针刺入肋间隙。心包囊在此处位置表浅,横径相对较大。此区域不存在包括胸膜在内的重要结构,风险相对较小。

除了心包囊位置表浅之外,心尖入路相比胸骨旁和剑突下入路,还有多种优点。左心室与右心室不同,由于室壁较厚,不易发生严重的穿透伤。总体而言,心尖入路降低了胸膜、心肌、肝脏或肺脏损伤的风险。

解剖学要点

剑突

在剑突下入路中,剑突的触诊有时是困难的。在查体时容易触及肋缘,可用于预测剑突的位置。

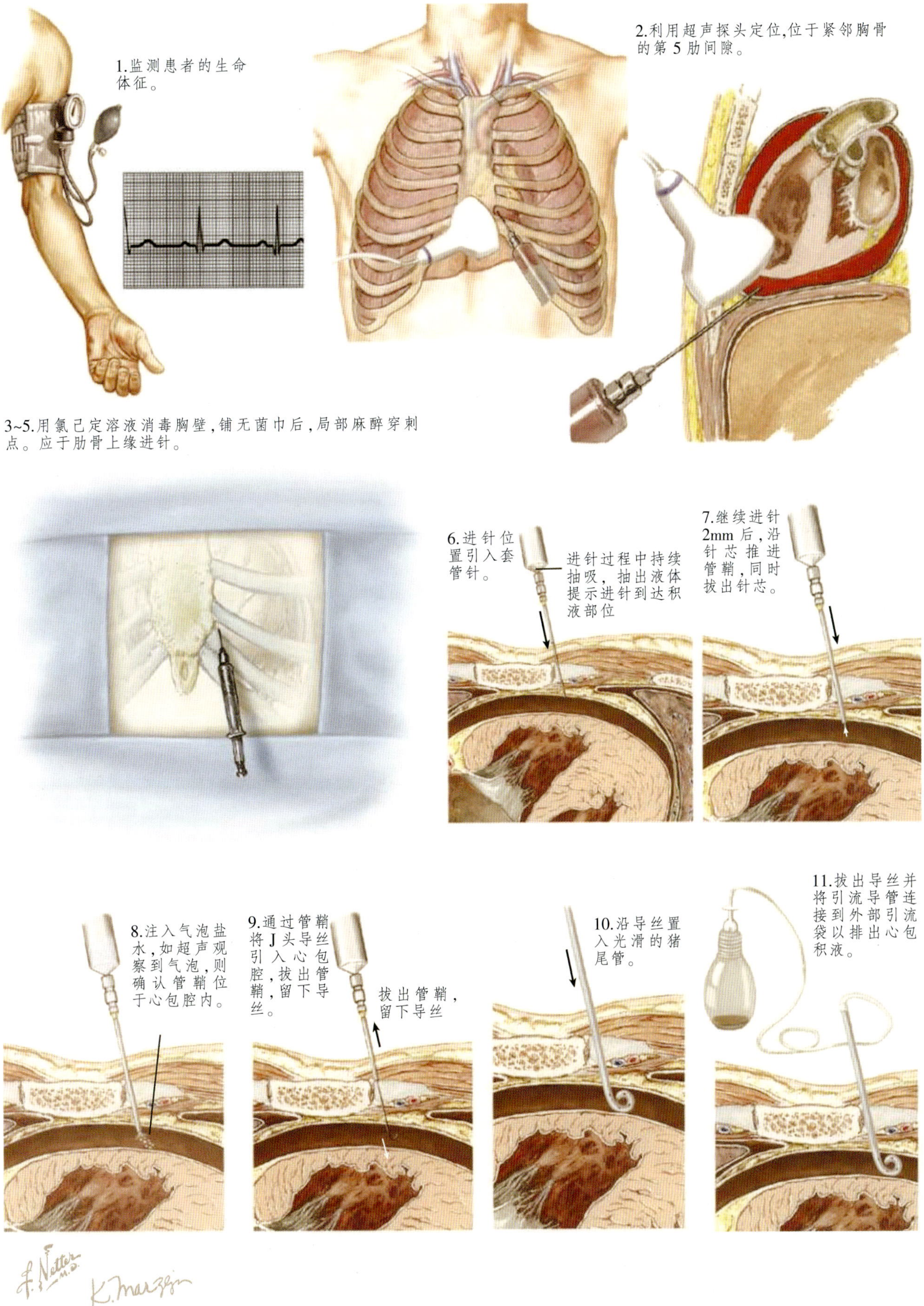
1.监测患者的生命体征。
2.利用超声探头定位,位于紧邻胸骨的第 5 肋间隙。
3~5.用氯己定溶液消毒胸壁,铺无菌巾后,局部麻醉穿刺点。应于肋骨上缘进针。
6.进针位置引入套管针。
进针过程中持续抽吸,抽出液体提示进针到达积液部位
7.继续进针 2mm 后,沿针芯推进管鞘,同时拔出针芯。
8.注入气泡盐水,如超声观察到气泡,则确认管鞘位于心包腔内。
9.通过管鞘将 J 头导丝引入心包腔,拔出管鞘,留下导丝。
拔出管鞘,留下导丝
10.沿导丝置入光滑的猪尾管。
11.拔出导丝并将引流导管连接到外部引流袋以排出心包积液。

图 13.4 心包穿刺术。

心包

心包囊可以扩展至容纳2~3L液体。慢性积液引起心包腔内压力逐渐增加,急性积液达100mL可导致压力突然升高。这可能引起心脏压塞和心排血量突然下降。心包囊也受膈神经的广泛支配,因此当穿刺针触及心包时,患者会感到剧烈的疼痛。

肝脏

肝左叶与胸骨剑突解剖关系密切。使用剑突下入路时,进针方向应与水平面呈45°角以避免损伤肝脏。小于45°角的穿刺可能损伤肝脏和胃。当以适当的角度进针时,穿刺针将进入心包膈部,避开膈肌和腹腔内器官。

右心室和右缘动脉

使用剑突下和胸骨旁入路穿刺时,可能会遇到薄壁右心室。在剑突下入路,穿刺针进入心包膈膜表面,其覆盖右心室的锐角,右冠状动脉的右缘动脉沿其走行。心包膈面、右心室和右缘动脉之间关系密切,可能增加右心室穿孔和右缘动脉损伤的风险。

进针方向

在剑突下入路中,如果针头朝向右肩胛骨的尖端(下角),则穿入右心室的风险很大。采用心尖入路,如穿透左心室则有引起心室颤动的风险。穿刺针进出应始终位于同一平面。任何侧向运动都可能撕裂其穿过的各种结构。

并发症

心包穿刺术通常在心包有较大压力的紧急情况下实施,在很多情况下是盲目的,医生应该意识到潜在的并发症。超声引导显著降低了心包穿刺术的并发症发生率。目前的研究报道,并发症发生率低至4%,而之前的盲法心包穿刺术的并发症发生率为20%~40%。

心包穿刺术最常见的并发症是抽不到液体(干抽),当针头被血栓或皮栓堵塞时常会发生。在胸骨旁入路中,穿刺针刺入肋软骨也可以堵塞针头。通常通过重新定位或冲洗穿刺针来解决。在某些情况下,心包积液可能位于后外侧,难以经剑突下或胸骨旁入路取液。在这种情况下,心尖入路可能有助于避免干抽。

心室和冠状血管撕裂是心包穿刺术的罕见并发症。右心室穿孔比左心室和心房穿孔更常见。穿孔的潜在后果是心包积血和死亡。使用剑突下和胸骨旁入路,右冠状动脉分支有损伤的风险,尤其是剑突下入路,当针头没有指向左肩胛骨尖端时更是如此。

心律失常可能是心包穿刺术的严重并发症。已知心室颤动是由右心室或左心室穿刺引起的。尽管如此,严重心律失常的发生率极低。虽然室性早搏很常见,但是当穿刺针进入心包时,严重的心律失常仍然是罕见的并发症。

心尖和胸骨旁入路,已经报道有发生气胸和心包积气的病例。然而,这些并发症的临床后果并不常见。心包穿刺术的其他罕见并发症包括胸腔积血、动脉出血、感染和腹部或肩部疼痛等。

总结

由急诊医生实施的心包穿刺术是一种救生技术。通过缓解心包腔内的压力,危及患者生命的心脏压塞症状可能稳定。心包穿刺术可用于紧急治疗和诊断。虽然该操作的并发症较少,但是拥有相关解剖知识和操作技术,有助于降低并发症的发病率。

参考文献

Callahan J, Seward J, Tajik A. Cardiac tamponade: pericardiocentesis directed by two-dimensional echocardiography. *Mayo Clin Proc.* 1985;60:344–347.

Fitch MT, Nicks BA, Pariyadath M, et al. Videos in clinical medicine. Emergency pericardiocentesis. *N Engl J Med.* 2012;366:e17.

Imazio M, Adler Y. Management of pericardial effusion. *Eur Heart J.* 2013;34:1186–1197.

Krikorian JG, Hancock EW. Pericardiocentesis. *Am J Med.* 1978;65:808–814.

Lee TH, Ouellet JF, Cook M, et al. Pericardiocentesis in trauma: a systematic review. *J Trauma Acute Care Surg.* 2013;75:543–549.

Loukas M, Walters A, Boon JM, et al. Pericardiocentesis: a clinical anatomy review. *Clin Anat.* 2012;25:872–881.

Maisch B, Seferović PM, Ristić AD, et al. Guidelines on the diagnosis and management of pericardial diseases: executive summary. Task Force on the Diagnosis and Management of Pericardial Diseases of the European Society of Cardiology. *Eur Heart J.* 2004;25:587–610.

Tsang TS, Emroquez-Sarano M, Freeman WK, et al. Consecutive 1127 therapeutic echocardiographically guided pericardiocenteses: clinical profile, practice patterns, and outcomes spanning 21 years. *Mayo Clin Proc.* 2002;77:429–436.

Tsang TS, Freeman WK, Sinak LJ, Seward JB. Echocardiographically guided pericardiocentesis: evolution and state-of-the-art technique. *Mayo Clin Proc.* 1998;73:647–652.

选择题

1.患者,男性,35岁,因严重胸痛、呼吸困难、心动过速、咳嗽和发热入院。放射学检查显示明显的心包积液。当进行心包穿刺时,使用剑突下入路进针,针穿刺太深,穿透脏层心包并进入心脏。以下哪个腔室最有可能第一个被针穿透?

A.右心室

B.左心室

C.右心房

D.左心房

E.左心尖

2.患者,女性,42岁,从公寓的阳台上坠落后被送往急诊室。体格检查中,没有听到心音,收缩压降低,颈静脉充血。以下哪项操作可以缓解上述情况?

A.在肋骨上缘插入胸腔引流管

B.中心静脉插管

C.留置鼻胃管

D.胸腔穿刺术

E.心包穿刺术

3.患者,52岁,因严重的胸痛入院。心电图和X线检查提供了明显的心肌梗死和心脏压塞的证据。必须进行紧急心包穿刺术。最好在下列哪个位置进针以减轻心脏压塞?

A.右侧腋中线第7肋间隙

B.左侧锁骨中线第5肋间隙

C.胸骨右侧1英寸第3肋间隙

D.胸骨左侧1/2英寸第6肋间隙

E.听诊三角

4.对于问题3中的患者,在穿刺过程中最可能出现的并发症是以下哪一种?

A.干抽

B.冠状血管撕裂伤

C.室性心动过速

D.气胸

E.腹部和肩部疼痛

5.患者,男性,27岁,胸骨左侧几厘米处的第3肋间隙区域存在小口径子弹伤。患者被送入急诊室,在病历上记录了“Beck三联征”。以下哪一项属于“Beck三联征”的特征?

A.左肺动脉、左主支气管和食管受损

B.患者胸膜腔出血,肺部塌陷,纵隔移位到胸腔右侧

C.患者心音低沉,脉压降低,中心静脉压增加

D.患者有明显的舒张期排空障碍、呼吸困难和主动脉弓扩张

E.左肺已经塌陷,存在反常呼吸,心脏和气管向左侧移位

(张策 译　丁自海 校)

第 14 章

中心静脉置管术

引言

对于血容量不足和(或)重症患者,建立血管通路并给予复苏支持,以及在创伤病例中采取适当的紧急预防措施,是确保气道安全和呼吸恢复后管理的基础。在危重患者中可以使用各种血管通路,应首先尝试外周静脉通路,但如果仍无法维持正常血容量,则应尝试进行中心静脉通路。中心静脉通路能提供液体复苏,并且可以监测血流动力学变化,并提供药物和营养支持。

中心静脉通路可在容易通过表面解剖识别且位置较恒定的深静脉(即颈内静脉、锁骨下静脉和股静脉)建立。

临床相关解剖学

在进行中心静脉置管术前,全面了解相关解剖结构的毗邻关系非常重要。了解静脉解剖结构和附近的解剖标志有助于快速定位常用血管,避免邻近结构的潜在并发症。

锁骨下静脉

锁骨下静脉是腋静脉的直接延伸(图 14.1A)。它从第 1 肋的外缘延伸到前斜角肌的内侧缘。锁骨下静脉与颈内静脉汇合形成头臂静脉,然后左、右头臂静脉汇合形成上腔静脉。锁骨下静脉位于锁骨内侧 1/3 和锁骨下肌的深面,锁骨下动脉的前下方,前斜角肌和膈神经前方,第 1 肋骨和胸膜顶的上方。锁骨内侧 1/3 与锁骨下静脉之间的毗邻关系可作为中心静脉置管术的有用标志。

颈内静脉

颈外静脉和颈内静脉都可以进行中心静脉置管术。颈内静脉在颅底部的颈静脉孔连接乙状窦,主要收集颅内静脉血。颈内静脉在颈动脉鞘内胸锁乳突肌的深面下行,于锁骨胸骨交界处的后面与锁骨下静脉远端汇合。在颈动脉鞘内,颈内静脉位于颈总动脉和迷走神经的前外侧。

用于定位颈内静脉的解剖标志包括胸骨的颈静脉切迹、胸锁乳突肌和锁骨。颈内静脉体表投影位于胸锁乳突肌的两个头和锁骨上缘形成的小三角形的顶点(图 14.1B)。

股静脉

股静脉也可用于中心静脉置管术。该静脉周围的解剖结构毗邻关系比颈内静脉和锁骨下静脉简单,所以对于有股动脉脉搏的患者,套管很容易插入股静脉,且发生危及生命的并发症的风险最小。股静脉是腘静脉的直接延伸,在股三角内上行,于腹股沟韧带水平延伸为髂外静脉。在股血管鞘内,股静脉在股动脉的内侧伴行,而淋巴管在二者之间走行。在穿过腹股沟韧带成为髂外静脉之前,股静脉还接受来自股深静脉和大隐静脉的静脉回流(图 14.1C)。插入股静脉的中心静脉导管应该靠近腹股沟韧带下方进行,因为动脉和静脉的毗邻关系在腹股沟韧带的远侧发生变异,股动脉有可能位于股静脉的前部。

A.锁骨下静脉解剖

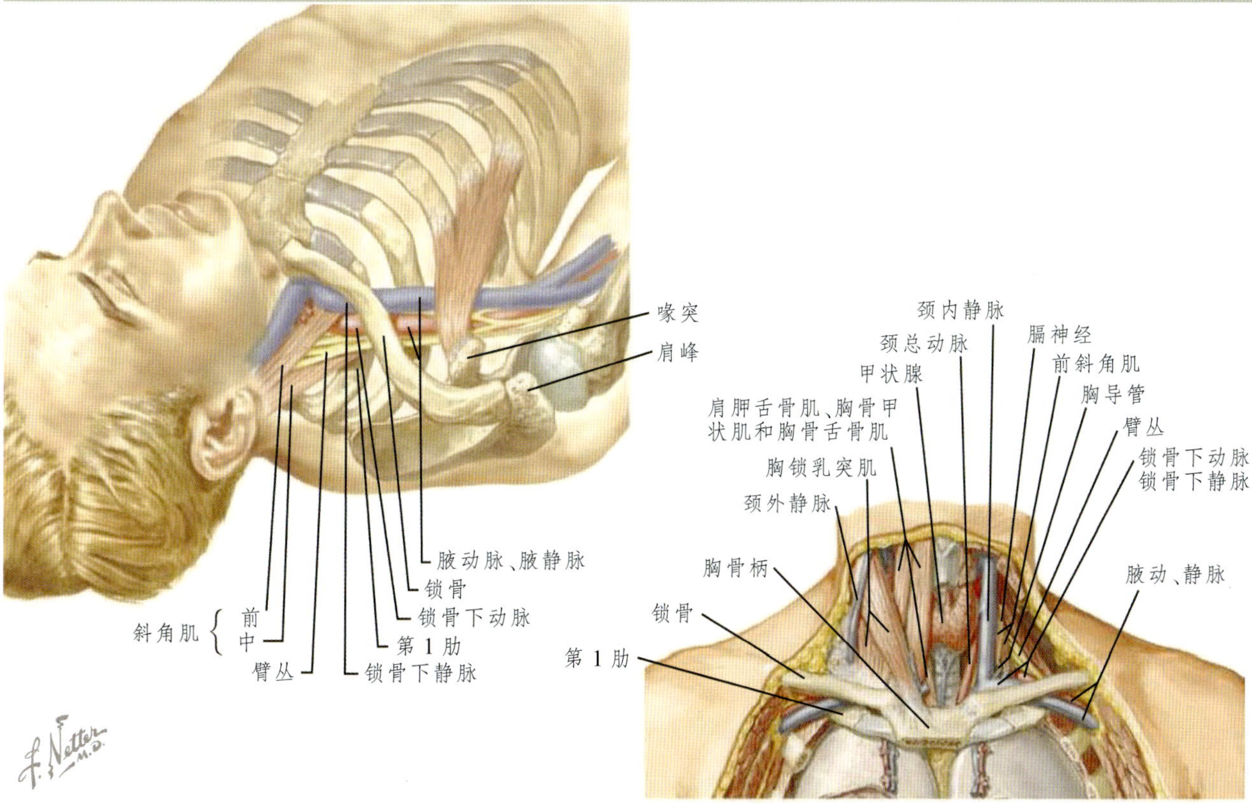

B.颈内静脉解剖

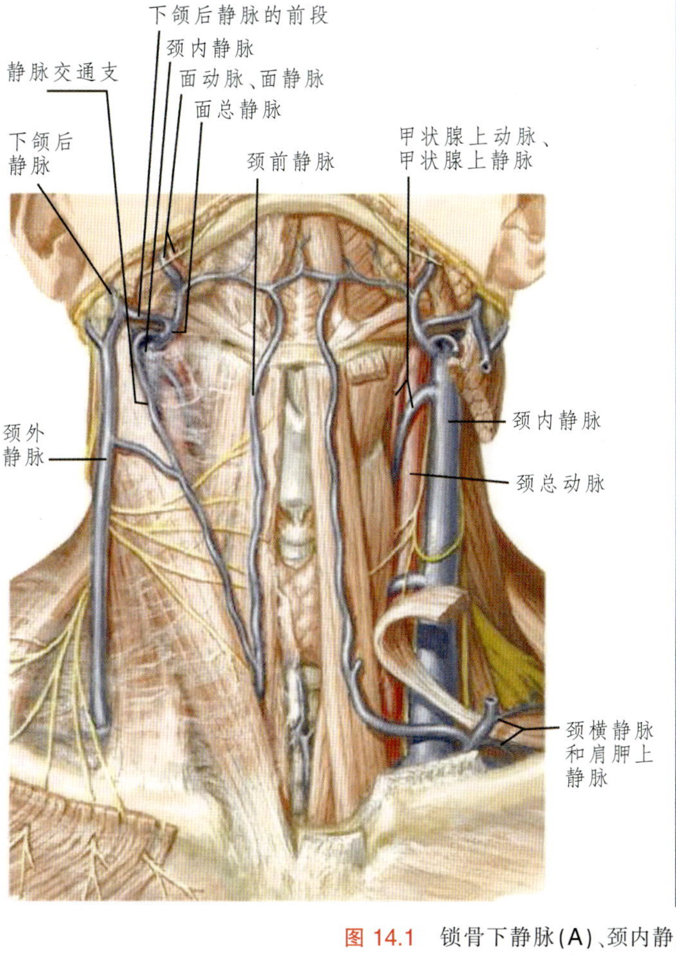

C.股静脉解剖

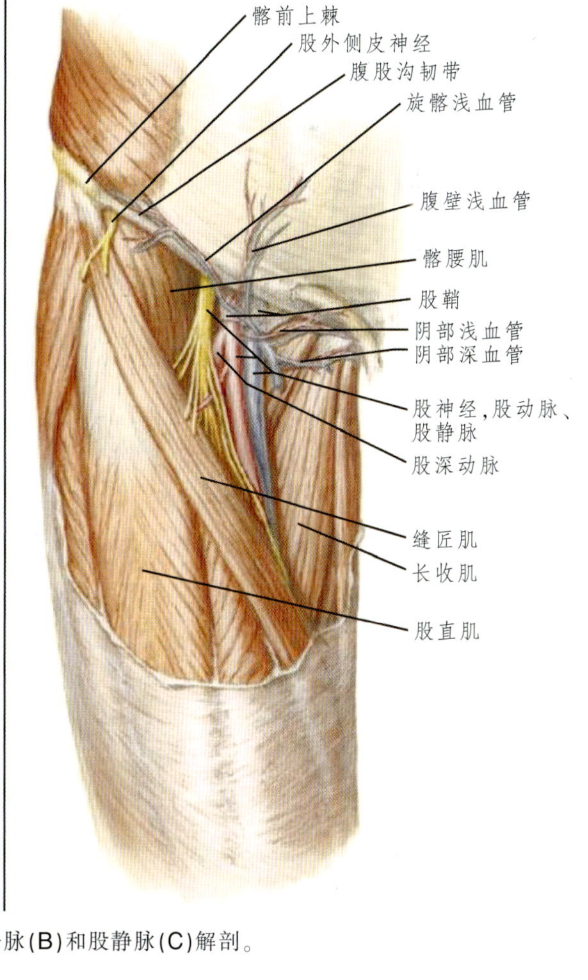

图 14.1　锁骨下静脉(A)、颈内静脉(B)和股静脉(C)解剖。

适应证

中心静脉置管术最常见的适应证包括需要进行中心静脉压监测、常规或紧急静脉通路建立、连续抽血、药物管理等。其中一些措施只能通过中心静脉置管管理及侵入性静脉干预进行，如经静脉置入起搏器和血液透析。使用中央静脉导管可以仔细监测氧饱和度和心脏参数。这通常在重症患者的护理中起主要作用。

外周静脉循环不良是中心静脉置管术的主要指征。尽管可以使用大口径外周静脉内通路进行快速容量复苏，但是当无法建立外周通路时，通常使用中心静脉置管术来快速给体温过低和严重失血性休克患者输送足够的液体。应用外周血管入路困难的其他情况包括静脉内药物滥用史、严重烧伤、某些慢性疾病、肥胖及需要长期静脉内治疗。中心静脉置管术在心肺复苏术中的应用仍存在争议。然而，在极端情况下，需要快速复苏的患者更倾向于使用骨髓内装置。中心静脉置管术的优势是操作相对容易且可快速施用药物。由于经外周血管给药可能会有静脉炎的风险，而采取中心静脉置管术可优先输送某些刺激性药物，如血管升压素、化学治疗药物和肠外营养，从而减少对静脉的刺激。

禁忌证

大多数中心静脉置管术的禁忌证是相对禁忌证，并且基于紧急程度和静脉通路替代物的可用性。主要的相对禁忌证包括凝血功能障碍、解剖变异、血管炎、局部蜂窝织炎、既往长期静脉插管、既往注射硬化剂、置入其他装置、插入部位附近的血管损伤、活动需要或抗生素超敏反应（如使用抗生素浸渍导管）。病态性肥胖也是中心静脉置管术的常见障碍，因为表面标志可能被遮挡或隐藏，并且过量的脂肪组织可能使导管插入变得非常困难，通常需要更陡的插入角度。超声引导可以克服这个困难，且条件允许的情况下，所有中心静脉置管术都应使用超声引导。在股静脉的附近存在脂膜炎也是一个问题。对于不合作或烦躁的患者，插入导管会带来机械并发症的风险。在放置导管之前，应对不合作的患者进行镇静。

对于中心静脉置管术，凝血病和血小板减少症是最值得关注的禁忌证，但显著出血的相对风险很低。对于严重凝血障碍患者，可以使用新鲜冷冻血浆或血小板以纠正凝血障碍并降低出血的风险。然而，通过采取适当的技术，通常不需要纠正凝血障碍。

器械

与任何侵入性手术一样，中心静脉置管术应在无菌环境中进行。应尽可能使用局部麻醉剂，特别是在有意识的患者中。

在医院中，行中心静脉置管术的器械预先包装在器械盒中。但是，可能需要适当的设备来放置中心导管，主要包括：

- 无菌手术衣和手套。
- 碘溶液或其他消毒溶液。
- 无菌洞巾。
- 超声仪（带线性高频探头）。
- 内联一次性中心线压力计（如果可获得）。
- 无菌超声探头盖。
- 探测器/引导针和注射器。
- 导丝。
- 扩张器。
- 手术刀（10号或11号）。
- 静脉用插管和导管。
- 10mL 生理盐水。
- 端盖。
- 缝合材料。
- 无菌纱布和敷料。
- 10mL 1%利多卡因。

操作流程

所有设备，包括超声仪，应准备好以随时可以在床旁进行中心静脉置管术。获得患者的同意并执行安全核查。床应升高到方便操作人员操作的高度。以下是基于每个特定位置的静脉置管技术。

锁骨下静脉

见图14.2。

1.患者取仰卧位。头低足高位不会显著影响锁骨下静脉充盈，但它可能有助于在手术过程中防止空气

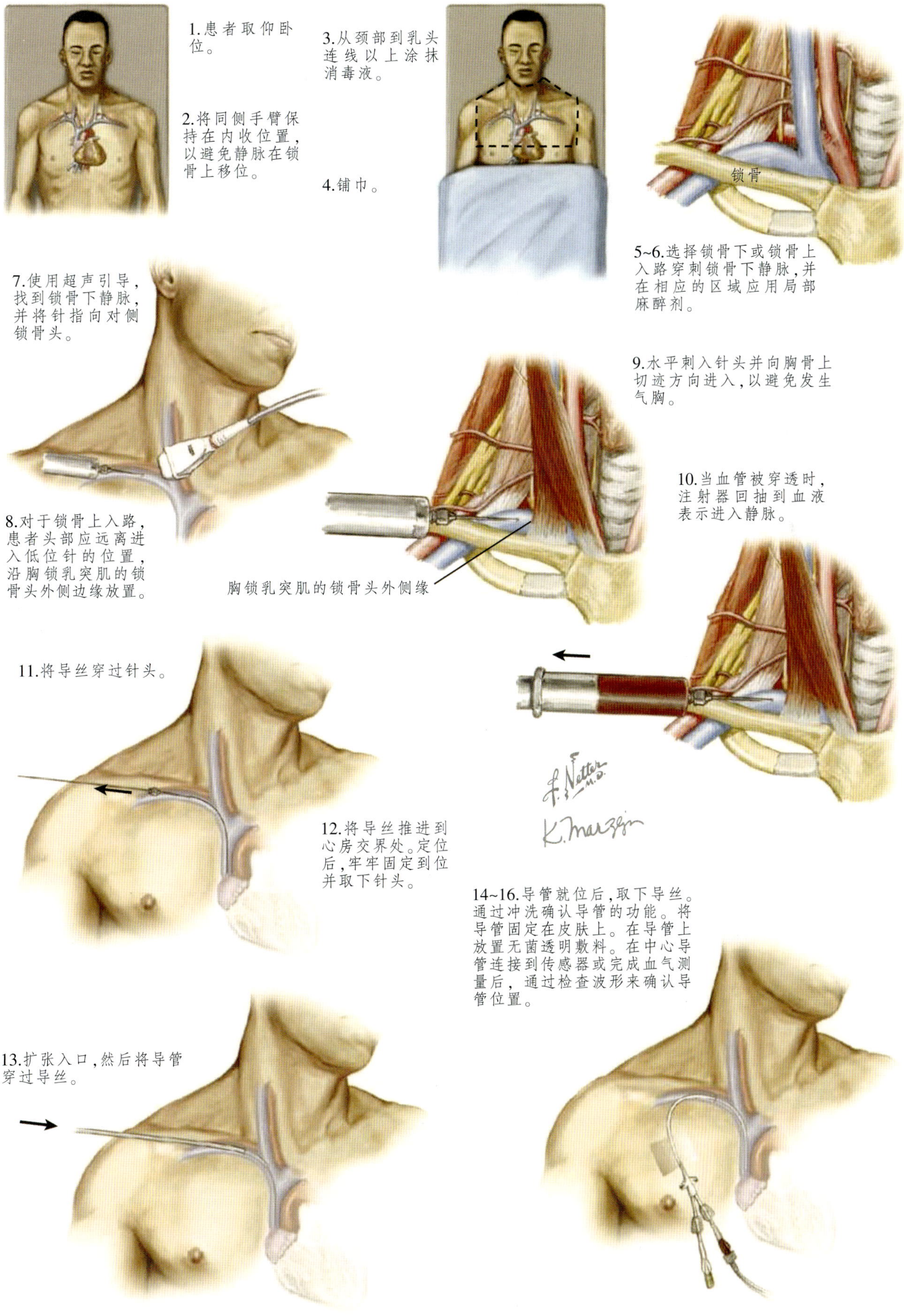

图 14.2　锁骨下静脉导管插入术。

栓塞。

2.将同侧手臂保持在内收位置,以避免血管在锁骨上有任何解剖变形或重叠。

3.使用氯己定等抗菌溶液消毒颈部到胸部正上方。如果初始位置不能插管,则允许操作人员使用备用位置。

4.在用无菌布覆盖患者之前,要保证皮肤消毒溶液充分干燥。术者应穿戴无菌手术衣、手套、帽子和口罩,以防止感染。

5.可采取锁骨下或锁骨上入路。如选用锁骨下入路,可以在肩胛骨之间放置一个小沙袋或卷起的毛巾以使肩部后移,使静脉更靠近锁骨。

6.涂抹局部麻醉剂,而后用引导针刺入皮肤。

7.使用超声引导,定位锁骨下静脉,并将引导针斜向下内侧或指向对侧锁骨头。手指可放置在胸骨切迹上,拇指放在肋锁骨交界处作为进针方向的参考。

8.如果使用锁骨上入路,将患者的头部和颈部转向对侧,以使导引针沿着胸锁乳突肌的锁骨头的外侧边缘放置。针应该在锁骨上方和后方插入,位于胸锁乳突肌锁骨头的外侧面。

9.水平插入针头以避免气胸。

10.用附带的注射器施加负压,当穿透血管时,注射器中立即会出现深色血液。如果使用内联压力测量计,要检查压力以确保插管正确。内联压力测量计允许在插入导线或使用扩张器之前移除针头。

11.一旦获得静脉通路,即固定针头,取下注射器,并将导丝穿过针头。导丝应无阻力地顺利通过。如果遇到阻力,则取下导丝并再次吸出血液以确认腔内针位置。减小针的角度有利于导丝通过。

12.通过右侧锁骨下入路时导丝需要进入约18cm或左侧进入约21cm,方能到达上腔静脉与心房交界处。定位导丝后,将其牢固地固定并取下针头。

13.用预先包装的锥形扩张器扩张入口,或者使用手术刀制作小切口以允许导管在导丝上通过,直到导丝从导管上的远端口出来。通过将导管和导线一起推进可以克服导管放置的阻力,但只能推进短距离,以避免锁骨下静脉撕裂。如果需要,也可以撤回导管并重复扩张导管。

14.将导管放置到适当的长度后,小心取下导丝。从导管的每个端口吸出血液以确认正确定位后,用盐水冲洗每个端口。

15.将导管或导管固定器固定到皮肤上。

16.在导管上放置无菌透明敷料。在中心导管连接到传感器或完成血气测量后,通过检查波形来确认导管位置。可以通过胸片确认有无气胸。

颈内静脉

见图14.3和图14.4。

1.患者取仰卧位,头低足高位,病床升高至方便医生操作的高度。

2.将患者头部转向对侧。

3.在肩胛骨下面放一条毛巾卷,以突出解剖标志。

4.颈内静脉应通过超声扫描定位。然后遵循与锁骨下静脉穿刺相同的步骤。

5.或者,通过触诊识别颈总动脉,在其外侧面插管,以进入颈内静脉。

股静脉

1.患者取仰卧位,目标下肢外展并向外旋转以展开股三角。

2.头高足低位能增加下腔静脉和股静脉充盈度。

3.用卷起的床单或枕头抬高臀部,以便更好地显露股三角,更有利于触及股血管。

4.用抗菌溶液消毒皮肤。待皮肤上的溶液干燥后,用足够大的无菌巾覆盖患者全身。

5.如果可行,应通过超声定位股静脉。然后遵循与锁骨下静脉穿刺相同的步骤。

6.或者,可以通过触摸股动脉搏动,并将针指向头端的脐部方向,呈45°角进入动脉内侧约1cm处来定位股静脉(图14.3)。理想情况下,应在腹股沟韧带下方2cm处触及股动脉脉搏。来自触诊的压力可以压迫股静脉并阻碍插管,因此应该释放压力,同时将手指保持在动脉上方的皮肤上,以作为深面解剖结构的参考。

解剖学要点

对于每条用于插管的静脉,了解局部各结构的毗邻关系至关重要。与颈内静脉相关的解剖学要点包括插管附近的位于颈内静脉内侧的颈总动脉和高于锁骨的胸膜和肺尖的损伤。在进行锁骨下静脉穿刺时,锁骨下动脉或肺胸膜损伤是潜在的危险。股静脉插管

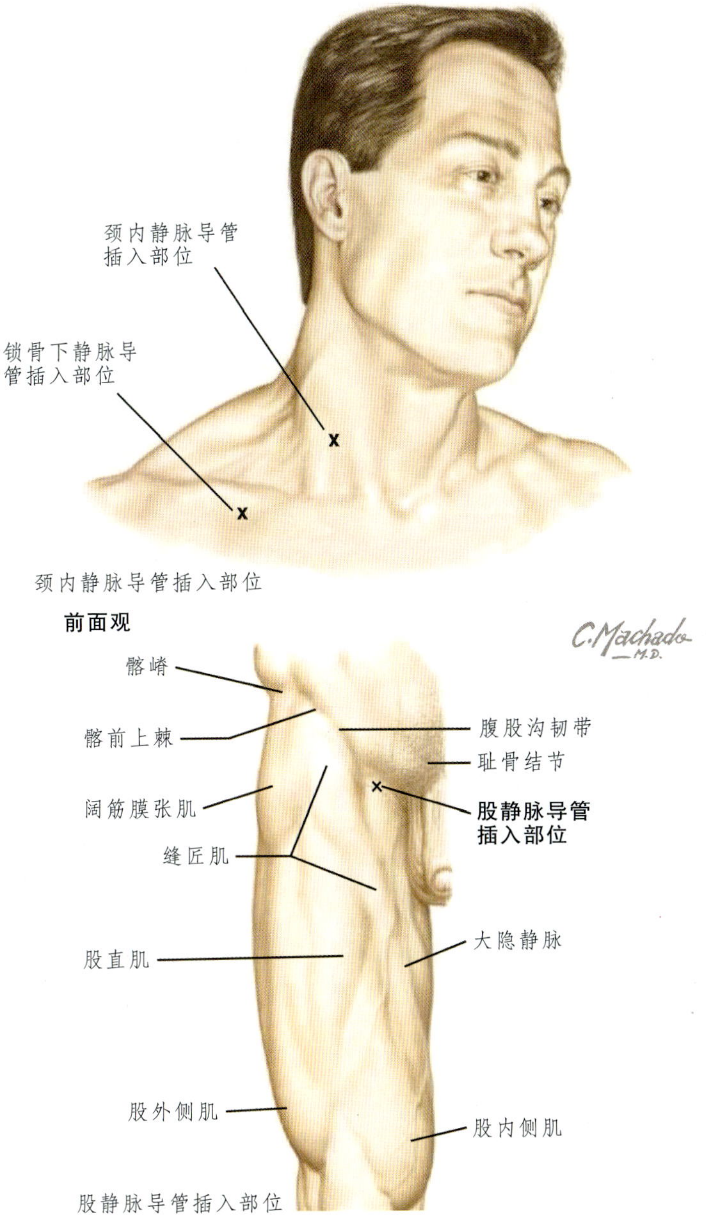

图 14.3 颈内静脉和股静脉导管插入部位。

可能会损伤斜向走行的股动脉或股神经。在外侧触摸到股动脉脉搏的重要性不容小觑。

并发症

中心静脉置管术的并发症分为直接并发症和迟发并发症。出血和血肿形成是最常见的直接并发症，通常是凝血障碍或静脉壁损伤的结果。血管损伤还包括动脉穿刺伤和血管损伤或导管在穿入静脉时发生扭曲。立即识别和处理血管损伤可防止并发症进一步扩大。在左锁骨下静脉或颈内静脉置管时也可能损伤胸导管，使用右侧的静脉可以避免这种情况发生。

其他威胁生命的直接并发症包括心律失常、空气栓塞、血胸或气胸。如果导管或导丝进入心房后下行太远，可能会发生心律失常，在手术前为患者连接心电监护仪，如果在监视器上看到变化，则收回导线或导管，可以防止这一并发症。在手术前将患者置于头低足高位可以防止空气栓塞。如果确实发生了空气栓塞，应将患者置于左侧卧位和头低足高位，以便在进行抽吸时将空气限制在右心室尖端。此外，复苏动作和肾上腺素能药物有助于栓塞重吸收。胸膜腔穿刺可能导致气胸，或者在极端情况下会导致血胸。应密切监测医源性气胸患者的张力性气胸情况。

另一个并发症是相关动脉的意外通道化。超声波

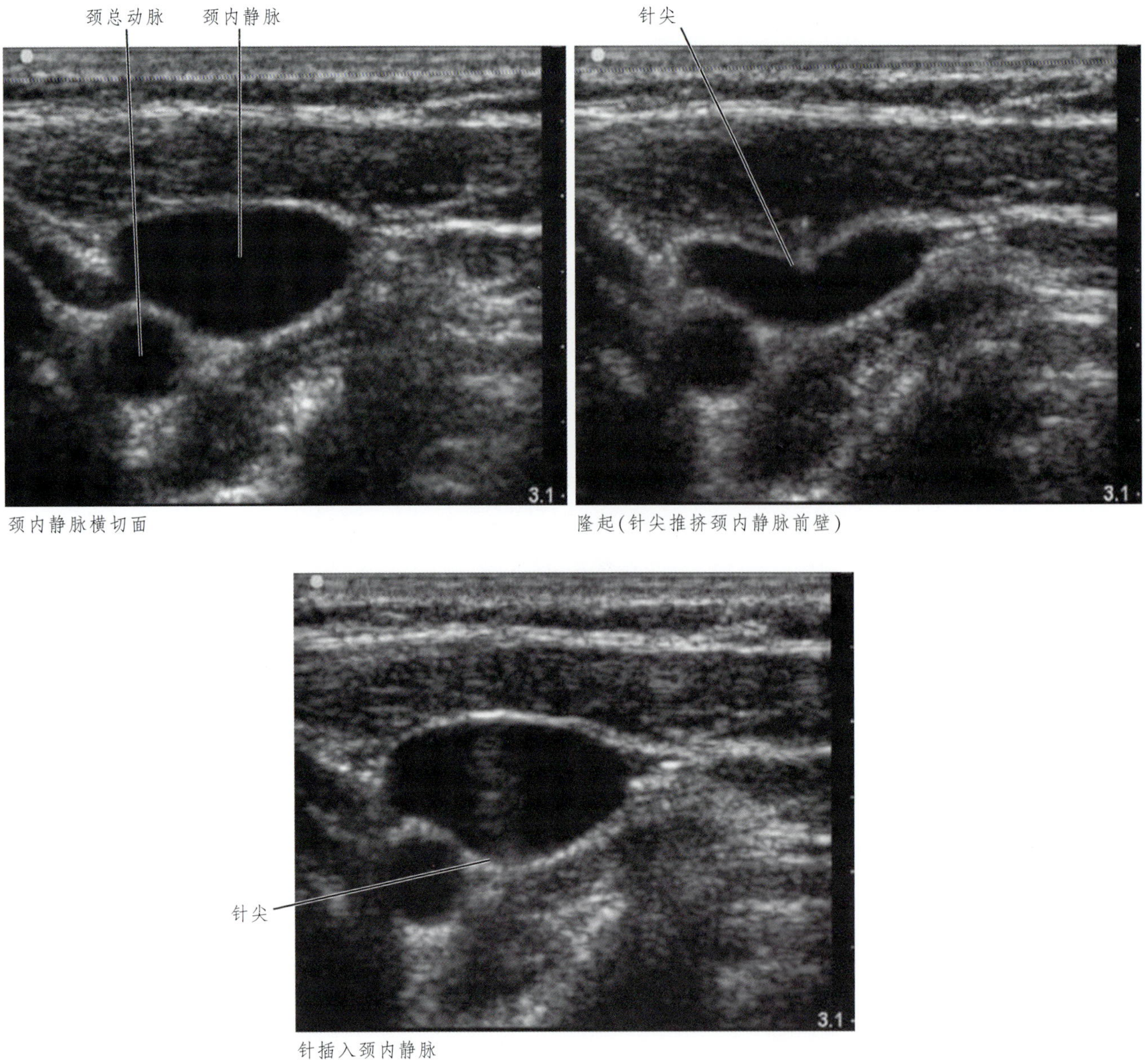

图 14.4 颈内静脉成像。

可以显著降低这种风险,但并不能完全杜绝,特别是在低流量状态和低血压的患者中。如上所述,执行血气分析或检查动脉波形,也有助于确认放置位置。

迟发并发症包括导管相关感染、静脉血栓形成和肺栓塞等。感染是最常见的迟发并发症,并且随着导管放置时间的延长,消毒不彻底或穿刺部位清洁不当时更容易发生。如果发生感染,应立即拔除导管并进行血液培养。进行经验性抗生素治疗,包括铜绿假单胞菌的覆盖范围,直到获得培养和敏感性结果。导管相关血栓形成应采用导管切除和标准静脉血栓形成方案进行治疗。

通过各种预防措施可以减少感染引起的并发症,包括适当的手卫生,最大限度的屏障预防措施,尽早去除不必要的导管,以及使用抗生素浸渍的导管。通过适当的操作人员培训、限制穿刺次数、验证性测试和使用超声引导,可以减少直接并发症。

总结

对于需要静脉通路的重症患者来说,获得血管通路非常重要。当外周血管无法获得或不适合患者的病情时,应采取中心静脉置管术或骨内插管。中心静脉通路的常见适应证包括药物或液体的给药、血流动力学监测、血浆置换术、血液透析、外周通路不良及侵入性静脉装置的放置。中心静脉置管术的大多数禁忌证是相对禁忌证，包括凝血障碍。中心静脉导管可以放置在锁骨下静脉、颈内静脉或股静脉内。使用无菌技术、流体压力计和超声扫描检查，以及适当的操作人员培训和对解剖学的全面了解，将减少与中心静脉置管术相关的并发症。

参考文献

Adams BD, Lyon ML, DeFlorio PT. Central venous catheterizations and central venous pressure monitoring. In: Roberts JR, Hedges JR, eds. *Clinical procedures in emergency medicine*. 5th ed. Philadelphia: Saunders; 2010:374–410.

Doerfler ME, Kaufman B, Goldenberg AS. Central venous catheter placement in patients with disorders of hemostasis. *Chest*. 1996;110:185–188.

Ely EW, Hite RD, Baker AM, et al. Venous air embolism from central venous catheterization: a need for increased physician awareness. *Crit Care Med*. 1999;27:2113–2117.

Hilty WM, Hudson PA, Levitt MA, Hall JB. Real-time ultrasound-guided femoral vein catheterization during cardiopulmonary resuscitation. *Ann Emerg Med*. 1997;29:331–336.

McGee DC, Gould MK. Preventing complications of central venous catheterization. *N Engl J Med*. 2003;348:1123–1133.

Mumtaz H, Williams V, Hauer-Jensen M, et al. Central venous catheter placement in patients with disorders of hemostasis. *Am J Surg*. 2000;180:503–505.

Polderman KH, Girbes AJ. Central venous catheter use. Part 1. Mechanical complications. *Intensive Care Med*. 2002;28:1–17.

Rivers EP, Martin GB, Smithline H, et al. The clinical implications of continuous central venous oxygen saturation during human CPR. *Ann Emerg Med*. 1992;21:1094–1101.

Rupp SM, Apfelbaum JL, Blitt C, et al. Practice guidelines for central venous access: a report by the American Society of Anesthesiologists Task Force on Central Venous Access. *Anesthesiology*. 2012;116:539–573.

Stone MB, Price DD, Anderson BS. Ultrasonographic investigation of the effect of reverse Trendelenburg on the cross-sectional area of the femoral vein. *J Emerg Med*. 2006;30:211–213.

US Department of Defense. *Emergency war surgery, Third United States Revision*. United States: Prepper Press; 2004:8.1–8.3.

选择题

1.患者，女性，29 岁，从阳台上摔下后，在急诊室接受检查。放射学检查显示有锁骨骨折，伴有内部出血。以下哪一条血管最有可能在锁骨骨折中受伤？

A.锁骨下动脉

B.头静脉

C.胸外侧动脉

D.锁骨下静脉

E.胸内动脉

2.患者，男性，28 岁，在严重车祸后被送往急诊室，已失去知觉。他有几处深度撕裂伤，并且大量出血。使用右锁骨下静脉锁骨上入路置管。在此过程中，以下哪一项是穿刺针进入锁骨下静脉的最佳标志？

A.锁骨上方和后方，胸锁乳突肌锁骨头外侧

B.锁骨上方和后方，胸锁乳突肌锁骨头内侧

C.锁骨下方和后方，胸锁乳突肌的锁骨头外侧

D.锁骨下方和后方，胸锁乳突肌的胸骨内侧

E.锁骨上方和后方，胸锁乳突肌的胸骨头侧面

3.患者，男性，28 岁，在严重车祸后被送往急诊室，已失去知觉。他有几处深度撕裂伤，并且大量出血。使用股静脉置管。触诊股动脉脉搏，在此过程中，以下哪种方法是穿刺针进入股静脉的最佳方法？

A.股动脉脉搏内侧 1cm，头部朝向脐部呈 45°角

B.股动脉脉搏外侧 1cm，头部朝向脐部呈 45°角

C.股动脉脉搏内侧 3cm，在尾部方向朝向膝部呈 45°角

D.股动脉脉搏内侧 1cm，尾侧 45°角朝向髂前上棘

E.股动脉脉搏外侧 1cm，头侧方向 45°角朝向髂前上棘

（赵庆豪　译　丁自海　校）

第 15 章

外周动脉置管术

引言

正确实施外周动脉置管术(PAL)对于急诊科和重症监护室的患者的治疗和护理至关重要。临床上又称为“动脉置管”,医生可通过动脉血指标做出诊断。外周动脉置管术相比传统的无创血压监测技术,具有以下优点:动脉内血压测量比间接血压监测更准确。此外,当留置动脉插管时,可以实时连续监测平均动脉压。对于持续静脉输注血管活性药物治疗的患者,外周动脉置管术可以快速有效监测血压的波动。

临床相关解剖学

外周动脉置管术可以在桡动脉、尺动脉、肱动脉、腋动脉、股动脉、胫后动脉或足背动脉中进行。然而,成人最常见的置管部位是桡动脉和股动脉,前者比较常用,由于其固定的解剖结构和毗邻关系,具有易于插管及并发症发生率低等诸多优点(图 15.1 和图 15.2)。对于桡动脉和股动脉插管,平均动脉压的测量一直比较准确。在新生儿中,外周动脉置管术通常在桡动脉或胫后动脉中进行。在年龄稍大的婴儿中,可以选择桡动脉、胫后动脉或股动脉。

桡动脉通常起源于肘窝附近,为肱动脉的两大终末支之一(图 15.3)。桡动脉离开肘窝后,沿前臂的前外侧向远端走行。在向远端走行的过程中,桡动脉位于肱桡肌腱与桡侧腕屈肌腱之间,下 1/3 段仅被皮肤和浅筋膜覆盖。然后,桡动脉进入腕部的“解剖鼻烟窝”,再穿过第 1 骨间背侧肌(图 15.2)。它在拇收肌的两头之间向内走行,在此参与深掌弓的构成(图 15.2)。

适应证

如果通过非侵入性方法进行间接血压监测失败,外周动脉导管的放置对于连续的血压监测至关重要。如果需要频繁取动脉血液样本进行分析,也可以进行动脉置管。在婴儿和新生儿中,如果由于临床或技术原因不能进行脐动脉置管术,也可以放置外周动脉导管用于置换输血。

禁忌证

当插入位置不存在脉搏时,不适合放置外周动脉导管。如果发现 Buerger 病(血栓闭塞性脉管炎)、全层皮肤烧伤、四肢循环不足、雷诺现象、肢体畸形、未矫正的凝血障碍或局部皮肤感染,应寻求未受影响部位的动脉置管。

器械

- 桡动脉导管插入套件,包括导引针、导管、输送配件和带有制动杆的导丝。
- 1%利多卡因,不含肾上腺素。
- 无菌毛巾。
- 胶带。
- 压力传感器。

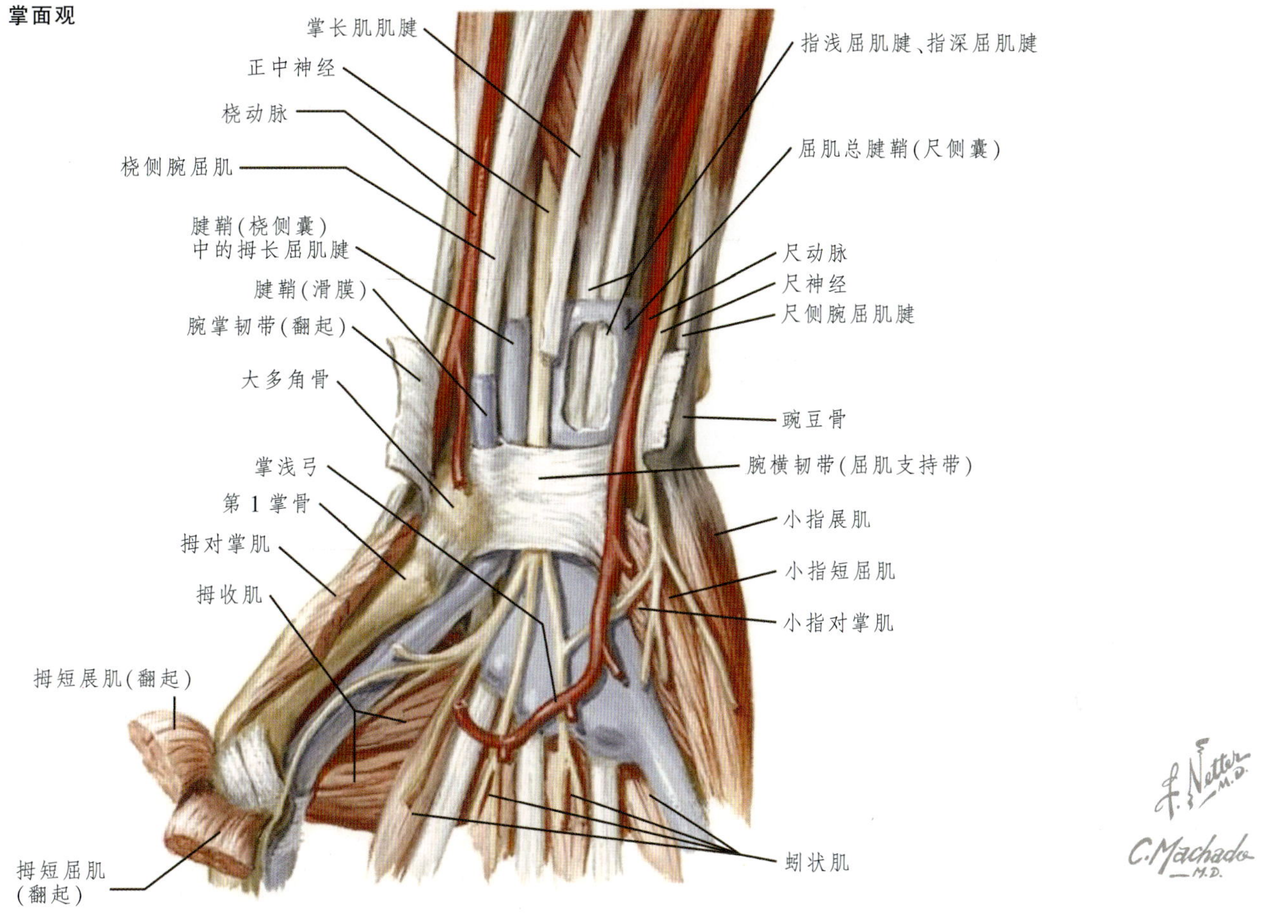

图15.1 腕部肌腱、血管和神经的排列。

操作流程

超声

现在有几个医疗组织建议条件允许的情况下尽量使用超声波辅助外周动脉导管的插入。它可提供动脉成像实时插管。一旦确定目标动脉,就可开始单人或双人手术。双人手术的优势是插管者可以双手操作。

艾伦试验

在桡动脉中置入外周动脉导管之前,必须确保足够的侧支循环。以前是通过艾伦试验来完成的,这是一种简单的无创床旁操作。医生将拇指放在患者手腕前部的外侧和内侧,暂时阻塞桡动脉和尺动脉。要求患者握紧拳头30秒。在患者松开拳头并且看到手掌苍白之后,医生释放手腕的尺侧。如果在5秒或更短的时间内整个手掌的颜色恢复,则证明手部桡动脉和尺动脉有足够的侧支循环。

然而,艾伦试验的有效性是有争议的。一些作者报道,桡动脉插管后出现手部缺血性损伤,但术前艾伦试验结果是正常的。其他研究也表明,艾伦试验测量的远端血流量结果与实际相关性较小。因此,许多专家建议,对于确定桡动脉外周动脉置管术导致并发症风险高的患者,应进行侧支血流的多普勒评估。

桡动脉外周动脉置管术

在成人和儿童中,根据改良的赛尔丁格技术在桡动脉中实施外周动脉置管术。该技术俗称为插管术(图15.4)。

获得患者知情同意,并执行安全核查。

1.准备桡动脉导管插入套件或上文列出的设备。

2.在洗手并进行艾伦试验或血流多普勒操作后,患者应稍微伸展手腕,以便通过触诊更好地识别预期的桡动脉部位。如果需要,可以用胶带将手腕固定到臂夹板上。

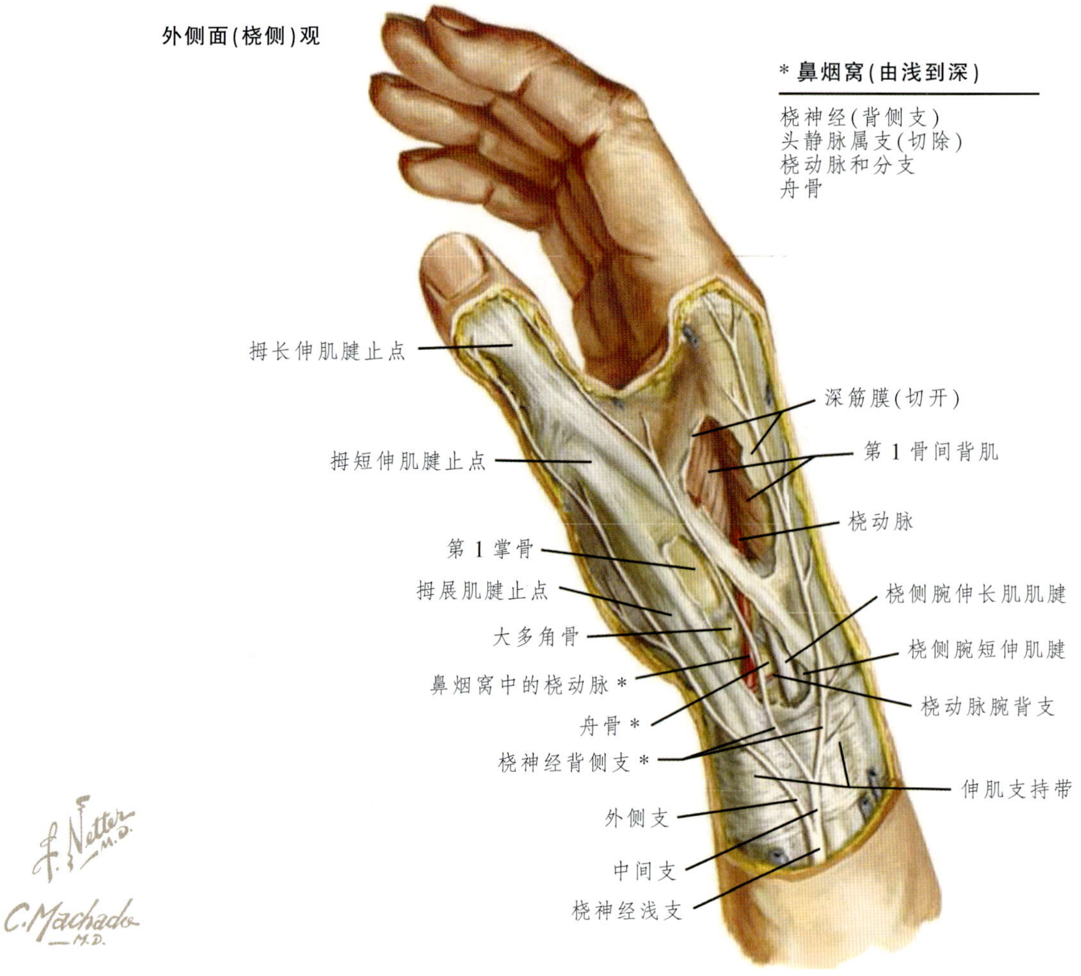

图 15.2 腕和手:桡侧浅层解剖。

3.在预期插入部位用抗菌溶液彻底清洁皮肤。由于该过程在有意识的情况下操作,部分患者可能会感觉到疼痛,因此可以在该部位周围注射利多卡因(1%,不含肾上腺素)。除了缓解疼痛外,这一步骤还可以帮助减少血管痉挛。

4.以 30°~45°角插入针头,稍微向内、向外侧穿刺桡动脉,使动脉抵抗桡侧腕屈肌腱,以保持血管稳定。

5.此时,小心地稳定导引针,并使用操纵杆推进导丝。导丝应推进桡动脉管腔内。

6.插入导丝之后,尽可能将针头和导管再推入 1~2mm。

7.在将导丝固定到位时,取下针头,将导管从针头上推进动脉腔。

8.在将导管牢固固定到位的同时取下导丝。完成此步骤后,旋转监控组件的轮毂使血液流出。

9.最后,将压力传感器连接到导管的 T 形连接器上。观察监护仪是否有良好的动脉波形,记住短暂的动脉痉挛可能会导致初始波形衰减。

解剖学要点

桡动脉位于肱桡肌肌腱内侧,桡侧腕屈肌外侧。正中神经通常位于掌长肌和桡侧腕屈肌的肌腱之间。在放置外周动脉导管时,需要非常小心,以避免刺穿这些邻近的结构。

并发症

如果操作得当,该手术非常安全。不到 1%的病例可能发生严重并发症。虽然罕见,但其中一些并发症可能很严重,包括感染、败血症、缺血、神经损伤、筋膜室综合征、血栓形成、假性动脉瘤、动静脉瘘或空气栓

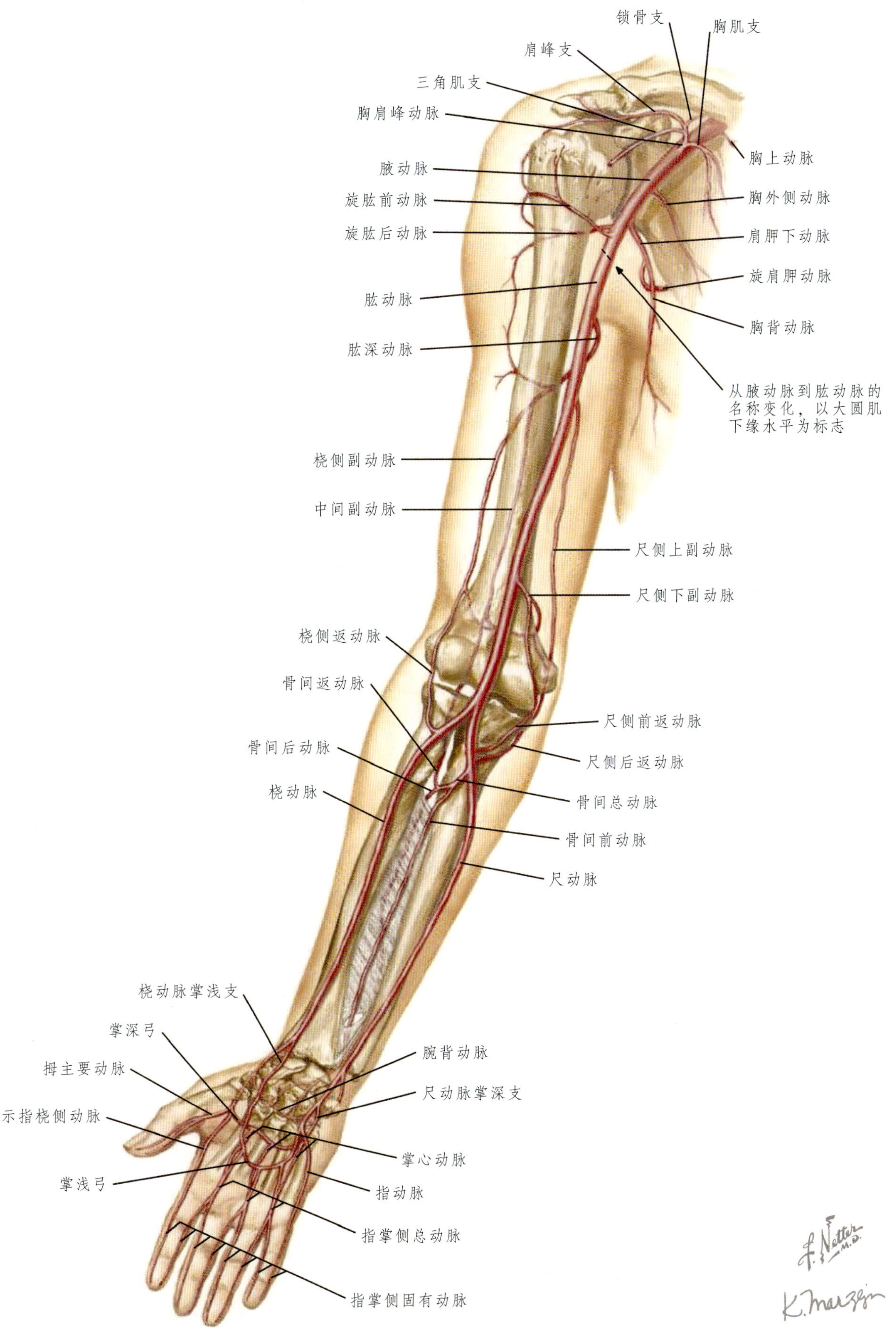
锁骨支
胸肌支
肩峰支
三角肌支
胸肩峰动脉
胸上动脉
腋动脉
胸外侧动脉
旋肱前动脉
旋肱后动脉
肩胛下动脉
旋肩胛动脉
肱动脉
胸背动脉
肱深动脉
从腋动脉到肱动脉的名称变化，以大圆肌下缘水平为标志
桡侧副动脉
中间副动脉
尺侧上副动脉
尺侧下副动脉
桡侧返动脉
骨间返动脉
尺侧前返动脉
骨间后动脉
尺侧后返动脉
桡动脉
骨间总动脉
骨间前动脉
尺动脉
桡动脉掌浅支
掌深弓
腕背动脉
拇主要动脉
尺动脉掌深支
示指桡侧动脉
掌心动脉
掌浅弓
指动脉
指掌侧总动脉
指掌侧固有动脉

图 15.3　上肢动脉。

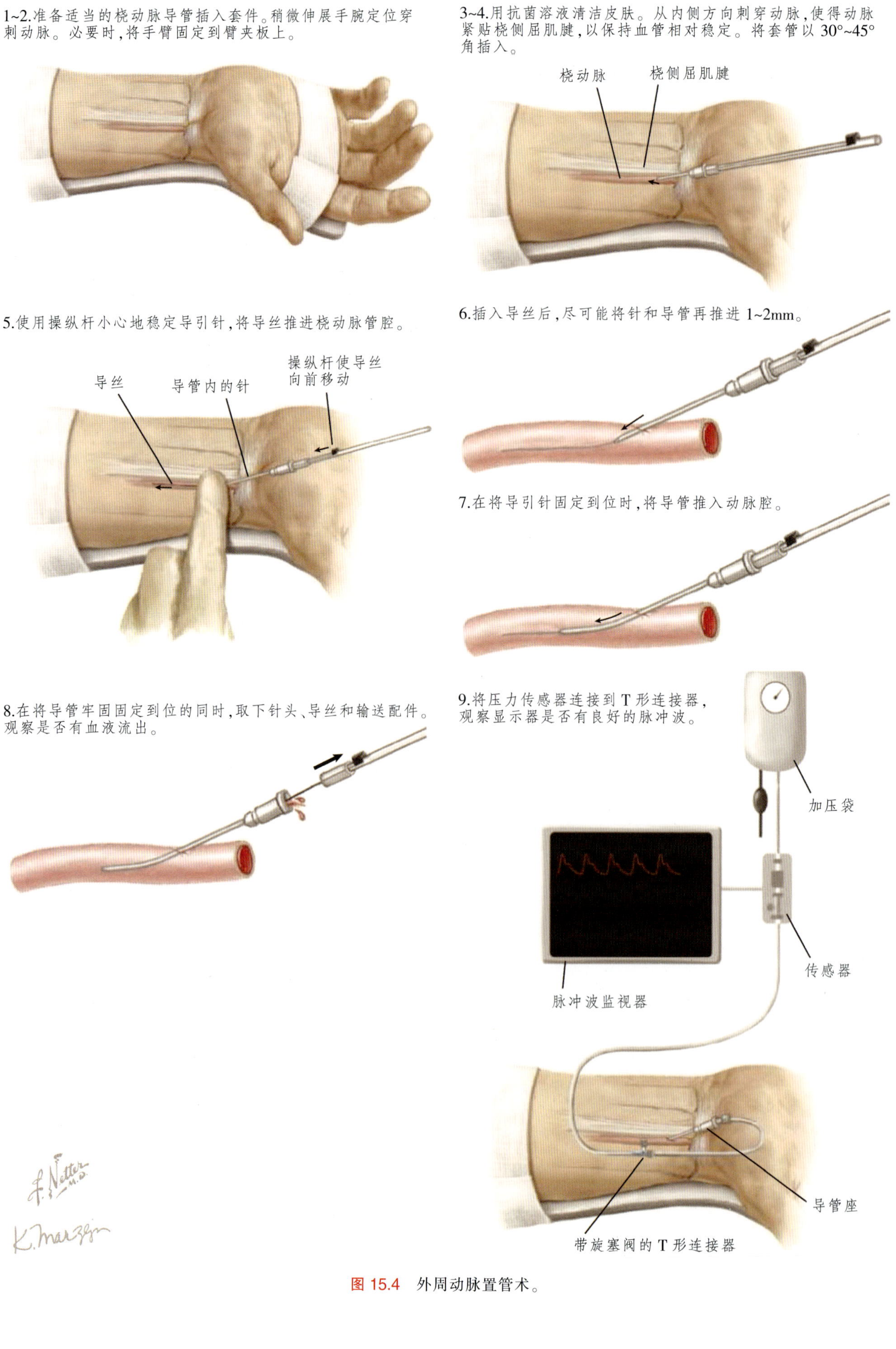

图 15.4 外周动脉置管术。

塞。更常见但不太严重的并发症，包括由动脉痉挛、血肿和出血引起的暂时性闭塞。细心谨慎的操作可能会减少部分或全部并发症。

感染的最佳治疗方法是预防。务必在预期的插管部位彻底消毒。应特别注意避免空气进入导管，因为这可能导致空气栓塞。可以用静息、冰袋、按压和抬高患肢的方法治疗血肿。如果发生出血，应施加压力直至出血停止。

总结

外周动脉置管术作为测量危重和慢性病患者平均动脉压的金标准已被广泛接受。它允许重复进行动脉血气分析。这种相对简单的技术由于并发症风险低和临床贡献显著而具有很大的实用性。虽然许多动脉可用于放置外周动脉导管，但桡动脉是目前最常见的选择。医生必须准备好在选择血管时保持灵活性和创造性，以便根据每例患者的个体需求和复杂性来调整干预措施。

参考文献

American Institute of Ultrasound in Medicine. *Use of Ultrasound to Guide Vascular Access Procedures*. Guidel: AIUM Pract; 2012.

Babu SC, Laskowski IA, Morasch MD, Maun D. Arteriovenous fistulas. Available at http://emedicine.medscape.com/article/459842-treatment; 2013.

Canning PD, Linscott MS. Femoral artery cannulation. Available at http://emedicine.medscape.com/article/80412-overview; 2012.

Jaffe R, Samuels S, Schmiesing C, Golianu B. *Anesthesiologist's Manual of Surgical Procedures*. 4th ed. Philadelphia: Lippincott Williams & Wilkins; 2009.

Milzman D, Janchar T. Arterial puncture and cannulation. In: Roberts J, Hedges J, eds. *Clinical Procedures in Emergency Medicine*. 5th ed. Philadelphia: Elsevier; 2010:349–363.

Scheer B, Perel A, Pfeiffer UJ. Clinical review: complications and risk factors of peripheral arterial catheters used for haemodynamic monitoring in anaesthesia and intensive care medicine. *Crit Care*. 2002;6:199–204.

The Royal Children's Hospital Melbourne. Clinical guidelines: peripheral arterial access of the neonate in neonatal intensive care. Available at http://www.rch.org.au/uploadedFiles/Main/Content/neonatal_rch/clinical_practice_guidelines/NICU Peripheral Arterial Line Final.pdf; 2013.

Thompson S, Hirschberg A. Allen's test re-examined. *Crit Care Med*. 1988;16:915.

Wilkins R. Radial artery cannulation and ischaemic damage: a review. *Anesthesia*. 1985;40:896–899.

选择题

1.患者，女性，28 岁，在锻炼身体时胸部剧烈疼痛。疼痛指向胸前壁并向下颌和左臂放射。她感到头晕，10 分钟后昏倒，失去意识。医生碰巧在她身边，立即触诊她的桡动脉。桡动脉位于手腕附近的两个肌腱之间，这是有用的标志。以下哪一项是触摸到的肌腱？

A.桡侧腕屈肌和掌长肌

B.桡侧腕屈肌和肱桡肌

C.肱桡肌和拇长屈肌

D.拇长屈肌和指浅屈肌

E.拇长屈肌和指深屈肌

2.患者，女性，59 岁，入院时休克。体格检查发现，患者的前臂有几处撕裂伤，并且没有脉搏。在桡动脉通过手腕后立即识别桡动脉的最佳位置是以下哪个部位？

A.在第 1 骨间背侧肌的两个头之间

B.在解剖鼻烟窝中

C.拇长屈肌腱下方

D.在第 1 和第 2 骨间背侧肌之间

E.在第 1 骨间背侧肌和拇收肌之间

3.患者，女性，22 岁，因失去知觉被送进急诊室。护士检查桡动脉脉搏以确定患者的心率。触及的脉搏位于以下哪个肌腱的外侧？

A.指深屈肌

B.拇长屈肌

C.指深屈肌

D.桡侧腕屈肌

E.指浅屈肌

（赵庆豪 译 丁自海 校）

第 16 章

外周静脉置管术

引言

外周静脉置管术是指将可移除的针头和较薄的无菌导管插入浅静脉中，是临床治疗最常用的血管通路技术。外周静脉置管术的首选部位是前臂和手背部的浅静脉。外周静脉置管术是急诊科和外科手术中的常见需求，补水、补充营养、输注药物和输血管理均需要进入静脉血管系统。超声扫描可用于局部看不清楚或触诊不明显的静脉的定位。

临床相关解剖学

前臂和手背浅静脉

前臂和手背的浅静脉可为静脉置管提供多个穿刺点，最常见于掌背静脉和头静脉远端(图 16.1 和图 16.2)。手指静脉血液通过指背静脉、掌骨小头间静脉，再经掌背静脉回流。掌背静脉的直径足以置管。在掌背，各掌背静脉相互连接构成静脉网(弓)。头静脉和贵要静脉均起自这个静脉网。头静脉通常起源于掌背静脉弓的桡(外)侧，沿腕部背外侧和前臂桡侧向上走行。贵要静脉起源于掌背静脉网的尺(内)侧，沿着腕部背内侧和前臂尺侧向上走行。

头静脉具有管径大和走行路径较直的优点，是外周静脉置管术的理想部位，临床上最常用。手背部的头静脉置管可以沿着被称为“解剖鼻烟窝”的区域的内侧边缘进行。鼻烟窝的外侧是拇短伸肌和拇长展肌腱，内侧是拇长伸肌腱。桡动脉经解剖鼻烟窝内的头静脉深处穿过。

前臂腹侧静脉

在前臂，较大的浅静脉均可用于静脉置管。贵要静脉从腕部开始，在内侧向肘部走行，而头静脉则斜向肘部走行。儿童的贵要静脉通常沿直线路径进入腋静脉，成为常见插管部位。在儿童的前臂中，头静脉有多条侧支，难以用于临床。前臂正中静脉在前臂腹侧浅表延伸，进入肘窝前可分为贵要正中静脉和头正中静脉。大约 70%的个体都有肘正中静脉的解剖变异。常见的变异包括“H”型和“M”型，其中头静脉和贵要静脉位于两侧，肘正中静脉位于中间。肘正中静脉是肘窝内最浅表的结构，肱二头肌腱膜将肱动脉和正中神经与肘正中静脉分隔开。

适应证

外周静脉置管术具有许多适应证，包括需要间歇或连续给药、液体补给、肠胃外营养和血液采样等。当不需要实施中心静脉通路时，应选择外周静脉通路，因为它是中心静脉插管更简单、更安全的替代方案。置管部位取决于以下几个因素：患者的体位、舒适度、紧急性、静脉注射治疗的持续时间，以及针的规格和静脉插管的便利性。

在使用肘窝内的更近端部位的静脉之前，应尝试先在手部进行插管。这样可以增加患者的舒适度并增加手臂的活动度。此外，手背部的静脉通常易于触诊并且容易看见。然而，在处理创伤时，当需要大口径针输注大量静脉药物时，首选肘正中静脉，它的管径更大，易于触诊，便于快速插管、输液。

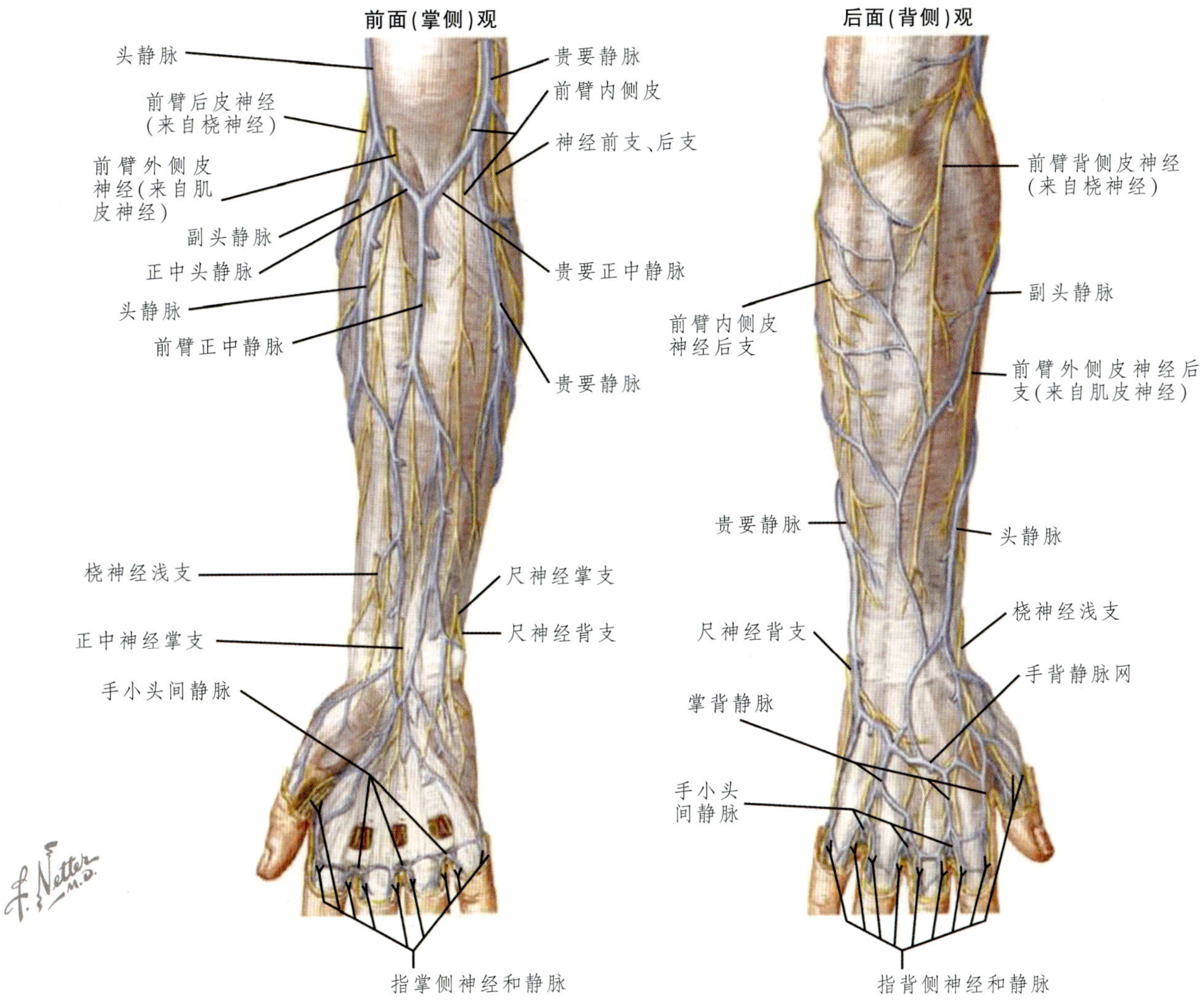

图 16.1 手和前臂的静脉。图中未见肘正中静脉,是常见解剖变异。

禁忌证

外周静脉置管术的禁忌证主要包括:插管部位的皮肤感染或显著水肿。应避免在关节表面区域置管,以防止患者不适和关节活动导致导管扭曲的风险。对于曾经行腋下淋巴结切除或乳房切除术的患者,应避免在同侧手臂静脉置管,以防止淋巴引流进一步受损。对于肾透析患者有动、静脉瘘的手臂也是如此,套管可能导致瘘管损伤。触诊静脉的硬度,可帮助避免尝试插入硬化的静脉,这种静脉比正常的更坚硬。为预防静脉导管相关感染,应每 72 小时更换 1 次导管。

器械

- 手套。
- 敷料、纱布。
- 止血带。
- 适当的局部麻醉剂。
- 氯己定外用制剂。
- 等渗性生理盐水。
- 适当大小的注射器。
- Luer-Lok 适配器。
- 14~24 号Ⅳ导管。
- 盐水或肝素冲洗液。

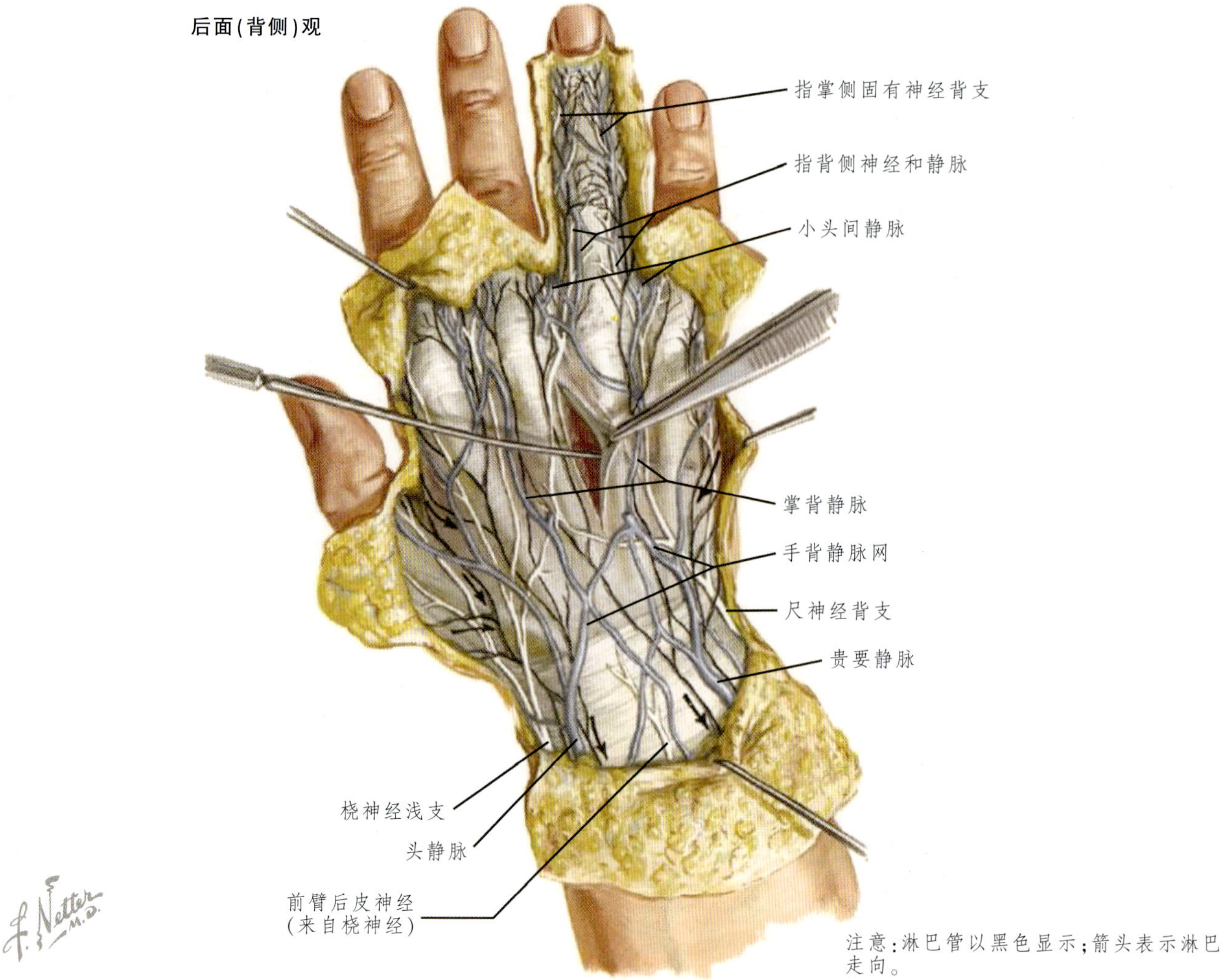

图 16.2 手的静脉。

- 适当的导管。
- 导管管帽。
- 超声仪。
- 高频线性探头。
- 转导凝胶。

操作流程

获得患者同意,并执行安全核查。

准备

患者的准备应包括尽量减少焦虑情绪,因为相关的交感神经兴奋可导致血管收缩,穿刺时难以进入浅静脉。医生应在接触患者之前和之后洗手,并佩戴手套和穿着适当的个人防护设备。

具体步骤

见图 16.3。

1.在手臂上使用止血带,以阻断静脉回流。

2.让患者攥紧和松开拳头,对抗止血带以增加静脉血流量,促进静脉扩张,便于穿刺。

- 保证患者的手位于心脏水平以下,以允许重力辅助静脉扩张。
- 必要时,热敷可以进一步促进静脉扩张。

3.用氯己定消毒插管部位,消毒后禁止触碰。

4.使用 1%~2%的利多卡因局部麻醉。

5.小心取下针头盖。

6.用非惯用手握住患者的手或前臂,远离插管部位,用拇指拉紧皮肤,沿血管回流方向施加张力,有助于在操作过程中固定血管。

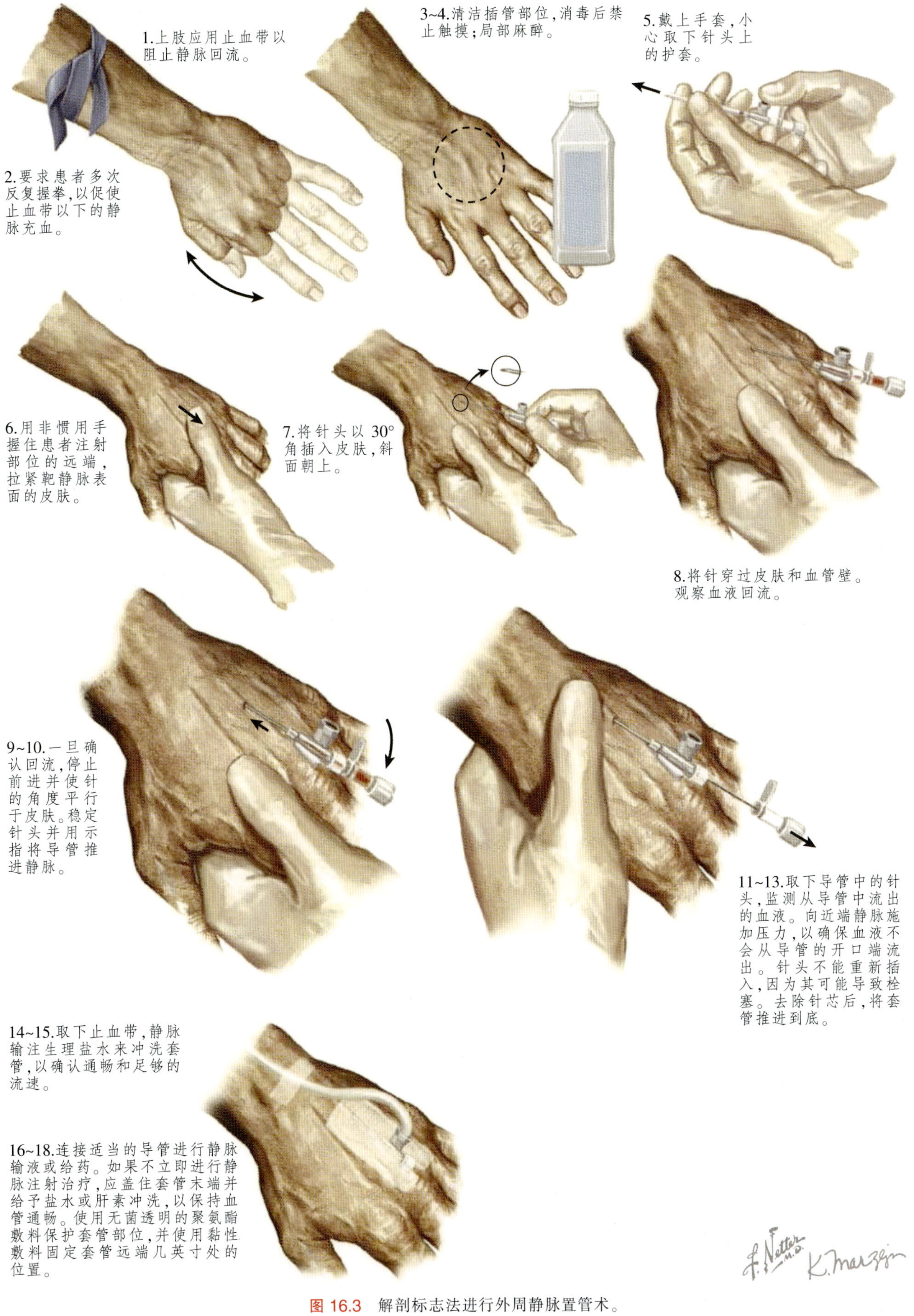

图 16.3　解剖标志法进行外周静脉置管术。

7.将针头倾斜至与皮肤表面约呈30°,斜面朝上。

8.将针穿过皮肤和血管壁。

- 监测血液,如回流到针筒中,表明已插入血管中。

9.确认血液回流后,停止前进并降低针的角度,平行于皮肤。

10.稳定针头并用示指推进导管。

11.缓慢地从导管中取下针头,观察血液从导管中流出。

12.向近端静脉施加压力,以防止血液从导管的开口端流出。

13.一旦开始拔针,针头就不能重新插入,因为它可能切断导管并导致栓塞。

14.取下止血带。

15.静脉输注生理盐水冲洗导管,以确认通畅和足够的流速。

16.连接适当的导管用于静脉输液或给药。

17.如果不立即进行静脉注射治疗,应盖住套管末端并使用盐水或肝素冲洗,以保持血管通畅。

18.使用无菌透明的聚氨酯敷料保护套管部位,并使用黏性敷料固定套管远端几英寸处的位置。

超声引导的放置

见图16.4。

1.选择适合成像的高频线性探头(5~13MHz)并将探头连接到设备上。

2.用无菌封盖盖住探头,并将无菌换能器凝胶涂抹在探头头部。

3.打开超声仪并选择适当的频率。

- 可以手动调整增益设置,以确保导管的中心呈现黑色并具有白色边界。

4.将探头标记对准患者的右侧,与超声波屏幕左侧相关联。

5.在横断面上开始扫描以定位适宜的静脉。

6.在定位静脉之后,一些医生可以希望在插入针之前旋转换能器以与血管纵向走行一致。

7.按照上述程序按标志插管。

8.当观察横断面影像时,重要的是要认识到针垂直于成像平面并且显示为单个亮点。针头下方是一个消声阴影,不应该与针体混淆。

9.沿针的方向移动探头,使针尖穿过血管壁。

10.在纵向平面上,可以看到针和导管的整个长度,因为它们平行于成像平面进入血管。

11.将换能器稳定在血管上,对于在穿刺期间保持静脉和针头的视野是至关重要的。

12.通过观察回流槽中的血液以确认针头进入血管。

13.按照上述步骤推进和固定导管。

解剖学要点

在选择插管部位时,应考虑浅静脉周围的相关结构。针头损伤静脉周围结构是一个主要问题。解剖变异会增加这种风险,在开始操作前必须加以考虑。在对成人和儿童进行插管时,如果无法选择合适的上肢静脉,则可以使用较大的大隐静脉和较小的足背静脉。然而,下肢插管容易增加成人静脉血栓形成等并发症的风险。

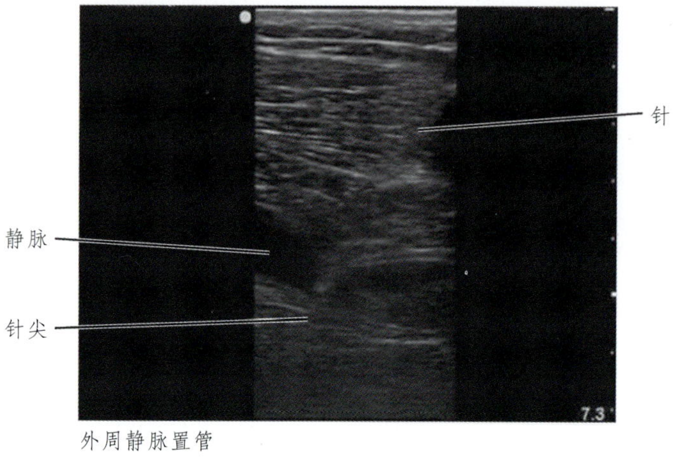

图16.4 超声引导下外周静脉置管术。

手背

浅表的桡动脉和桡神经末端部分在解剖鼻烟窝的区域附近走行。桡动脉位于桡骨茎突远端 8mm 处，最常见的走行是穿过鼻烟窝内的头静脉深面。在 0.8%~1%的病例中可见变异桡动脉。特别值得关注的是，变异的桡动脉可在解剖学鼻烟窝处肌腱的表面走行，可能导致错误地将该动脉识别为浅静脉。该部位的桡动脉的意外插管发生率为 0.5%。意外的动脉插管表现为鲜红色血液流出，穿刺后回流血量更大。如果有疑问(特别是存在低血压或体温过低且处于低流量状态的患者)，应取下导管并施加压力。超声换能器测量显示套管中具有动脉压波的脉动回流，以及血气含量的测量，可以确认导管插入是否正确。意外动脉插管造成的损伤，很大程度上取决于血管内注入的药物性质，其症状包括疼痛、血栓形成、导致缺血性细胞死亡的血管功能不全和坏疽。

解剖鼻烟窝内也可能发生桡神经末端的浅表分支损伤。这些浅表分支支配拇指和指蹼的感觉，以及示指和中指的外侧区感觉。在插管过程中，这些末端分支的损伤可表现为向手臂近端和背侧辐射样急性疼痛，受该神经支配的区域丧失感觉或感觉异常。如果症状持续存在，应将患者转诊给手外科医生。

前臂腹侧

前臂腹侧内的动脉血管位于静脉系统的深面，静脉系统位于皮下，是意外插管的常外区域。桡动脉和尺动脉在桡骨颈分开。桡动脉在前臂和手腕的外侧走行。尺动脉沿前臂内侧走行。在前臂腹侧，前臂正中静脉是插管的常见部位，桡动脉损伤的风险很小。

对于桡动脉位置表浅的患者，在插入前臂正中静脉时发生意外穿刺的风险更大，这可能导致部分动脉闭塞、假性动脉瘤或血肿。如前所述，大多数患者的前臂正中静脉和桡动脉之间的距离为几毫米。少数患者存在变异的桡浅动脉，通常位于桡骨茎突附近上方 20~28cm，在头静脉深面约 1mm，并与之交叉。

并发症

外周静脉插管的并发症发生率很低。大多数并发症归因于技术不当。最常见的并发症是血栓性静脉炎、管外渗液或血肿。

血栓性静脉炎由导管刺激引起的静脉炎症和血凝块所致。注意尽量减少导管移动和选择较小尺寸的留置管，可显著降低发生血栓性静脉炎的风险。下肢静脉插管发生血栓性静脉炎的概率高于上肢静脉插管，因此应尽可能避免。静脉炎症的主要症状包括局部发红和静脉表面的皮肤疼痛，这可以预示并发血栓性静脉炎。根据需要，可以使用非甾体消炎药、温水热敷和抗生素治疗静脉炎。

当输注的液体渗出血管外时，根据所使用的药物，组织效应的严重程度有所不同。鉴于使用药物的毒性，化疗药物特别容易引起外渗损伤。若通过外周静脉插管输注这些药物，应该避免在手部和腕部进行，因为这些部位有许多神经和肌腱。中心静脉置管术用于长期治疗，可以避免持续外周静脉置管，减少并发症。

总结

外周静脉置管术是一种简单的操作技术，具有多种适应证和诸多优点。由经验丰富的医疗保健医生执行时，很少发生并发症。应注意选择合适的插管部位，最常见的是掌背静脉或前臂的头静脉，以及肘窝的肘正中静脉。解剖标志定位法是外周静脉置管术最常用的方法。然而，利用超声可以在必要时提高静脉插管的安全性和可视性。

参考文献

Beale EW, Behnam A. Injection injury of an aberrant superficial radial artery requiring surgical intervention. *J Hand Microsurg.* 2011;4(1):39–42.

Drake RL, Vogl W. Upper limb. In: *Gray's anatomy for students.* 3rd ed. Philadelphia: Churchill Livingstone; 2014:768–783.

Dychter SS, et al. Intravenous therapy: a review of complications and economic considerations of peripheral access. *J Infusion Nurs.* 2012;35(2):84–91.

Egan G, et al. Ultrasound guidance for difficult peripheral venous access: systematic review and meta-analysis. *Emerg Med J.* 2013;30(7):521–526.

Iserson KV. Is informed consent required for the administration of intravenous contrast and similar clinical procedures? *Ann Emerg Med.* 2007;49(2):231–233.

Lake C, Beecroft CL. Extravasation injuries and accidental intra-arterial injection. *Contin Educ Anaesth Crit Care Pain.* 2010;10(4):109–113.

Lirk P, et al. Unintentional arterial puncture during cephalic vein cannulation: case report and anatomical study. *Br J Anaesth.* 2004;92(5):740–742.

Naeem R, Soueid A, Lahiri A. The dangers of intravenous cannulation within the anatomical snuffbox. *J Hand Surg (Eur Vol).* 2012;37(4):362–363.

Netter FH. Upper limb. In: *Atlas of human anatomy.* 6th ed. Philadelphia:

Elsevier; 2014:402.
Ortega R, et al. Peripheral intravenous cannulation. *N Engl J Med.* 2008;359:e26.
Pikwer A, Åkeson J, Lindgren S. Complications associated with peripheral or central routes for central venous cannulation. *Anaesthesia.* 2012;67(1):65–71.
Satish N, et al. Accidental cannulation of aberrant radial artery. *Ann Card Anaesth.* 2014;17(1):76.
Scales K. Vascular access: a guide to peripheral venous cannulation. *Nurs Standard.* 2005;19(49):48–52.
Shivappagoudar VM, George B. Unintentional arterial cannulation during cephalic vein cannulation. *Indian J Anaesth.* 2013;57(3):320.
Soifer NE, et al. Prevention of peripheral venous catheter complications with an intravenous therapy team: a randomized controlled trial. *Arch Intern Med.* 1998;158:473–477.
Stone MB, et al. Needle tip visualization during ultrasound-guided vascular access: short-axis vs. long-axis approach. *Am J Emerg Med.* 2010;28(3):343–347.
Westergaard B, Classen V, Walther-Larsen S. Peripherally inserted central catheters in infants and children: indications, techniques, complications and clinical recommendations. *Acta Anaesthesiol Scand.* 2013;57(3):278–287.

选择题

1.患者，女性，24岁，在门诊进行实验室检测，包括血液化学评估。在进行肘窝静脉穿刺时，下列哪条动脉最有可能发生风险？

A.肱动脉

B.骨间总动脉

C.尺动脉

D.骨间前动脉

E.桡动脉

2.患者，女性，34岁，肥胖、脱水，有“困难”静脉，需要进行静脉通路输液。她的生命体征如下：血压90/60mmHg；脉搏120次/分；呼吸18次/分；氧饱和度99%。以下最适合患者的治疗方式是什么？

A.口服补水

B.外周静脉置管术

C.骨内导管

D.静脉切断插管

E.确定脱水的原因

3.患者，男性，25岁，静脉注射吸毒者，注射海洛因5年，常用的静脉通路点有残留的瘢痕组织。患者被送往急诊室接受静脉输液。患者腹股沟区的股静脉是唯一可用于静脉置管的静脉。以下哪一项是可靠识别股静脉的正确标志？

A.股静脉位于股动脉的内侧

B.股静脉位于股管内

C.股静脉位于股动脉的外侧

D.股静脉位于股神经的内侧

E.股静脉位于股神经的外侧

（赵庆豪 译 丁自海 校）

第 17 章

静脉切开术

引言

建立血管通路和复苏对于治疗创伤和低血压患者至关重要。建立血管通路的方法有多种。过去，静脉切开术是一种常用的简易外科技术，可以为儿童和血容量明显减少的患者建立良好的静脉通路。近年来，随着发病率降低及 Seldinger 技术、超声引导中心静脉置管术、骨内置管的应用增加，静脉切开术的应用逐渐减少。然而，对于不能使用外周静脉置管术、中心静脉置管术、骨内置管的危重患者、紧急情况或缺乏相关设备的情况下，静脉切开术仍然是一种替代技术。

临床相关解剖学

全面掌握相关的解剖学知识是成功进行静脉置管的关键。熟悉静脉解剖结构和可能的变异(图 17.1)有助于快速进行置管，同时避免损伤毗邻的结构。

大隐静脉

大隐静脉是置管最常用的静脉。它起自足背静脉弓，在内踝前方上行 2cm，沿小腿内侧走行。然后，跨过股骨内侧髁后方，在大腿前内侧浅层继续向上走行，最后在卵圆窝穿过阔筋膜，在股三角内腹股沟韧带下方约 4cm 处汇入股静脉(图 17.2)。

可以在两个位置切开大隐静脉。首选位置是腹股沟，此处静脉直径大，容易切开。另一个常用的位置是踝部附近，内侧髁近端数厘米处。儿童患者非常适合在此处切开，轻微钝性解剖即可将静脉游离。此外，此处距离其他复苏措施实施位置比较远，不会使静脉的位置发生改变。然而，隐神经贴合大隐静脉远端走行，必须谨慎操作，避免将其切断。也可在内踝近端 1~4cm 处进行静脉置管，但这个位置有很多不利因素，如屈曲踝关节时可能使静脉导管弯曲移位，所以此位置不常使用。

贵要静脉

因下肢损伤或截肢等导致大隐静脉不能使用时，可以选择上肢穿刺点替代。首选贵要静脉。手背静脉网汇聚形成头静脉和贵要静脉。头静脉走行于前臂外侧(桡侧)，贵要静脉走行于内侧(尺侧)(图 17.3)。贵要静脉沿前臂内侧向上走行，在前臂中段走向前外侧，位于肱骨内侧髁的外侧。在肘窝处，肘正中静脉将头静脉和贵要静脉连通，但肘正中静脉变异较多。贵要静脉可能在内上髁上方或臂中部肱肌内侧穿过臂筋膜。在腋区远端，旋肱静脉汇入贵要静脉，之后贵要静脉汇入肱静脉。

可以在肘窝近端 2cm、内上髁外侧 2~3cm 处切开贵要静脉。贵要静脉在此处非常表浅，切开后仅轻微钝性分离即可暴露血管。进一步切开可能损伤肱动脉、正中神经或肱二头肌肌腹。虽然也可以选择更近端的位置切开，但臂内侧皮神经与贵要静脉伴行，所以很少这样做。

头静脉和肱静脉

很少选择头静脉和肱静脉行静脉切开术。头静脉起自手背静脉网，沿前臂桡侧上行，与外侧皮神经伴行。在肘窝前内侧上行，可能通过肘正中静脉与贵要静脉相连，沿肱二头肌外侧继续向近端走行。在肩部附近，头静脉走行在三角肌和胸大肌之间浅层，然后

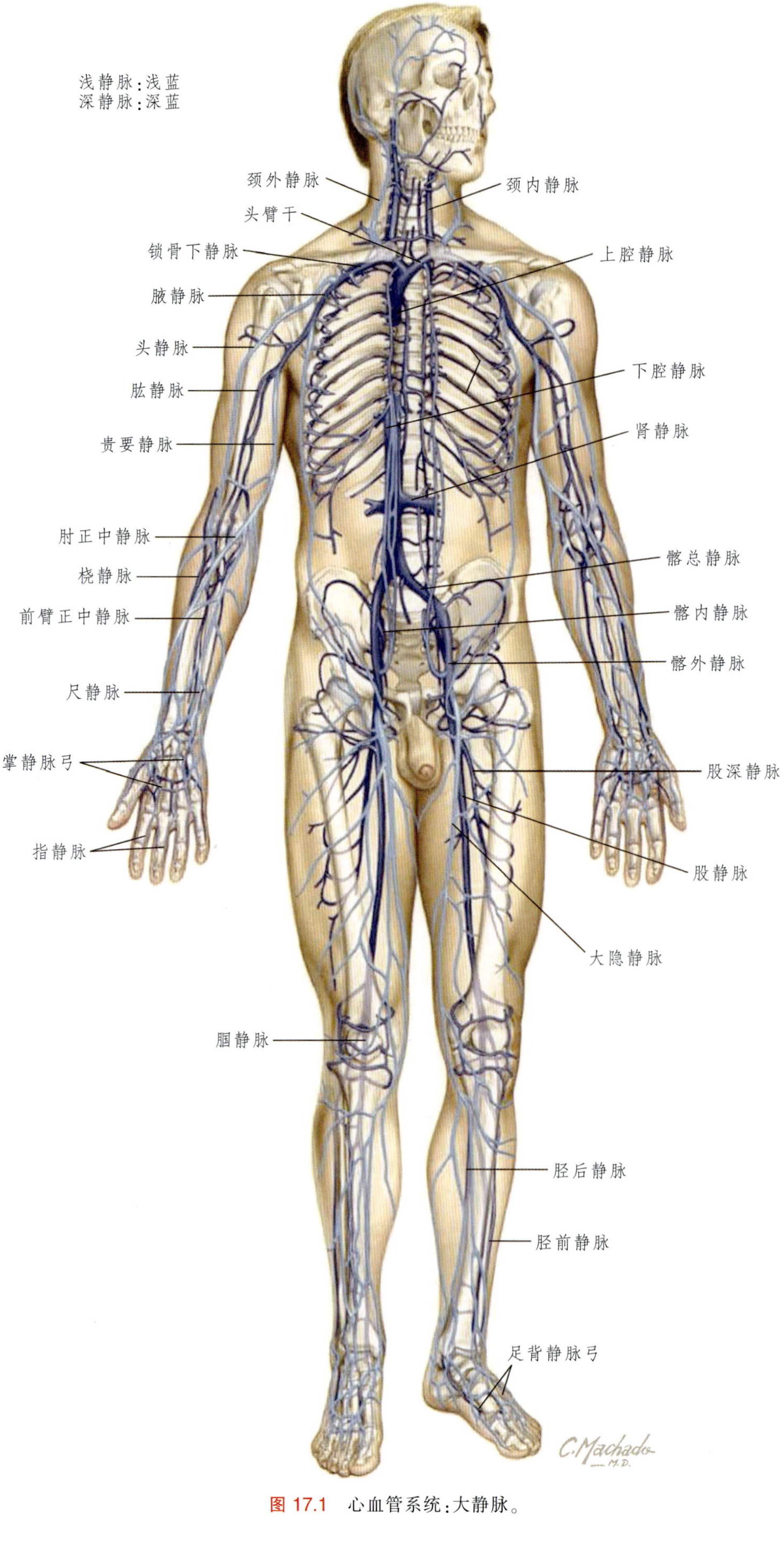

图 17.1　心血管系统：大静脉。

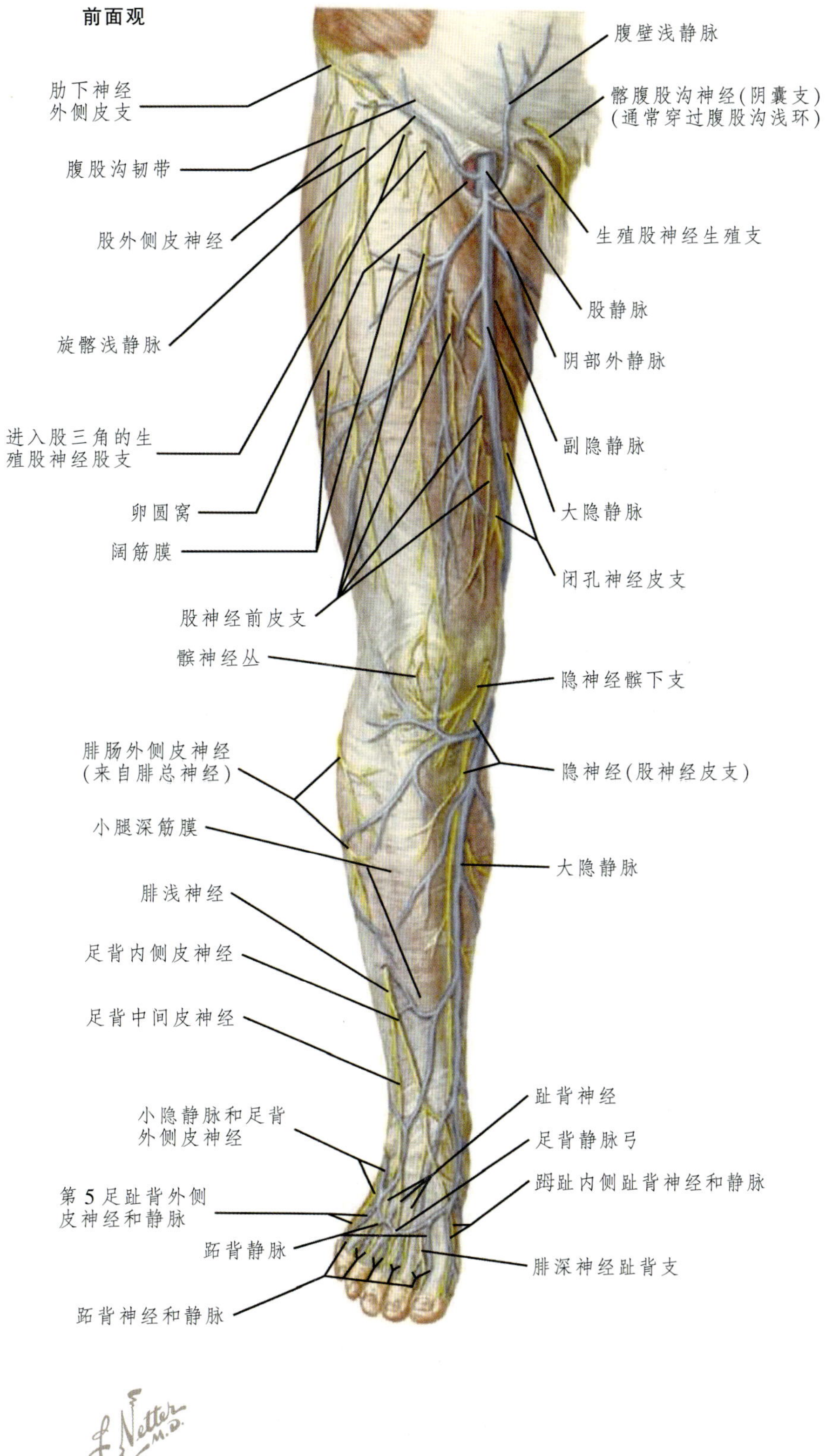

图 17.2　下肢的皮神经和浅静脉。

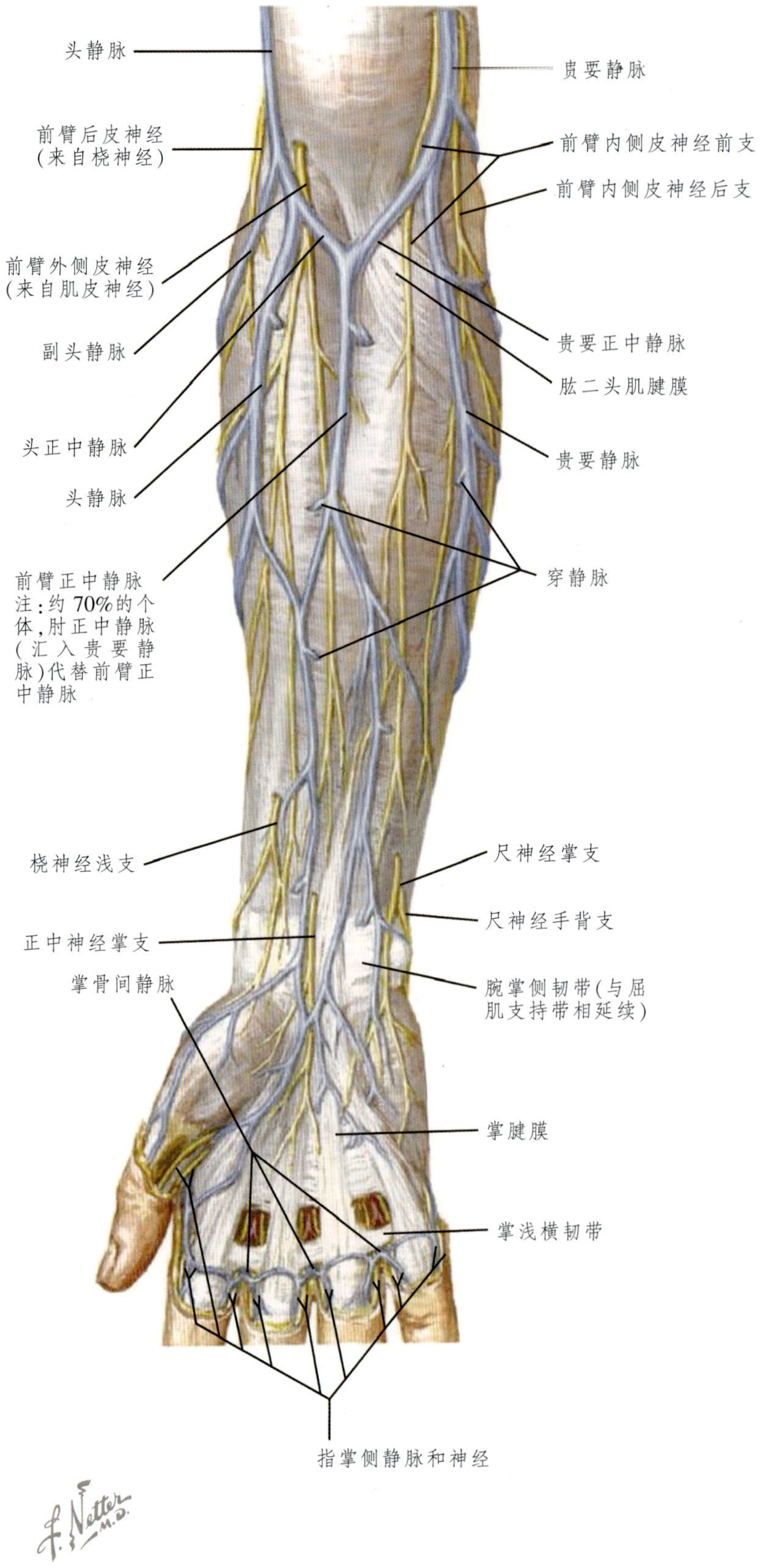

图 17.3 前臂的皮神经和浅静脉。

穿过三角肌和胸大肌间沟汇入腋静脉。

虽然头静脉直径大、位置浅，似乎很适合行切开术。但是，臂外侧皮神经与之紧密伴行，钝性分离必须格外小心，避免损伤神经。头静脉切开术可以选择在腕部、肘窝屈曲皱褶远侧附近或三角肌和胸大肌间沟。肱静脉是与肱动脉紧密伴行的小静脉。不同于头静脉和贵要静脉，肱静脉位置相当深，需要大量钝性分离才可插管。除非其他位置不可用且不顾及操作时间和血管大小，否则很少选择肱静脉行切开术。

适应证

对于时间紧迫或微创方法（例如，使用 Seldinger 技术或骨间置管操作进行经皮静脉插管）不合适的危重症患者，静脉切开术是外周静脉或中心静脉通道的理想替代方法。最常用于儿童休克或严重低血容量及患有静脉硬化的患者。广泛的创伤、烧伤或瘢痕组织难以通过微创方法建立静脉通路。

禁忌证

当采用微创方法建立静脉通路或手术延误的患者进行其他治疗时，静脉切开术是禁忌证。虽然有经验的临床医生可以在 1 分钟内完成静脉切开操作，但缺乏经验的人员可能需要更长的时间。静脉切开术的其他禁忌证包括凝血障碍和静脉局部有蜂窝织炎。凝血障碍会导致伤口处出血。过度感染和蜂窝织炎可能有出现并发症的风险，如脓毒症。静脉血栓形成是静脉切开术的禁忌证。最后，在切口附近或近端有广泛钝性或锐性创伤是绝对禁忌证，因为创伤深面的血管可能受损。

器械

- 无菌手术衣、手套和口罩。
- 碘酊或其他消毒剂。
- 无菌洞巾。
- 手术刀片，10 号或 11 号。
- 弯钳。
- 剪刀、线剪。
- 自动撑开拉钩。
- 静脉内导管（14 号以上）。
- 静脉输液管。
- 缝合材料（尼龙，4–0）。
- 丝线（2–0 或 3–0）。
- 无菌纱布和敷料。

操作流程

获得患者知情同意，并执行安全核查。

与其他外科手术一样，静脉切开术应该尽可能在无菌的环境中进行，即使在紧急情况下也应如此。可能需要或不需要局部麻醉，但对于有意识的患者来说，如果可能的话最好使用 1%利多卡因和镇静剂。下面介绍无导丝辅助的静脉切开术。

大隐静脉远端

见图 17.4。

1.患者取仰卧位，足外旋，露出内踝。可以在足踝近端使用止血带，但不是必需的。

2.消毒皮肤，铺巾。

3.于内踝向前、向上各 1cm 处寻找大隐静脉，做 2.5~3cm 横向皮肤浅切口，暴露静脉。

4.使用弯止血钳，钝性解剖皮下组织，将静脉与神经和深层的组织分开。可以使用自动撑开拉钩更好地显示静脉。游离 2cm 的静脉，将丝线穿过暴露的静脉近端和远端的深面。

5.结扎静脉远端，近端保持松开。

6.使用止血钳抬高静脉，并逐渐用力牵拉，使血管变平。

7.使用手术刀在静脉的前表面做 1~2cm 的切口，将合适大小的静脉导管放置在静脉中。套管斜面应该是锥形或缩短的，以避免意外穿透静脉后壁。如果静脉切口较小，可以使用扩张器。

8.插管后，用近端的丝线将导管固定在静脉上。将静脉输液管连接到导管上，用缝线固定。或者，静脉输液管可以直接插入切开的静脉，以产生更高的流量。

9.使用单纯间断缝合线闭合切口。

10.使用无菌敷料保护手术部位和导管。

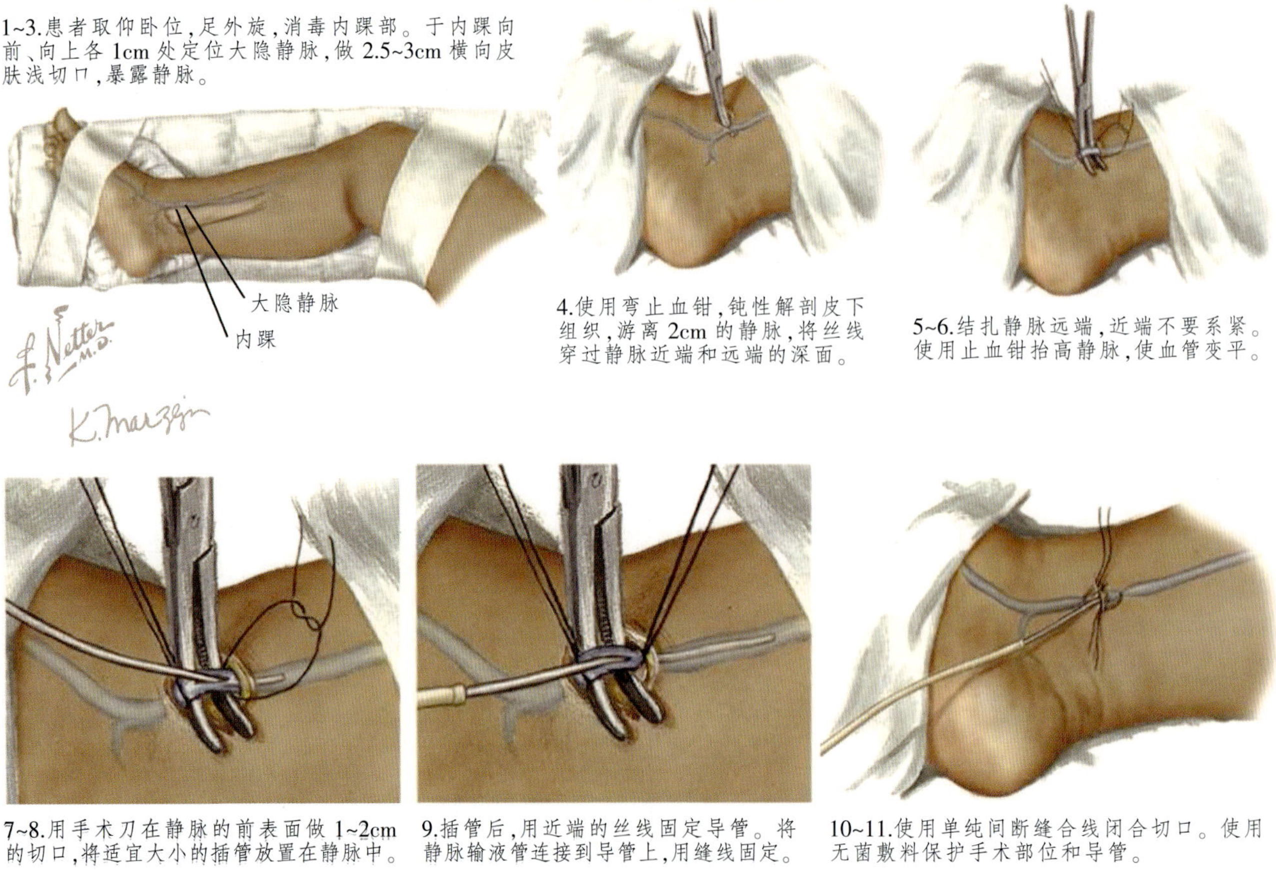

图 17.4 大隐静脉远端切开术。

大隐静脉近端

腹股沟附近静脉切开术的步骤与踝关节处操作非常相似。

1.患者取仰卧位，足外旋。

2.消毒皮肤，铺巾。局部麻醉。

3.在腹股沟韧带下方 3~4cm、大腿中线内侧做 5~6cm 的横向浅切口。

4.当用止血钳解剖皮下组织时，可以放置自动撑开拉钩。也可以用手分离，以加快手术速度。如果看到大腿肌肉或深筋膜，可能解剖得过深。

5.如上文所述，将此段血管抬高，用手术刀在静脉前表面做 1~2cm 的切口，并将静脉内导管插入静脉。如有必要，可使用扩张器和引导器。

6.固定导管，关闭切口，按上述方法进行包扎。

前臂静脉

见图 17.5。

1.患者的上肢外展 90°，屈曲 90°，并外旋以显露头静脉和贵要静脉。

2.行贵要静脉切开术时，在上臂内侧，即内上髁外侧 2~3cm、近端 2cm 处，做一个 3cm 的浅切口。行头静脉切开术时，沿上三角肌和胸大肌间沟做 5cm 的浅切口。

3.可以放置自动撑开拉钩，仔细进行钝性解剖，以暴露皮下组织内的静脉。

4.将静脉从深面的组织中游离出来，按上文描述的方法进行结扎和静脉切开。

5.静脉切开不应超过静脉厚度的 50%。

6.如上文所述，静脉插管，固定导管，并缝合和包扎伤口。

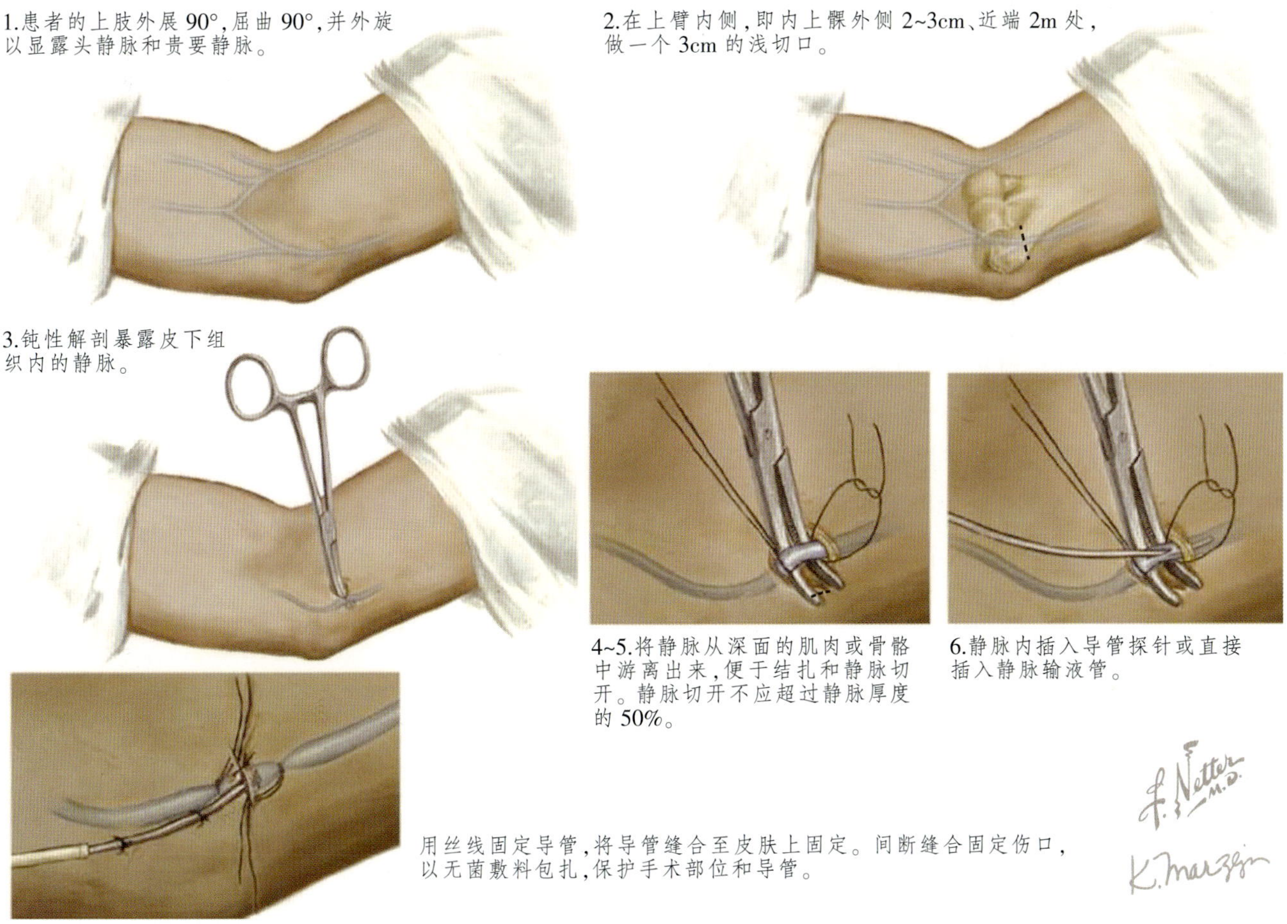

图 17.5 静脉切开术:前臂静脉。

解剖学要点

静脉切开时,邻近的神经和动脉十分危险。例如,在内踝前行大隐静脉切开术, 有损伤隐神经的危险。因此,在切开操作过程中,必须牢记局部神经和血管的位置关系。

并发症

出血

虽然静脉切开术的并发症非常罕见,但仍有发生的可能。手术部位血肿和出血是最常见的并发症。如果患者有未确诊的凝血障碍或切口关闭不当,可能会发生出血。

感染

感染是静脉切开术的另一个常见并发症。术前有皮肤感染和皮肤准备不充分可能导致严重的伤口感染。此外,静脉炎也可能是手术的并发症,尤其在导管放置时间过长时容易发生。因此,静脉切开术的一个护理目标是,一旦有可供选择的血管通路,应尽早拔除插管。也可以使用外用抗生素和术中预防性抗生素,以降低伤口感染率。

神经血管损伤

周围结构损伤是静脉切开术最常见的并发症。神经损伤尤其常见,因为所有潜在的切开部位都有周围神经与静脉紧密伴行。尺神经损伤是上肢静脉切开术的主要并发症。也可能损伤邻近的动脉,并可能危及生命(例如,隐静脉近端切开术时损伤股动脉)。导管可能刺穿静脉的后壁。更罕见的并发症包括血栓形成和空气栓塞。

总结

对于任何创伤或严重低血容量患者来说，获得血管通路至关重要。虽然应首选微创外周静脉和中央静脉通路技术，当所有其他措施失败或其他治疗方式不可用时，仍需要行静脉切开术。几条不同的静脉可用于行静脉切开术，但最常用的是大隐静脉和贵要静脉。急诊科的临床医生应该熟悉这些技术。对解剖学和技术的全面了解有助于避免医源性并发症。

参考文献

American College of Surgeons Committee on Trauma. *ATLS: Advanced Trauma Life Support for Doctors: Student Course Manual.* 8th ed. Chicago: American College of Surgeons; 2008.

Chappell S, Vilke GM, Chan TC, Harrigan RA, Ufberg JW. Peripheral venous cutdown. *J Emerg Med.* 2006;31:411–416.

Klofas E. A quicker saphenous vein cutdown and a better way to teach it. *Trauma.* 1997;43:985–987.

Krishnamurthy G, Keller MS. Vascular access in children. *Cardiovasc Intervent Radiol.* 2011;34:14–24.

Lanter PL, Williams J. Venous cutdown. In: Roberts JR, Hedges JR, eds. *Clinical Procedures in Emergency Medicine.* 5th ed. Philadelphia: Elsevier; 2010:411–417.

Taghizadeh R, Gilbert PM. Long saphenous venous cutdown revisited. *Burns.* 2006;32:267–268.

US Department of Defense. *Emergency War Surgery, Third United States Revision.* Prepper Press; 2004:8.3–8.4.

选择题

1.患者，男性，49岁，行大隐静脉切开手术。术后，患者诉小腿和足内侧痛觉、正常感觉缺失。在手术过程中最有可能损伤了以下哪一条神经？

A.腓总神经

B.腓浅神经

C.腓肠外侧神经

D.隐神经

E.胫神经

2.患者女性，32岁，患有肾衰竭需要透析。然而，在她的上肢寻找合适的静脉却出乎意料地困难。手臂外侧的主干静脉太细，其他的静脉又太脆弱。最后，在手臂内侧发现1条静脉，该静脉经浅筋膜穿过深筋膜，汇入沿肱动脉走行的静脉。这是哪一条静脉？

A.贵要静脉

B.肘外侧静脉

C.头静脉

D.肘内侧静脉

E.前臂内侧静脉

3.一位24岁的护士正在做肘正中静脉穿刺术。她把针插入肘正中静脉，但无法抽出血液。她很快意识到可能针头完全穿透了静脉。下列哪个位于肘正中静脉深处的结构起到了屏障作用，阻止她刺到动脉？

A.屈肌支持带

B.旋前圆肌

C.肱二头肌腱膜

D.肱桡肌

E.肱二头肌腱

（郑雪峰 译 丁自海 校）

第 3 部分

关节脱位和神经阻滞

第 18 章

髋关节脱位与复位

引言

髋关节脱位是指股骨头与髋臼接触部向前方或者后方移位。这种分类是基于股骨头位于冠状面上与髋臼的位置关系，前脱位可进一步分为向上脱位或向下脱位。有时还会使用其他分类系统，如涉及髋臼骨折的中心脱位。髋关节后脱位最为常见（约占所有髋关节脱位的 85%），往往由汽车交通伤（高速创伤）所致。髋关节脱位在髋关节假体及髋关节发育不良中也常见。髋关节脱位是骨科急症，需要早期复位。患者在麻醉下早期复位是预防股骨头坏死的必要方法。

临床相关解剖学

髋关节属于滑膜球窝关节（图 18.1），由股骨头与半球窝形髋臼关节面连接形成。除了股骨头小凹，即股骨头的韧带附着处，其余髋臼和股骨头被关节软骨覆盖，关节软骨延伸到股骨颈的近端。两个负重区的软骨最厚，分别是髋臼前上方和股骨头外上方。髋臼周边被关节盂唇包裹，其可限制髋臼的直径并密封股骨头，从而维持髋关节的稳定性。关节面周围有致密肥厚的纤维囊，由髂股韧带、耻股韧带、坐股韧带和髋臼横韧带加固。这些韧带是关节稳定性的主要因素。关节囊被肌肉包裹，前方被耻骨部分覆盖。在髋关节前外侧有腰大肌和髂肌向下走行；更外侧，腹直肌直头从关节上方跨过，肌腹和臀小肌则覆盖于关节上方。耻骨和闭孔外肌螺旋状斜向下方以保护其后部结构。由于髋关节的结构特点及产生的稳定性，需要巨大的外部力量才能导致髋关节脱位，复位也是一样。

适应证

急诊科经常会遇到交通伤导致髋关节脱位的患者，需要急诊复位（图 18.2）。髋关节脱位多为高能量损伤，且常合并多发伤。通常首先需要确诊和处理危及生命的损伤。患者出现下肢内收、内旋（后脱位），或外旋（前脱位）时，需要高度怀疑是否存在髋关节脱位，如确认应予以急诊复位。对于可疑脱位，可行骨盆正位片确认，复位的适应证如下：

- 脱位，无论是否合并神经损伤，是否合并骨折。
- 脱位合并骨折，不伴有神经损伤。

禁忌证

闭合复位的绝对禁忌证是股骨颈骨折和开放性创伤性髋关节脱位。在这些情况下，牵引会导致股骨颈骨折移位，进一步增加股骨头坏死的风险。开放性创伤性髋关节脱位应该直接手术。其他禁忌证包括多次失败的闭合复位尝试（2~3 次）、不可复位的髋关节脱位、关节内嵌顿骨碎片，以及持续加重的神经血管损伤。

器械

急诊髋关节脱位的复位所需的设备很少，尽管如此，外科医生理解脱位的机制，即高能量损伤，复位时也需要很大的力量。复位过程中需要保护软组织避免二次损伤，因此建议对肢体进行持续稳定的纵向牵引，直到肌肉松弛，再缓慢复位。

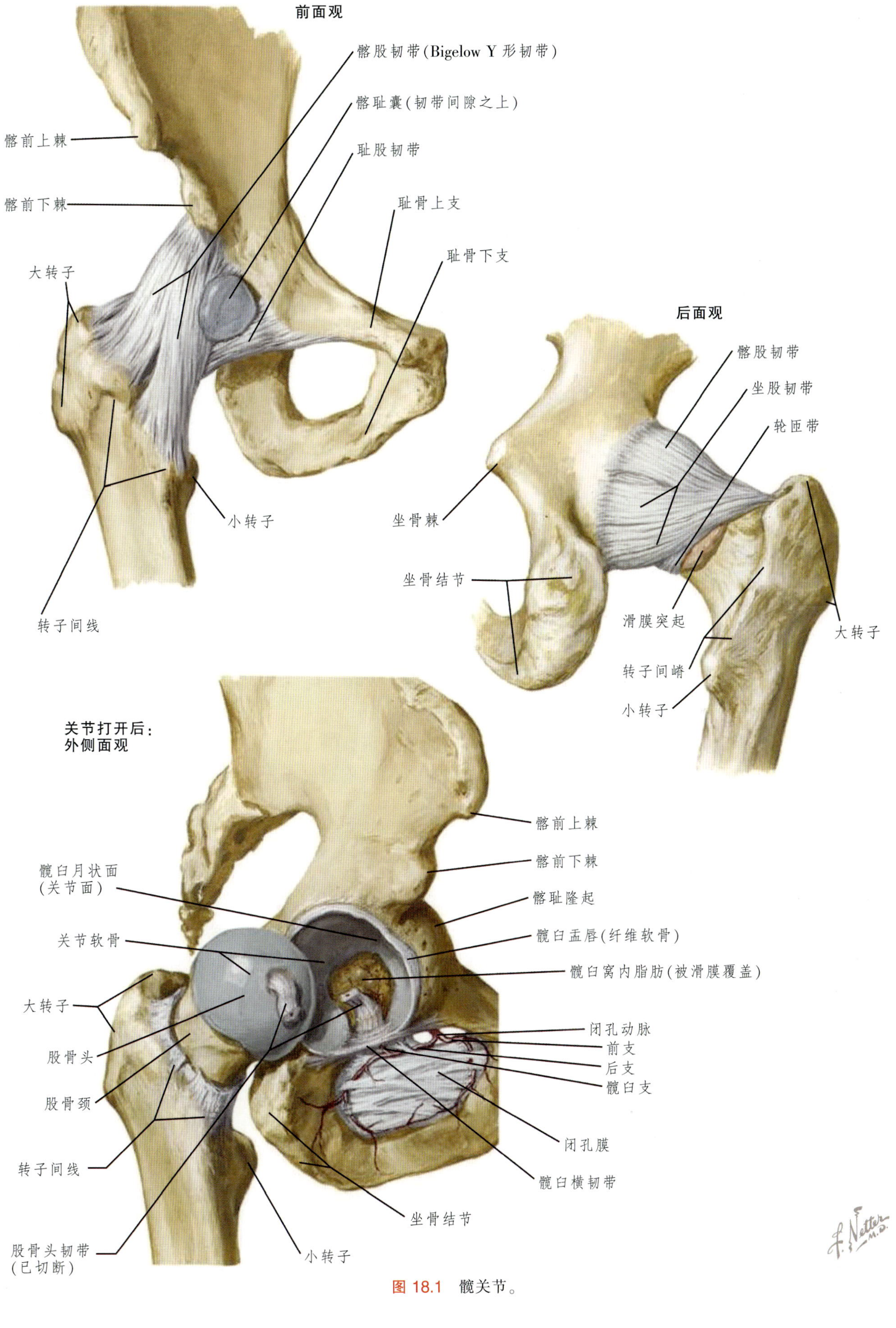
前面观
髂股韧带(Bigelow Y 形韧带)
髂耻囊(韧带间隙之上)
耻股韧带
耻骨上支
耻骨下支
髂前上棘
髂前下棘
大转子
小转子
转子间线
后面观
髂股韧带
坐股韧带
轮匝带
坐骨棘
坐骨结节
滑膜突起
大转子
转子间嵴
小转子
关节打开后：
外侧面观
髂前上棘
髂前下棘
髂耻隆起
髋臼月状面
(关节面)
髋臼盂唇(纤维软骨)
关节软骨
髋臼窝内脂肪(被滑膜覆盖)
大转子
闭孔动脉
前支
后支
髋臼支
股骨头
股骨颈
闭孔膜
转子间线
髋臼横韧带
坐骨结节
股骨头韧带
(已切断)
小转子

图 18.1　髋关节。

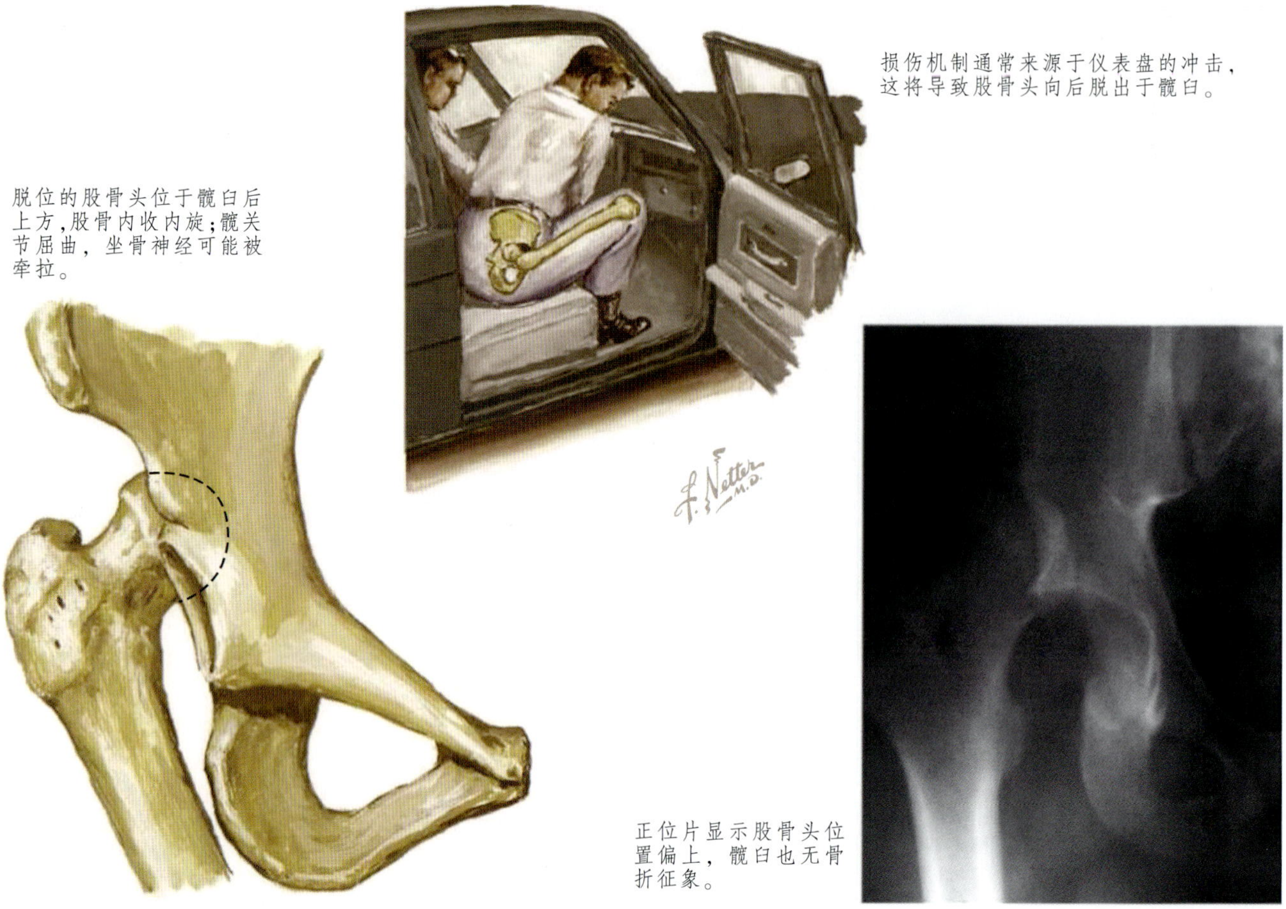

图 18.2 髋关节后脱位。

- 根据不同的复位方法，需要 1~2 名助手。
- 牵引架。
- 氧气供应。
- 气囊-活瓣-面罩设备。
- 血氧饱和度监测仪。
- 壁式吸引、吸引管和 Yankauer 套管。
- 静脉导管（至少 20 号）。
- 镇静药物。
- 生理盐水（0.9% NaCl）。

操作流程

获得患者知情同意，并执行安全核查。

无论前后脱位，首先都要给予患者静脉或基础麻醉，然后对下肢进行纵向持续牵引。对于髋关节前脱位患者，可将其转变成后脱位，然后再进行复位。后脱位通常可以闭合复位，即使如此，仍然有 2%~4%的患者因为肌肉阻挡而无法复位，这种情况下，通过后入路进行切开复位即可完成。如果复位后仍不够稳定，可行股骨髁上骨牵引来维持稳定。

后脱位一共有 3 种复位方法，根据有无合并伤及现场条件来决定选择何种复位方法。偶尔，当患者合并内脏或头颅损伤时不宜使用 Stimson 方法，此时需要取俯卧位。当患者合并脊柱损伤时，不宜使用 Dahners 和 Hundley 改良 Skoff 技术，患者应取侧卧位，避免平卧位。而采取 Lefkowitz 技术时，患者需要镇静，因此合并气道狭窄的患者不宜采用。同样的，俯卧位复位法也需要确认气道是否通畅。大多数复位技术要求膝关节未受损，然而，由于大多数脱位是由外伤引起的，膝关节也经常受到影响。因此，在尝试闭合复位之前，必须对同侧膝关节、骨盆、下肢其他关节和脊柱进行彻底检查，以便决定采取何种方法复位。

Allis 方法

见图 18.3。

1.患者取仰卧位。

2.助手双手固定骨盆。

3.患者屈膝，沿着畸形方向对肢体行轴向牵引。

4.逐渐增加牵引力，同时屈髋至 70°~90°。

5.逐渐内旋、外旋髋关节，直到髋关节完全复位。

Bigelow 和反 Bigelow 方法

此方法有可能会导致医源性股骨颈骨折，因此目前不常使用。

1.患者取仰卧位。

2.助手在髂前上棘进行反向牵引。

3.沿着畸形方向对患肢行轴向牵引。

4.至少屈髋至 90°。

5.外展、外旋并伸直髋部，行反 Bigelow 操作时，下肢内收，迅速内旋伸直。

Stimson 方法

见图 18.4。

1.患者行全身麻醉。

2.患者取俯卧位，下肢悬空，屈髋 90°牵引。

3.助手固定骨盆，屈膝 90°。

4.在近端小腿后侧施加向下的压力。

5.外展、外旋、伸直下肢，即可完成复位，使股骨头回到髋臼中。

其他可选择的方法

除上述 3 种经典的复位方法，还有其他可供选择的方法。

Dahners 和 Hundley 改良 Skoff 方法

1.患者取侧卧位。

2.患者大腿近端及膝关节周围裹床单。

3.最大限度地屈曲髋关节施加牵引。

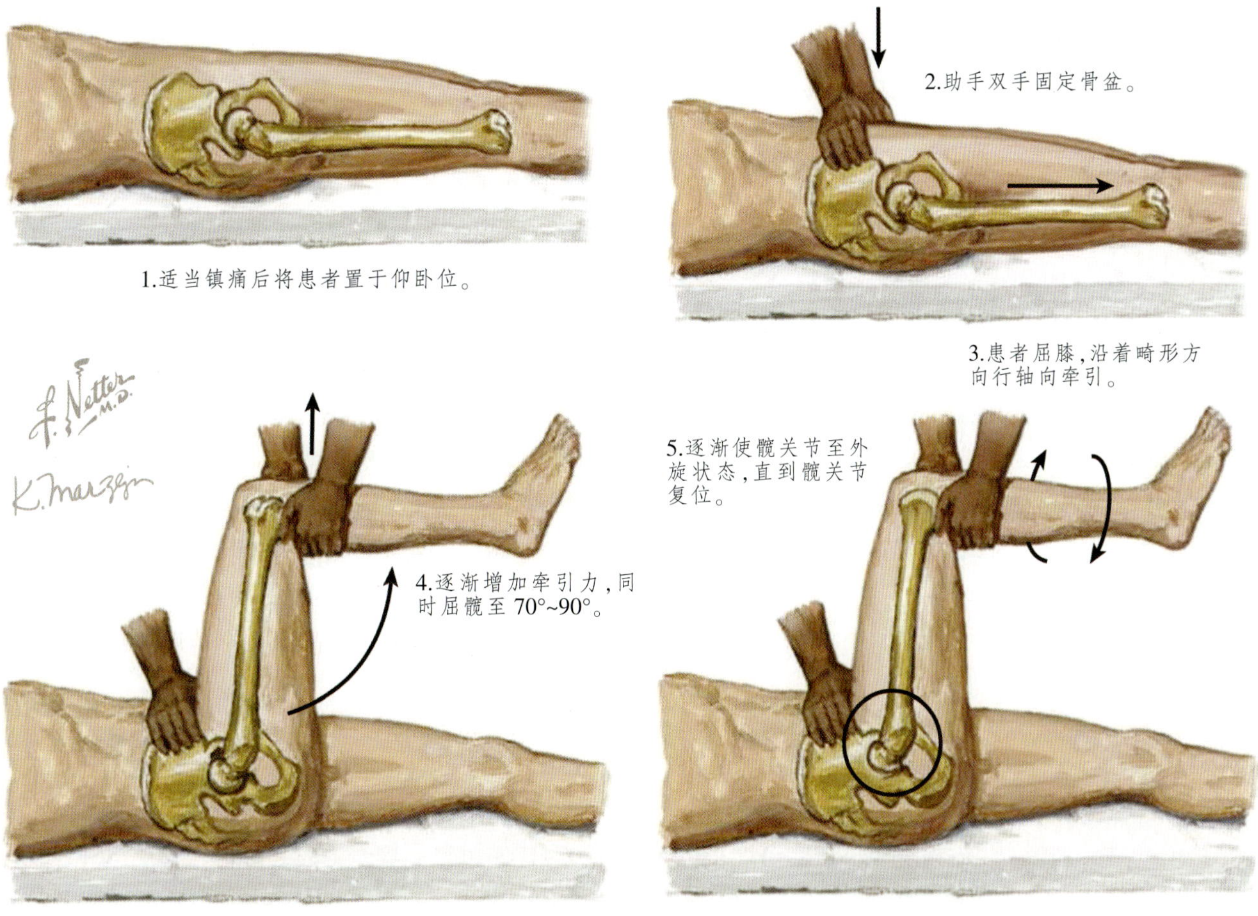

图 18.3　脱位的髋关节复位：Aliis 方法。

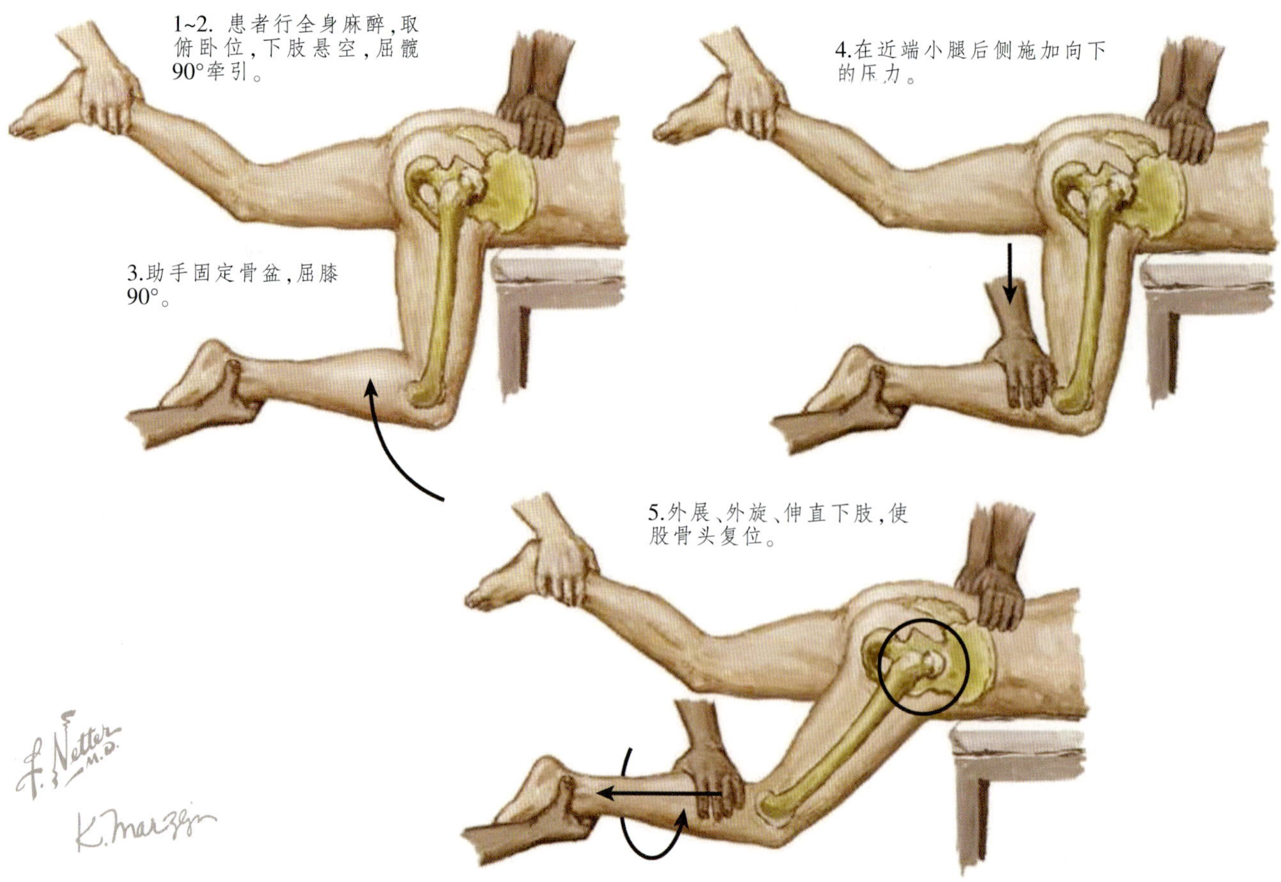

图 18.4 脱位的髋关节复位：Stimson 方法。

改良 stimson 方法

这种改良方法不适用于多发创伤和气道困难的患者。

1.患者取仰卧位。

2.静脉注射肌肉松弛药。

3.患者取俯卧位，下肢悬空。

4.屈髋 90°。

5.术者以膝部顶住患者小腿，向下用力牵拉。

Lefkowitz 方法

该方法适用于创伤性脱位和假体脱位。

1.患者镇静后取仰卧位。

2.患侧足部固定于床上。

3.将屈曲的膝部置于患者屈曲的膝部及臀部下，术者另一只脚置于床旁的凳子上。

4.对踝部施加温和、稳定的向下压力以复位髋关节。

East Baltimore Lift 方法

该方法是 90°~90°仰卧位的改良方法。

1.该方法需要 3 名人员操作。

2.患者取仰卧位，一名助手固定骨盆。

3.术者站在患者髋关节脱位侧，另一名助手站在健侧，两侧膝关节都要屈曲。

4.将上肢置于患者小腿下方，搭在对侧助手肩上。

5.对侧助手重复相同动作，将上肢搭在术者肩上。

6.握住患者踝部以控制患侧髋部旋转。

7.与助手一起站直对脱位髋关节施加牵引。

用于髋关节前下脱位的改良 Allis 法

1.患者取仰卧位。

2.轴向牵引股骨，髋部轻微屈曲。

3.用床单将大腿内旋内收，直至髋关节复位。

髋关节前上脱位的复位

1.患者取仰卧位。

2.轴向牵引直至股骨头达到髋臼水平。

3.轻轻地内旋髋部以复位。

髋关节复位后评估

1.通过影像学资料来评估复位是否成功。

2.在髋关节活动度内活动髋关节,以评估复位后髋关节稳定性。

3.若有髋臼后壁骨折,在评估髋关节稳定施加向后的力时,需要将髋关节屈曲 90°、内收 20°并稍内旋。

4.若没有影像学资料或髋关节不稳的临床证据,应行 CT 检查,以证明或排除其他骨折,或是否存在其他器官损伤。

5.若有证据表明存在髋关节不稳定,应考虑切开复位。

6.若无征象表明存在其他损伤,则需要支具来固定髋关节,以维持复位。

解剖学要点

髋关节前脱位的预后最好, 中心脱位的预后最差。髋关节脱位后延迟复位与股骨头坏死风险直接相关, 延迟超过 6 小时的复位可能会损伤髋关节血运,导致股骨头坏死的概率从 5%升至 50%。

并发症

最常见的并发症是晚期退化性关节炎,占所有脱位病例的 75%,其次为骨坏死,占 15%。后者又称为股骨头缺血性坏死,是最严重的并发症,与从受伤到复位的间隔时间长短直接相关。股骨头脱位能引起血管紧张,从而破坏血供,导致股骨头退化,最终引起严重的关节炎,这种情况是不可逆转的。髋关节复位本身也会引起缺血性骨坏死这种并发症,风险因素主要为用力外旋。其他闭合复位并发症包括股骨骨折、坐骨神经受损、持续半脱位及闭合复位失败。

总结

髋关节脱位是一种需要复位的骨科急症,若无禁忌证,应在 6 小时内复位以避免骨坏死。因为髋关节脱位常发生于一系列高能量损伤中,如车祸伤,首先应处理危及生命的情况。待患者稳定、髋关节诊断明确后,医生应该基于脱位类型、合并情况、专业知识和当前条件选择合理的复位方式。由于复位需要一定的力量,导致闭合复位可能会有一些并发症,如坐骨神经损伤、股骨骨折及缺血性骨坏死。

参考文献

Goddard NJ. Classification of traumatic hip dislocation. *Clin Orthop Relat Res*. 2000;377:11–14.

Gray H. The pelvis. In: Standring S, ed. *Gray's Anatomy: The Anatomical Basis of Clinical Practice*. London: Elsevier; 2008.

Newton KR, Thomas du Plessis M. An unusual presentation of a traumatic posterior hip dislocation. *BMJ Case Rep*. Jun 6;2014.

Phillips AM, Konchwalla A. The pathologic features and mechanism of traumatic dislocation of the hip. *Clin Orthop Relat Res*. 2000;377:7–10.

Rezaee A, Knipe H. Hip dislocation. Available at http://radiopaedia.org/articles/hip-dislocation.

Tile M, Helfet DL, Kellam JF. *Fractures of the Pelvis and Acetabulum*, 3rd ed. Lippincott Williams & Wilkins; 2003:534.

Yang EC, Cornwall R. Initial treatment of traumatic hip dislocations in the adult. *Clin Orthop Relat Res*. 2000;377:24–31.

Yates C, Bandy WB, Blasier RD. Traumatic dislocation of the hip in a high school football player. *J Am Phys Ther Assoc*. 2008;88(6):780–788.

选择题

1.患者,女性,72 岁,从车库台阶上摔倒,导致髋关节脱位,下列哪种结构在抵抗髋关节过伸中起最大作用?

A.耻股韧带

B.坐股韧带

C.髂股韧带

D.髋臼窝内的被动压力

E.臀大肌

2.患者,男性,75 岁,因右髋部及大腿剧烈疼痛送至急诊,影像学检查提示股骨头缺血性坏死。缺血性坏死最容易发生于下列哪种情况？

A.髋关节脱位同时伴有股骨头韧带撕裂

B.股骨转子间骨折

C.关节囊内股骨颈骨折

D.闭孔动脉血栓形成

E.关节囊外股骨颈粉碎性骨折

3.一位患儿母亲带着孩子来门诊，诉孩子还不能步行，影像学检查提示该儿童存在髋关节不稳，下列哪一条韧带与儿童髋关节的稳定性有关？

A.髂股韧带

B.耻股韧带

C.坐股韧带

D.股骨头韧带

E.髋臼横韧带

4.患者，男性，69岁，因交通事故被送至急诊，诊断为髋关节前脱位伴股骨颈骨折，患侧小腿皮肤呈花斑样且皮温较健侧肢体低，治疗该患者时最应先采取下列哪项措施？

A.Allis 方法

B.立即手术，行切开复位内固定

C.Stimson 方法

D.在坏疽发生之前截肢

（张晟 译 丁自海 校）

第 19 章

手指脱位与复位

引言

手指脱位是指一个或多个指骨从正常的关节解剖位置发生移位，是急诊常见的疾病。典型的损伤机制是手部受到高速撞击，或受累手指的过伸造成。脱位手指的临床表现为疼痛、功能丧失，有时会有手指刺痛或麻木。

理想情况下，手指脱位应由医生进行急诊治疗，以防永久性损伤。但由于这种损伤经常发生在运动中，常由教练当场进行复位。在这种情况下，急诊医师对复位进行评估至关重要。在急诊科，手指脱位的复位的处理包括影像学检查排除骨折、适当麻醉后关节复位、夹板固定或与邻指胶带固定。

临床相关解剖学

指骨间关节是由多个韧带组成的软组织包绕的屈戍关节。每个远侧指骨间(DIP)关节、近侧指骨间(PIP)关节和掌指(MCP)关节都由一对附着在掌侧韧带(掌板)上的侧副韧带和副侧副韧带支持(图 19.1)。尺侧的侧副韧带和副侧副韧带在内侧支持关节，桡侧的韧带在外侧支持关节。掌侧韧带是由结缔组织构成的厚纤维带，向近端逐渐变细，从而使韧带在关节屈曲时可以折叠。关节伸直时掌侧韧带变紧，防止手指过度背伸。MCP 和 PIP 关节的背侧是伸肌腱的中央束，止于中节指骨的基底部。手指的内侧或外侧脱位提示侧副韧带断裂，以及掌板的部分断裂。背侧脱位是由掌板损伤引起的。伸肌腱的中央束损伤会出现掌侧脱位。

适应证

手部的影像学评估很重要，应该包括正位、侧位和斜位摄片。侧位片有助于排除关节骨折，尤其是掌板撕裂引起的骨折，而在正位片上可能显示不清。在排除手部的其他损伤后，患者通常需要麻醉，以便于充分的检查和关节复位。由临床医生来决定是行手指或腕部阻滞，还是行静脉局部麻醉(Bier 阻滞)。

禁忌证

以下情况是手指脱位复位的禁忌证，需要咨询专科专家：

- 指神经或血管损伤。
- 脱位相关的骨折。
- 开放性关节脱位。
- 韧带或掌板断裂。
- 关节不稳定。
- 关节脱位无法复位。

PIP 关节

PIP 关节背侧脱位

手部最常见的关节脱位是示指、中指、环指和小指的 PIP 关节(图 19.2)。通常由运动损伤引起，高速撞击远节指骨后，导致关节的一个或多个指骨向背部或侧方移位。PIP 关节的背侧脱位更加常见，此时掌板通常受损，中节指骨移位至近节指骨的背侧。一旦确诊脱位，只有在成功复位后，才能对受累关节进行进一

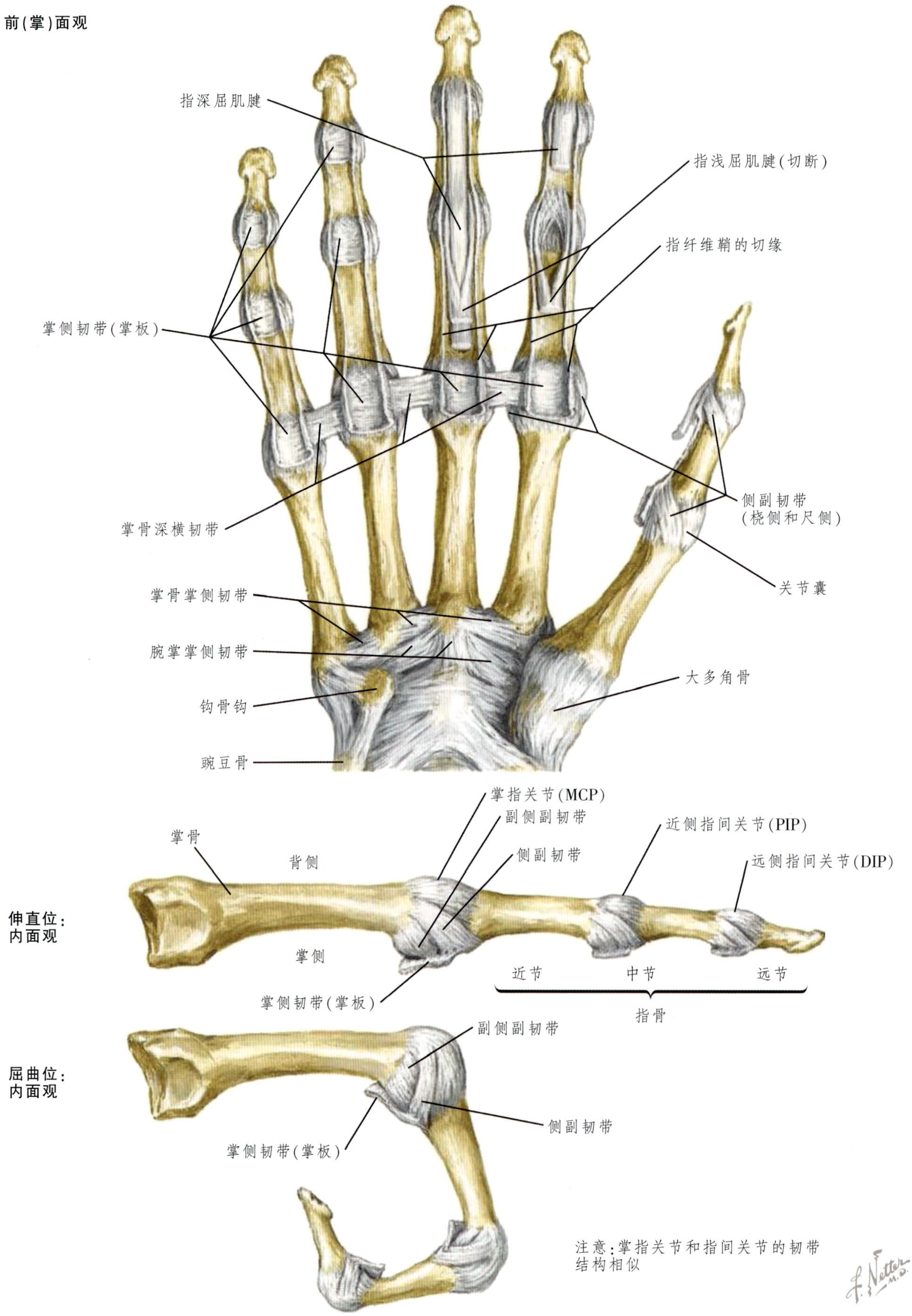

图 19.1 掌指关节和指间关节的韧带。

近端指间关节脱位

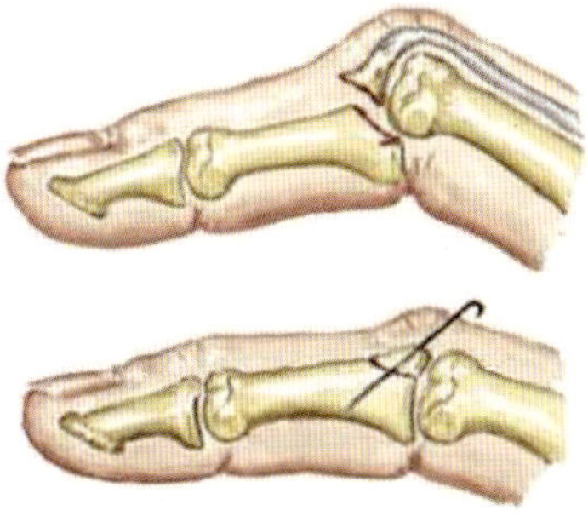

中节指骨的掌侧脱位，伴有伸肌腱中央束的撕脱，伴或不伴有骨块撕脱。如果不能诊断及合理的治疗，会导致钮孔畸形和严重的功能受限。

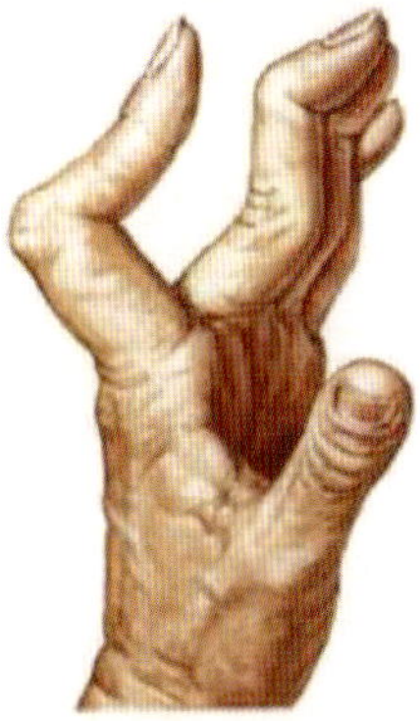

一位类风湿关节炎患者的示指出现钮孔畸形，其余指有鹅颈畸形。

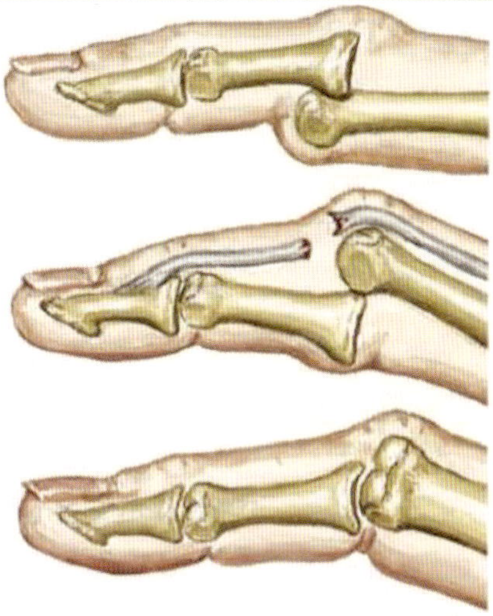

背侧脱位（最常见）

掌侧脱位（不常见）导致钮孔畸形。伸肌腱的中央束断裂，需要切开固定，术后使用背侧夹板。

旋转脱位（少见）

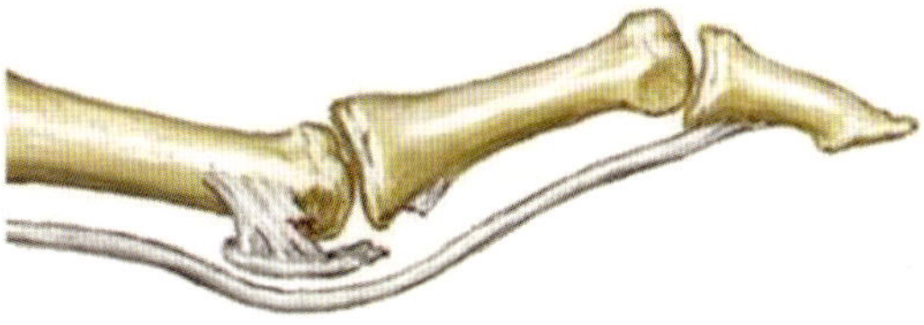

近侧指骨间关节背侧脱位，伴有掌板和侧副韧带损伤，导致鹅颈畸形和近侧指骨间关节代偿性屈曲畸形。

疾病	描述
"教练"指	关节的背侧脱位
钮孔畸形	中节指骨的脱位或撕脱骨折； 治疗失败会导致畸形和慢性疼痛
旋转脱位	少见
鹅颈畸形	背侧脱位伴有掌板和侧副韧带的损伤

腕掌关节和掌指关节的非骨折损伤：拇指韧带损伤和脱位

拇指尺侧侧副韧带断裂的应力实验（"猎场看守人"拇指）。

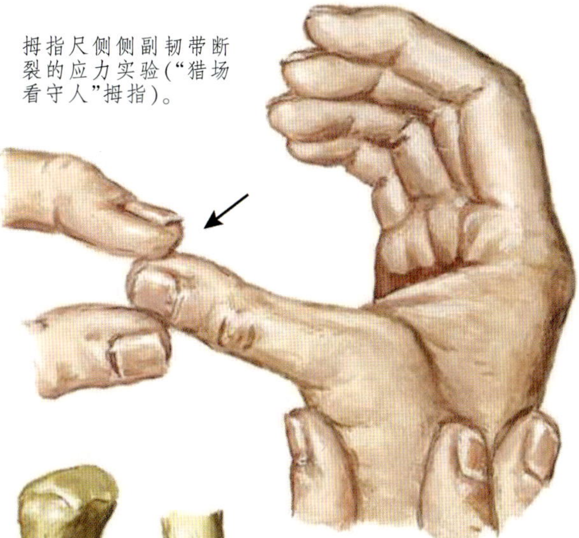

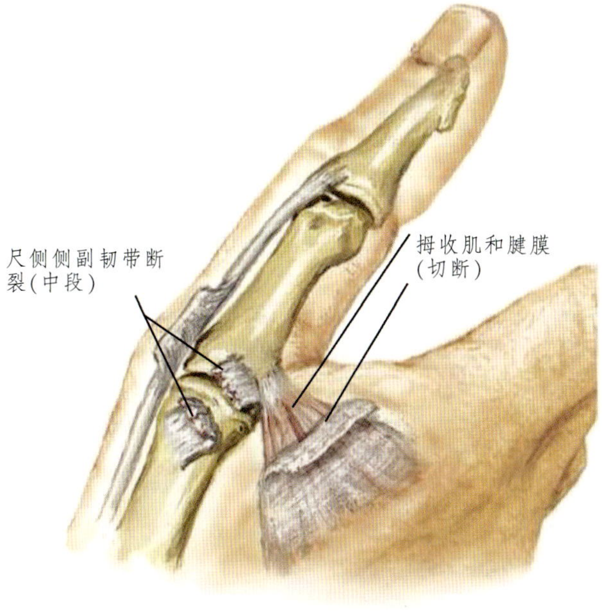

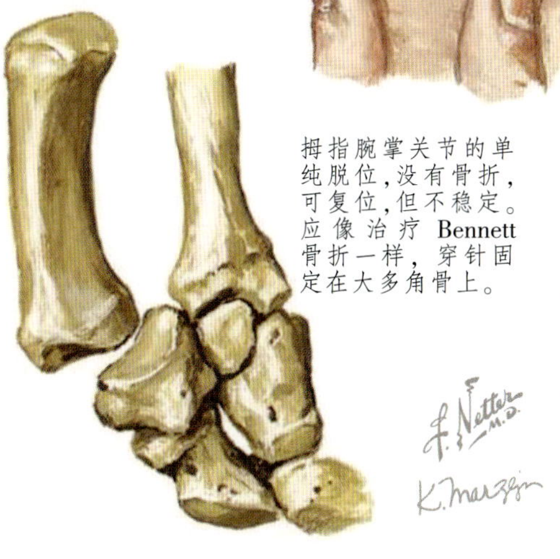

拇指腕掌关节的单纯脱位，没有骨折，可复位，但不稳定。应像治疗 Bennett 骨折一样，穿针固定在大多角骨上。

Robert 位摄片（真正的正位）手在暗盒上的位置。该位置能最好地显示拇指的腕掌关节。如果不拍此片，可能会漏诊该关节的病变。

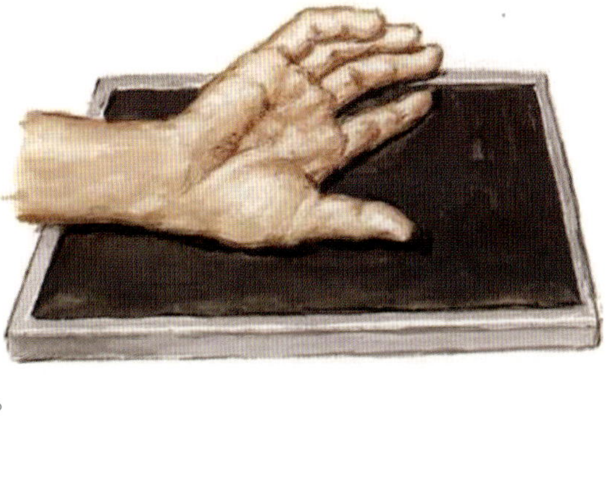

图 19.2　手指损伤。

步检查。关节的检查包括过度背伸关节来检测掌板损伤，以及通过应力实验来评估尺侧和桡侧副韧带的完整性。PIP 关节的损伤通常更容易发生愈合不良和导致功能障碍。因此建议在急诊处理后，让患者在骨科随访和进行手部治疗。

PIP 关节掌侧和侧方脱位

手部任何关节的掌侧或侧方脱位都不太常见，并且通常难以复位。这种脱位常与伸肌腱中央束损伤有关，预后较差。即使小心处理，掌侧脱位恢复后也可能会有关节活动度的下降。如果来急诊科前进行了关节复位，应特别注意确定脱位的类型，这对于复位后的手指功能恢复至关重要。如果掌侧脱位被误诊，并以 PIP 背侧脱位的方式进行夹板固定，则可能出现愈合不良和最终的手指畸形。

PIP 关节的侧方脱位可以在复位后，通过尺侧和桡侧副韧带的应力实验来诊断。这种损伤的复位方式类似于背侧或掌侧脱位。

器械

- 胶带。
- 夹板。

操作流程

获得患者的同意并确认操作时间。

指骨间关节脱位的复位

见图 19.3。

1.适当止痛后，轻微纵向牵引的同时，过度背伸关节来加大现有的损伤，直到中节指骨出现分离。

2.屈曲手指时，对中节指骨的基底部施加压力。

3.夹板固定。

需要注意的是，虽然受伤后教练经常进行简单的纵向牵拉，但这并不是推荐的复位方法。这可能使周

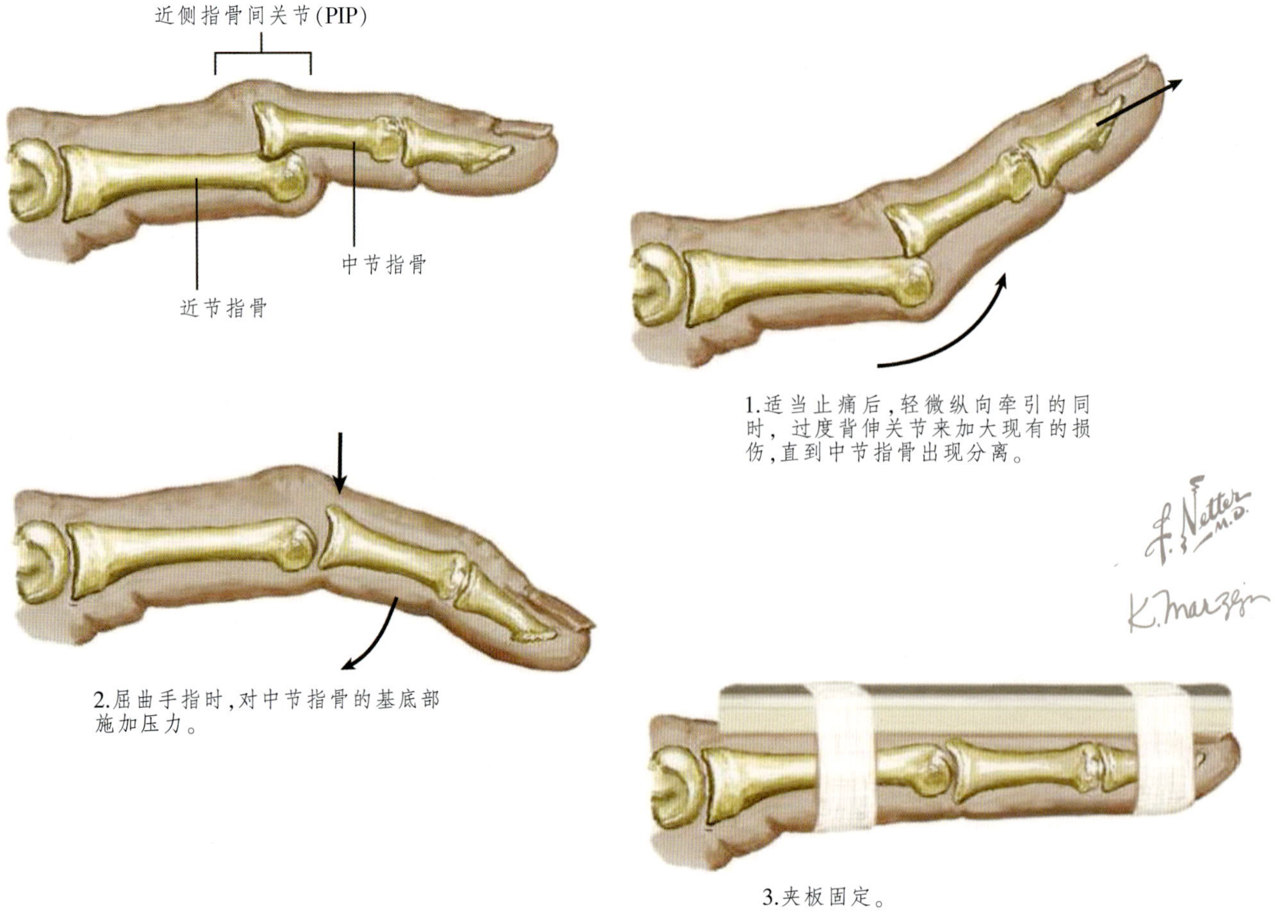

图 19.3 手指脱位的复位：近侧指间关节的复位。

围软组织紧缩，实际上阻止了关节的适当复位。闭合脱位通常很容易复位。手术切开复位的适应证包括：

- 不可复位的脱位（通常为掌侧脱位伴骨折）。
- 掌板卡压。
- 不稳定的指骨髁骨折（受累关节面通常超过 30%~40%）。

MCP 关节和腕掌关节脱位

MCP 关节的脱位可分为简单脱位和复杂脱位。简单脱位没有软组织或骨质的卡压。复杂脱位时，由于掌板卡在掌骨头的背侧，掌骨头被困在蚓状肌和屈肌腱中。在临床上，复杂脱位的特点是指骨和掌骨的平行排列，两者之间的角度比简单脱位时要小。此时必须手术复位。虽然简单的 MCP 关节脱位可以闭合复位，但有时在尝试复位时可能会造成复杂的 MCP 损伤。

尤为需要注意的是，使用简单的牵引来复位任何类型的 MCP 脱位都是不明智的。这可能会使一个简单脱位变得不可复位，或者使原本不可复位的损伤更加复杂。

MCP 关节脱位的复位

见图 19.4。

1.适当止痛后，患者腕关节置于屈曲位，使屈肌腱放松。

2.过度背伸受累的手指。

3.对近节指骨的基底部施加压力，直到复位。

4.夹板固定。

腕掌关节脱位相对少见。关节由坚强的纤维–骨性连接所组成，能提供更多的保护以防止脱位。当发生腕掌关节脱位时，常常会伴有骨折。闭合复位通常是无效的，此时需要骨科会诊。

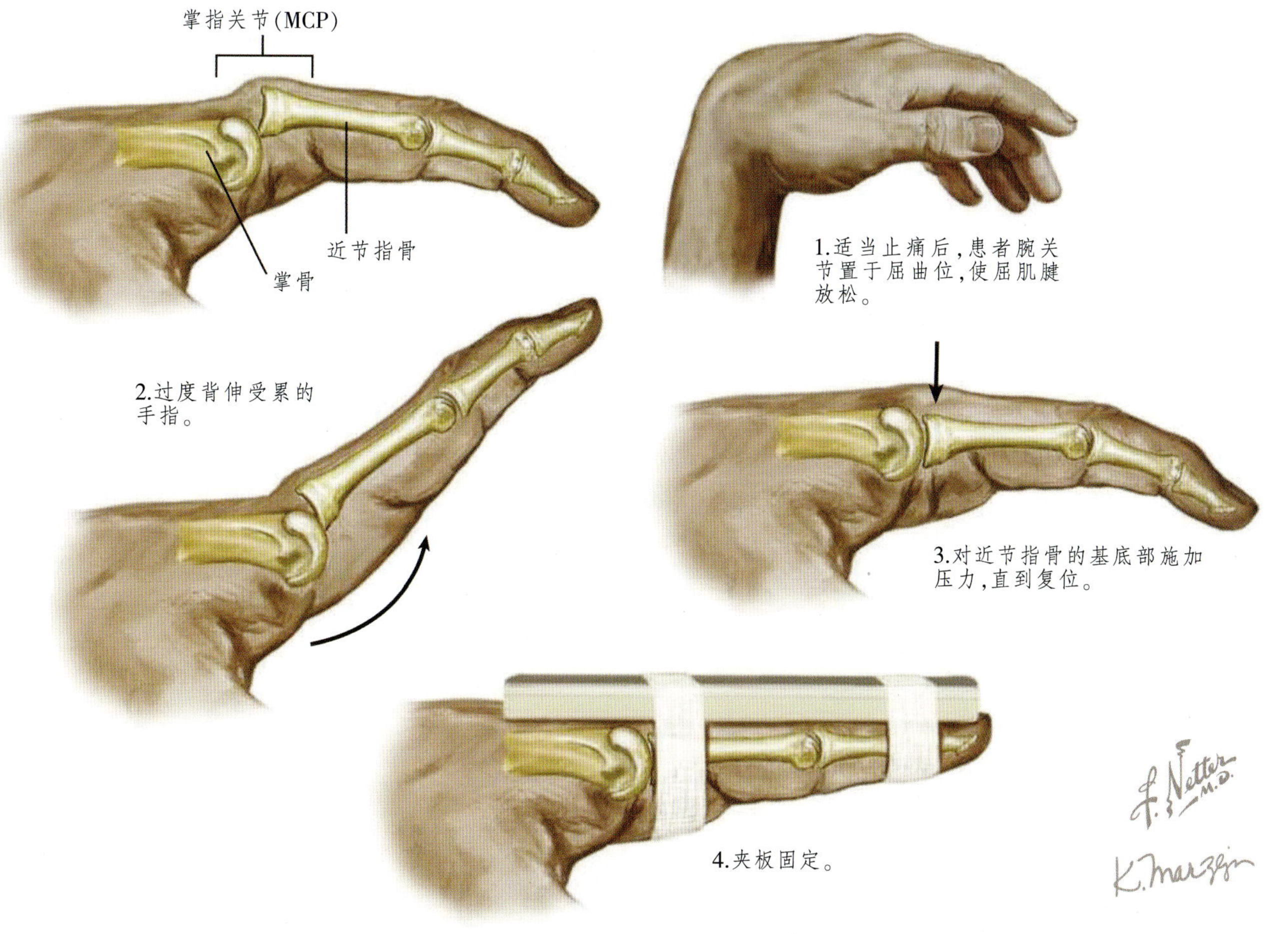

图 19.4 手指脱位的复位：掌指关节脱位。

解剖学要点

PIP 或 DIP 关节复位后的夹板固定方法取决于脱位的性质。如果损伤涉及 PIP 关节的背侧移位，可以在关节轻度屈曲位下用夹板固定 3 周，或用邻指胶带固定 3~6 周，并鼓励患者在愈合后进行早期活动以防止僵硬。同样，PIP 侧方脱位可用邻指胶带固定 3~6 周。而 DIP 关节的背侧损伤则用夹板固定制动大约 2 周。

并发症

任何关节的掌侧脱位都是经常不稳定的，并且通常预后较差。仅用邻指胶带固定是不够的，常需要骨科会诊和手部治疗。如果 PIP 关节脱位的患者在医院外进行了复位，来急诊科后必须确定是背部脱位还是掌侧脱位。如果将掌侧脱位当作背侧脱位进行了屈曲位的夹板固定，愈合后关节会在受损的伸肌装置处突出，随后可能出现钮孔畸形。

总结

手指脱位是一种常见的急症，表现为疼痛、功能丧失，有时会有手指刺痛或麻木。及时的影像学检查、适当的麻醉和复位对于预防永久性功能障碍十分重要。

参考文献

Freiberg A. Management of proximal interphalangeal joint injuries. *Can J Plast Surg*. 2007;15:199–203.

Joyce KM, Joyce CW, Conroy F, Chan J, Buckley E, Carroll SM. Proximal interphalangeal joint dislocations and treatment: an evolutionary process. *Arch Plast Surg*. 2014;41(4):394–397.

Kannan RY, Wilmshurst AD. Unstable proximal interphalangeal joint dislocations: another cause. *EMJ*. 2006;23(10):819.

Skelley NW, McCormick JJ, Smith MV. In-game management of common joint dislocations. *Sports Health*. 2014;6(3):246–255.

Tekkis PP, Kessaris N, Enchill-Yawson M, Mani GV, Gavalas M. Palmar dislocation of the proximal interphalangeal joint–an injury not to be missed. *J Accid Emerg Med*. 1999;16(6):431–432.

Ufberg JW, McNamara RM. Management of common dislocations. In: Robert JR, Hedges JR, eds. *Clinical Procedures in Emergency Medicine*, 5th ed. Philadelphia: Elsevier; 2010:891–896.

选择题

1.据体育媒体报道，纽约队出色的 27 岁游击手将会缺席几场棒球比赛。他试图赤手接球时被击中指尖。队医说肌腱已经撕裂，右手中指的远侧关节无法伸直，需要手术治疗。这位球员受了什么伤？

A.爪形手畸形

B.钮孔畸形

C.鹅颈畸形

D.Dupuytren 挛缩

E.锤状指

2.患者，男性，24 岁。前臂贯穿伤，正中神经在进入前臂处受伤。当患者手部放松时，下列哪一项症状最可能出现？

A.示指、中指的掌指关节和指间关节伸直

B.中指、环指轻度屈曲位

C.拇指弯曲并轻度外展

D.拇指、示指、中指轻度屈曲位

E.示指、中指的掌指关节和指骨间关节屈曲

（荣凯 译　丁自海 校）

第 20 章

膝关节脱位与复位

引言

膝关节脱位有多种病因,容易被漏诊。据报道,在所有涉及骨骼、肌肉的创伤中,膝关节脱位的发生率低于 0.02%。许多情况下,脱位在患者被送至急诊科之前已自行恢复。因此,急诊科医生可能对于这种脱位接触较少,在鉴别诊断中也容易将其忽略。因此需要高度关注膝关节脱位的早期诊断和及时处理,以免发生隐匿性血管损伤,从而影响下肢的功能。

膝关节脱位多与高能量创伤有关,最常见于摩托车交通事故。其他病因包括运动损伤、低能量创伤(特别是在肥胖人群中),以及重物压伤。膝关节脱位在男性中更常见。

若要充分认识膝关节脱位的病情发展、处理及并发症,对膝关节解剖结构的了解必不可少。

临床相关解剖学

膝关节的解剖尽管看上去简单,但是需要骨、韧带、肌肉、肌腱和关节囊之间的相互作用才能保持正常功能(图 20.1),膝关节是由内、外侧胫股关节、髌股关节共同构成的复合关节。

膝关节的众多韧带可分为囊外韧带和囊内韧带。囊外韧带包括髌韧带、胫侧副韧带、腓侧副韧带、腘斜韧带和腘弓状韧带;囊内韧带有前交叉韧带、后交叉韧带及板股后韧带。

膝关节主要的活动是屈和伸,只有轻微的旋转和平移。负责伸展膝关节的主要肌群是股四头肌,由股内侧肌、股外侧肌、股直肌和股中间肌组成。而屈曲是通过半膜肌、半腱肌、股二头肌的长头(三者共称为腘绳肌)和股二头肌的短头的收缩来实现的。阔筋膜张肌是弱伸肌,而股薄肌、缝匠肌、腓肠肌和腘肌属于弱屈肌。当评估难以复位的脱位的原因时需要特别注意这些肌肉,因为如果这些软组织被卡在关节内侧,则可能导致无法复位。

膝关节脱位常见的不良后果有神经血管的损伤。膝关节周围有动脉网和较大的血管、神经,其中腘动脉的损伤是最值得注意的。股动脉穿过内收肌裂孔移行为腘动脉,腘动脉通过膝关节的后方(腘窝)时分为胫前动脉和胫后动脉,为小腿和足踝部供血。

坐骨神经在腘窝上份分出胫神经和腓总神经。胫神经与腘动脉走行位置密切,其分支支配小腿后肌群和足底肌群;在膝关节区域的另一个重要神经是腓总神经,分出后在腓骨头下方绕过腓骨颈下行。腓总神经分为腓深神经和腓浅神经,分别支配小腿前肌群和外侧肌群。

适应证

对于脱位后未复位的膝关节,可以将其相对直接地诊断为膝关节脱位,但是当发生部分脱位、自发性复位或合并其他损伤时,可能会出现漏诊。当有广泛的皮肤擦伤、关节肿胀、膝关节反曲(膝关节向后成角),或是内外翻松弛时,这些迹象提示膝关节有脱位的可能。

一旦做出诊断,应当及时评估神经血管情况,其中包括对两侧足背动脉和胫后动脉进行对称触诊。对于是否需要测量踝肱指数或行血管造影评估血管情况,依然存在分歧。然而,当有肢体灌注不良征象或体

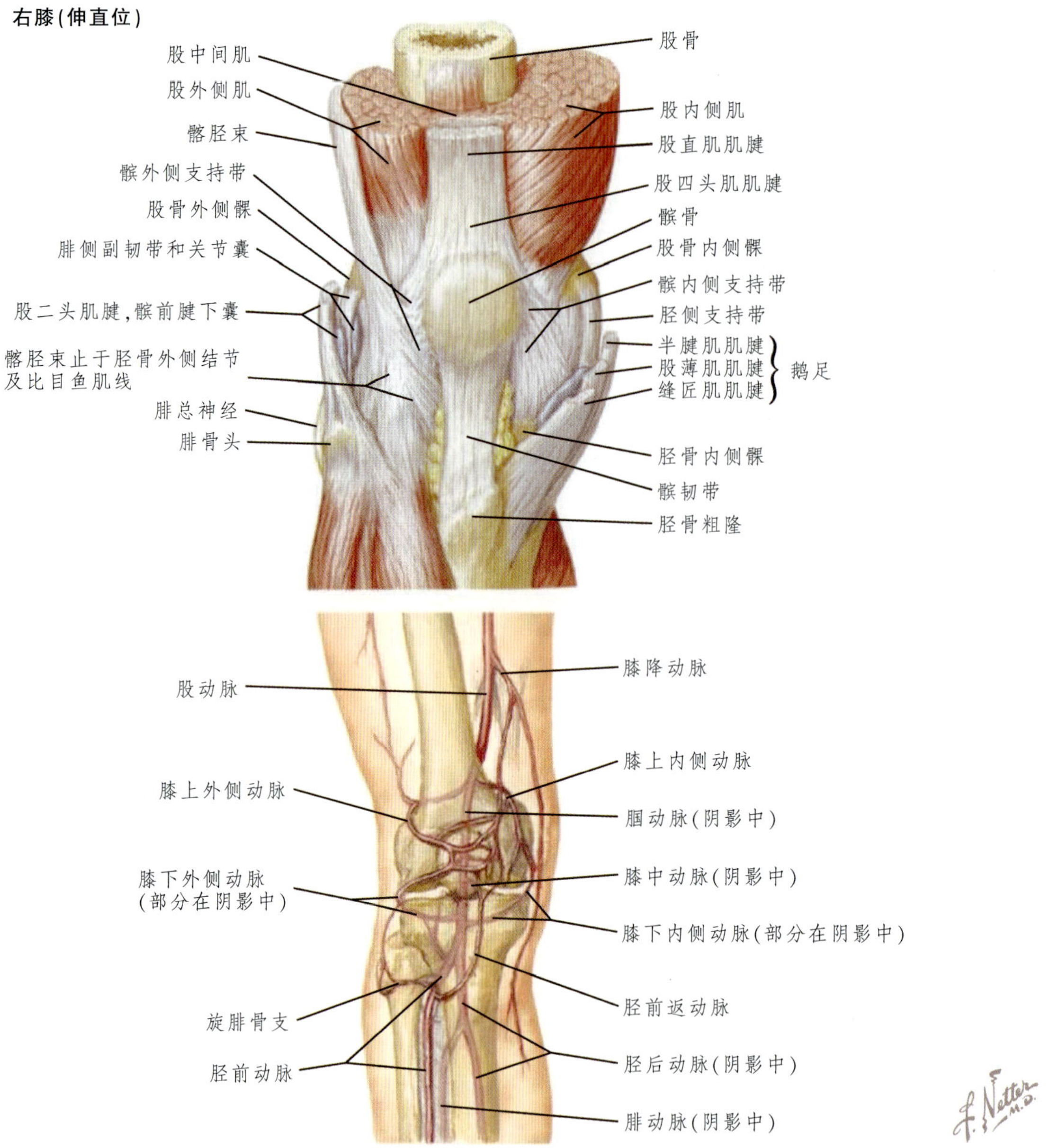

图 20.1　膝关节解剖:内侧观和前面观。

格检查双侧肢体不对称时，推荐进行 CT 或核磁血管造影(MRA)检查。

必须评估胫神经、腓深神经和腓浅神经分布区的神经感觉。在运动方面,评估踇长伸肌、踇长屈肌、胫骨前肌和腓肠肌的运动范围和力度。神经血管损伤的发生率变化很大,但开放性损伤相对增多。

在对血管神经进行快速、仔细的评估之后,应当及时尝试对脱位膝关节进行复位,因为延迟复位可能会造成可怕的后果。

禁忌证

对于膝关节脱位的复位,闭合性脱位的复位没有绝对禁忌证,但是在某些情况下应该采取切开复位技术。

尽管不常见，但是也存在闭合复位失败的可能，这通常意味着有软组织卡在关节囊内。在膝关节伸直时,在股骨内侧髁和胫骨内侧平台之间出现皮肤酒窝样凹陷,这通常提示股骨内侧髁像纽扣孔一样被卡在内侧关节囊内。在复位牵引过程中,胫侧副韧带有可能被拉入内侧关节囊内。此外,据报道股内侧肌嵌入关节囊也会导致难以复位。这几种情况下不要再尝试闭合复位,应当尽早采用切开复位术。

开放性膝关节脱位应行急诊手术，早期清创冲洗,尽可能减少损伤至做手术切口之间的时间。对于修复相关韧带损伤的时机,有多种不同意见。开放性脱位的神经血管损伤概率更高,因此有必要采取更加积极的处理方式。对于出现下肢功能不全迹象的患者,应行急诊手术来评估神经受伤情况,及时采取相应的治疗措施。

器械

通常来说,若要对脱位的膝关节进行复位,只需要一双熟练而又灵巧的手。

操作流程

见图 20.2。

1.患者清醒、镇静。

2.触到解剖标志后,在轻柔的纵向牵引下伸直膝

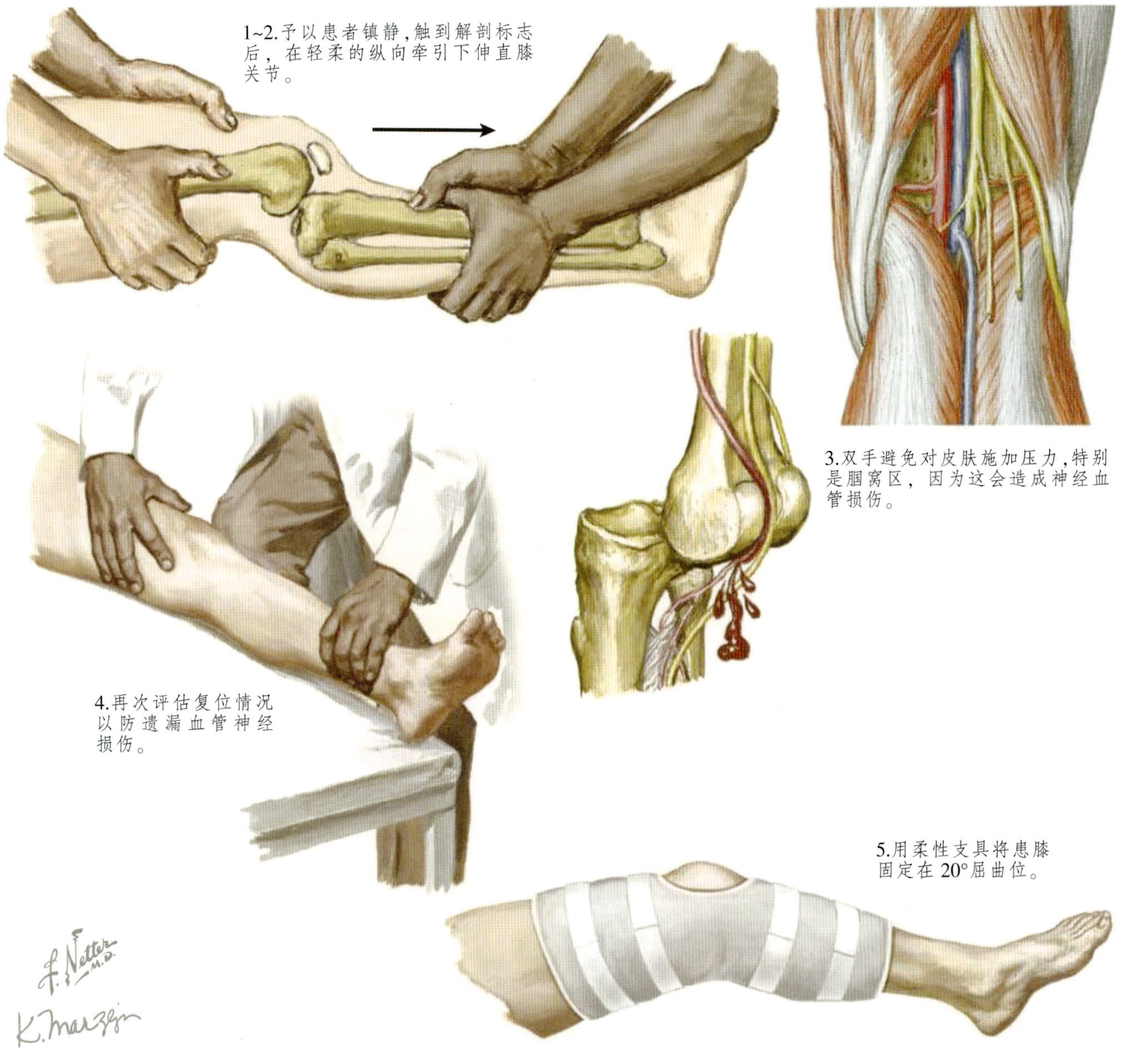

图 20.2　复位脱位的膝关节。

关节。

3.双手避免对皮肤施加压力，特别是腘窝区，以免产生医源性神经血管损伤。

4.在初次复位后，再次评估情况，仔细检查是否有遗漏的血管神经损伤及相关后遗症十分重要。此时必须要评估腘动脉和腓总神经是否受损。

5.建议在再次评估情况后将患肢制动，这不仅可以减轻软组织压力，还能在一定程度上减轻疼痛。此外，患肢制动还能确保损伤的神经血管不会因为患肢的活动而进一步发展或恶化。患肢应在膝关节屈曲20°进行固定制动，以防胫骨向后滑动。避免使用管型石膏或夹板来固定，因为这会阻碍监测骨筋膜室综合征的发生，而坚硬的石膏会进一步限制小腿筋膜室空间，从而增加筋膜室的压力。

为确保复位成功，在患肢固定制动后应当行影像学检查，拍摄范围还应包括膝关节上方和下方。也有人建议，通过测量踝肱指数和血管造影来评估复位成功与否。

解剖学要点

腘动脉的走行十分靠近膝关节囊的后方，仅有一层薄薄的脂肪将其与关节囊分开，腘动脉起于内收肌裂孔，止于比目鱼肌腱弓，好像系在膝关节上一样。这些因素导致在膝关节脱位时腘动脉有损伤的风险。尽管膝关节被致密的动脉网包绕，但与小腿侧支血管的交通支较为有限。小腿供血几乎是来源于腘动脉，因此若膝关节脱位时损伤到腘动脉会严重威胁小腿供血。

并发症

一般复位过程不会给患者带来太多风险，但是需要注意的是，若复位时施加太大力量可能会对血管神经造成损伤。感觉异常、感觉丧失、运动功能减退或丧失都有可能是神经损伤的表现。膝关节脱位最值得注意的并发症则是软组织损伤，其会引起骨筋膜室综合征，造成下肢功能障碍，甚至截肢。除血管完全被破坏外，血管血栓、内膜撕裂和血管痉挛都会导致腘动脉损伤。动脉损伤的迹象包括皮肤颜色变化、两侧肢体脉搏不对称、肢端温度改变、小腿疼痛加重、感觉异常及下肢运动障碍等。

总结

在这种不太常见的骨科急症中，时间至关重要，并且一定要提高警惕。一旦确诊为膝关节脱位，应尽快尝试闭合复位，因为延迟复位会严重威胁下肢的功能。复位操作应当轻柔以避免医源性伤害。复位后再次评估肢体神经、血管情况对监测腘动脉及腓总神经损伤情况至关重要。

参考文献

Boyce RH, Singh K, Obremskey WT. Acute management of traumatic knee dislocations for the generalist. *J Am Acad Orthop Surg*. 2015;23:761–768.

Cinar M, Derincek A, Akpinar S. Irreducible dislocation of the knee joint: two-stage treatment. *Acta Othop Traumatol*. 2011;45:280–283.

Edwards GA, Sarasin SM, Davies AP. Dislocation of the knee: an epidemic in waiting? *J Emerg Med*. 2013;44:68–71.

Hirschmann MT, Müller W. Complex function of the knee joint: the current understanding of the knee. *Knee Surg Sports Traumatol Arthrosc*. 2015;23:2780–2788.

Howells NR, Brunton LR, Robinson J, Porteus AJ, Eldridge JD, Murray JR. Acute knee dislocation: an evidence based approach to the management of the multiligament injured knee. *Injury*. 2011;42:1198–1204.

Kishner S. Knee Joint Anatomy. Available at http://emedicine.medscape.com/article/1898986-overview#a2; 2015.

Lachman JR, Rehman S, Pipitone PS. Traumatic knee dislocations: evaluation, management, and surgical treatment. *Orthop Clin North Am*. 2015;46:479–493.

Paulin E, Boudabbous S, Nicodème JD, Arditi D, Becker C. Radiological assessment of irreducible posterolateral knee subluxation after dislocation due to interposition of the vastus medialis: a case report. *Skel Radiol*. 2015;44:883–888.

Peskun CJ, Levy BA, Fanelli GC, et al. Diagnosis and management of knee dislocations. *Phys Sportsmed*. 2010;38:101–111.

Skelley NW, McCormick JJ, Smith MV. In-game management of common joint dislocations. *Sports Health*. 2014;6:246–255.

Steele HL, Singh A. Vascular injury after occult knee dislocation presenting as compartment syndrome. *J Emerg Med*. 2012;42:271–274.

选择题

1.在一场橄榄球比赛中，一名21岁的外接手被一名防守队员犯规侵犯，后者身体压在外接手左膝的后外侧，外接手躺在地上，非常痛苦地抱着膝盖。当膝关节承受这种形式的暴力时，以下哪种结构最容易受到损伤？

A.腓侧副韧带

B.前交叉韧带

C.外侧半月板和后交叉韧带

D.腓侧副韧带和后交叉韧带

E.膝关节所有韧带都会受到影响

2.患者，34 岁，举重运动员。因步行困难前来门诊，体格检查发现该患者在膝关节屈曲时有交锁现象，以下哪一肌肉最可能受损？

A.股二头肌

B.腓肠肌

C.腘肌

D.半膜肌

E.股薄肌

3. 一名 55 岁的牛仔因被一头牛撞到脚踝部而送至急诊，MRI 显示膝关节有一较大血肿，体格检查提示患者有“悲哀三联征”(O’Donoghue 三联征)，请问在此次受伤过程中有以下哪些结构受到牵连？

A.胫侧副韧带、内侧半月板及前交叉韧带

B.腓侧副韧带、外侧半月板及后交叉韧带

C.胫侧副韧带、外侧半月板及前交叉韧带

D.腓侧副韧带、内侧半月板及前交叉韧带

E.胫侧副韧带、内侧半月板及后交叉韧带

4.患者，男性，23 岁。因踢球时受伤，体格检查发现膝关节疼痛、肿胀并且有交锁，影像学检查提示有半月板桶柄状撕裂，以下哪一韧带可能也有损伤？

A.后交叉韧带

B.胫侧副韧带

C.腓侧副韧带

D.前交叉韧带

E.冠状韧带

5.患者，女性，24 岁。在足球比赛时因铲球而膝关节受到侧方打击，现场检查提示前抽屉试验阳性，MRI 也证实有一些膝关节周围结构受到损害，其中包括内侧半月板，以下哪一结构也受会在这次打击中损伤？

A.胫侧副韧带

B.腓侧副韧带

C.外侧半月板

D.后交叉韧带

E.半腱肌肌腱

(陈滨 译　丁自海 校)

第 21 章

肩关节脱位与复位

引言

肩关节或称盂肱关节，是人体中最常发生脱位的关节。最常见的类型是前脱位，而后方及下方脱位很少见。

临床相关解剖学

肩关节是一个多轴关节，活动范围非常大。但是，这也使得它成为人体中最不稳定的关节之一。盂肱关节由肩胛骨的关节盂和肱骨的肱骨头构成。关节盂是一个较浅的关节窝（图 21.1 和图 21.2）。关节盂唇是一种软骨复合体，为关节囊提供沿着关节盂边缘的附着支撑。下方的盂肱韧带提供前下方的附着支撑。这条韧带是前脱位的主要屏障。

肩袖诸肌为盂肱关节提供了额外的支撑。肩胛下肌是一块肥厚的肌肉，横跨于盂肱关节前方，附着于肱骨，当运动时它起到限制关节盂内肱骨头的作用。冈上肌、冈下肌和小圆肌在关节后方也起到类似的限制作用，以免肱骨头过度移位。

肩关节脱位可分为前脱位、后脱位和下方脱位。最常见的类型是前脱位（图 21.3），根据肱骨头的位置进一步划分为喙突下脱位、盂下脱位、锁骨下脱位或胸廓内脱位。后两种类型很少见。

超过 95%的肩关节脱位是前脱位。典型的造成脱位的情况是，当肩外展、侧方旋转和后伸位时肩部受到较强的打击，这种外力会导致肱骨头脱出关节盂，将前方的骨和软组织撕裂。前盂唇撕裂被称为班卡特损伤，常合并关节盂骨折，这种损伤的病例很少见。当肱骨头脱出关节盂时，它猛烈撞击关节盂的前下部分，导致肱骨头后方的皮质压缩或骨折，被称为 Hill-Sachs 损伤。

后脱位的病例发生率少于 4%，下方脱位的发生率更低，少于 1%。后脱位通常发生在剧烈癫痫或电击伤时，由于严重的肌肉收缩，导致内收且内侧的肱骨头旋转。下方脱位，也称为直举型肱骨脱位，多发生于手臂的强力过伸时，此时将肱骨头推入喙突下或肩胛盂下。这种损伤，神经血管和骨骼并发症的发生率最高。

适应证

肩关节脱位中所有类型的急性脱位都可以复位。

禁忌证

绝对禁忌证

胸廓内和锁骨下脱位合并肱骨骨折时，需要外科手术。标准的复位技术在这些患者中也会发生肱骨头缺血性坏死和上肢神经血管继发损伤的高风险。

相对禁忌证

臂丛神经或其分支损伤（如正中神经和腋神经）是闭合复位的相对禁忌证。要对肩关节脱位仔细查体，内容包括评估，以确保没有感觉障碍，特别是三角肌区域。疑似动脉损伤也是相对禁忌证，并且可能需要及时的动脉造影。其他相对禁忌证包括肩关节脱位合并骨折，比如 Hill-Sachs 损伤和大结节撕脱骨折。

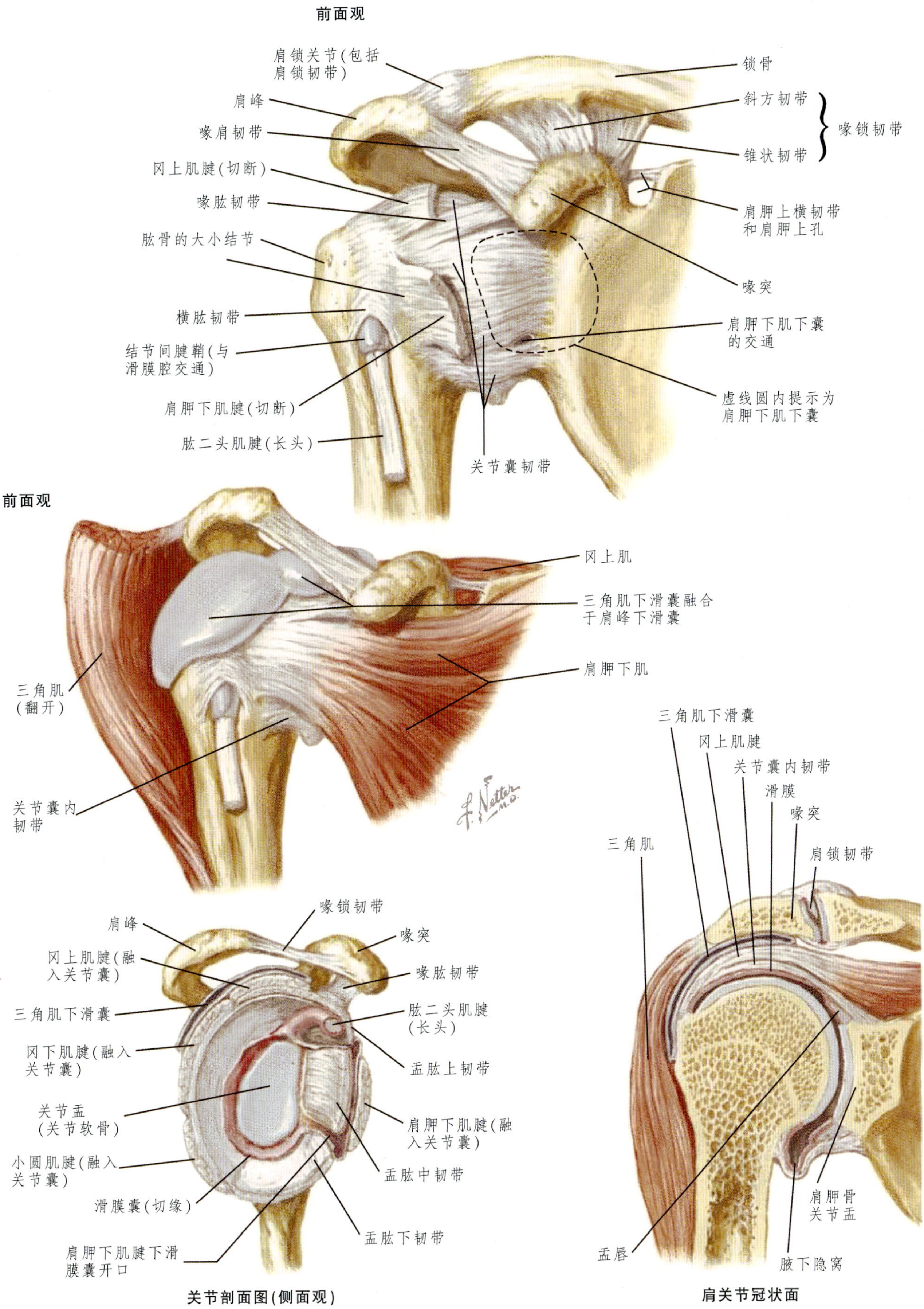

图 21.1　肩关节(盂肱关节)。

腋窝：后壁

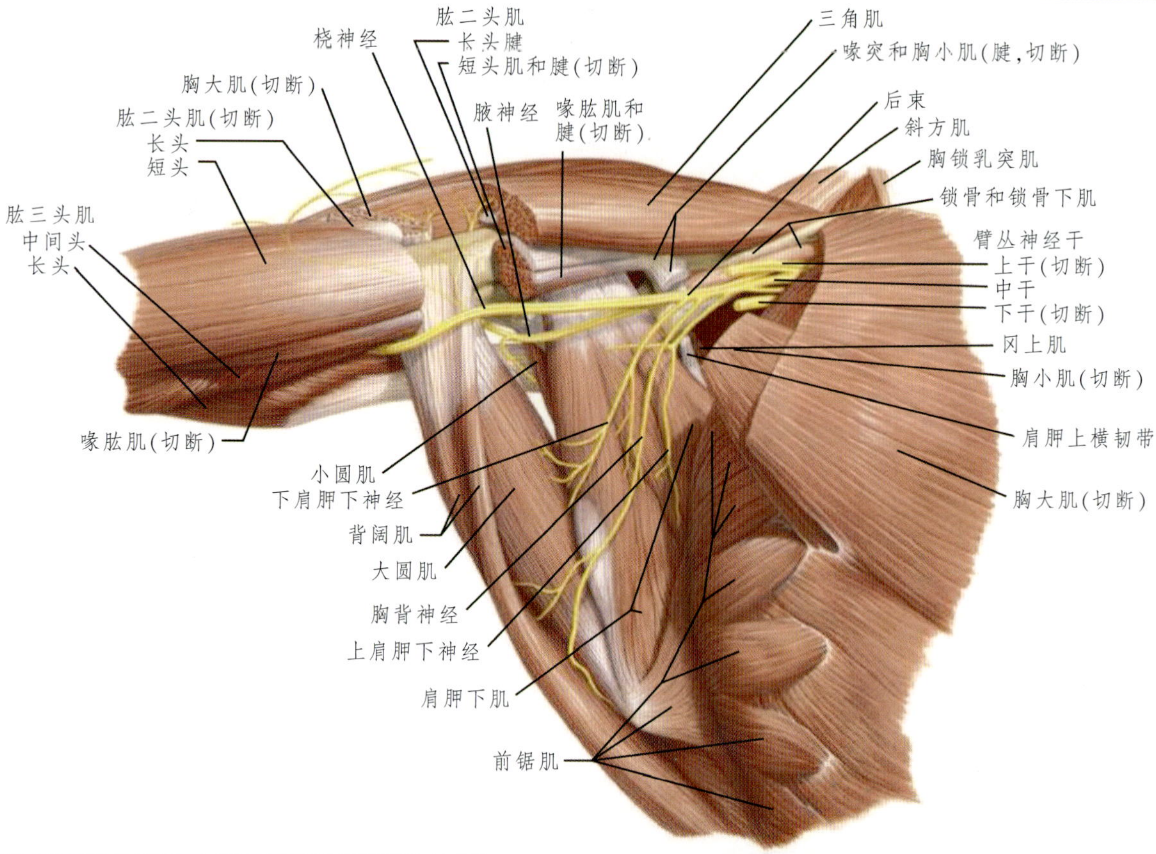

肩袖肌

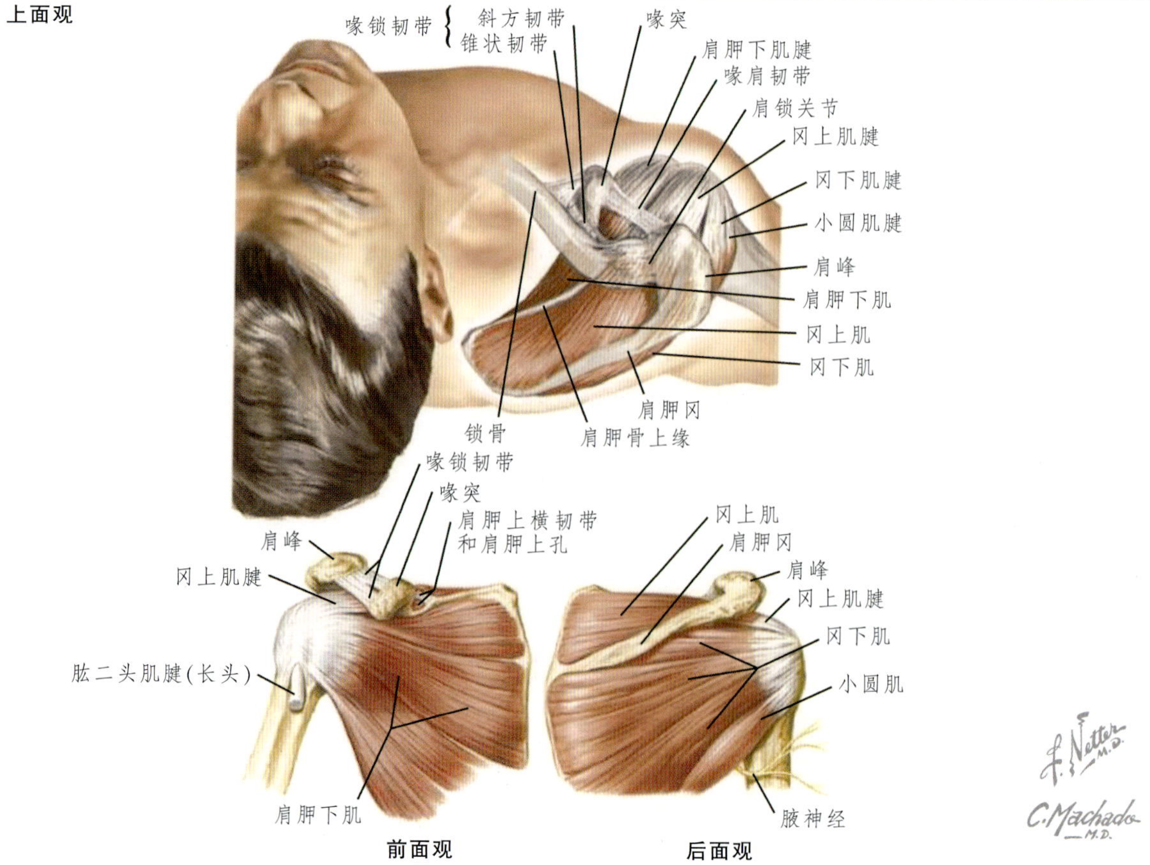

图 21.2 腋窝和肩袖肌。

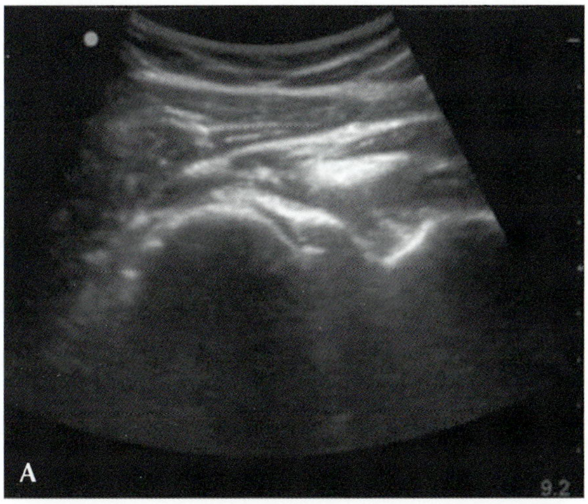

正常的肩关节

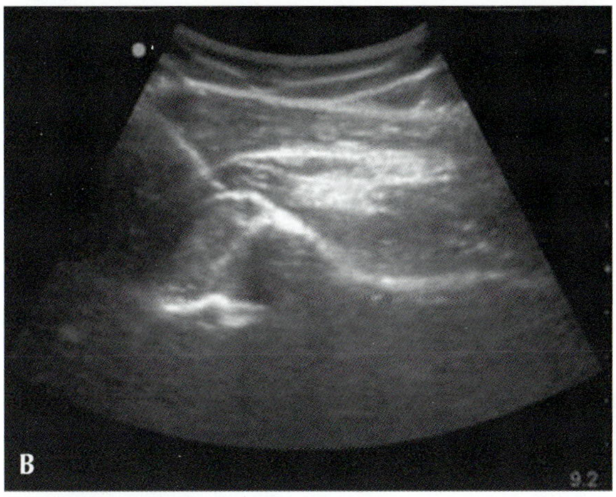

肩关节前脱位

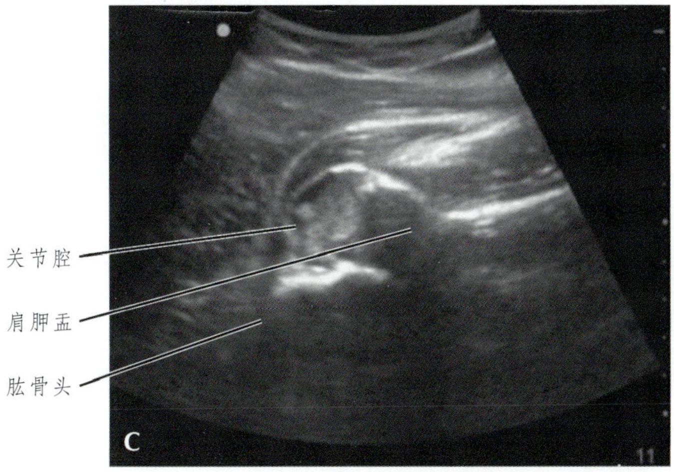

肩关节前脱位

图 21.3　(A)正常超声。(B,C)肩关节前脱位。

器械

使用的材料因复位步骤的差异而不同。需要一个助手，设备包括一个重为 5~7.5kg 的牵引沙袋(用于牵引)，一张床单和药物。

操作流程

获得患者的同意，并执行安全核查。

基本的复位手法包括牵引和反牵引。在选择特定的方法时，需要考虑以下一些问题：患者能承受这个过程吗?患者是否需要利多卡因局部麻醉?有意识的镇静会更合适吗? 当复位过程疼痛时，在急诊室的大多数肩关节脱位患者都是通过局部麻醉或静脉镇静实施复位。另一个需要考量的重要因素，就是进行复位的医生的操作经验。复位的医生应该适应不同的复位方法，因为没有一种方法是可以将全部复位都能成功的。

肩关节前脱位复位技术

肩胛骨复位法

见图21.4。

这种方法的目的是复位关节盂，从而释放肱骨头，以使其复位入关节盂。

1.患者取坐位，给予满意的镇痛。助手轻柔地牵引患肢。也可以让患者俯卧位，患肢下垂于床边，自然牵引。

2.辨别出肩胛骨的上下角。

3.用拇指将下角向内后方旋转，另一只手稳定上角。

一种两全其美的复位法

这是另外一种简便、首选的复位技术。它是肩胛骨复位法的演变，最终将肱骨头复位到关节盂内，以达到复位效果。

1.患者取坐位，给予满意的镇痛。当术者向中间推挤肩胛骨下端，肩峰向下时，助手向前、向下牵拉患肢以施加牵引。

2.这种复位过程是使肩胛骨旋转并且使肱骨头复位进入关节盂中。

侧方旋转复位法

见图21.5。

这种技术仅需要一位操作者，是一种较安全、容易的方法，相关的操作很少。它是利用肩袖肌外旋肩部，以克服内旋肌痉挛，使肱骨头复位到关节盂中的

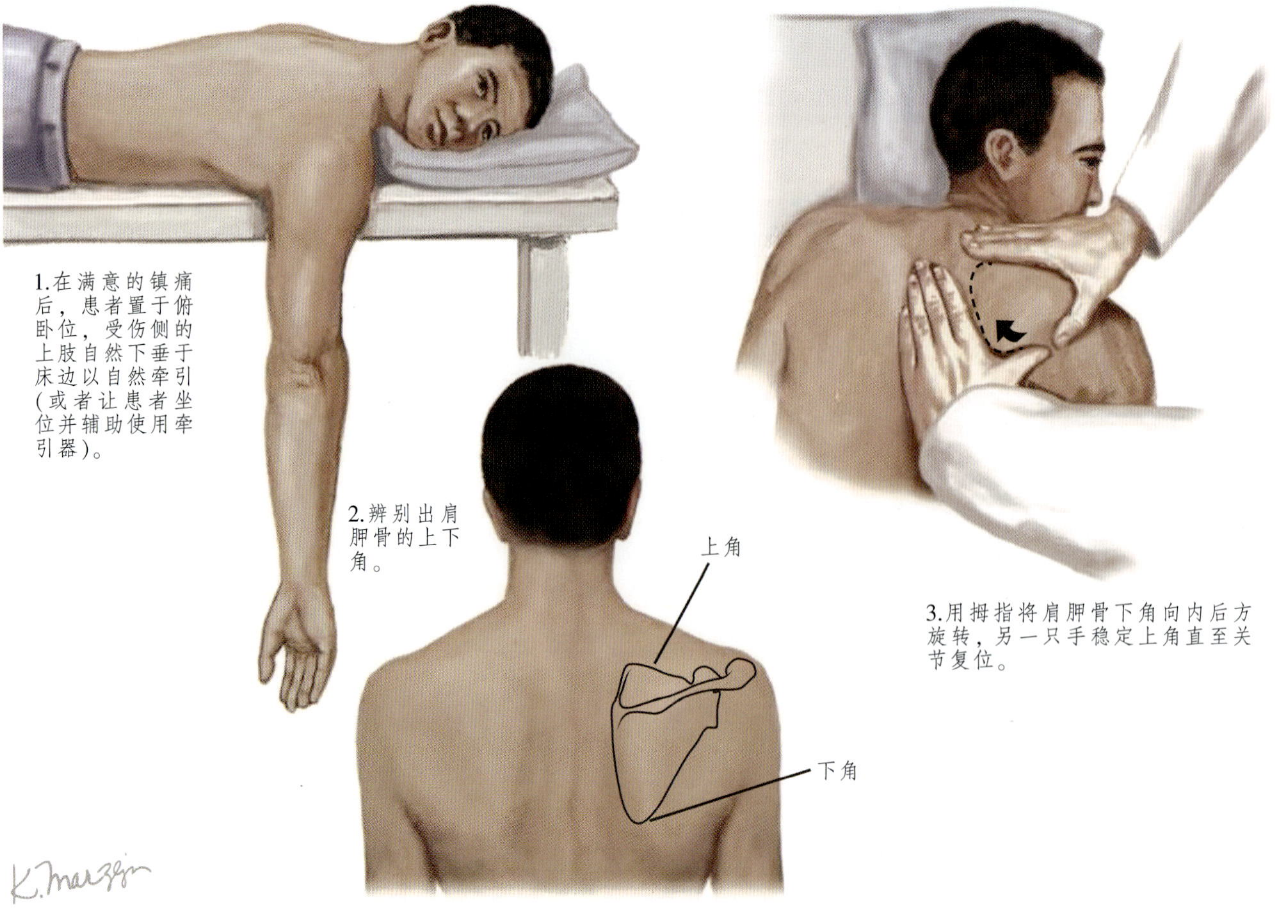

图21.4 肩关节脱位复位：肩胛骨复位法。

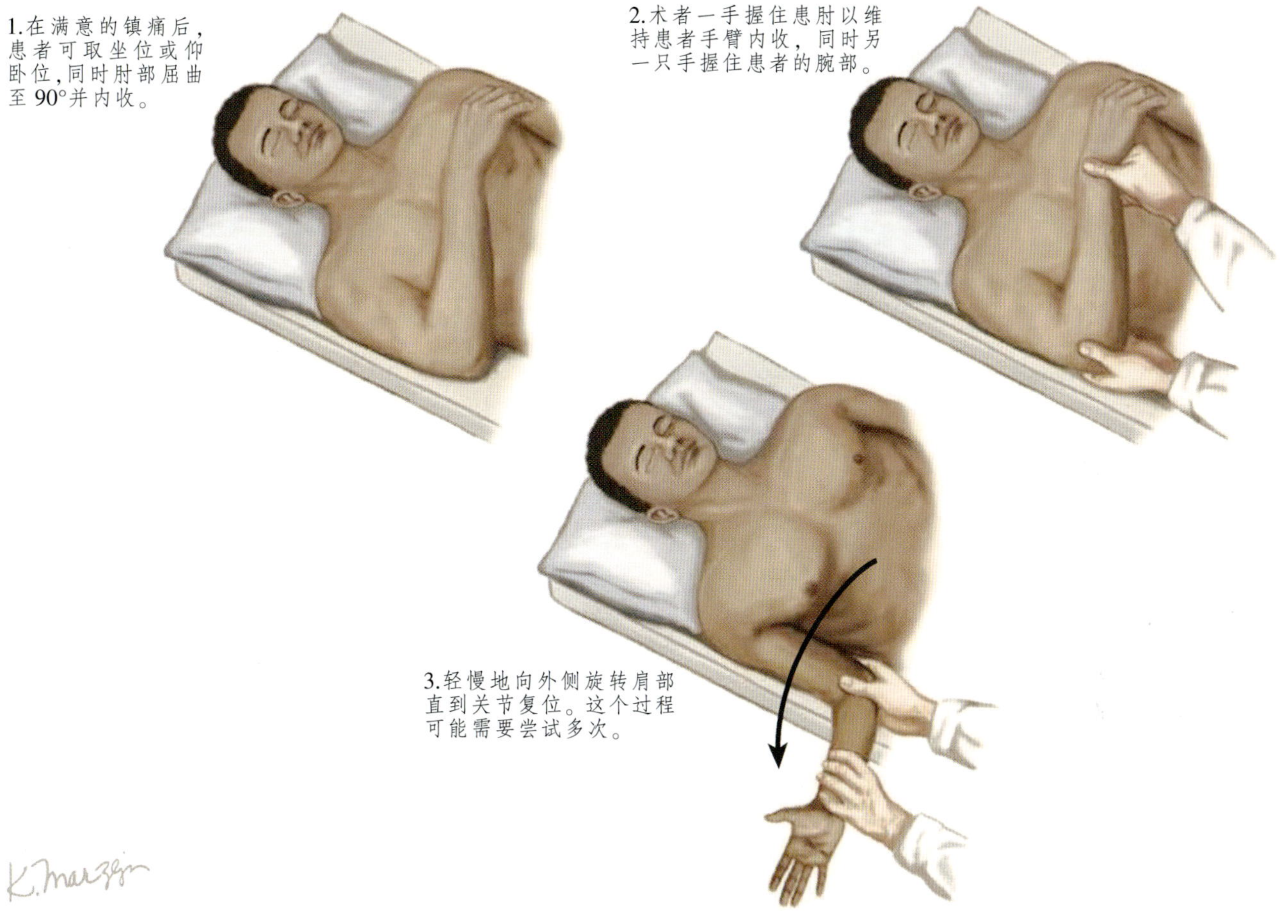

图 21.5　关节脱位复位：侧方旋转复位法。

原理。

1.给予适当的镇痛。患者可以仰卧或坐位，肘部弯曲至 90°并内收。

2.一只手放在患者的肘部以保持其手臂内收，用另一只手握住患者的手腕。

3.轻且慢地向外侧转动肩部直到关节复位。这个步骤可能需要重复多次，当患者觉得疼痛时肌肉会痉挛。在每一次尝试后，复位成功率会增加。这种复位方法是很微妙、精细的，因此也容易失败，但复位成功通常发生在手臂横向旋转 70°~110°时。

Milch 复位法

这种方法很容易施行，也容易耐受，其成功率也很高。在轻微的牵引下使肩外展及向内侧旋转。

1.给予满意的镇痛，患者仰卧位，将患肢放近床沿。

2.让患者外展手臂，医生同时横向旋转手臂直到其超过头部，这时在腋窝部轻轻推压即可复位。

Stimson 复位法

该方法使用更大的牵引力，并且更费时，只有在上述技术不成功的情况下才选择使用这种方法。

给予满意的镇痛。患者俯卧位，患肢下垂于床沿，附加悬垂 5~7.5kg 重的牵引沙袋。一般情况下，30 分钟内可获得复位。

牵引和对抗牵引复位技术

给予满意的疼痛控制。患者平躺，在腋窝下用一张床单裹住躯干，助手托住患肢肘部。拉床单对腋窝施加牵引力，助手托肘部施加反牵引力，并轻柔地对手臂侧向旋转以缓和复位。使用这种技术，还原效果更明显，当肱骨咔嗒声回位时，常常会听到复位的沉闷响声。

Spaso 复位法

有报道称该技术具有较高的成功率。给予满意的疼痛控制，让患者平躺。握住伤肢的手腕。将手臂垂直地举向天花板，同时施加轻微的垂直牵引。保持牵引并外旋手臂。一旦手臂被放回到患者的一侧，则获得复位。

其他复位法

其他技术包括FARES、Cunningham、Eskimo、Hippocrates以及Kocher方法。虽然这些技术都可以使用，但它们对神经血管损伤的风险较大。

肩关节后脱位的复位技术

肩关节后脱位远没有前脱位常见。在处理此类病例时，建议咨询骨科医生。当决定行闭合复位时，必须考虑几个因素。

后脱位的患者存在手臂内旋、内收。给予满意的镇痛后，向内收的手臂施加侧向牵引，并通过腋窝用薄床单做反向牵引，将肱骨头向前推入关节盂。一旦复位完成，手臂应保持中立位悬吊。

肩关节下方脱位的复位技术

肩关节下方脱位很罕见，但一旦发生是很容易识别的。患者典型的表现为手臂锁定外展，前臂屈曲置于头后。在某些情况下，能触诊到肱骨就在腋窝下方。这类脱位可能合并锁骨、肩峰、关节盂边缘骨折，也容易合并神经血管损伤。如果存在这些损伤，建议咨询骨科医生。

给予满意的镇痛，对肱骨头施加轻微向上的压力的同时进行高过头顶的牵引，同时对肩部施加向下的反向牵引，并慢慢地内收手臂，这个过程可达到复位结果。如果肱骨头被称为“钮孔”缺损的裂隙困在关节囊下，就需要切开复位。

骨科咨询

不管哪种类型的肩关节脱位，如果合并有多种损伤，则需要先向骨科医生咨询，再尝试复位。这些情况包括在预还原成像中看到的骨折、关节表面缺陷（如影响超过肱骨头25%的Hill-Sachs损伤，以及超过3周的脱位）。在这些临床情况下，建议进行开放复位。当闭合复位失败时，也要采用开放复位。

解剖学要点

后减数成像和随访对预防进一步并发症的发生至关重要（见图21.3）。肩关节脱位最常见的并发症是反复脱位，20岁以下患者的发生率达90%，40岁以上患者的发生率超过10%。为预防此类情况，建议采取某些必要措施，包括用吊索固定、手术或康复。

传统上，肩关节固定是在复位后立即使用。虽然没有特别的放置位置被证明优于其他，但传统和最常见的位置是将手臂放置在内收和内旋位。患者用吊带吊起手臂，应固定1周，并约定好骨科医生的随访时间。

闭合性复位成功后，对于存在软组织缺损，如骨刺、Bankart损伤或Hill-Sachs损伤的患者，需要手术治疗。为了防止可能进一步出现不稳定和并发症，应在10天内进行手术修复。

康复运动有助于防止反复脱位。在最初3周内，患者应避免任何形式的肩部运动，但除外洗澡或规定的运动，如Codman运动（受伤手臂的小环形运动）。患者应当逐步增强肩部肌肉的力量，如肩袖采用无重量等距运动。康复过程可安排12~16周。在康复过程之后，患者可以恢复有规律或有限的体育活动和锻炼。

并发症

肩关节复位的并发症包括邻近神经和血管的损伤或复位失败。最常见的并发症是复发性脱位。患者的年龄与脱位复发率成反比。

总结

局部解剖学知识和熟练的技术是成功进行肩关节脱位复位的关键。病理改变是常见的，95%的脱位发生在早期。周密的操作程序和对操作方法的复习和思考，对于减少肩关节脱位复位失败将起到非常重要的作用。

参考文献

Cicak N. Posterior dislocation of the shoulder. *J Bone Joint Surg Br.* 2004;86:324.
Cutts S, Prempeh M, Drew S. Anterior shoulder dislocation. *Ann Royal Coll Surg Engl.* 2009;91(1):2–7.
Dodson CC, Cordasco FA. Anterior glenohumeral joint dislocations. *Orthop Clin North Am.* 2008;39(4):507–518.
Perron AD, Jones RL. Posterior shoulder dislocation: avoiding a missed diagnosis. *Am J Emerg Med.* 2000;18:189.
Robert JR, Hedges RJ. *Clinical Procedures in Emergency Medicine.* 4th ed. Philadelphia: Elsevier; 2004.
Sagarin MJ. Best of both (BOB) maneuver for rapid reduction of anterior shoulder dislocation. *J Emerg Med.* 2005;29:313.
Ufberg JW, Vilke GM, Chan TC, Harrigan RA. Anterior shoulder dislocations: beyond traction-countertraction. *J Emerg Med.* 2004;27:301.
Zacchilli MA, Owens BD. Epidemiology of shoulder dislocations presenting to emergency departments in the United States. *J Bone Joint Surg Am.* 2010;92:542.

选择题

1.患者，男性，19 岁。在踢足球时其肩关节脱位，被送往急诊室。脱位复位后，肩背区疼痛，手臂不能正常外展。肩部的 MRI 显示肌肉撕裂。以下哪块肌肉最有可能受到这种损伤？

A.喙肱肌
B.肱三头肌长头
C.胸小肌
D.冈上肌
E.大圆肌

2.患者，女性，47 岁，网球运动员。医生告知其有肩袖损伤，需要手术。医生的解释是，多年的比赛造成了肩关节的韧带和肌腱严重损伤。医生最有可能指下列哪一种韧带？

A.肩锁韧带
B.喙肱韧带
C.肩胛上横韧带
D.盂肱韧带
E.喙肩韧带

3.患者，女性，34 岁。其滑雪时撞到一棵树上，被救护车送往医院。图片显示肩关节脱位。以下哪种情况通常发生在这种损伤中？

A.肱骨头从关节盂脱位
B.喙锁韧带部分或完全撕裂
C.喙肩韧带部分或完全撕裂
D.肩胛上横韧带断裂
E.盂唇紊乱

4.患者，男性，23 岁，篮球运动员。在打球赛时，其致伤肩部被送至医院。查体和 X 线检查显示肩部完全分离。以下哪种结构最有可能被撕裂？

A.盂肱韧带
B.喙肩韧带
C.肱二头肌长头肌腱
D.肩锁韧带
E.肩胛上横韧带

5.患者，女性，24 岁，篮球运动员。其肩部受伤后被送至急诊科，X 线检查显示肩关节脱位。在肩关节脱位中最常损伤的神经是哪条？

A.腋神经
B.桡神经
C.正中神经
D.尺神经
E.肌皮神经

（陈滨　译　丁自海　校）

第 22 章

枕神经阻滞

引言

神经阻滞麻醉已被应用于很多部位的镇痛治疗。对于许多患有枕神经痛或其他颈源性头痛的人来说，枕神经阻滞可以用来诊断并缓解疼痛。本章阐述了枕大神经和枕小神经的相关解剖、神经阻滞的适应证、技术要点和可能的并发症。

临床相关解剖学

枕大神经来自第 2 颈神经背支的内侧支，沿途分支分布于头下斜肌(图 22.1 和图 22.2)。主干在穿出头半棘肌背侧的纤维前,沿着头后大直肌向上走行。该神经也向深部分支至斜方肌,然后穿出到皮下组织。一般情况下,它走行于枕动脉的内侧。枕大神经终末支配头

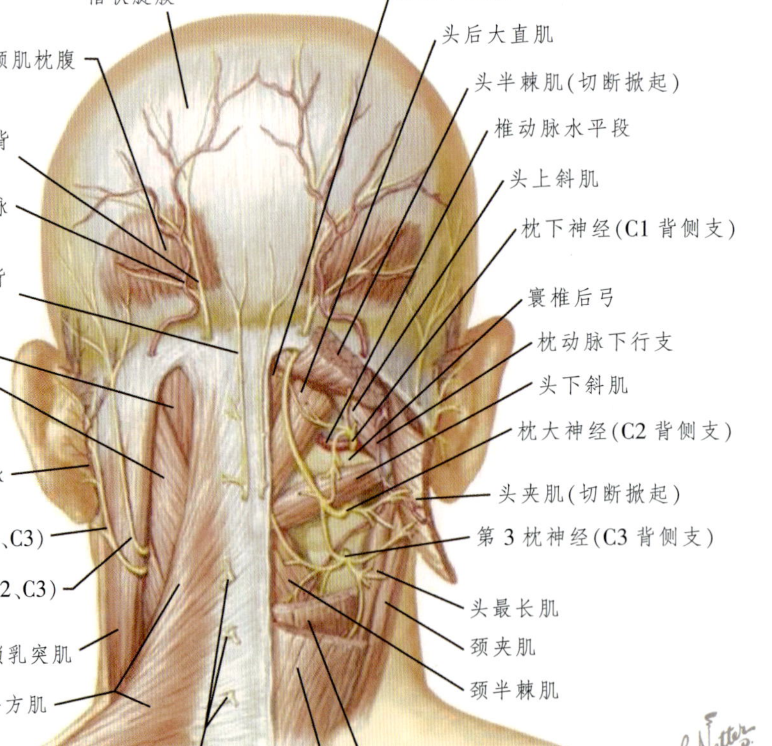

图 22.1 枕神经解剖。

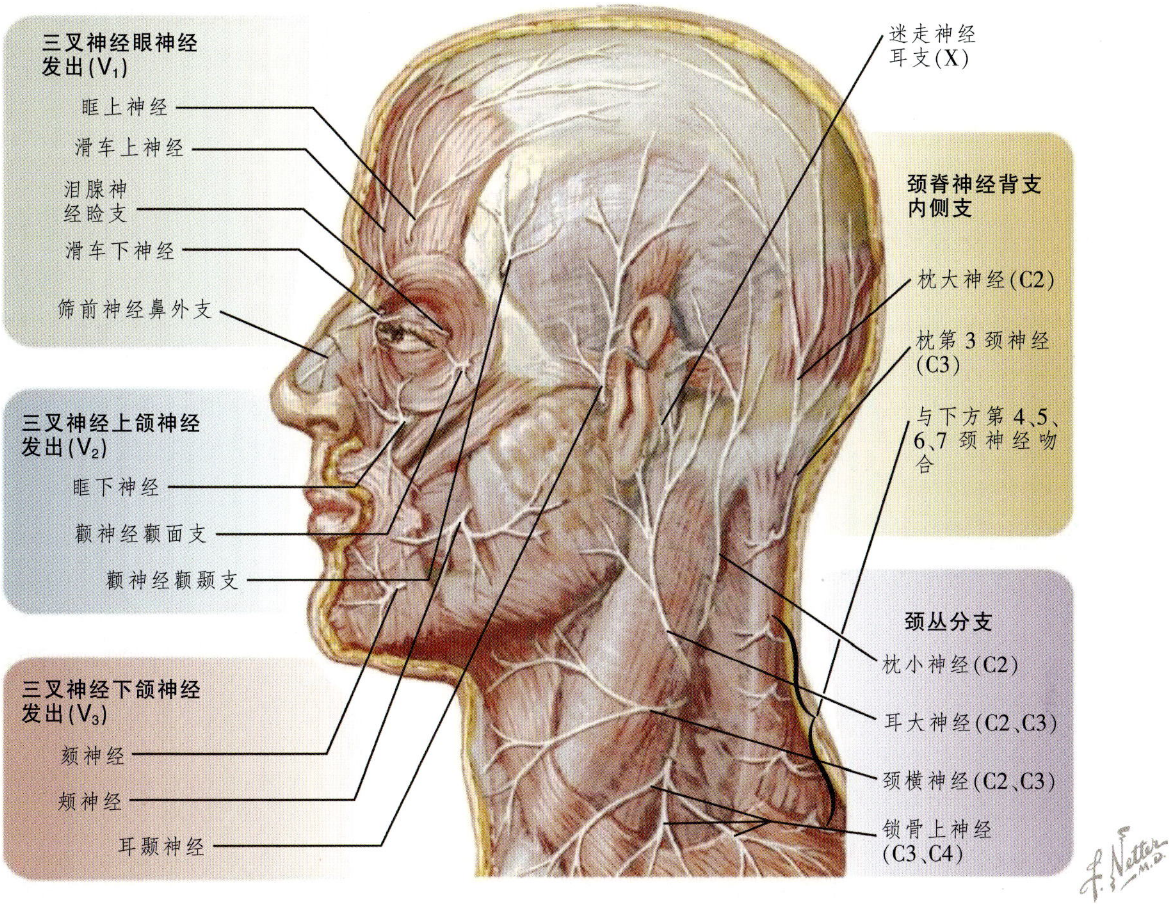

图 22.2 头颈部皮肤神经。

后部头皮,以及耳郭后部的一部分皮肤。

枕小神经起源于第 2 和第 3 颈神经的腹侧支,向上走行于胸锁乳突肌的后部,而后穿过深筋膜向上方继续走行,常与枕大神经有交通,交叉支配枕部和耳后皮肤。

适应证

枕神经阻滞可以为枕神经疼痛提供诊断,经神经阻滞后如疼痛缓解,枕神经疼痛得以证实。也可用于枕神经痛、颈源性头痛和丛集性头痛的治疗和疼痛缓解。观察性研究也报道了一些治疗偏头痛取得良好效果的病例。

禁忌证

对于已知或怀疑对类固醇或麻醉药物过敏的患者,不应进行枕神经阻滞治疗。在注射部位有活动性感染或全身性感染的患者应推迟此治疗,直到无感染为止。此外,对于服用抗凝剂的患者不应进行这种治疗。

器械

- 控制针式注射器 25 号针(2~4cm)。
- 局部麻醉药(2%利多卡因或 0.5%丁哌卡因)。
- 消毒溶液。
- 酒精预处理垫。
- 手套。
- 皮质类固醇(2~4mg 倍他米松或 10~20mg 曲安奈德,或醋酸甲泼尼松龙注射混悬液,40mg/mL)。
- 带有线性探头的超声仪(可选)。

操作流程

获得患者知情同意,并执行安全核查。

患者取坐位,颈部微屈曲或垂直直立,助手支撑向前屈曲的头部。应告知患者，定位神经时可引起神经分布区域的不适或麻木。为了降低注入血管内的风险，可以使用超声引导来定位神经。

枕大神经定位

定位枕大神经时，先触诊枕动脉的搏动；枕大神经在上项线处紧贴枕动脉搏动处的内侧，在枕外隆凸外侧 2~3cm（1~1.5 拇指宽）。

超声可用来定位枕大神经和枕动脉。

枕小神经定位

一旦定位枕大神经，沿着上项线旁、枕大神经外侧 2~3cm 处可以找到枕小神经。

一旦神经定位，按照以下步骤进行枕神经阻滞（图 22.3）：

1.神经阻滞部位消毒，然后将酒精预处理垫铺好。

2.抽取注射液（A 或 B，方法如下）。

- 注射液 A：2%利多卡因，2~4mg 倍他米松或 10~20mg 曲安奈德，共 3mL。
- 注射液 B：1.7mL 丁哌卡因和 0.3mL 甲基泼尼松龙醋酸酯，共 2mL。

3.将注射器针头插入神经旁，垂直指向枕骨（约 90°）。

4.一旦针头到达骨面，即回抽以确保针头不在血管内。

5.注入 1mL 注射液（直接朝向神经），将剩下的注射液注射到神经周围的区域。

6.拔出注射针头并在注射部位加压止血。

7.在注射部位覆盖无菌、干燥敷料。

8.观察患者 15~20 分钟。

注意：为了避免术后疼痛，可以用冰块冷敷注射部位。

解剖学要点

枕部的皮肤有若干神经支配，包括枕大神经、枕小神经和第三枕神经。这些神经支配范围可能存在变异且相互间存在交叉支配的情况。在神经阻滞时必须非常小心以防止麻药进入枕动、静脉血管内。枕动脉通常位于中线外侧约 3cm，紧贴枕大神经外侧走行。

并发症

枕神经阻滞的并发症很少，且多数相对较轻。在患者的注射部位，可能会出现灼伤、发红、感染或麻木等症状。本操作存在注药进入血管的风险，但是可以通过回抽血液来避免，以确保针尖不在血管中或注射液与颅骨缺损患者的脑脊液接触。部分患者可能会出现药物不良反应。此外，同其他类型的类固醇外用药物一样，应避免连续过量注射，以防止出现类库欣症候。因此，建议枕神经阻滞麻醉在 6 个月的时间内不应超过 3 次。也应当告知患者，虽然他们可能立即感到疼痛症状缓解，但在注射后 2 天左右由于注射本身可能出现反跳性头痛，注射后第 3~5 天才能达到药物治疗的真正效果。同样，药物治疗也可能无效。

总结

枕神经疼痛的发生可能涉及多条神经，且这些神经之间存在交叉支配的情况，因此准确定位导致枕神经痛的致病神经在制订治疗方案时非常重要。

参考文献

International Headache Society. International Classification of Headache Disorders, 3rd edition. *Cephalagia*. 2013;33:629–808.

Jung SJ, Moon SK, Kim TY, Eom KS. A case of occipital neuralgia in the greater and lesser occipital nerves treated with neurectomy by using transcranial Doppler sonography: technical aspects. *Korean J Pain*. 2011;24(1):48–52.

Lee M, Brown M, Chepla K, et al. An anatomical study of the lesser occipital nerve and its potential compression points: implications for surgical treatment of migraine headaches. *Plast Reconstr Surg*. 2013;132(6):1551–1556.

Loukas M, El-Sedfy A, Tubbs RS, et al. Identification of greater occipital nerve landmarks for the treatment of occipital neuralgia. *Folia Morphol*. 2006;65(4):337–342.

Mosser SW, Guyuron B, Janis JE, Rohrich RJ. The anatomy of the greater occipital nerve: implications for the etiology of migraine headaches. *Plast Reconstru Surg*. 2004;113:693–697.

Ward J. Greater occipital nerve block. *Semin Neurol*. 2003;23(1):059–062.

Young WB, Marmura M, Ashkenazi A, Evans RW. Greater occipital nerve and other anesthetic injections for primary headache disorders. *Headache*. 2008;48:1122–1125.

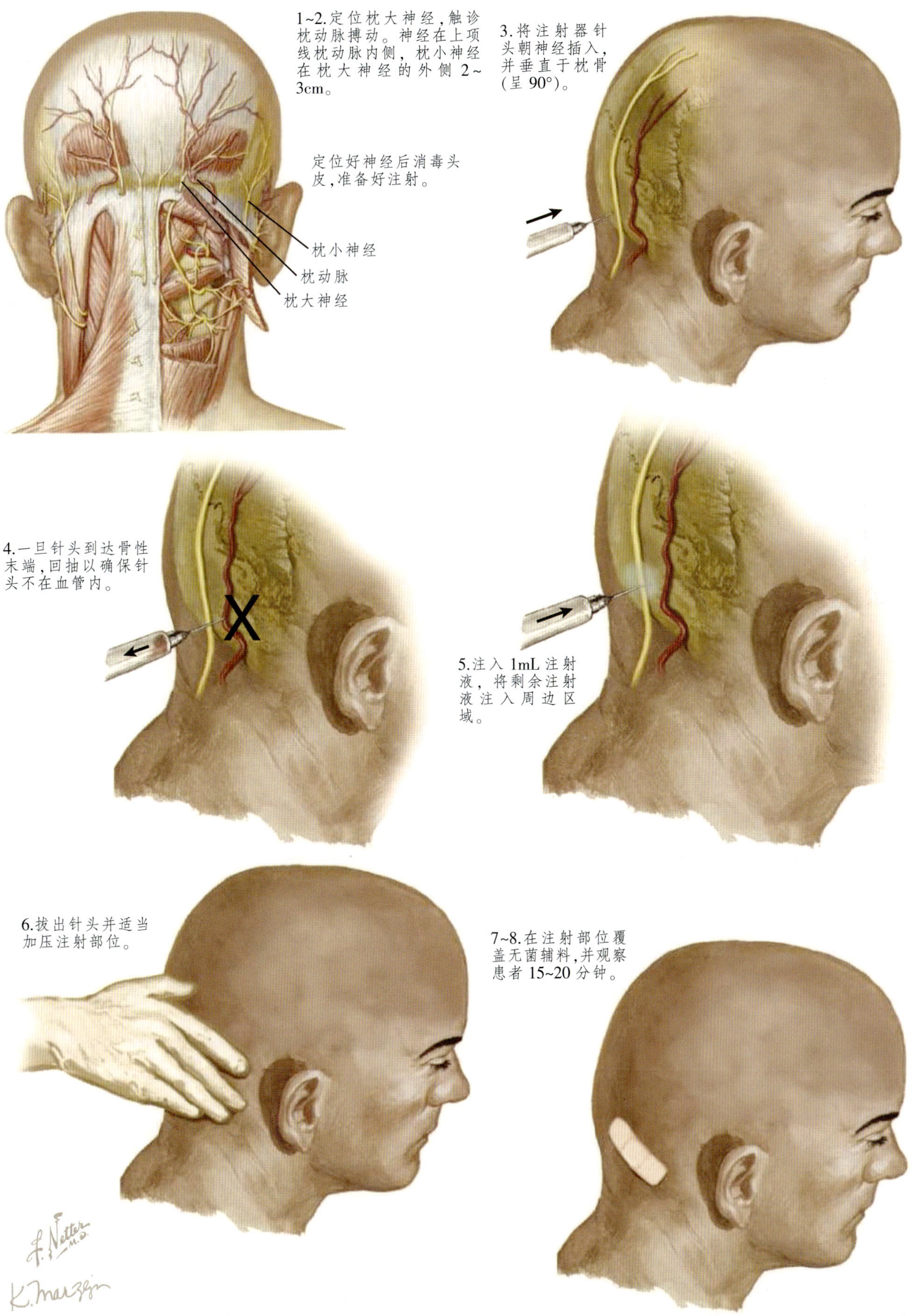
1~2.定位枕大神经，触诊枕动脉搏动。神经在上项线枕动脉内侧，枕小神经在枕大神经的外侧 2~3cm。
定位好神经后消毒头皮，准备好注射。
枕小神经
枕动脉
枕大神经
3.将注射器针头朝神经插入，并垂直于枕骨（呈 90°）。
4.一旦针头到达骨性末端，回抽以确保针头不在血管内。
X
5.注入 1mL 注射液，将剩余注射液注入周边区域。
6.拔出针头并适当加压注射部位。
7~8.在注射部位覆盖无菌辅料，并观察患者 15~20 分钟。

图 22.3　枕神经阻滞。

选择题

1.患者,22岁,头痛并伴有颈部上后方深部肌肉无力6个月,CT显示肿瘤压迫枕下神经和枕大神经,请问下列哪些肌肉不受影响?

A.头后大直肌和头后小直肌

B.头半棘肌

C.斜方肌

D.头上斜肌

E.头下斜肌

2.患者,男性,48岁。行枕下手术,切口位于项韧带中线,起于枕外隆凸下1cm,终止于第2颈椎椎体平面。然后,使用自动牵开器强行分离组织,并牵开组织以便暴露术野,手术耗时3小时。在恢复过程中,患者诉枕部疼痛严重,诊断为术后枕部神经痛。在手术过程中,牵开器最有可能直接牵拉下列哪种神经,导致该患者的术后疼痛?

A.第三枕神经

B.枕下神经

C.枕大神经

D.枕小神经

E.副神经

(侯致典 译 丁自海 校)

第 23 章

指(趾)神经阻滞术

引言

指(趾)神经阻滞是急诊科或手外科通过注射局部麻醉药对中、远节手指(足趾)的皮肤进行局部麻醉的常用操作技术。指(趾)神经阻滞能让患者在无痛状态下完成后续的手术。

临床相关解剖学

了解手指、足趾的神经分布对相关手术非常重要,例如脓肿的切开引流、局部伤口的清创、治疗化脓性指头炎、去除嵌甲、甲床修复以及手指(足趾)骨折或脱位后的复位。在手部,这些神经分支来自尺神经、桡神经和正中神经。在手掌中,正中神经分出手指掌侧分支,支配拇指、示指和中指的内、外侧以及环指的外侧半(图 23.1)。手指掌侧分支还支配这些区域甲床的感觉。尺神经支配环指内侧和小指两侧的掌侧和背侧的皮肤。其余的指背皮肤由来自桡神经的指背神经支配。血管与手指的掌侧和背侧神经伴行。

支配足趾的神经是腓神经和胫神经的分支。足底内侧神经支配第 1、2、3 趾两侧和第 4 趾内侧的趾底皮肤。它还支配这些足趾的甲床。第 4 趾的外侧和第 5 趾的两侧由足底外侧神经支配(图 23.1)。深腓神经支配跗趾外侧和第 2 趾内侧的趾背皮肤。其余的足趾背侧区域由腓浅神经支配。

适应证

指(趾)神经阻滞可提供快速镇痛,非常适合在急诊条件下使用,使患者舒适地接受后续治疗。指(趾)神经阻滞适用于中节指(趾)以远的损伤,包括异物、深部伤口、甲沟炎伴脓肿、化脓性指头炎、甲床和指甲损伤。

禁忌证

如果神经阻滞处存在感染、麻醉药过敏史、患指血运不佳、神经曾经损伤或辨识神经的体表标记存在畸形,则不宜进行指(趾)神经阻滞。选用的麻醉药取决于受伤的类型和所需的作用时间。这些药物可与丁哌卡因或肾上腺素联合使用,以延长药效持续时间。如果存在神经阻滞的禁忌证,应考虑其他麻醉方法,包括表面麻醉和皮下麻醉。对于存在缺血性损伤风险的患者,如周围血管疾病患者,由于肾上腺素具有血管收缩作用,一般应避免使用。

器械

- 局部麻醉药(1%~2%利多卡因或普鲁卡因,伴/不伴有肾上腺素或丁哌卡因)。
- 5~10mL 注射器。
- 18~22 号针:抽吸麻醉药。
- 25~30 号针:用于注射。
- 无菌手套。
- 无菌洞巾。
- 无菌纱布垫。
- 聚维酮-碘或氯己定溶液。
- 酒精纸巾。

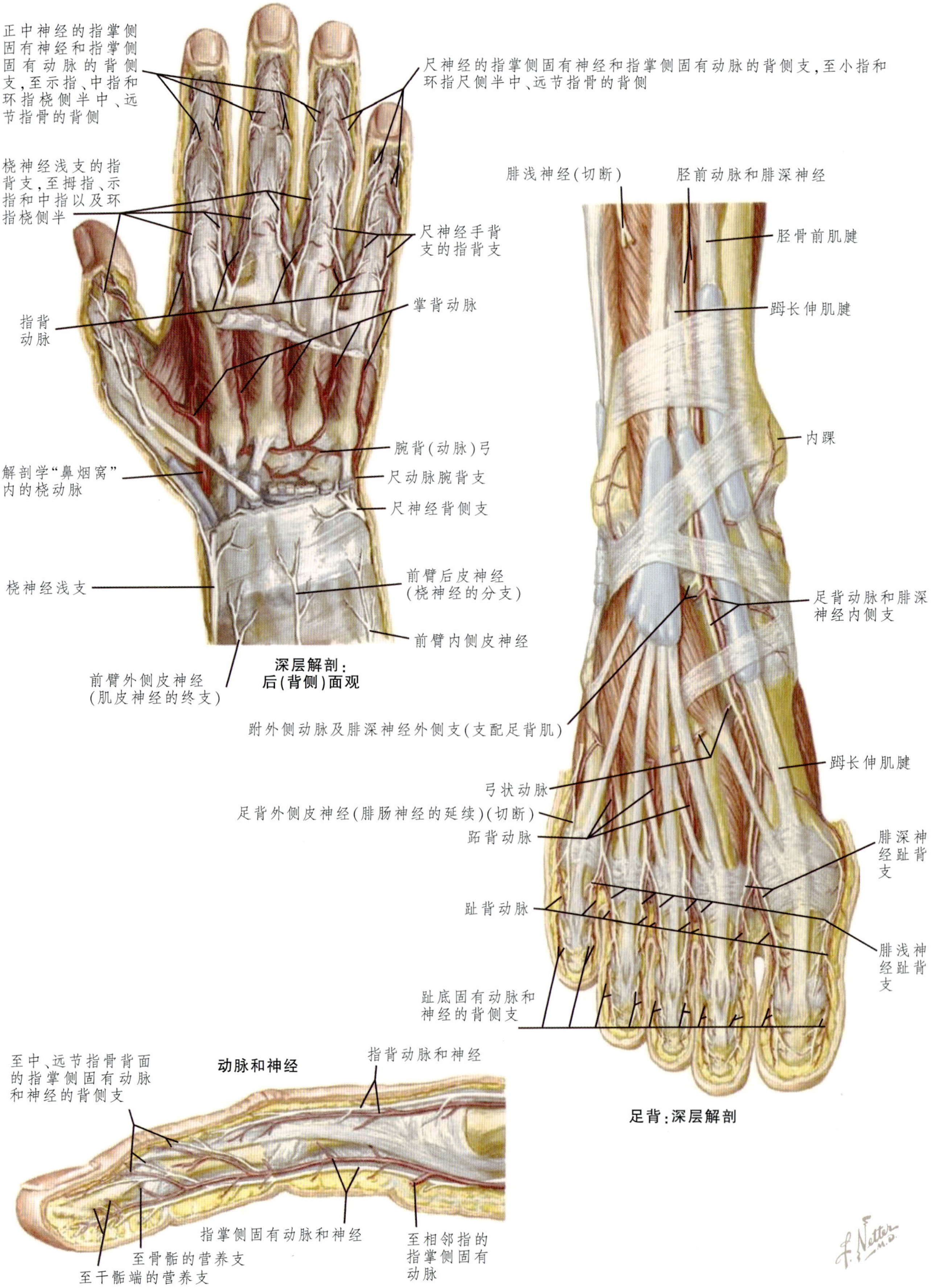

正中神经的指掌侧固有神经和指掌侧固有动脉的背侧支，至示指、中指和环指桡侧半中、远节指骨的背侧
尺神经的指掌侧固有神经和指掌侧固有动脉的背侧支，至小指和环指尺侧半中、远节指骨的背侧
桡神经浅支的指背支，至拇指、示指和中指以及环指桡侧半
尺神经手背支的指背支
指背动脉
掌背动脉
腕背(动脉)弓
解剖学“鼻烟窝”内的桡动脉
尺动脉腕背支
尺神经背侧支
桡神经浅支
前臂后皮神经(桡神经的分支)
前臂内侧皮神经
前臂外侧皮神经(肌皮神经的终支)
深层解剖：后(背侧)面观
腓浅神经(切断)
胫前动脉和腓深神经
胫骨前肌腱
踇长伸肌腱
内踝
足背动脉和腓深神经内侧支
跗外侧动脉及腓深神经外侧支(支配足背肌)
踇长伸肌腱
弓状动脉
足背外侧皮神经(腓肠神经的延续)(切断)
跖背动脉
腓深神经趾背支
趾背动脉
腓浅神经趾背支
趾底固有动脉和神经的背侧支
足背：深层解剖
动脉和神经
至中、远节指骨背面的指掌侧固有动脉和神经的背侧支
指背动脉和神经
指掌侧固有动脉和神经
至骨骺的营养支
至干骺端的营养支
至相邻指的指掌侧固有动脉
F. Netter M.D.

图 23.1 手、足的解剖。

操作流程

取得患者同意,并执行安全核查。操作前应穿戴合适的个人防护装备。

指蹼间隙阻滞(传统的指神经阻滞)(两面注射阻滞)

指蹼间隙阻滞是手指(足趾)最常用的麻醉方法(图 23.2)。它适用于所有的手指。

1.准备好器械,清洁患处。注射部位和术区要清洁 3 次。如果感染的手指肿胀或疼痛明显,可用抗菌溶液浸泡 5 分钟。

2.将患者的手掌心朝下平放在无菌单上。

3.将针头插入靠近掌指关节的指蹼背侧,针头垂直于手指。在指背神经周围注射适量麻醉药。使用细一点的针可减少注射的疼痛。

4.小心进针至手指掌侧,在手指掌侧神经周围注射。注射 1~3mL 麻醉药后,拔出针头,在手指的另一侧重复同样的操作。

也可以将针从手指的背侧插入指蹼间隙,指向掌指关节。将约 2mL 麻醉药注射在手指背侧和掌侧之间的中点处。将针拔出,在手指的另一侧重复。这种方式有时被称为掌骨阻滞。

经腱鞘阻滞(屈肌腱鞘指神经阻滞)(掌侧阻滞)

经腱鞘阻滞是向屈肌腱鞘内注射麻醉剂。虽然它的效果与皮下局部麻醉和传统的指蹼间隙阻滞相似,但在操作时患者更痛,技术上也更难。该方法可用于所有的手指和除踇趾以外的足趾。

1.在手掌远侧掌横纹处确认屈肌腱。

2.麻醉前,手指要充分清洁消毒。

3.将患者的掌心向上放在无菌单上,手指分开。

4.在远侧掌横纹的远端,将针以 45°角插入手指的屈肌腱鞘内,注射 1~2mL 麻醉药。如果针头在鞘内,注射时的阻力较小。如果注射时有阻力,针头可能在肌腱中,可以轻微地回撤针头,直到注射时没有阻力。

皮下阻滞(掌侧阻滞)(利多卡因和肾上腺素在中指中线处的单次皮下注射)

皮下阻滞是指将麻醉药注射至皮下后,通过按摩使其渗入组织中。

虽然有几项小型研究表明,皮下阻滞与传统的指蹼间隙阻滞和经腱鞘阻滞的效果类似,并且引起的疼痛更轻,但可能对近节手指背侧的麻醉效果不佳。该方法可用于所有的手指和除踇趾以外的足趾。

1.辨识患指掌侧指根处的近端横纹。

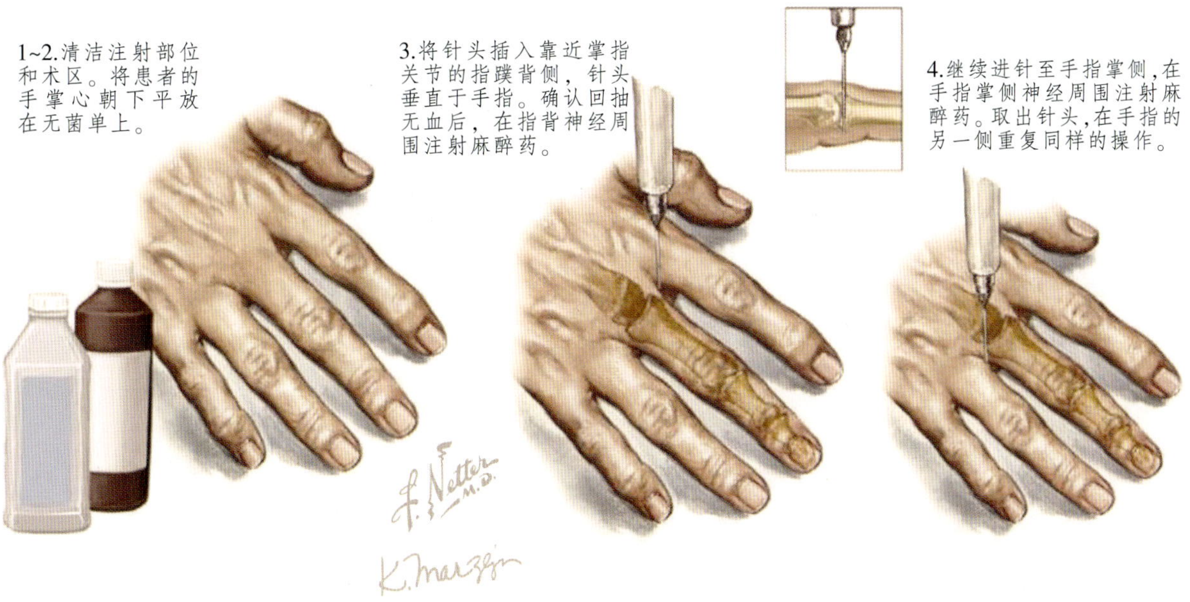

图 23.2 指蹼间隙阻滞。

2.清洁消毒后，将患者的掌心向上放在无菌单上，手指张开。

3.非惯用手戴无菌手套，在近端横纹的远处将皮肤软组织捏起，另一只手将针头插入皮纹的正中，在皮下注射 1~2mL 麻醉药，通过按摩使其渗入组织中。

三面足趾阻滞

由于踇趾和拇指除了内、外侧神经外，还有背侧神经分支，所以必须采用改良的阻断方法，如三面或四面阻滞。由于三面阻滞造成缺血损伤的风险较小(图 23.3)，因此优于四面阻滞。

1.清洁消毒踇趾和趾蹼后，将足底朝下放在无菌单上。或者将足跟放在无菌单上，用非惯用手稳定踇趾。

2.在踇趾的外侧、跖趾关节的远端垂直进针，一旦进入皮下组织，开始一边注射麻醉药，一边将针头向足趾底部深入。确保麻醉药注入足趾外侧的背部和底部(1~2mL)。

3.部分回撤针头后，将针头插入足趾背侧(从背外侧向背内侧)，一边进针，一边注射麻醉药。

4.将针头完全拔出后，在足趾内侧、跖趾关节的远端，将针头插入已经麻醉的皮肤区域。注射麻醉药的方式与外侧相同(从背部到底部)。足趾的外侧、内侧和背部均被麻醉。

四面环形阻滞

四面环形阻滞与三面足趾阻滞相似，在足趾的底面增加了注射点，使麻醉药呈环形围绕着足趾。方法是：

1.进行四面阻滞，如三面阻滞方法所述。

2.将针完全拔出，在足趾外侧的底面、跖趾关节的远端，将针头插入已经麻醉的皮肤区域，进针方向与桌面平行。一边向足趾内侧进针，一边在足趾底面注射约 1mL 麻醉药。

单侧手指阻滞

如果手指的疾患只累及一侧，如单侧的嵌甲或急性甲沟炎伴脓肿，则可进行单侧手指阻滞。方法是：

1.清洁消毒手指和指蹼后，掌心向上放在无菌单上。

2.将针头置于手指的患侧，垂直于手指，并与桌面平行。在手指根部、背侧和掌侧的中点处进针。如果针头碰到指骨，将针头回撤 1~2mm，然后注射 0.5mL 麻醉药。

翼状阻滞

传统的指神经阻滞后，手指远端的麻醉效果有时可能不佳，特别是甲板的相关手术，如拔甲。在这种情况下，可进行翼状阻滞。可在指神经阻滞后增加该阻滞，也可单独进行。与其他指神经阻滞相比，翼状阻滞的起效可能更快(图 23.4)。可以单侧或双侧进行阻

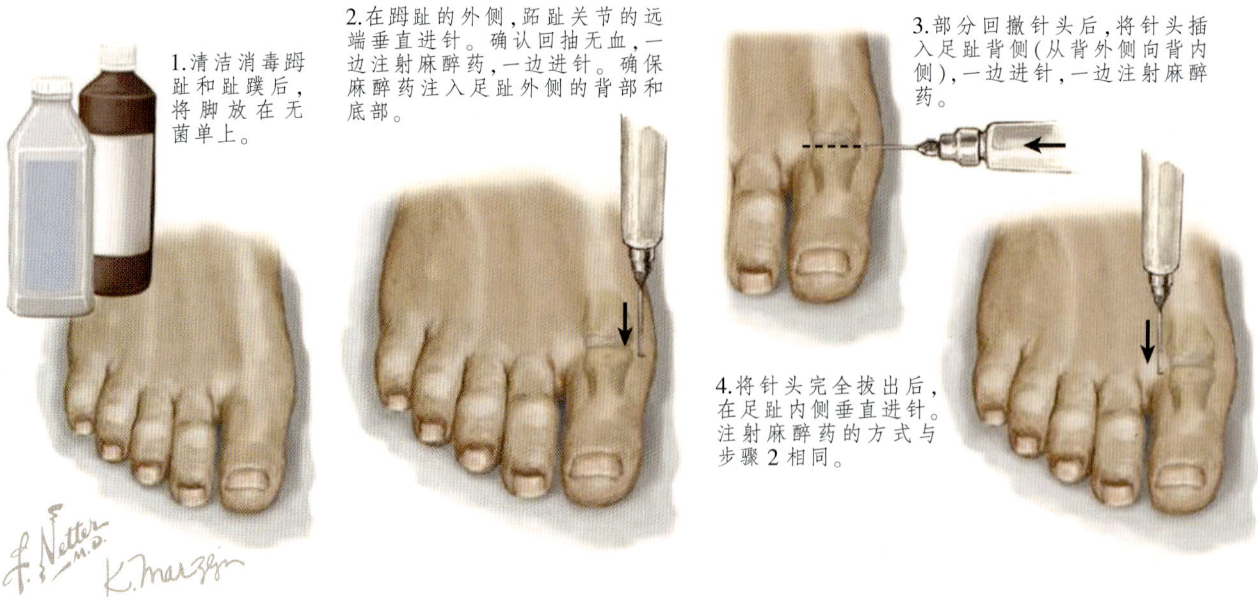

图 23.3 三面足趾阻滞。

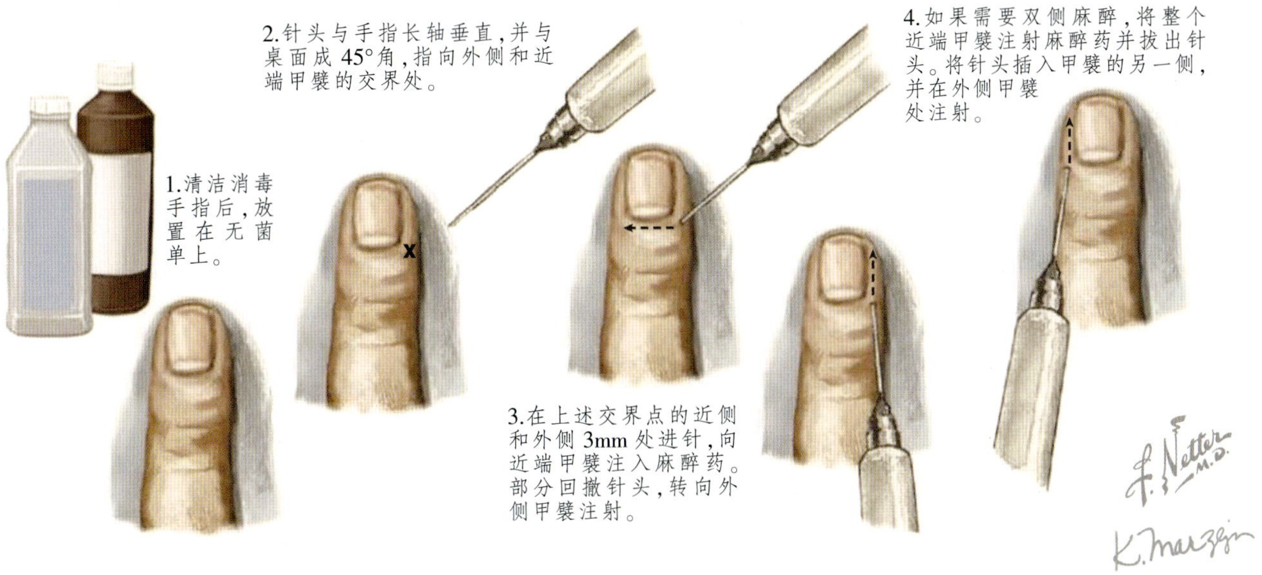

图 23.4 翼状阻滞。

滞，适用于手指和足趾。方法是：

1.足趾或手指清洁消毒后，将足或手的跖侧(或掌侧)放在无菌单上。

2.针头与手指长轴垂直，并与桌面成 45°角，指向外侧和近端甲襞的交界处。

3.在上述交界点的近侧和外侧 3mm 处进针，指向近端甲襞，并向真皮层注入麻醉药。部分回撤针头，然后向外侧甲襞注入麻醉药。这一过程被称为翼状阻滞，因为麻醉药使外侧和近侧的甲襞皮肤变白，形成类似翅膀的外观。

4.如果需要双侧麻醉，则将整个近端甲襞注射麻醉药并拔出针头。将针头插入甲襞的另一侧，并在外侧甲襞处注射。如果指甲尖仍有感觉，则直接将麻醉药注入该部位。

解剖学要点

指神经旁有紧密伴行的血管，注射麻醉药的针头可能刺入血管。在注射麻醉药之前，缓慢回抽针管。如果有血液回流，取出针头并重新定位。

麻醉药注入指神经时，也会引起极度的疼痛。此时针头应稍微回撤(约 2mm)后再注射，使神经浸润在麻醉药中。

并发症

指神经阻滞最常见的并发症是感染和出血。患者对麻醉药也可能有过敏反应。更严重的并发症包括神经损伤，这可能导致手指感觉异常；长时间的血管痉挛或血管压迫，可能导致手指远端坏死。在进行神经阻滞前，应进行神经检查以确定有无感觉障碍。如发现有感觉障碍，应考虑其他麻醉方法。

总结

多个手指(足趾)损伤或感染的患者，在治疗时可使用指(趾)神经阻滞。没有一种麻醉方法比其他方法更好，使用哪种方法应取决于医生的经验和患者的舒适度。选用合适的麻醉技术会让患者的不适和风险最小化。

参考文献

Bashir MM, Khan FA, Khan BA. Comparison of traditional two injections dorsal digital block with volar block. *J Coll Physicians Surg Pak.* 2008;18:768–770.

Chowdry S, Seidenstricker L, Cooney D, et al. Do not use epinephrine in digital blocks: myth or truth? Part II. A retrospective review of 1111 cases. *Plast Reconstr Surg.* 2010;126:2031–2034.

Summers A. Use of digital nerve blocks to provide anaesthetic relief. *Emerg Nurse*. 2011;19:25–28.
Vinycomb TJ, Sahhar LJ. Comparison of local anesthetics for digital nerve blocks: a systematic review. *Hand Surg [Am]*. 2014;39:744–751.
Wheelock ME, et al. Is it true that injecting palmar finger skin hurts more than dorsal skin? New level 1 evidence. *Hand*. 2011;6:47–49.

选择题

1.患者,35 岁,小指指甲下长了一个小肿物,并伴有疼痛。无痛切除肿物时应麻醉以下哪一神经?

A.桡神经浅支

B.正中神经的指掌侧总神经

C.尺神经的指掌侧总神经

D.桡神经深支

E.正中神经的返支

2.患者,女性,48 岁,钢琴演奏者。主诉左手感觉麻木和刺痛。诊断为腕管神经压迫,患者接受了内镜神经松解术。术后两周患者抱怨拇指无力,失去对掌功能。手的感觉并没有受到影响。下列哪一条神经在手术中受伤?

A.正中神经的第 1 指掌侧总神经分支

B.正中神经的第 2 指掌侧总神经分支

C.正中神经返支

D.尺神经深支

E.骨间前神经

3.患者,男性,16 岁。右足第 1、2 足趾骨折,被送往急诊科。患足第 1 趾蹼间隙内注射麻醉药以便于治疗。以下哪个神经被麻醉阻滞了?

A.隐神经

B.腓深神经皮支

C.腓浅神经皮支

D.腓肠神经

E.腓总神经

(荣凯 译 丁自海 校)

第 24 章

牙神经阻滞术

引言

牙科病症通常不在门诊急诊科治疗。然而，牙科相关的急诊科就医越来越普遍。这部分归因于未经检查或未被注意的牙科疾病，缺乏适当的短期和长期随访机制，以及缺乏牙科护理途径。虽然，许多牙科病症本身并不存在生命危险，但是如果不及时处理，就可能有感染蔓延、异物吸入和气道受损的危险。与创伤有关的牙科急诊也可能出现在急诊科，因此，用牙神经阻滞控制疼痛十分必要。所有与牙科有关的急诊科就诊都需要清楚而完整地记录患者的牙科病史和彻底的口腔体格检查。

医生问诊过程中应该引导患者准确表述相关信息，包括损伤的病因或机制，任何症状发生的频率和持续时间，任何加重和减轻的因素，关于患者自我管理条件的细节，以及最近的牙科治疗操作经历。同样重要的是，需要明确患者是否存在呼吸、说话或吞咽困难的病史。在治疗过程中患者随时可能出现气道受损，必须保持紧急医疗措施能够实施。此外，任何相关的病史，如糖尿病或其他免疫受损状态、出血或凝血障碍、破伤风免疫状态和过敏等，均应记录在案。

口腔检查应该从记录患者的生命体征开始。健康口腔的牙龈应湿润、坚实，呈粉红色。重要的是检查有无错𬌗畸形、牙松动、软组织病变或张口困难。叩诊通过敲击牙冠来完成，它可以引发牙齿对继发感染的敏感度。上颌骨和下颌骨需要评估有无压痛、脱臼或错𬌗畸形，这些可能提示潜在的骨折。对颧骨，应评估有无畸形和疼痛。直到评价头部和颈部有无明显外伤、面部不对称、肿胀、颈部活动度下降或淋巴结肿大后，口腔检查才算完整。如果怀疑存在牙创伤或感染，需要辅助牙科 X 线片检查。

牙科急诊可能与创伤或感染有关，后者包括单腔脓肿到更深部的、危及患者生命安全的感染，如脓性颌下炎。牙神经阻滞可以用于充分缓解疼痛，从而允许医生进行更充分的检查，或者在牙科医生或口腔外科医生给予决定性的牙科治疗前采取临时处理措施。

牙科急症包括牙源性感染、颜面疼痛和出血。牙、上颌骨或下颌骨的牙槽部和周围软组织的外伤较常见，可能导致牙的开裂、错位或撕脱。治疗方案取决于损伤的严重程度，有时需要立即干预，但大多数患者需要疼痛控制、破伤风疫苗接种和 24 小时内的牙医随访观察。牙龈出血可继发于手术、外伤、全身或局部疾病。如果患者在最近的牙科操作后出血过多，需要排除潜在的出血性疾病。

牙源性感染代表了一系列的病理过程，最初只限于牙釉质(牙冠)，但如果不加以治疗，最终可能会进入牙质和牙髓腔(牙髓炎)，并可能扩散到头颈部。牙源性感染可能伴有疼痛、牙松动、颈部淋巴结肿大、发热和不适。慢性牙周感染患者后期表现为口腔内引流或慢性瘘管形成。面部蜂窝织炎需要紧急治疗，以防止感染风险蔓延至颅内，影响脑膜和大脑。脓性颌下炎指影响舌下腺、下颌颏部和两侧颏下间隙的一种侵袭性特别强的蜂窝织炎。患者表现为发热、流涎和呼吸困难。双侧肿胀可能沿颈部筋膜延伸至纵隔，或危及气道。这就需要即刻行气道管理，同时静脉注射抗生素进行治疗。

颜面疼痛是急诊科的一种常见主诉。源自牙髓的疼痛通常是钝性、搏动性的,定位不准确,并且对热刺激敏感。然而,牙痛也可以为非牙源性来源,如颞下颌关节病变、神经痛、颅内病变、颈椎病、精神性疾病和其他毗邻解剖结构的病变。当存在适应证时,需要急诊进行局部麻醉,以确保患者治疗的依从性和舒适性。对口腔解剖结构充分的认识能够尽可能减少麻醉失误的发生。

临床相关解剖学

口腔由口腔前庭和固有口腔构成,前者位于牙和颊之间,后者由牙弓、硬软腭、舌和口腔底围成(图24.1)。牙由一个牙冠和一个或多个压根构成。牙冠可见,露于牙龈之上。牙龈是围绕牙颈和牙根的软组织。牙由牙釉质、牙本质、牙骨质和牙髓组成。牙骨质是牙根的最外层,由牙周韧带锚定于上颌骨或下颌骨的牙槽突的牙槽中(图24.2)。上颌骨位于面中部,其牙槽突容纳上颌牙。下颌骨呈马蹄铁形,由体、支和突起构成,为咀嚼肌提供附着点,牙槽突容纳下颌牙(见图24.2)。

临床上重要的邻近结构是潜在的间隙和筋膜平面,这为牙源性感染提供了最小阻力的蔓延路径。舌下间隙位于口腔底黏膜和下颌舌骨肌之间,边界为下颌骨和舌骨,向后与下颌下间隙相通。下颌下间隙位于下颌舌骨肌的下方,边界为舌骨舌肌、茎突舌骨肌、颈阔肌、二腹肌前腹和后腹以及邻近的下颌骨。颏下间隙位于下颌下间隙的前面(见图24.2)。颈部浅筋膜和深筋膜环绕颈部肌及其器官,为感染蔓延至咽或面部提供了可能的便捷路径。

适应证

牙神经阻滞术的适应证包括牙脓肿、牙髓炎、面神经损伤及修复、颜面疼痛和牙外伤等。

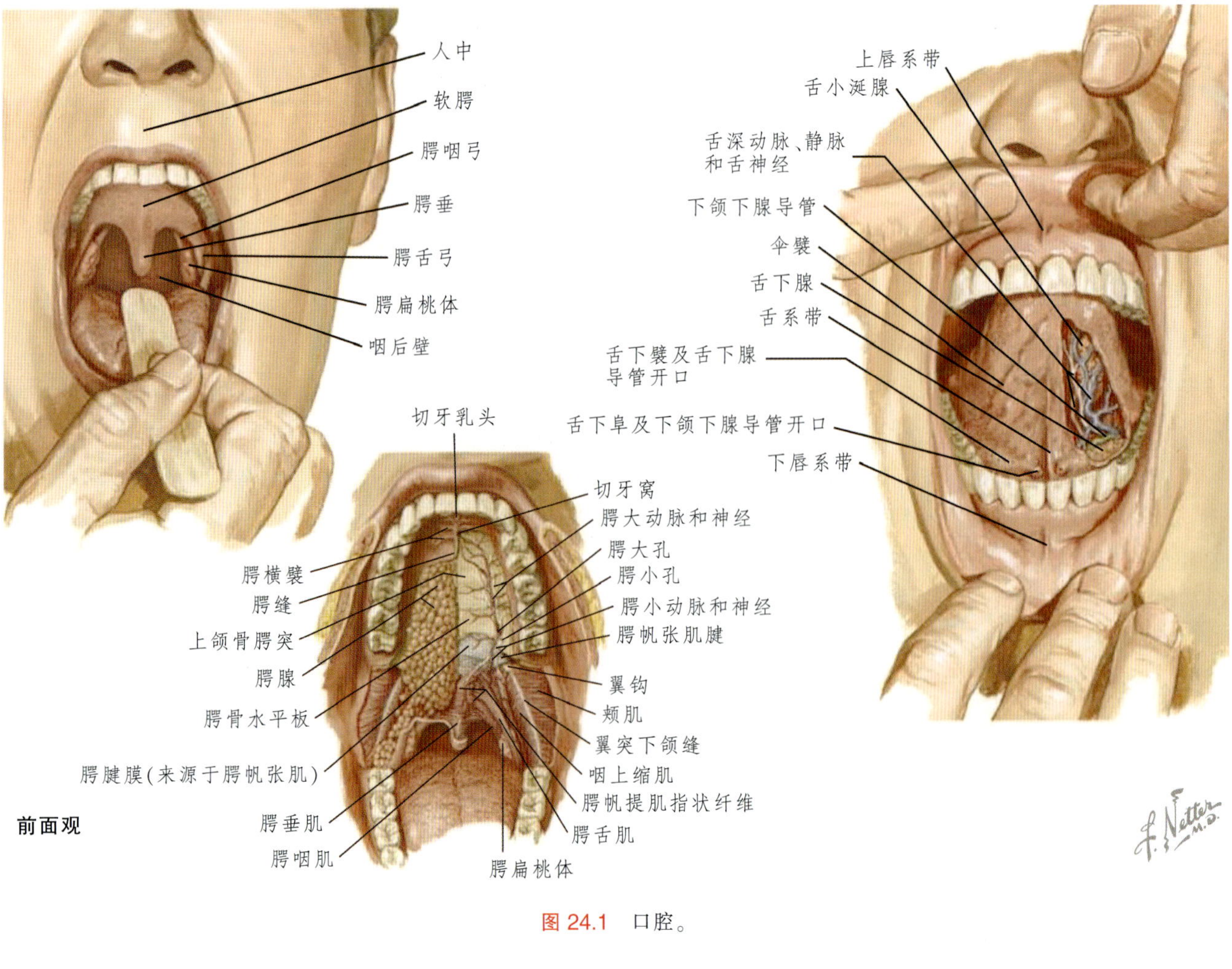

图24.1 口腔。

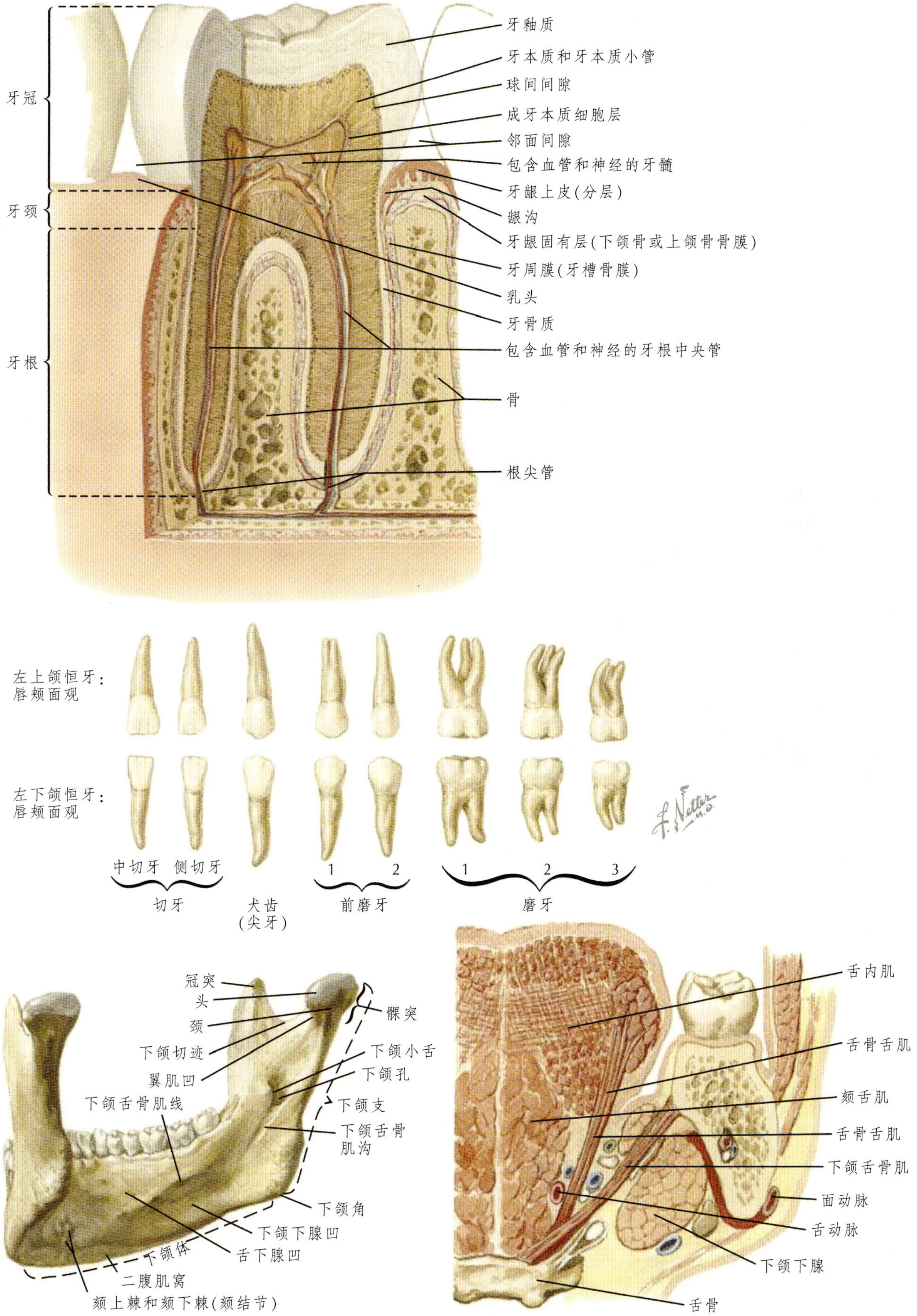
牙冠
牙颈
牙根
牙釉质
牙本质和牙本质小管
球间间隙
成牙本质细胞层
邻面间隙
包含血管和神经的牙髓
牙龈上皮(分层)
龈沟
牙龈固有层(下颌骨或上颌骨骨膜)
牙周膜(牙槽骨膜)
乳头
牙骨质
包含血管和神经的牙根中央管
骨
根尖管
左上颌恒牙：
唇颊面观
左下颌恒牙：
唇颊面观
中切牙
侧切牙
切牙
犬齿
(尖牙)
1
2
前磨牙
1
2
3
磨牙
冠突
头
颈
下颌切迹
翼肌凹
下颌舌骨肌线
髁突
下颌小舌
下颌孔
下颌支
下颌舌骨
肌沟
下颌角
下颌下腺凹
舌下腺凹
下颌体
二腹肌窝
颏上棘和颏下棘(颏结节)
舌内肌
舌骨舌肌
颏舌肌
舌骨舌肌
下颌舌骨肌
面动脉
舌动脉
下颌下腺
舌骨

图 24.2　牙和下颌骨。

禁忌证

不存在手术的绝对禁忌证，但是如果患者对于麻醉药过敏，则需要更换其他治疗途径。相对禁忌证包括出血或凝血障碍、抗凝治疗，或患者不能配合治疗等情况。

器械

- 无菌手套。
- 压舌器。
- 麻醉药(局部麻醉和表面麻醉)。
- 无菌 3mL 注射器。
- 25~27 号针头。
- 4cm×4cm 纱布。
- 涂药棉棒。
- 光源。

操作流程

在计划进行任何类型的牙神经阻滞之前，应该向患者解释手术操作流程，获取患者的知情同意，并执行安全核查。正确使用个人防护器具。

上牙槽神经阻滞

上牙槽神经阻滞麻醉上颌牙(图 24.3)。

1.患者取仰卧位，张口，下颌体与地面接近平行。

2.用纱布牵拉上唇向外上，定位牙上方的颊黏膜襞为麻醉点。

3.在注射区表面麻醉。

4.将一 25~27 号大小的针头连于含有约 2cm 麻醉药的注射器上，与牙呈 45°角，朝向上颌骨刺入颊黏膜襞。

5.当针尖碰到上颌骨时，退回 1~2cm，回抽。

6.如果没有抽回血液，则在根尖顶端逐渐注入 1~2mL 的局部麻醉药。

7.退出注射针，丢弃于锐器箱中。

下牙槽神经阻滞

下牙槽神经阻滞麻醉下颌牙，其操作难度比上牙槽神经阻滞难度稍大(图 24.4)。

1.患者取仰卧位，张口，下颌体与地面接近平行。

2.用非优势侧拇指拉动嘴角。下颌孔位于翼腭中缝最深部和喙突切迹间约 1/4 距离处，下颌牙咬合面以上。

3.表面麻醉。

4.注射器与牙表面平行，注射筒向对侧嘴角倾斜。

5.25~27 号注射针进针约 1.5cm，直到针尖碰到下颌骨。

6.注射针退回 1~2cm，回抽。

7.如果没有回抽到血液，逐渐注入 1~2mL 局部麻醉药。

8.退出注射针，丢弃于锐器箱中。

解剖学要点

麻醉药的扩散通常是克服下颌孔位置变异和其他骨性或神经解剖变异的有效方法。麻醉成功的关键主要依赖于麻醉部位的确认和操作者的手术技巧。

并发症

麻醉方面

较常见的并发症之一是麻醉失败，这会极大地影响到牙科治疗过程中患者的依从性和舒适性。从感染组织进针会导致感染的扩散。如果麻醉药意外进入血管，则可能会发生中毒，在注射药物前回抽确保没有血液回流可以降低这种情况的发生。进针过程中神经血管损伤可继发出血和神经病变。

牙外伤

在儿童，如果试图修复脱落的乳牙时，如操作不慎可能会损坏深面尚未萌出恒牙。此外，还存在牙齿碎片误吸的风险，尤其是在精神状态异常的患者中。除了乳牙之外，任何撕脱的牙齿的正确处理和迅速转移对于保持牙齿的活力非常重要。

牙源性感染

牙源性感染有可能蔓延到头颈部的任何部位。典型的传播通道开始于根尖，在进入口腔浅表组织前穿过下颌骨或上颌骨的骨髓腔。感染可以在舌下、颏下或下颌下间隙内蔓延，也可以沿着颈深筋膜平面蔓延。

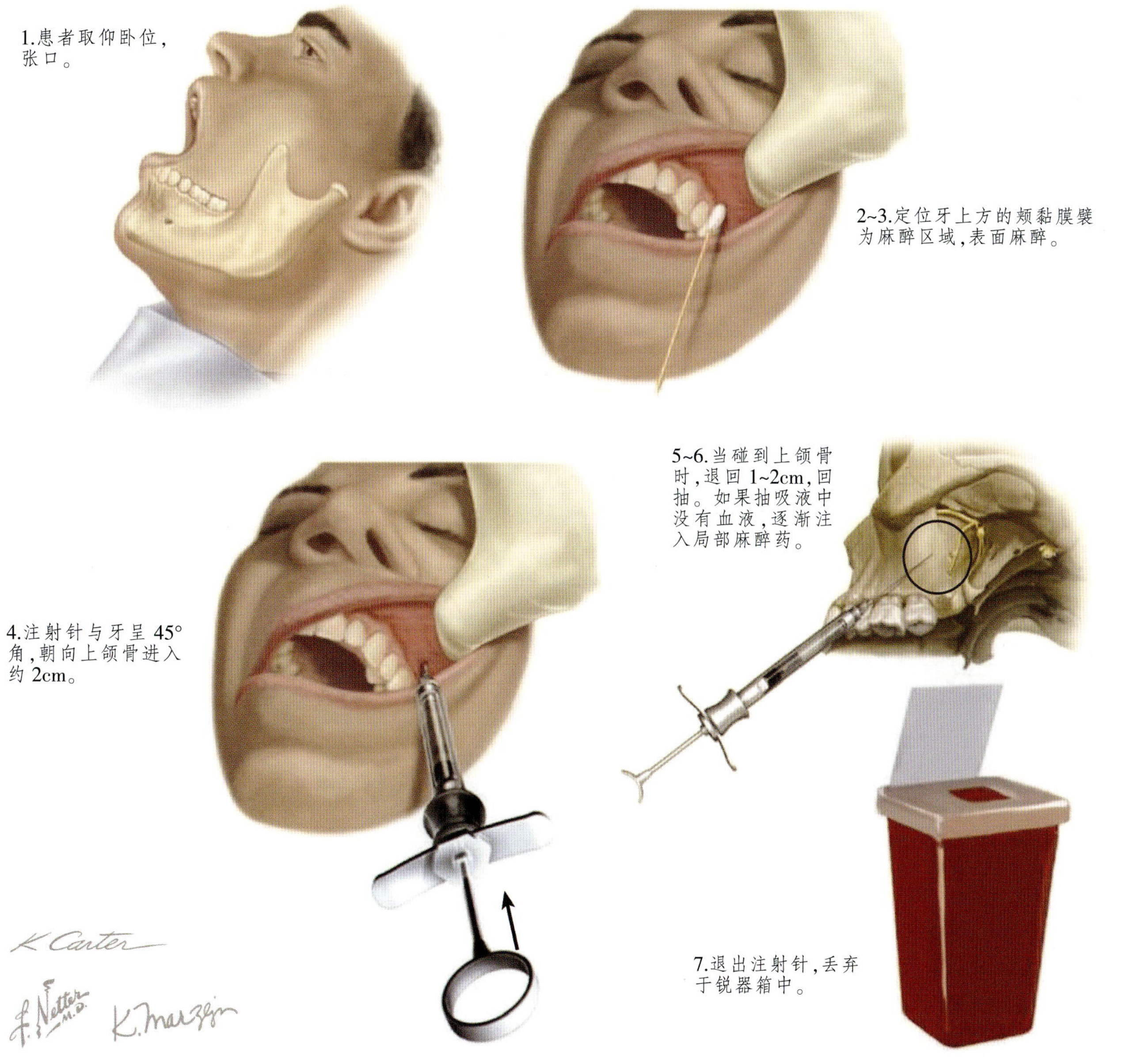

图 24.3　上牙槽神经阻滞。

一旦感染到达这些潜在的间隙，就只能通过切开引流或者在自发性破裂后，使用恰当的抗生素进行治疗。严重的组织肿胀会压迫患者的气道，感染蔓延到眼部时还会影响视力。必须对面部蜂窝组织炎进行积极治疗，以降低海绵窦血栓形成和脑膜炎的风险。

总结

牙科急诊的及时诊断和恰当治疗是降低发病率的关键。通过牙神经阻滞的疼痛控制在治疗中起着至关重要的作用。然而，对患者的有效治疗依赖于内科医生对牙科畏惧症患者的安抚、疼痛控制，并立即分诊至牙专科进一步处理。

参考文献

Douglass AB, Douglass JM. Common dental emergencies. *Am Fam Physician*. 2003;67:511–516.

Hodgdon A. Dental and related infections. *Emerg Med Clin North Am*. 2013;31:465–480.

Khalil H. A basic review on the inferior alveolar nerve block techniques. *Anesth Essays Res*. 2014;8:3–8.

Klokkevold P. Common dental emergencies: evaluation and management for emergency physicians. *Emerg Med Clin North Am*. 1989;7:29–63.

Kumar A, Brennan MT. Differential diagnosis of orofacial pain and temporomandibular disorder. *Dent Clin North Am*. 2013;57:419–428.

Murray JM. Mandible fractures and dental trauma. *Emerg Med Clin North Am*. 2013;31:553–573.

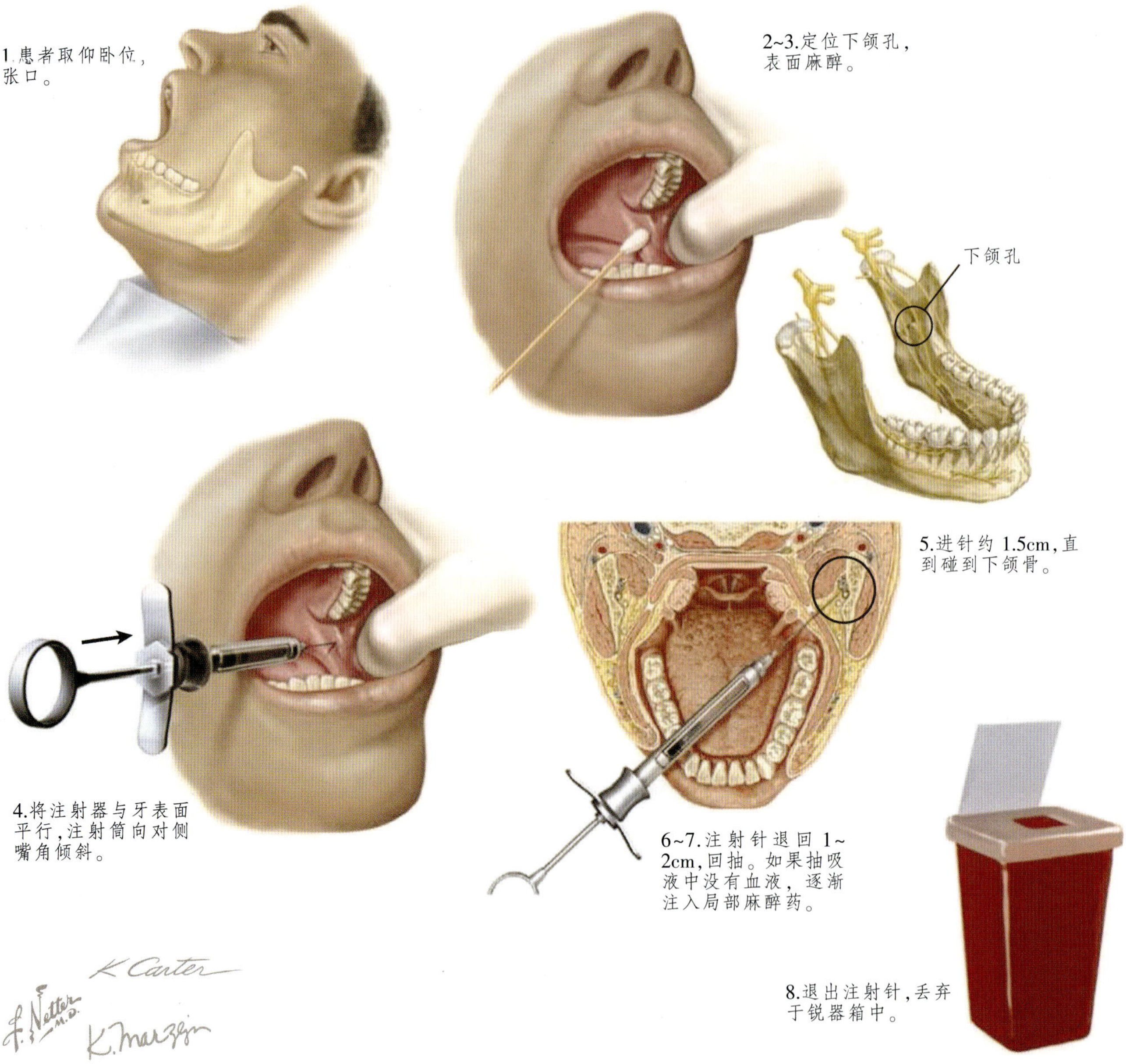

图 24.4 下牙槽神经阻滞。

Nixdorf DR, Law AS, John MT, Sobieh RM, Kohli R, Nguyen RH, National Dental PBRN Collaborative Group. Differential diagnoses for persistent pain after root canal treatment: a study in the national dental practice-based research network. *J Endod*. 2015;41:457–463.

Pynn BR, Sands T, Pharoah MJ. Odontogenic infections: part one. Anatomy and radiology. *Oral Health*. 1995;85:7–10. 13-4, 17–8.

Tellez M, Kinner DG, Heimberg RG, Lim S, Ismail AI. Prevalence and correlates of dental anxiety in patients seeking dental care. *Community Dent Oral Epidemiol*. 2015;43:135–142.

Turkistani J, Hanno A. Recent trends in the management of dentoalveolar traumatic injuries to primary and young permanent teeth. *Dent Traumatol*. 2011;27:46–54.

选择题

1.患者，男性，24 岁，拔除了下颌第 3 磨牙（智齿）。但这导致患者舌前 2/3 的一般感觉和味觉丧失。请问最可能损伤了下列哪条神经？

A.耳颞神经

B.鼓索

C.舌神经

D.颊神经

E.下牙槽神经

2.患者，男性，38 岁，因急性牙痛在牙科诊所就诊。接诊牙医发现有一下颌磨牙穿透性龋齿（蛀牙）。请问牙医拔出蛀牙需要麻醉哪条神经？

A.舌神经

B.下牙槽神经

C.颊神经

D.颏神经

E.舌骨舌肌神经

3.患者，男性，45 岁，因为严重呼吸困难急诊入院。查体显示口腔底和咽喉肿大，气道几乎被完全阻塞。此外，在下颌和上颈部也发现有肿胀。病史显示一周前拔除下颌磨牙，自此之后每天都感觉状态变差。请问患者最可能的诊断是？

A.扁桃体炎

B.腭隆凸

C.舌粘连

D.舌下囊肿

E.脓性颌下炎

4.患儿，男性，5 岁，踢足球时被踢到嘴角，打掉了乳中切牙。患儿被紧急送到急诊科。医生会建议下列哪项处理措施？

A.把牙齿放在牛奶里，尽快送给牙医

B.牙刷洗干净，放置冰上，尽快送给牙医

C.把牙齿还给男孩，让他把牙齿放在枕头下面，好让牙齿仙女找到

D.将牙齿迅速插入原位，并将其绑到邻近牙上

（邓雪飞　译　丁自海　校）

第 4 部分

液体、感染和异物处理

第 25 章

腹腔穿刺术

引言

穿刺术(paracentesis,在希腊语中“para”意为“旁边,侧面”;“kentesis”意为“穿刺”)可翻译为“在旁边(侧面)穿刺”。腹腔穿刺术是指用针或管道穿透腹壁,从腹膜腔内抽出腹水的技术。

腹腔穿刺术是用于诊断和治疗的临床技术。在诊断性腹腔穿刺术中,通过取出少量腹水进行分析,以明确腹水的原因。在治疗性腹腔穿刺术中,通常抽出更大量的液体,以缓解腹水的症状,比如腹痛、腹胀或呼吸短促。这一技术可以在门诊操作或住院状态下进行。足够的解剖学知识和操作技巧,可使任何专业的医生成功地实施腹腔穿刺术,特别是借助超声检查时更加安全。本章将介绍进行腹腔穿刺术时使用的最新技术。

临床相关解剖学

如果使用超声波定位腹水,腹腔穿刺的解剖位置应大致是腹部后下区域,此处无重要结构。如果没有超声波,则在两个位置进行腹腔穿刺:脐下正中线和左下象限(图 25.1 和图 25.2)。此处定位的优点是:左下象限的腹壁较薄,脐下区血管相对较少。左下象限穿刺点定位于左髂前上棘内侧、头侧各二横指。脐下穿刺点定位于脐与耻骨连线。在这两个位点中,左下象限穿刺点应为首选,这是因为腹型肥胖者日益多见,增加了脐下点的腹壁厚度,操作不方便。此外,由于左下象限穿刺点是腹水最集中的位置,自此处可抽得更多腹水。临床医生应牢记一点:腹壁下动脉从耻骨结节外侧开始,向头侧走行于腹直肌和其后鞘之间。刺中该动脉可导致严重出血。在妊娠期,可以借助超声波定位,使用脐上入路较为安全。

请注意,右下象限也可以操作,但通常避免使用,因为对于服用乳果糖的患者,盲肠会充气扩张,而且阑尾切除术瘢痕也很常见。

腹水的病因和并发症

腹水的定义是腹膜腔内异常积聚的液体(>25mL),这可能来源于几种情况(图 25.3A)。腹水的最常见原因是肝实质疾病,如肝硬化。事实上,腹水是肝硬化最常见的并发症。癌症是腹水的第 2 大常见原因,包括腹膜转移癌、卵巢癌或淋巴瘤等。心力衰竭是第 3 大常见原因。其他不太常见的病因包括:结核、胰腺疾病、肾脏来源(比如腹膜透析、肾炎性或肾病性状况)、衣原体感染、外科性腹膜炎,以及淋巴系统或输尿管的创伤。血清-腹水白蛋白梯度(差值)为 1.1g/dL 或更高提示腹水来源于门脉高压,而梯度<1.1g/dL 可能提示肿瘤和感染这样的腹膜来源。

与腹水相关的最常见并发症是自发性细菌性腹膜炎、充血性心力衰竭或肾衰竭。

临床表现和体格检查

根据积水的程度,腹水可有不同的表现。少量的腹水,患者可无症状。然而,大量的腹水可能导致腹部饱胀、厌食,以及早期的饱腹感、恶心或腹痛。在某些情况下,肺容量可能受大量液体的限制,出现呼吸困难和呼吸功能损害。慢性腹水的患者具有特征性外

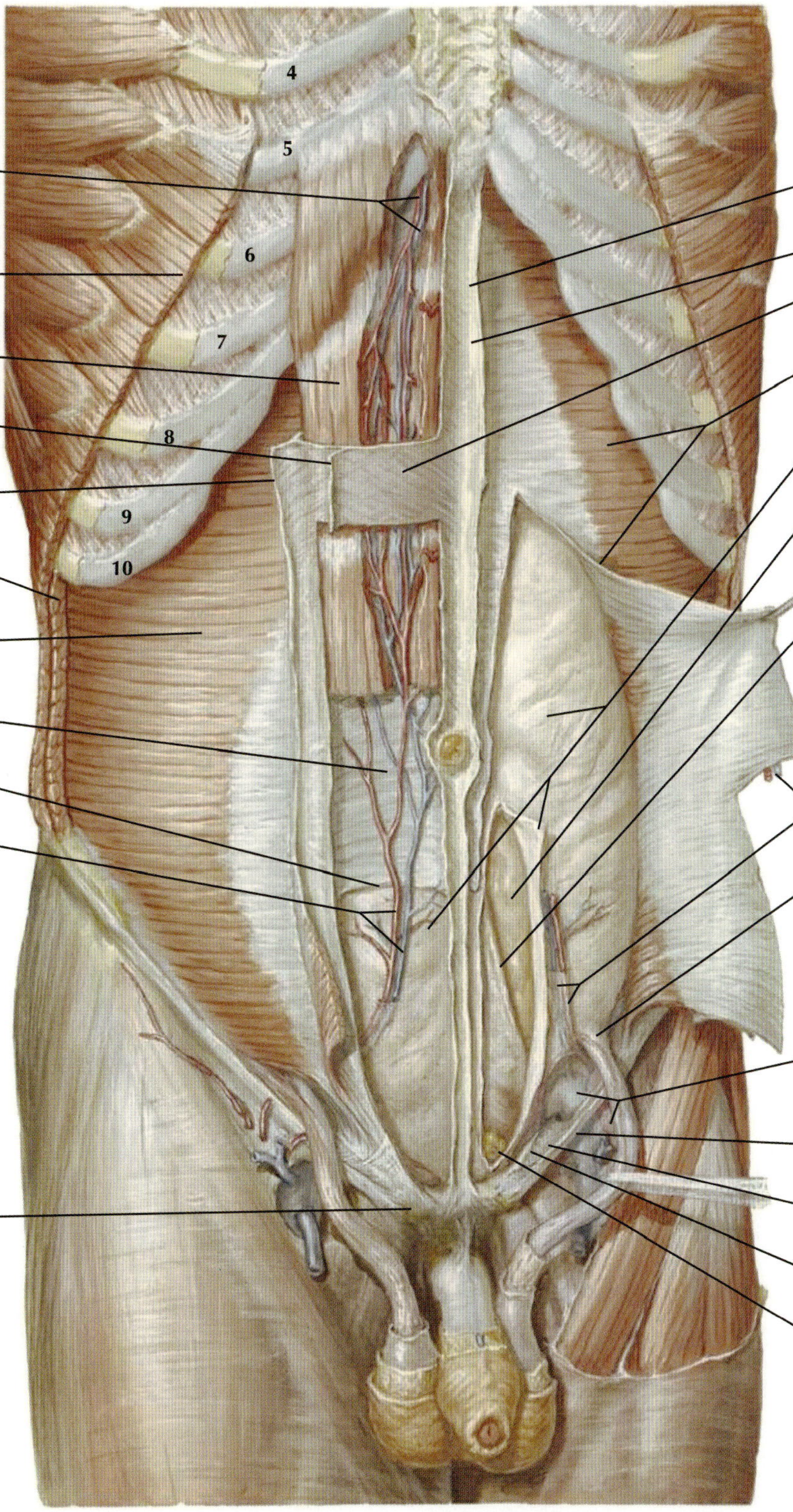

图 25.1 腹前壁深层解剖。

观,患者会出现消瘦、多个蜘蛛痣(如果腹水继发于肝脏疾病)和水母头(海蛇头),随着腹水的积聚,可能会有明显的腹部膨胀。

体格检查表现为腹胀、仰卧时患者的侧腹叩诊呈浊音,因为腹水聚集于腹膜腔的最低位置。必须积累约 1500mL 的液体,才会出现侧腹浊音。移动性浊音试

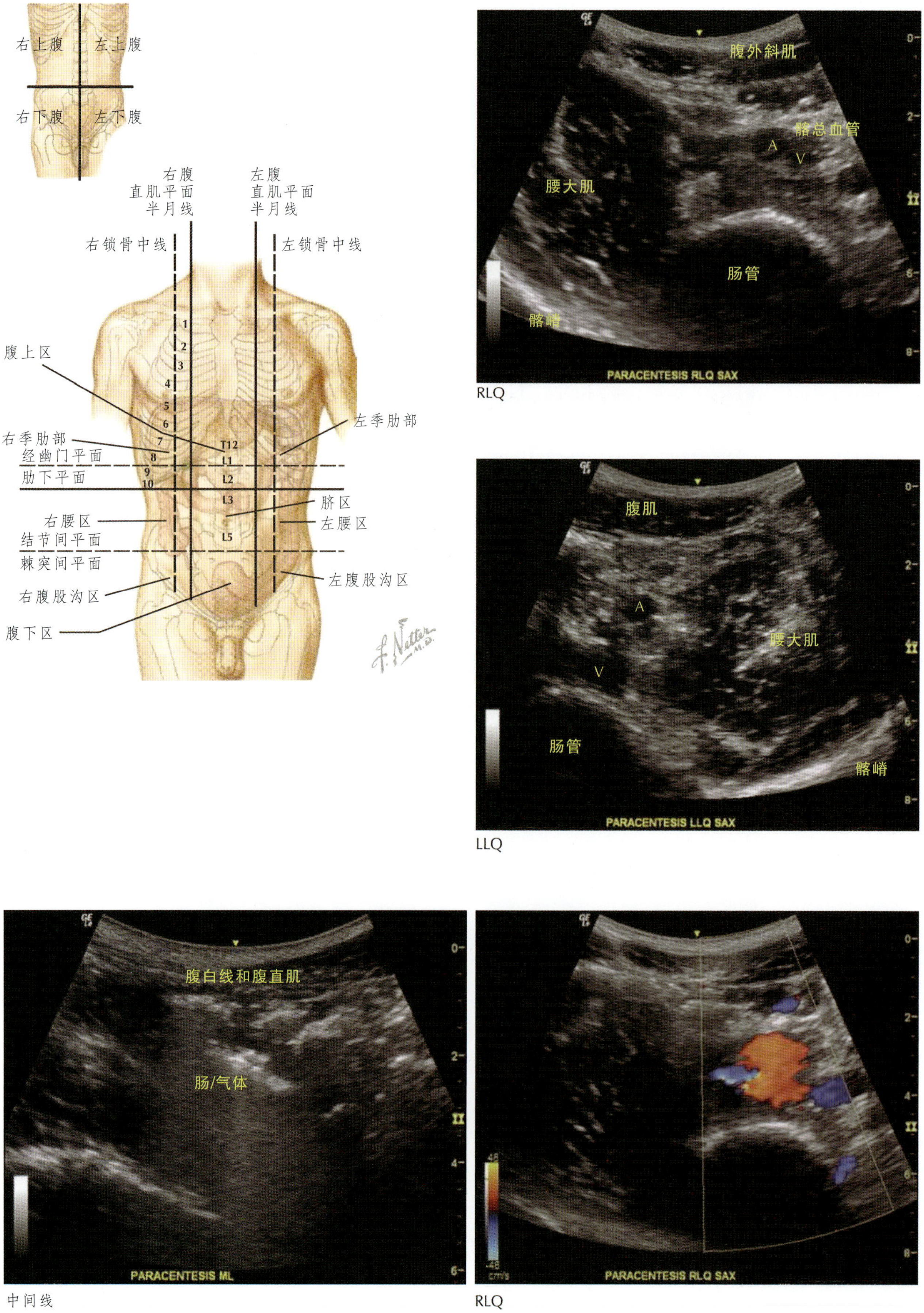

图 25.2　腹部的分部和平面。

验的敏感性和特异性分别约为 83%和 56%。

其他表现，比如移动性浊音、“水坑征”或“液波感”(图 25.3B)，其敏感性和特异性不足。如果对腹水的存在和位置有疑问，应使用超声检查(如果有的话)来进一步明确。

适应证

无论入院的原因是什么，住院患者的新发腹水、腹水进展和临床表现恶化，均为腹腔穿刺术的适应证。恶化的迹象包括腹痛或压痛、发热、外周白细胞升高、肝性脑病、代谢性酸中毒和肾功能恶化。尽管如此，实施腹腔穿刺术最常见的原因是检测自发性细菌性腹膜炎和缓解腹水引起的症状。

禁忌证

腹腔穿刺术被认为是一种相对安全的手术，并发症极少。唯一的绝对禁忌证是临床上明显的纤维蛋白溶解或弥散性血管内凝血。其他禁忌证包括明显的肠扩张或肠梗阻，除非穿刺在超声引导下进行，否则肠穿孔的风险会较高。穿刺点附近的手术瘢痕提示粘连的可能性，增加了穿刺时肠穿孔的风险。感染皮肤处穿刺可能污染穿刺点，必须避免。妊娠是相对的禁忌证，如必须要进行腹腔穿刺，应在超声引导下进行。

由于出血性并发症的风险较高，中度到重度的肝源性凝血功能障碍是相对禁忌证，如必须穿刺，需要在穿刺前予以纠正。

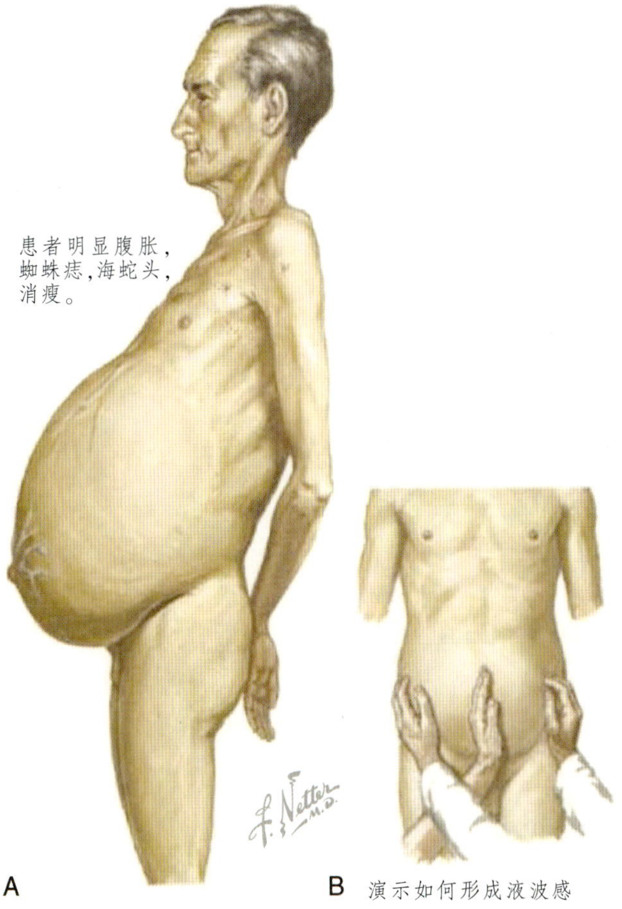

图 25.3 腹水。

器械

腹腔穿刺术时需要以下材料：

- 知情同意书。
- 个人防护设备(无菌手套、手术衣和面罩)。
- 无菌巾。
- 无菌纱布、海绵。
- 抗菌溶液：氯己定-酒精或聚维酮碘，用于皮肤的消毒。
- 超声扫描仪(如可用，应始终使用)。
- 局部麻醉药(1%利多卡因+肾上腺素)。
- 针。
  - 2.5~4cm、22 号针，用于诊断性腹腔穿刺术。
  - 7cm、22 号针，可能用于肥胖患者。
  - 15~16 号针，用于治疗性腹腔穿刺。
  - 18 号套管针，用于抽取局部麻醉药。
  - 4cm、25~27 号针，用于注射麻醉药。
- 注射器：5mL、20mL 和 50mL。
- 高压引流管和真空容器(用于抽取大量液体的治疗性腹腔穿刺术)。
- 培养瓶：厌氧和需氧血液学、化学和微生物学样品管。

操作流程

在开始操作前，取得患者知情同意，并执行安全核查。穿戴适当的个人防护设备并遵循无菌技术，包括在手术前后洗手。确保患者的膀胱排空。如有条件，使用超声引导，注意观察继发于系膜黏附、手术或粘连的间隔性积液，尤其是对妊娠患者更应仔细(图 25.4)。

将患者置于仰卧位，头抬高 30°~45°，以使液体积聚于下腹部(图 25.5)。左侧卧位可用于较小容积的腹水。

1.叩诊选择最佳穿刺点，并用“X”标记。在消毒区域外，于“X”的 12、3、6 和 9 点钟方向，标记其他 4 个点。在左下象限，通常于腹直肌外侧缘引流液体，以小心地避开腹壁下血管。

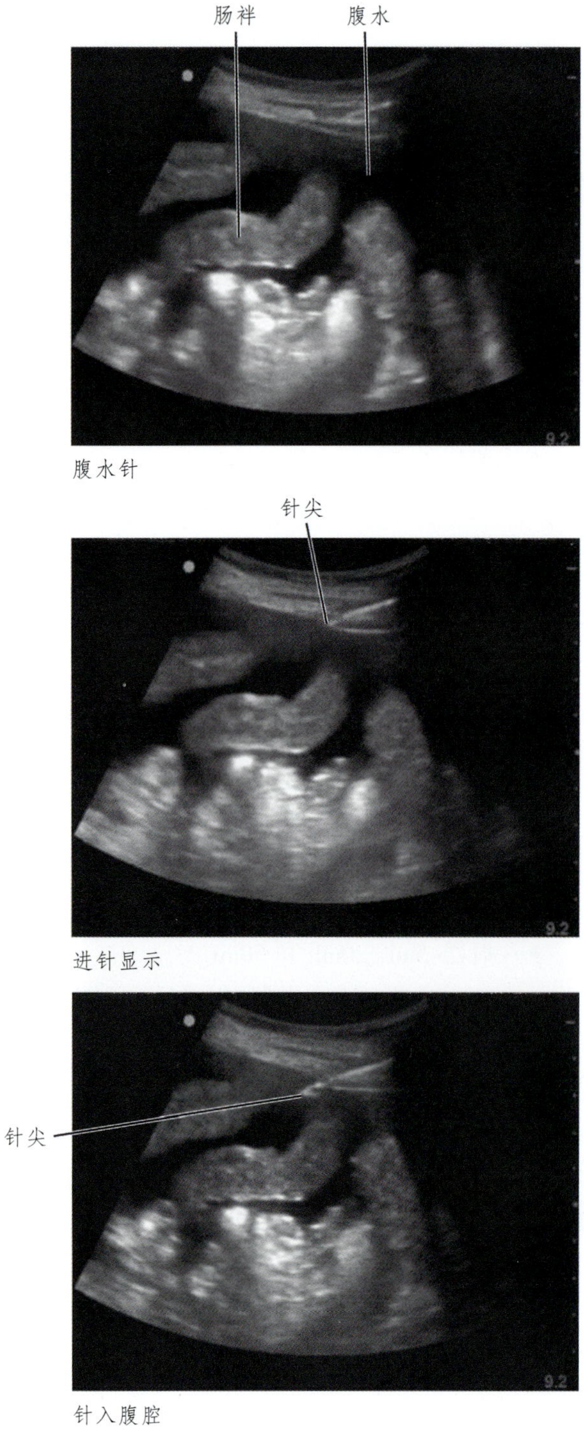

图 25.4 腹腔穿刺术的影像学表现。

2.自“X”中心点开始，环行消毒皮肤。“X”点在消毒时被擦除，其他 4 个点即作为中心穿刺点的标记。

3.使用无菌技术在术野铺巾。

4.使用 18 号针头抽取利多卡因，并用 25 或 27 号针头行局部麻醉，针刺入软组织时保持抽吸。

5.在大的注射器上连接合适的穿刺针。使用 Z 形针道技术进针(见下文)。

6.当针穿入腹腔时会有一个小的“突破感”，并可将液体吸入注射器。在治疗性腹腔穿刺术时，如果使用直径较大的针头或套管，应在穿刺点用 11 号手术刀做小的切口。

7.对于诊断性腹腔穿刺术，应抽取足够的液体进行分析。取液后迅速拔针，然后才能放松皮肤张力。拔针后穿刺点局部加压并覆盖。

8.对于治疗性腹腔穿刺术，套管针刺入后，在拔出针头的同时将套管保持在原位，并用手指或旋塞盖堵住套管开口。将高压引流管的接头连接到套管上，管的另一端连接到真空储液瓶上。许多患者排出的液体超过 1~2L。在抽取所需液体量后，拔出插管并覆盖穿刺点。

Z 形针道技术

Z 形针道技术，通过形成不连续的针道(图 25.5)，减少了持续漏液和感染的风险。用非优势手向尾侧张紧皮肤，优势手进针并间断试抽。直到抽液并拔针后，非优势手才能放开。由于针穿过了皮肤、肌肉和筋膜，穿刺针孔不会重叠，因而减少了渗漏。

解剖学要点

彻底了解腹部局部解剖对于避免腹腔穿刺术中的意外损伤非常重要。操作者应了解腹腔内主要器官的位置，如肝、小肠和结肠以及大血管，如腹主动脉和下腔静脉的毗邻关系。在下象限穿刺时，必须避开腹壁下血管、充盈的膀胱。对妊娠患者行腹腔穿刺术更要特别小心。

并发症

腹腔穿刺术最常见的并发症是腹水渗漏，如果不使用 Z 形针道技术、使用非常粗大的腹腔穿刺针或者

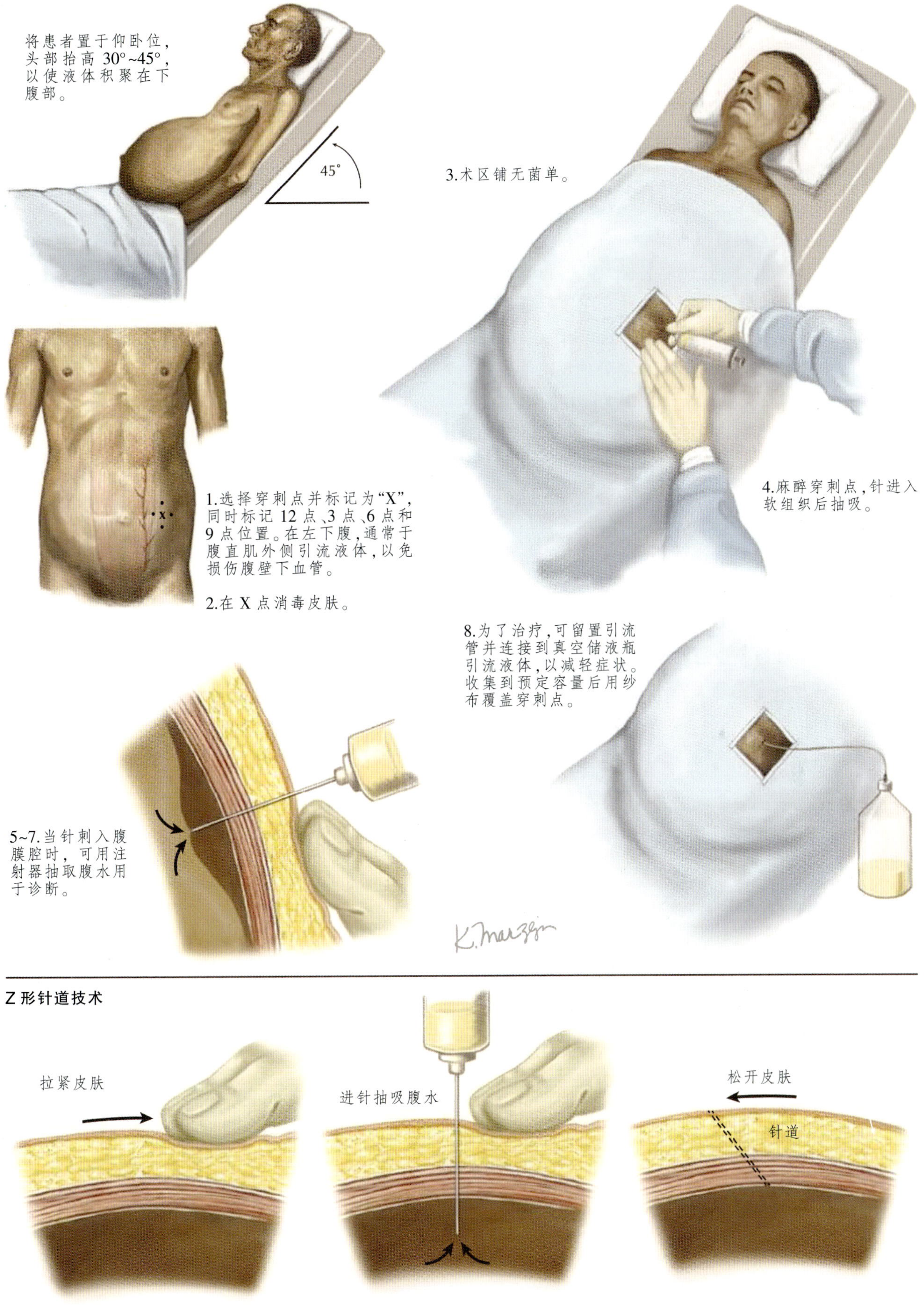
将患者置于仰卧位，头部抬高30°~45°，以使液体积聚在下腹部。
45°
3.术区铺无菌单。
1.选择穿刺点并标记为“X”，同时标记12点、3点、6点和9点位置。在左下腹，通常于腹直肌外侧引流液体，以免损伤腹壁下血管。
2.在X点消毒皮肤。
4.麻醉穿刺点，针进入软组织后抽吸。
8.为了治疗，可留置引流管并连接到真空储液瓶引流液体，以减轻症状。收集到预定容量后用纱布覆盖穿刺点。
5~7.当针刺入腹膜腔时，可用注射器抽取腹水用于诊断。
Z形针道技术
拉紧皮肤
进针抽吸腹水
松开皮肤
针道

图25.5 腹腔穿刺术。

切口较长，则常发生腹水渗漏。渗液通常是自限性的，但如果持续，可以在穿刺部位做荷包缝合，或者使用胶布黏合。

出血是另一种常见的并发症，通常以腹壁血肿或继发于腹壁下血管刺伤的腹腔积血的形式出现。肾衰竭、肝病和严重凝血功能障碍的患者出血的风险会增加，尽管轻、中度凝血功能障碍似乎不会有大的风险。在针孔处行8字缝合可以减少出血。只有在上述措施失效时才需行剖腹手术，这种情况很少见。肠或膀胱穿孔也很少见，但如果在膀胱充盈时或在邻近肠粘连瘢痕的部位实施穿刺，则可能发生。除非有感染的迹象，如发热和腹部压痛，则通常不需要处理。感染被带入腹膜腔的风险很小，尤其是在采用无菌预防措施的情况下。

总结

腹腔穿刺术是一种非常有价值的临床技术，用于抽取腹水以达到诊断和治疗的目的。该方法可降低住院患者的死亡率；应在任何有新发腹水、恶性腹水或可疑自发性细菌性腹膜炎的患者中进行腹腔穿刺。住院患者的适应证还包括新发腹水、张力性或利尿剂无效的腹水，或临床恶化的腹水。应特别注意避开腹壁下血管和内脏。如果有条件，应始终使用超声引导。

参考文献

Hou W, Sanyal AJ. Ascites: diagnosis and management. *Med Clin North Am.* 2009;93(4):801–817.

McGibbon A, Chen GI, Peltekian KM, van Zanten SV. An evidence-based manual for abdominal paracentesis. *Dig Dis Sci.* 2007;52(12):3307–3315.

Rosen P, Chan TC, Vilke GM, Sternbach G. Paracentesis. In: *Atlas of emergency procedures.* St Louis: Mosby; 2001.

Runyon BA. Paracentesis of ascitic fluid: a safe procedure. *Arch Intern Med.* 1986;146(11):2259–2261.

Runyon MS, Marx JA. Peritoneal procedures. In: Custalow CB, Chanmugam AS, Chudnofsky CR, McManus LT, eds. *Roberts and Hedges' clinical procedures in emergency medicine.* 5th ed. Philadelphia: Saunders-Elsevier; 2010.

Wong CL, Holroyd-Leduc J, Thorpe KE, Straus SE. Does this patient have bacterial peritonitis or portal hypertension? How do I perform a paracentesis and analyze the results? *JAMA.* 2008;299(10):1166–1178.

选择题

1.患者，女性，32岁。急诊科决定对这例患有严重腹痛的患者进行剖腹探查。在下腹部解剖到腹直肌深面时出血。以下哪条动脉最有可能受伤？

A.腹壁上动脉

B.胸腹动脉

C.肋间动脉

D.主动脉

E.腹壁下动脉

2.患者，男性，65岁。因腹部饱胀、厌食、恶心和腹痛入院。在体格检查时，可见患者腹部膨胀，仰卧位侧面的叩诊显示浊音。移动性浊音、水坑征和液波震颤呈阳性。拟进行左下象限腹腔穿刺术。在此过程中，以下哪一项是识别腹壁下动脉方向最适合的标志？

A.耻骨结节的外侧

B.耻骨结节的内侧

C.腹直肌的内侧

D.海氏三角的内侧

E.腹横肌外侧

3.下列哪项是腹腔穿刺术的禁忌证？

A.弥散性血管内凝血

B.妊娠

C.急性肾小管坏死

D.败血症

E.<10岁的儿童

（张策 译 丁自海 校）

第 26 章

耳郭血肿引流术

引言

耳郭血肿是一种常见的外伤，发生在如摔跤、拳击、混合武术等接触性体育运动中。机动车事故、跌倒或遭到袭击也可能导致耳郭血肿。绝大多数耳郭血肿与创伤有关，但也可能是自发。

治疗的主要目的是排干积血，防止畸形，否则有可能发生菜花耳。传统的治疗方法是切开引流，然后应用加压敷料，也可以使用硅树脂腻子模具、纤维蛋白胶、可吸收垫缝合或硅橡胶片等。

临床相关解剖学

外耳由耳郭和外耳道组成。耳郭以弹性软骨为支架，外覆皮肤，包括耳垂、耳屏、对耳屏、耳甲、对耳轮和耳轮等部分。外耳道从耳甲到最深部分为鼓膜(图 26.1 和图 26.2)。耳郭的动脉来自耳后动脉、颞浅动脉和枕动脉。耳大神经分布于耳郭的前部和后下部皮肤，枕小神经分布于耳郭后上部皮肤，耳颞神经分布于耳

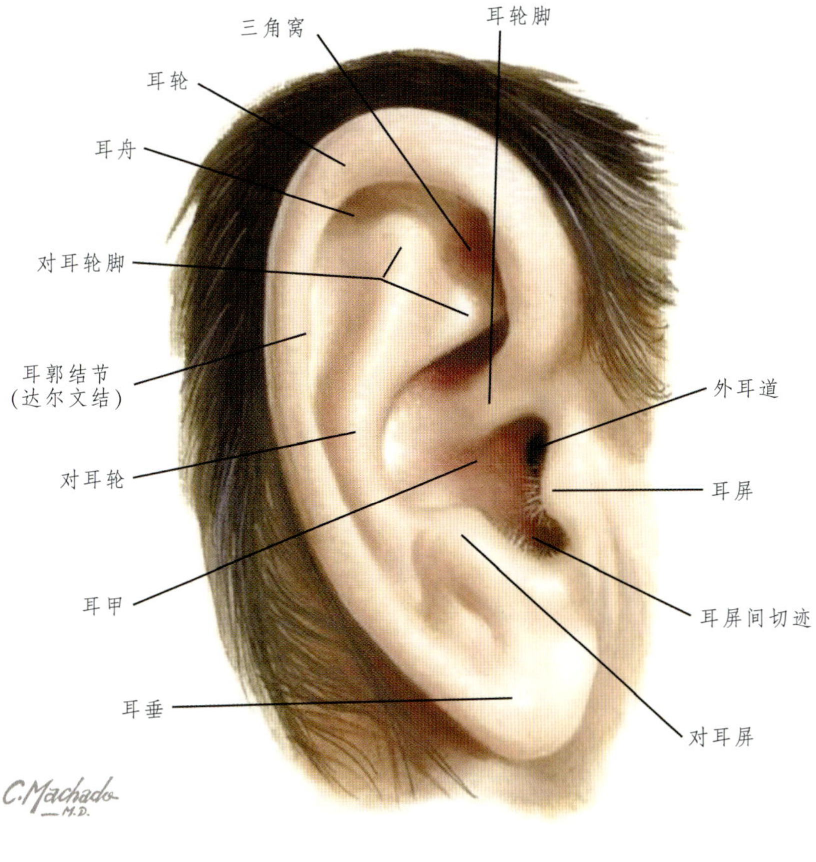

图 26.1　右耳(耳郭)。

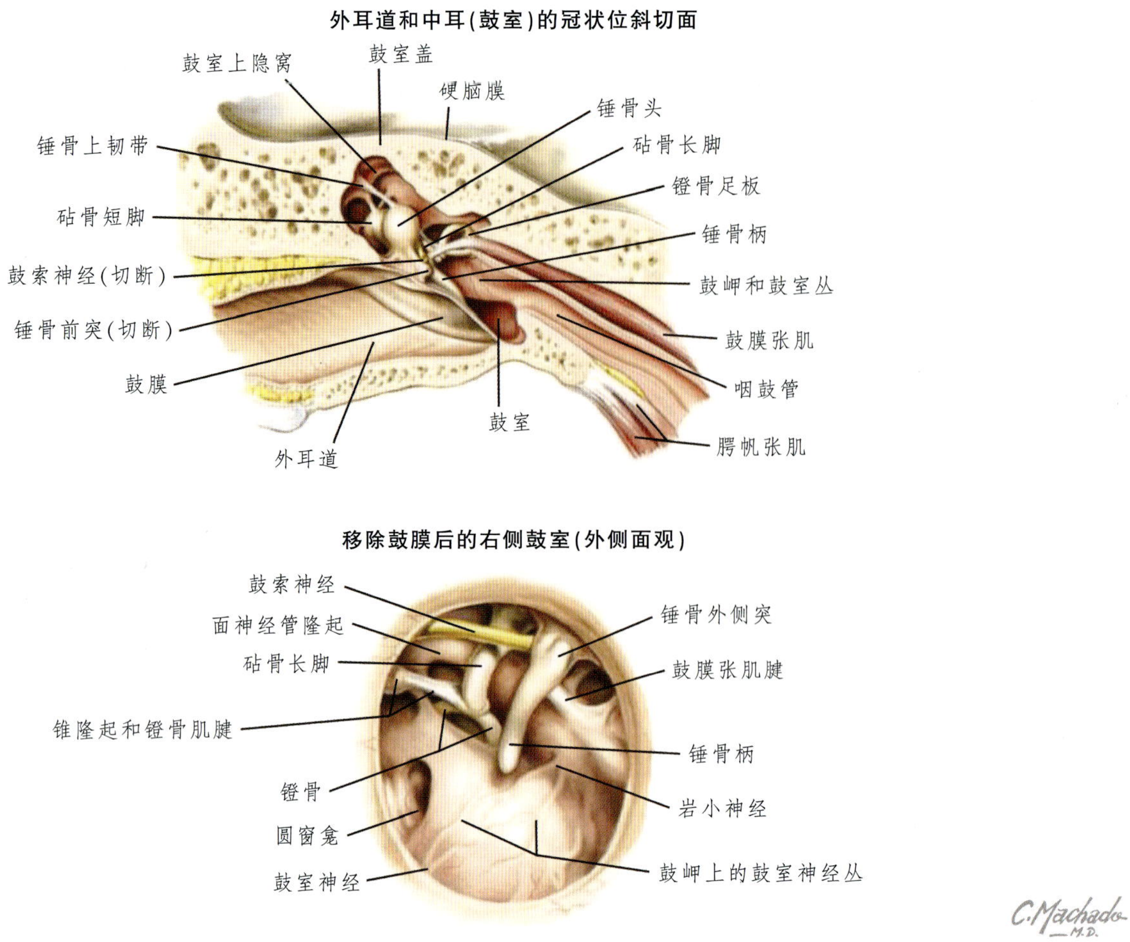

图 26.2 鼓膜切除后观察鼓室。

郭的前上部。外耳道的深部由迷走神经分布(图 26.3)。

适应证

一旦诊断出耳郭血肿，应尽快进行切开引流，然后用加压敷料包扎。应对耳郭性血肿患者进行彻底评估，以排除严重损伤，如颅骨骨折、鼓膜破裂和听力损失。

禁忌证

该治疗技术没有禁忌证。

器械

- 消毒液。
- 耳科手术洞巾。
- 第 15 号手术刀。
- 局部麻醉药(2%利多卡因)。
- 加压敷料(如棉垫、硅胶腻子模或硅橡胶片)。
- 缝合套件，包括 3–0 丝线。
- 抗生素软膏。

操作流程

向患者解释手术过程并征得患者同意；穿上适当的个人防护装备，并执行安全核查(图 26.4)。

1.铺巾。

2.用消毒剂清洗耳郭。

3.在耳郭血肿区域(切开处)以及耳郭后表面注射局部麻醉药，进行充分麻醉，以保证顺利切开、缝合。另外，还可以进行耳周神经阻滞。

4.用 15 号手术刀在血肿上切开一个 4~5mm 的切口，然后将积液排出。

5.将抗生素软膏涂在加压敷料上。

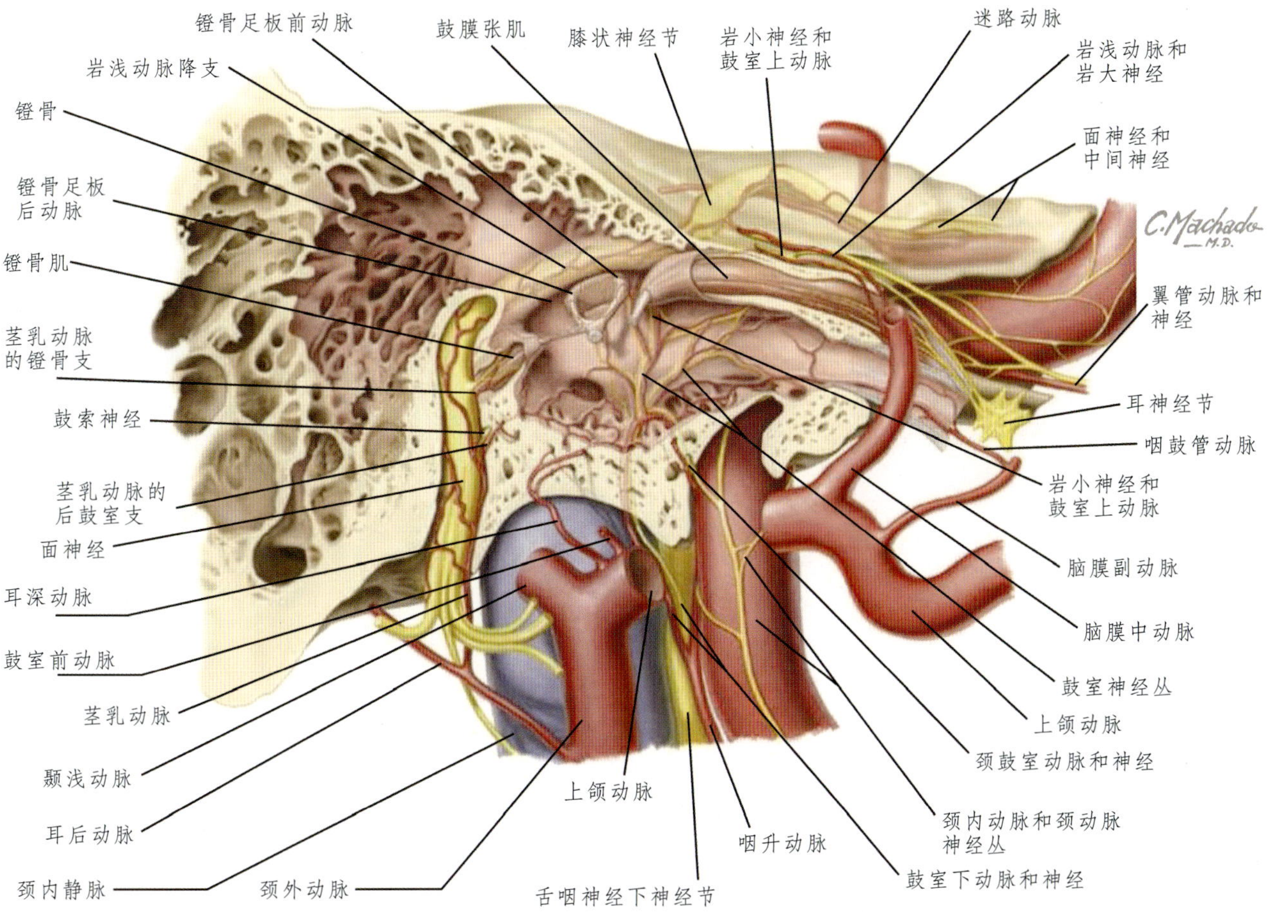

图 26.3　鼓室。

6.将加压敷料置于耳郭前表面。用 3-0 丝线将敷料与耳郭缝合在一起，将缝线穿过耳郭上半部分后穿至下半部分，再将其绑在敷料上。

解剖学要点

局部麻醉时，应避免孤立的神经阻滞，因为耳郭的感觉神经分布非常复杂，有多条神经分布。例如，尝试耳大神经阻滞时，如果出现意外的交感干阻滞，可能导致 Horner 综合征(同侧部分上睑下垂、瞳孔缩小和面部无汗)。

并发症

充分清洁耳郭对预防感染很重要。如果出现感染迹象，应建议患者立即寻求帮助。所有积聚血液的排出和正确使用加压敷料对于防止菜花样耳郭畸形是至关重要的。

摔跤运动员和拳击手等竞技运动员可能需要在完全康复之前恢复其职业生涯。在这些患者中，应考虑使用褥式缝合线代替传统的加压敷料，以便尽快康复、恢复训练。

总结

血肿是耳郭的常见创伤。重要的治疗措施是进行切开和引流并尽快使用加压敷料。虽然治疗方法非常简单，但医生却需要确保排出所有积血，以避免菜花样耳郭畸形。此外，应彻底评估耳郭血肿患者的病情，以便及时诊治任何危及生命的损伤，如颅骨骨折等。

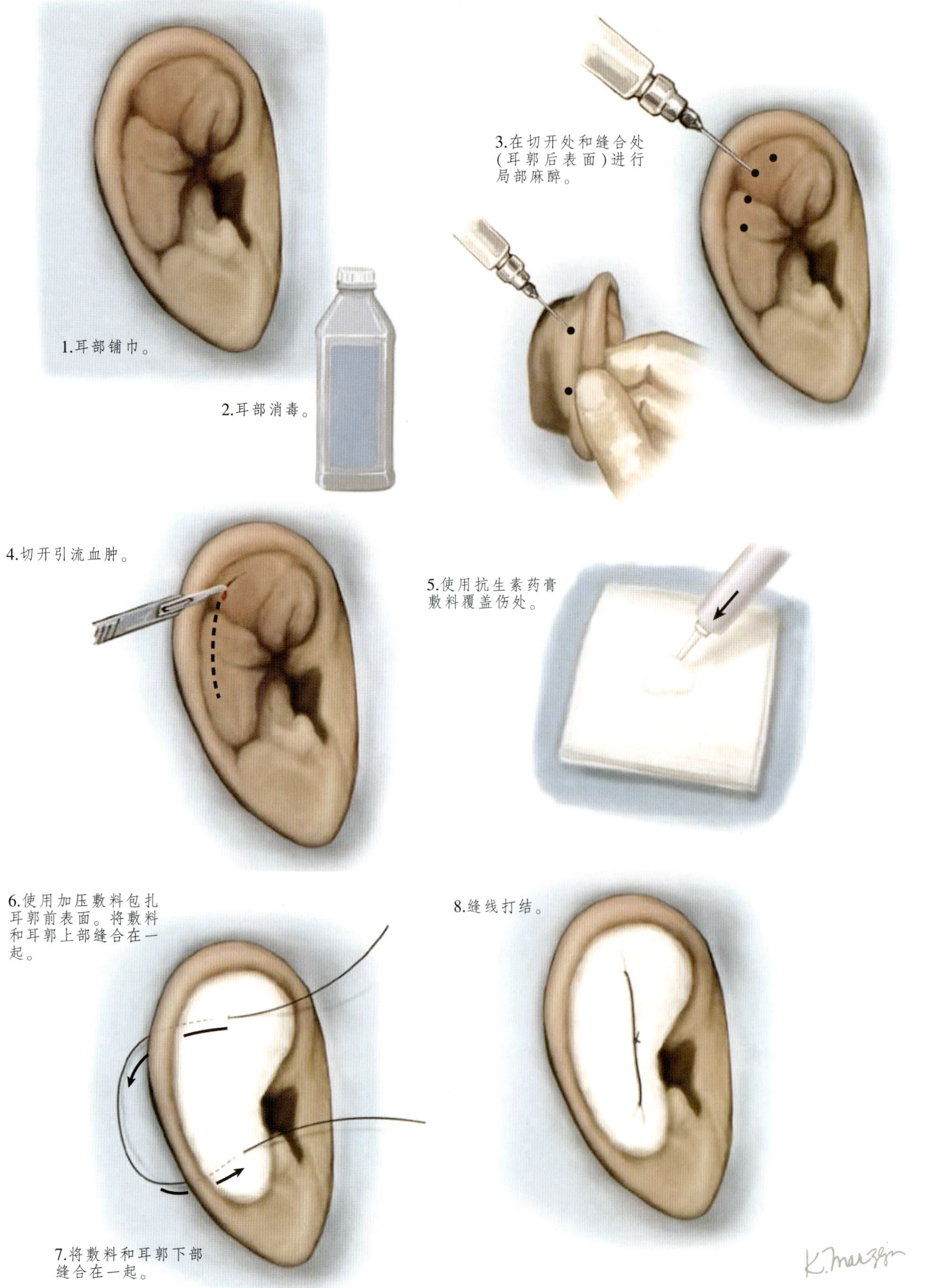

图 26.4　耳郭血肿切开引流。

参考文献

Cassaday K, Vazquez G, Wright JM. Ear problems and injuries in athletes. *Curr Sports Med Rep.* 2014;13:22–26.

Drake RL, Vogl AW, Mitchell AWM. Head and neck. In: *Gray's Anatomy for Students.* 2nd ed. Philadelphia: Elsevier; 2010:902–919.

Giles WC, Iverson KC, King JD, Hill FC, Woody EA, Bouknight AL. Incision and drainage followed by mattress suture repair of auricular hematoma. *Laryngoscope.* 2007;117:2097–2099.

Kakarala K, Kieff DA. Bolsterless management for recurrent auricular hematomata. *Laryngoscope.* 2012;122:1235–1237.

Martin RJ, Carey VM, Philbert RF, Carter JB. Prevention of haematomas after auricular injuries. *Br J Oral Maxillofac Surg.* 2000;38:238–240.

Mathur S, Clarke R, John CM. "Spontaneous" auricular haematoma: a rare differential diagnosis of NAI. *Acta Paediatr.* 2009;98:928.

Mohamad SH, Barnes M, Jones S, Mahendran S. A new technique using fibrin glue in the management of auricular hematoma. *Clin J Sport Med.* 2014;24:e65–e67.

Nahl SS, Kent SE, Curry AR. Treatment of auricular haematoma by silicone rubber splints. *J Laryngol Otol.* 1989;103:1146–1149.

O'Donnell BP, Eliezri YD. The surgical treatment of traumatic hematoma of the auricle. *Dermatol Surg.* 1999;25:803–805.

Quine SM, Roblin DG, Cuddihy PJ, Tomkinson A. Short communications: treatment of acute auricular haematoma. *J Laryngol Otol.* 1996;110:862–863.

Rah YC, Park MH. Use of Silastic sheets with mattress-fashion sutures for the treatment of auricular hematoma. *Laryngoscope.* 2015;125:730–732.

Ross MH, Pawlina W. Cartilage. In: *Histology: A Text and Atlas: With Correlated Cell and Molecular Biology.* 6th ed. Philadelphia: Lippincott Williams & Wilkins; 2011.

Roy S, Smith LP. A novel technique for treating auricular hematomas in mixed martial artists (ultimate fighters). *Am J Otolaryngol.* 2008;31:21–24.

Schuller DE, Dankle SD, Strauss RH. A technique to treat wrestlers' auricular hematoma without interrupting training or competition. *Arch Otolaryngol Head Neck Surg.* 1989;115:202–206.

Starck WJ, Kaltman SI. Current concepts in the surgical management of traumatic auricular hematoma. *J Oral Maxillofac Surg.* 1992;50:800–802.

Summers A. Managing auricular haematoma to prevent "cauliflower ear." *Emerg Nurse.* 2012;20:28–30.

Zohn S. In response to: acute management of auricular haematoma: a novel approach and retrospective review. *Clin J Sport Med.* 2013;23:329.

选择题

1.在聚会上，一位醉酒的少女要求其朋友刺穿她左耳的耳屏。当试图将针穿过耳屏时，其朋友滑倒并且针头直接刺穿其耳屏前面的皮肤。第二天早上，这位少女醒来发现其头皮左侧颞侧感觉缺失。以下哪种神经受损的可能性比较大？

A.枕小神经

B.枕大神经

C.耳颞神经

D.颧神经颧颞支

E.耳大神经

2.患者，20 岁，摔跤手。在比赛中被踢到头部，因左耳耳屏肿胀就诊。以下哪项是最合适的治疗方法？

A.温暖浸泡

B.冰袋

C.使用加压敷料

D.切开并引流可能的血肿

E.CT 扫描

（彭浒 译 丁自海 校）

第 27 章

耵聍取出

引言

耵聍俗称耳垢，是一种黄色蜡状物质，由外耳道皮脂腺和耵聍腺分泌物混合而成。耵聍可黏附进入外耳道的异物，从而抑制感染，发挥其保护功能。皮脂腺分泌的脂质可以润滑外耳道，防止瘙痒和烧灼感。外耳道独特的解剖结构和生理特点，使其具有一个有效的自我清洁系统。在正常情况下，耵聍和污物、碎屑等在外耳道纤毛和下颌的运动下被清除。当这种自我清洁机制失效时，耵聍会被压缩并产生坚硬的栓子，堵塞外耳道。

耵聍栓塞会引起眩晕、疼痛、瘙痒、耳鸣或听力下降。在老年人中，耵聍栓塞可能是继发于耳道纤毛硬化或因助听器的使用。

临床相关解剖学

耵聍的积聚仅限于外耳道（外耳道起自外耳门，终于鼓膜，图 27.1 和图 27.2）。外耳道的外 1/3 为软骨部，纤维软骨组织的表面为皮肤，内含毛发和腺体。皮下组织非常薄。耵聍由皮肤内的皮脂腺和耵聍腺的分泌物混合而成。外耳道的内 2/3 为骨部，颞骨骨膜的表面黏附有菲薄的皮肤。外耳道骨和软骨部的交界处为外耳道峡，大多数人的外耳道在此处狭窄。外耳道峡是最窄的耵聍分泌部位，故成为耵聍栓塞的常见部位。进入峡部内侧的耵聍容易堵塞，并引起听力下降。在外耳道最内端的是鼓膜。鼓膜的外层由外耳道上皮延续而来的角质化的鳞状上皮组成。

适应证

临床医生必须评估患有耵聍聚集的患者。患有听力下降、耳痛、耳胀满感、瘙痒、反射性咳嗽或头晕和耳鸣等症状的患者常常需要去除耵聍。在体格检查中使用耳镜可以确认诊断。

禁忌证

对于鼓膜损伤的患者，不能注射或冲洗，以免引起感染。如果患者没有意识到鼓膜破裂而进行了耳道冲洗，应预防性使用抗生素。外耳道炎症患者不应进行冲洗，因为温度异常会加重症状。应避免自行清洗外耳道，以免造成损伤。

器械

- 耳镜和显微镜（如果有的话）。
- 针尖呈锥形的注射器，注满与体温相同的冲洗液。
- 钝耳刮匙。

操作流程

向患者解释操作过程，取得患者知情同意，并执行安全核查。

耳道冲洗

见图 27.3。

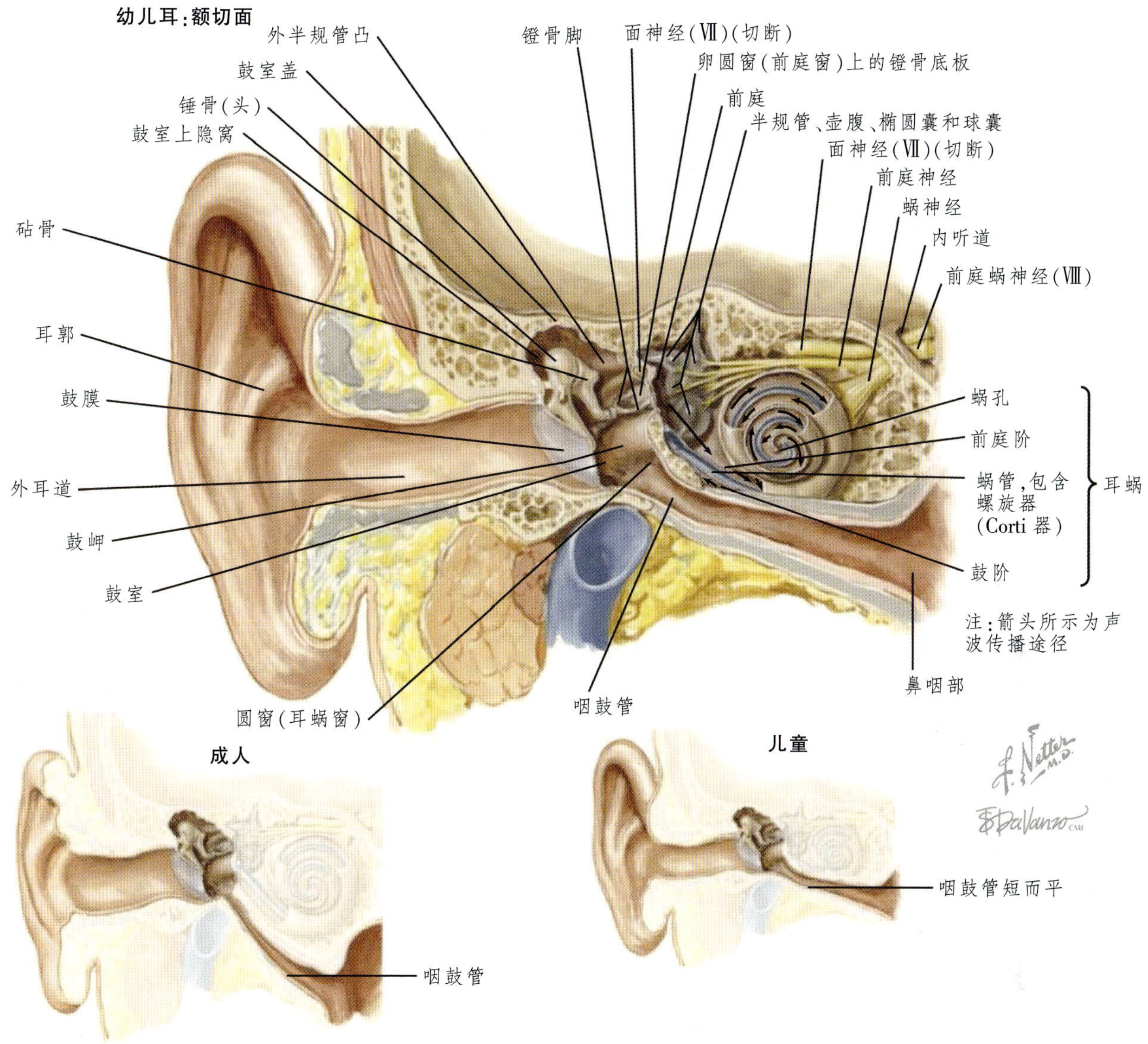

图 27.1　耳的解剖。

1.拉直外耳道。对于成人，需向后上拉耳郭；对于婴幼儿，需向后下拉耳郭。

2.注射器抽满温冲洗液，将注射器尖端放入外耳道，需观察到注射器尖端。

3.以稳定的速度将温冲洗液冲向外耳道后壁，直到耵聍溶解清除。

a.如果患者感到疼痛，则减慢冲洗的速度。

b.对于儿童，水流应缓慢一些。

在初级保健机构中，通过冲洗外耳道以去除耵聍正变得越来越不受欢迎，因为它是盲目进行的，大大增加了诸如鼓膜穿孔等严重并发症的可能性。老年人的耵聍往往含有更多的角蛋白，这可能使外耳道冲洗变得更为困难。一些耳用溶液含有甘油，可以软化耵聍，便于通过冲洗外耳道进行清洁。

钝耳刮匙

见图 27.4。

1.将患者置于半仰卧位，头部偏向对侧。颈部转向对侧，同侧肩部向下降。

2.连接吸引头并打开负压吸引和显微镜灯。

3.检查耳郭、外耳道的外部和邻近的头皮，探明有无既往手术切口。

4.使用适当的耳镜检查外耳道口。

5.将耳镜放置得足够深，以越过带毛发的皮肤

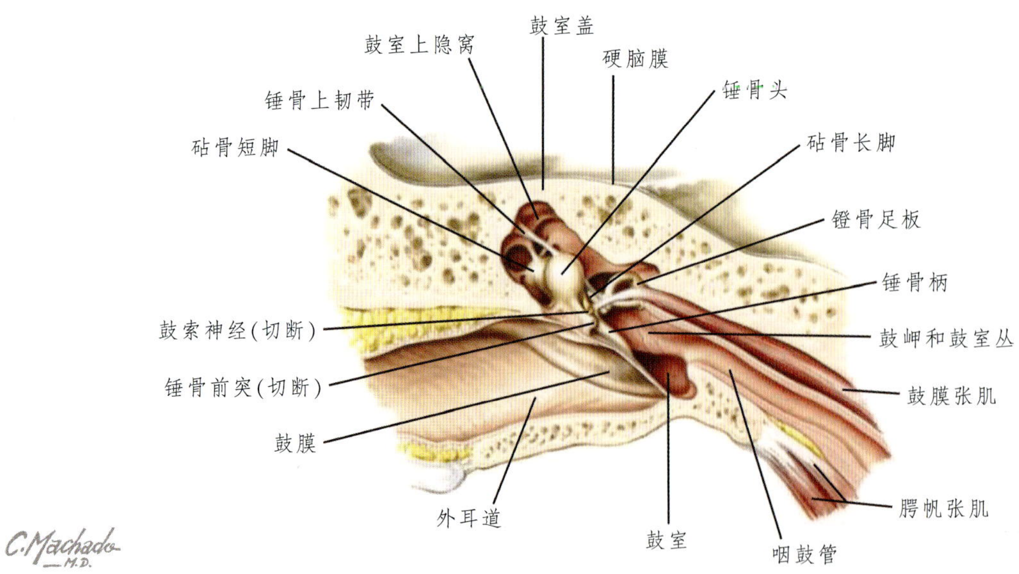

图 27.2 外耳道和中耳(鼓室)的冠状位斜切面。

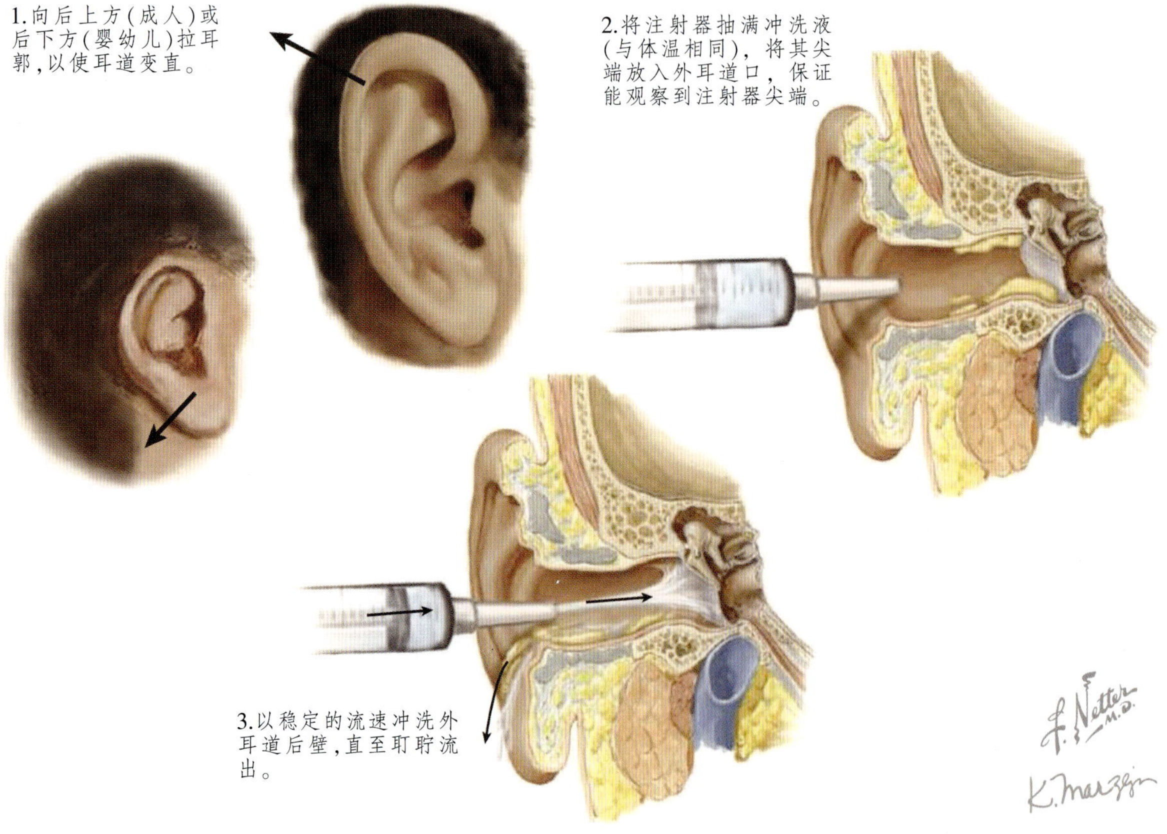

图 27.3 耵聍取出:耳道冲洗。

为宜。

6.调整显微镜以获得最佳视野。

7.小心地插入刮匙,将耵聍移动到耳道中心。

8.用吸引器吸出耵聍。

9.调节显微镜以观察其他部位有无耵聍。重复上述步骤直至除去所有耵聍。

将刮匙放到合适位置是成功的关键,应避免将耵聍推向外耳道的鼓膜方向。如果耵聍仍然难以去除,

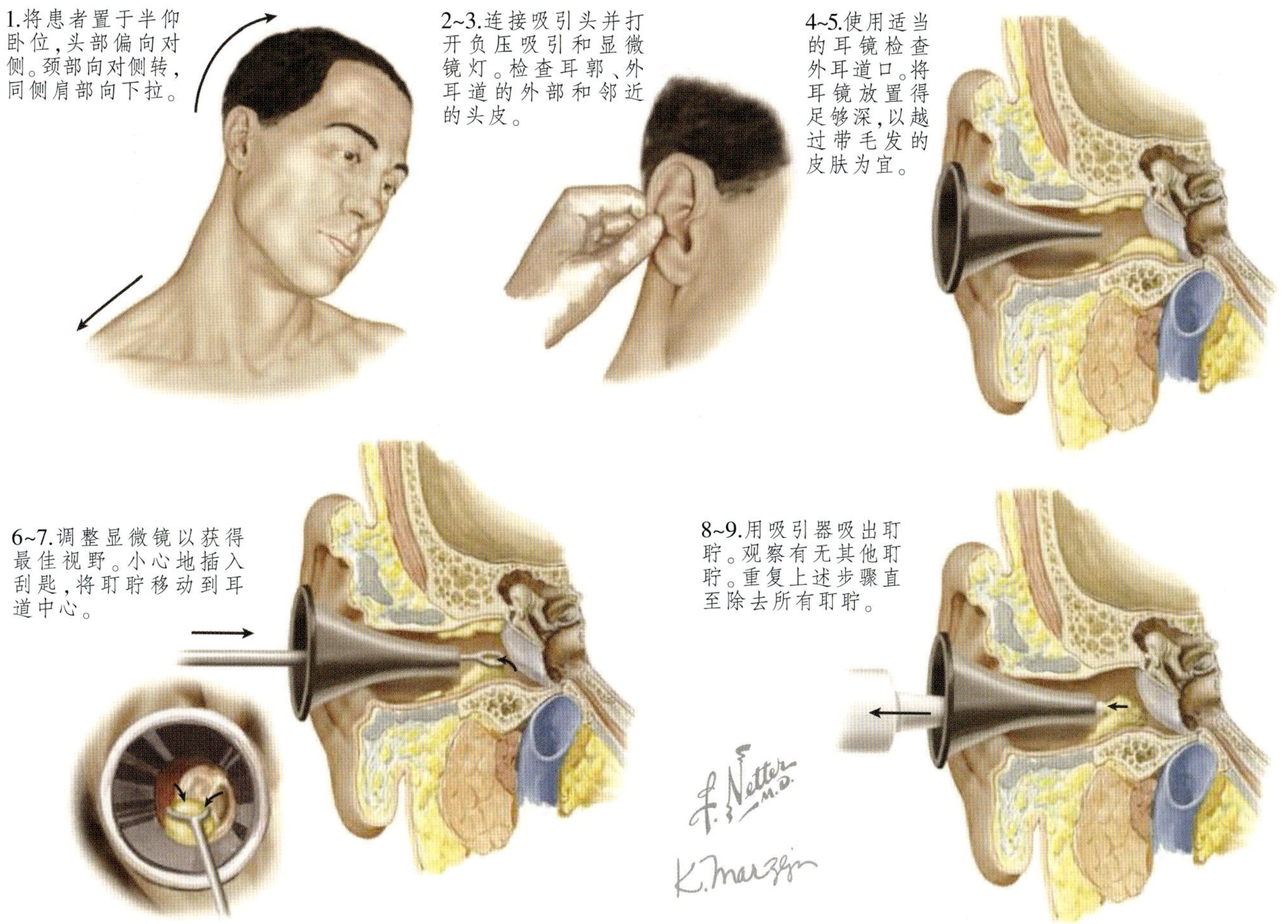

图 27.4　耵聍取出：钝耳刮匙。

患者可回家并在 4 天内用滴耳液滴耳并进行预约随访。当使用滴剂时，患者可能会有轻微疼痛和听力下降，不要担心，这是耵聍在外耳道内溶解膨胀所致。还应建议患者避免外耳道中进入洗发水、肥皂水或酒精。在随访时，应进行外耳道冲洗以清除耵聍。

内镜

虽然显微镜更为常用，但是与 Jobson-Horne 探头和 St. Bartholomew 耵聍钩连接的刚性内镜相对便宜，且易于在初级保健医生和耳鼻喉科医生中应用。

在用于耵聍去除的诸多治疗方法中，没有任何一项技术被证明最有效。推荐的治疗流程要求记录详细的病史，检查患者以前的病历，并使用无菌器械，良好的照明和合适的耵聍去除方法。知道何时停止冲洗和使用滴耳液，或咨询专科医生，是最大限度地提高患者舒适度和减少并发症的关键。

解剖学要点

成人的外耳道比儿童的更长并且更有角度。外耳道皮肤神经密布，对触碰非常敏感。外耳道冲洗（特别是其后壁），可能会诱发心动过缓，这是由分布到该区皮肤的迷走神经分支受刺激所致。

并发症

约 1%的接受耵聍清除的患者会发生鼓膜穿孔。由于外耳道长度较短，如果操作不慎，儿童更容易发生穿孔。外耳道上皮的损伤可能引起细菌感染，导致外耳道炎。冲洗液应保持在体温温度，以避免冲洗时发生恶心、呕吐或眩晕。耵聍去除引发的创伤可能导致继发性感染，并有可能引起鼓膜穿孔和永久性听力损失。

外耳道冲洗后如耵聍去除不彻底，可导致后壁耵聍积水，也可能导致积水浸渍和感染。必须谨慎对待免疫抑制患者，因为他们患恶性外耳道炎的风险增加(耵聍去除的并发症)。

总结

适宜数量的耵聍可为外耳道提供保护。然而，病理性耵聍积累可能导致症状性疾病，此时需要将其清除。对于伴有与耵聍聚集有关的症状的患者，应予以及时治疗。目前的文献建议，在大多数初级保健机构中，可使用生理盐水和耵聍溶解剂作为一线治疗。在使用上述两种方式治疗失败的情况下，可以由耳鼻喉科医生或其他受过训练的医生进行直接可视化的手动去除。

参考文献

Afolabi AO, et al. Attitude of self ear cleaning in black Africans: any benefit? *East Afr J Public Health*. 2009;6(1):43–46.

Almeyda R, Babar-Craig H. A comparison of endoscopic and microscopic removal of wax: a randomised clinical trial. *Clin Otolaryngol*. 2007;32(1):73–74.

Bortz JT, Wertz PW, Downing DT. Composition of cerumen lipids. *J Am Acad Dermatol*. 1990;23(5 Pt 1):845–849.

Burton MJ, Doree C. Ear drops for the removal of ear wax. *Cochrane Database Syst Rev*. 2009;(1):CD004326.

Grossan M. Cerumen removal–current challenges. *Ear Nose Throat J*. 1998;77(7):541–546, 548.

Grossan M. Safe, effective techniques for cerumen removal. *Geriatrics*. 2000;55(1):80, 83–86.

Ijaz A, Lee WC, Binnington JD. External auditory canal measurements: localization of the isthmus. *Otorhinolaryngol Nova*. 1996;10:183–186.

Jabor MA, Amedee RG. Cerumen impaction. *J La State Med Soc*. 1997;149(10):358–362.

Kelly KE, Mohs DC. The external auditory canal: anatomy and physiology. *Otolaryngol Clin North Am*. 1996;29:725.

Lum CL, Jeyanthi S, Prepageran N, et al. Antibacterial and antifungal properties of human cerumen. *J Laryngol Otol*. 2009;123:375–378.

选择题

1.患者，女童，3 岁。女童将铅笔插入外耳道，导致鼓膜破裂。患者被紧急送入急诊室。体格检查发现其耳朵有疼痛，外耳道有几滴血迹。担心可能存在分布于鼓膜的外表面神经损伤，最有可能进行以下哪项体格检查可以确认神经受损?

A.检查舌前 2/3 的味觉

B.检查咽和腭的感觉

C.检查颞下颌关节的感觉异常

D.检查喉部的感觉

E.检查鼻腔的感觉

2.患者，男性，55 岁。因患有严重耳痛而就诊于耳鼻喉科。在耳镜检查中，发现鼓膜破裂。以下哪种神经负责鼓膜内表面的感觉?

A.舌咽神经

B.面神经的耳支

C.迷走神经的耳支

D.耳大神经

E.舌神经

3.患者，男性，70 岁。因其突发性听力损失而就诊于耳科医生。检查时，医生在外耳道中看到大量的耵聍并将其去除以充分评估鼓膜。在此过程中，患者开始咳嗽。咳嗽是由刺激哪个神经分布的区域皮肤引起的?

A.前庭蜗神经

B.迷走神经

C.三叉神经

D.面神经

E.副神经

(彭浒 译 丁自海 校)

第 28 章

耳和鼻异物取出

引言

出现耳、鼻异物最常见于 2~8 岁的儿童。外耳道和鼻腔的解剖形态是异物堵塞的基础。外耳道有异物的患者通常无明显症状，但有些患者可能出现耳痛、中耳炎症状、听力减退或耳胀满感。在外耳道中发现的最常见的异物包括玻璃珠子、塑料玩具、鹅卵石、花生米或爆米花仁。在 10 岁以上的患者中，昆虫是外耳道中更常见的异物。

为了恰当地治疗有耳、鼻异物的患者，重要的是将异物分为 3 类：动物、植物或矿物质。该分类有助于根据异物的组成确定应该使用哪种取出方法。动物，如蚂蚁或苍蝇，通常能进入成人外耳道中，并且由它们引起的刺激和疼痛需要紧急处理。蔬菜，如豆类，以及纸质物质，如果长时间留在外耳道或鼻腔内，其会因浸润膨胀而导致炎症。矿物异物包括珠子、部分玩具、铅笔的铅芯和橡皮擦等。

在年纪较小的患者中应使用麻醉剂，主要原因之一是他们可能不合作或容易受到惊吓。只有 30%的年龄<7 岁的患者需要全身麻醉，以便于取出外耳道异物。泡沫橡胶、纸张或蔬菜等可抓取的物体，在直视下取出的成功率更高。

临床相关解剖学

鼻

鼻由 2 个鼻腔组成，由鼻中隔分隔，每侧鼻腔由上、中、下鼻甲分为上、中、下鼻道。鼻腔异物倾向于位于鼻道底部，正好位于下鼻甲下方或中鼻甲前方的上鼻窝(图 28.1)。小的异物可以通过鼻腔鼻后孔，经软腭和会厌后，进一步被吸入食管或气管。

耳

外耳道是由骨和软骨组成的狭窄通道，内衬有一层薄薄的骨膜和皮肤。管道向鼓膜方向进一步缩窄，这可能是异物阻塞的部位(图 28.2)。

适应证

鼻

在某些情况下，患者可能没有意识到异物在鼻腔中，直到鼻腔排出黏脓性分泌物和出现恶臭味。出现这两种症状，尤其是儿童的单侧鼻腔，提示鼻腔有存在异物的可能。当异物滞留在鼻腔时，可能发生鼻塞和鼻出血，以及不明原因的疼痛、打喷嚏、打鼾或张口呼吸。前鼻镜检查可以确诊。

耳

如果异物对外耳道、鼓膜或中耳造成伤害，或者出现恶心、呕吐和眼球震颤等前庭症状，则必须将患者转诊至耳鼻喉科医生。如果在首次尝试时未能成功取出异物，也应转诊。

时间

许多异物在嵌入外耳道或鼻腔后 24 小时内被取出。根据异物的特征识别所需的紧迫性至关重要。例如，与食品、纸张或泡沫相比，纽扣电池和磁铁需要紧

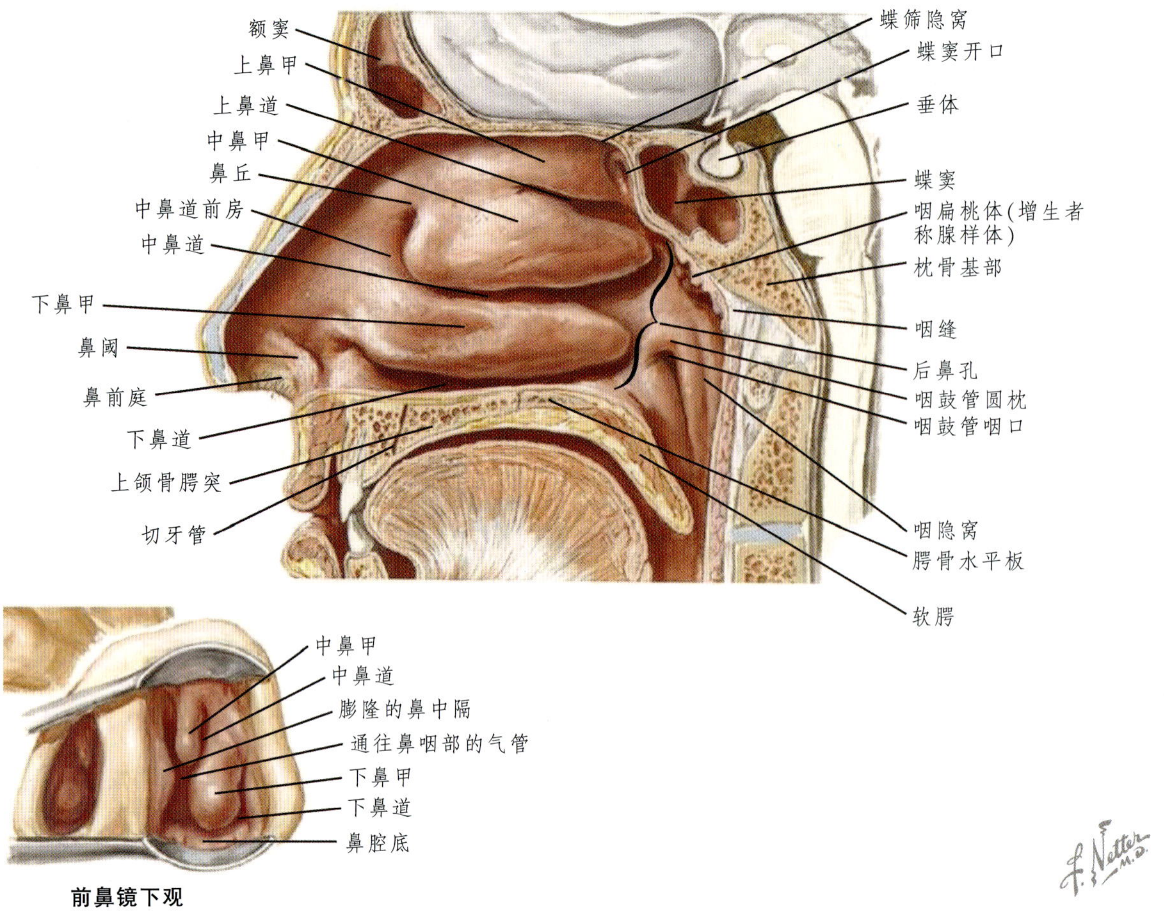

图 28.1　鼻腔外侧壁。

急处理。

禁忌证

如果异物是纽扣电池，则需要转诊至耳鼻喉科医生，因为异物需要紧急取出以避免化学刺激和对周围组织的损害。如果由于出血或缺乏适当的器械而无法在第一次尝试时取出异物，或者异物被向内推入，则应咨询专科医生。

器械

鼻

根据鼻腔异物成分的不同，可以应用对应器械进行鼻腔异物的取出。在尝试取出之前，必须进行适当的可视化。使用器械去除前鼻腔中的异物优于正压力排出。取异物所需的器械包括：

- 局部麻醉和血管收缩剂滴鼻剂(如有必要)。
- 耳镜。
- 头灯。
- 钝钩。
- Itard 探针。
- 枪状镊。
- Hartman 镊。
- 直角钩针、钢丝套圈、刮匙。

耳

- 钳子、镊子。
- 耵聍环。
- 直角球形钩针。
- 抽吸导管。
- 斜角线圈。
- 有角度的耵聍刮匙。

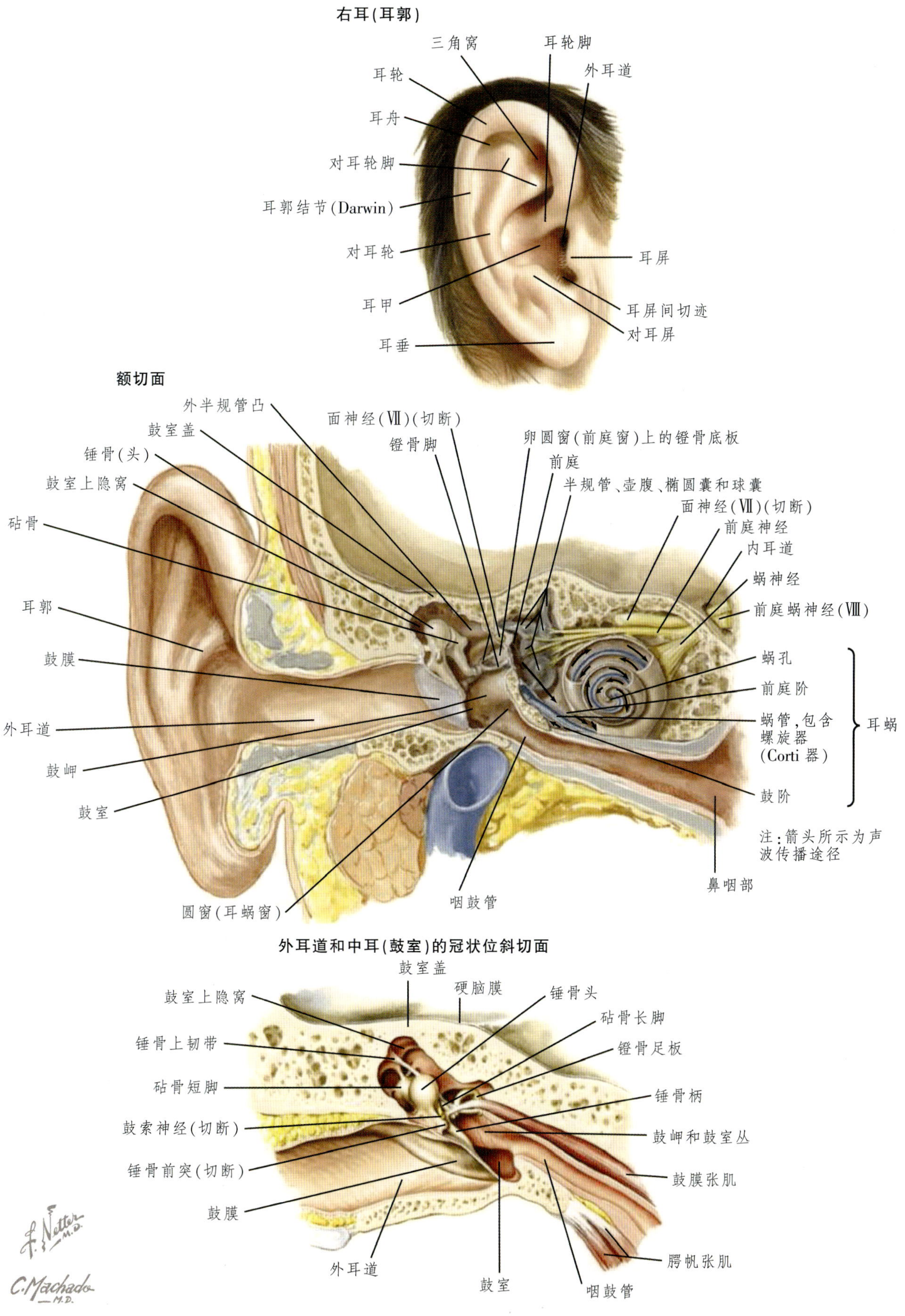

右耳(耳郭)
三角窝
耳轮脚
外耳道
耳轮
耳舟
对耳轮脚
耳郭结节(Darwin)
对耳轮
耳屏
耳甲
耳屏间切迹
对耳屏
耳垂
额切面
外半规管凸
鼓室盖
锤骨(头)
鼓室上隐窝
砧骨
耳郭
鼓膜
外耳道
鼓岬
鼓室
圆窗(耳蜗窗)
面神经(Ⅶ)(切断)
镫骨脚
卵圆窗(前庭窗)上的镫骨底板
前庭
半规管、壶腹、椭圆囊和球囊
面神经(Ⅶ)(切断)
前庭神经
内耳道
蜗神经
前庭蜗神经(Ⅷ)
蜗孔
前庭阶
蜗管,包含
螺旋器
(Corti 器)
鼓阶
耳蜗
注:箭头所示为声
波传播途径
鼻咽部
咽鼓管
外耳道和中耳(鼓室)的冠状位斜切面
鼓室盖
硬脑膜
锤骨头
砧骨长脚
镫骨足板
锤骨柄
鼓岬和鼓室丛
鼓膜张肌
腭帆张肌
鼓室上隐窝
锤骨上韧带
砧骨短脚
鼓索神经(切断)
锤骨前突(切断)
鼓膜
外耳道
鼓室
咽鼓管
F. Netter M.D.
C.Machado M.D.

图 28.2 耳解剖。

操作流程

取得患者知情同意，并执行安全核查。

直接取出鼻腔异物

见图 28.3。

1.让患者坐下。

2.将头部向后倾斜。

3.打开头灯。

4.将鼻镜插入鼻孔边缘。

5.沿鼻腔底部或鼻中隔侧插入鼻腔刮匙。

6.将刮匙放在异物后面。

7.缓慢取出异物，如有必要，使用吸引器。

直接取出外耳道异物

1.做耳镜检查以确保鼓膜完好无损。

2.患者取仰卧位，患耳向上。必要时约束患者移动。合作的患者可以坐在椅子或担架上，头部保持直立和稳定。

3.如果清除昆虫，在冲洗前注入植物油、95%的乙醇或 1%的利多卡因，以杀死昆虫。

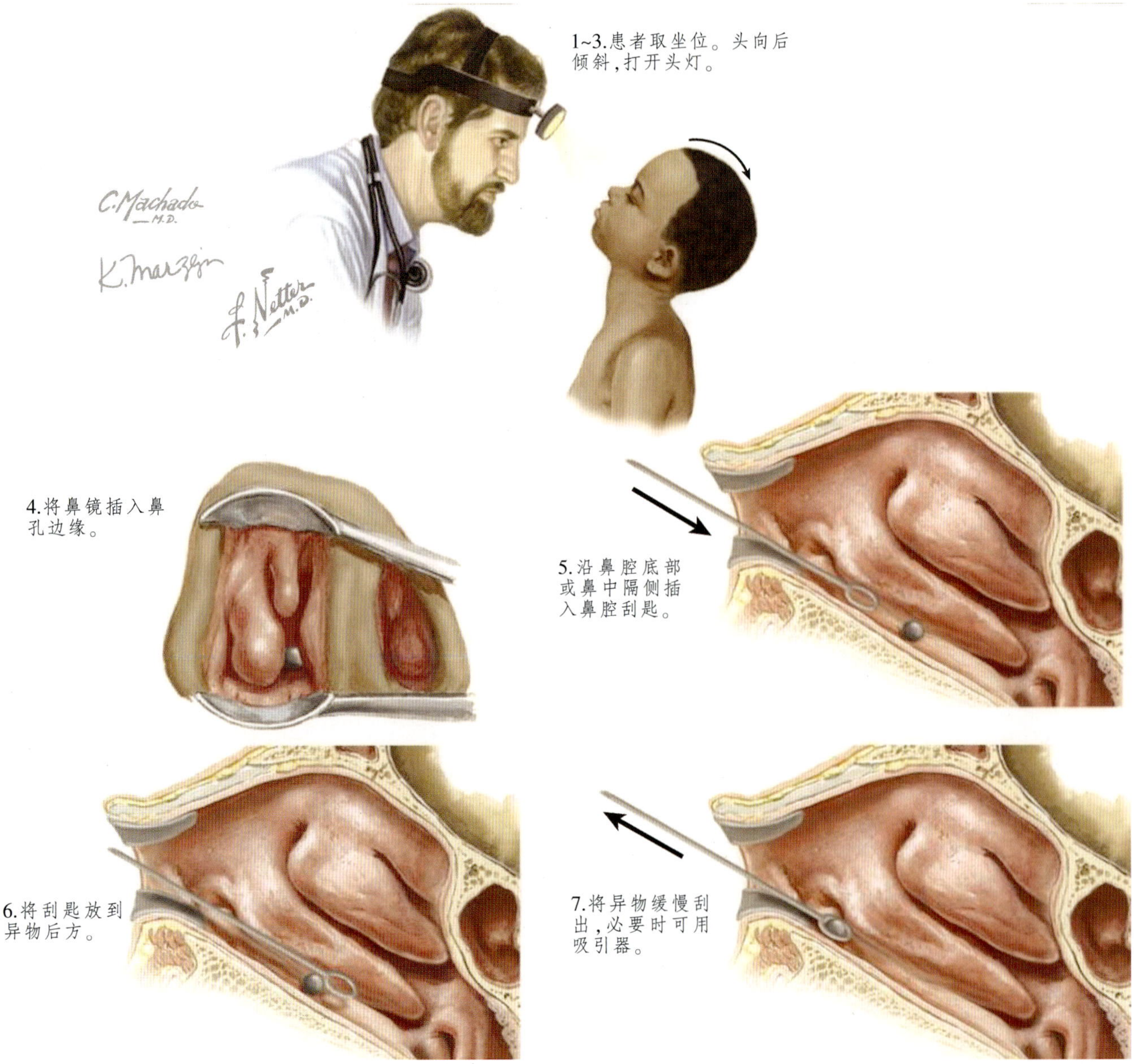

图 28.3 直接取出鼻腔异物。

4.带针头的蝶形套管柔软、柔韧、无创伤性，在急诊科有配备。它可以连接到注射器以用于耳道的冲洗。

5.冲洗液(温度接近体温的自来水或生理盐水，抽取到 20~50mL 的注射器中) 的流动应该是轻柔的，并对准耳道的上部。

替代疗法

鼻

替代直接取出，特别是在儿童中，是使用增加的上气道压力将异物排出鼻孔。

1.让看护人扶住患者头部。

2.然后患者的父母封闭对侧鼻孔。

3.患者父母给予口对口的空气，以增加同侧鼻孔中的气压。

4.如果不成功，可以使用直接取出方法。

耳

氰基丙烯酸盐黏合剂法是外耳道异物取出的一种替代疗法，几乎没有并发症。这种方法需要在棉签尖、拉直的纸夹或驼毛画笔上使用氰基丙烯酸盐胶。

1. 将少于 0.25mL 的氰基丙烯酸盐胶直接放在棉签的尖端。

2.将尖端放在外耳道的异物上。

3.在取出之前，让胶干燥至少 25 秒。

解剖学要点

外耳道的骨部对疼痛敏感，仅有一层皮肤保护，在取异物时可能会产生疼痛。由于外耳道向鼓膜方向变窄，也会增加异物在取出的过程中被进一步推入深处并且更牢固地嵌顿在外耳道中的风险。外耳道异物可引起皮炎、炎症、局部肿胀或皮肤缺血。

并发症

鼻科并发症

纽扣电池进入鼻腔内可能引起最严重的并发症，包括鼻中隔穿孔伴鞍鼻畸形、鼻腔狭窄、下鼻甲坏死和鼻翼软骨塌陷。

第 1 次尝试取出异物成功的可能性最大。多次不成功会导致进一步的肿胀和出血并影响患者的合作。从鼻腔中取出异物的主要风险之一是误吸，特别是幼儿，可能哭泣并将异物吸入气管。

鼻结石罕见，由鼻腔异物长期滞留引起。长期存在的异物可以黏附在下鼻甲上，引起局部炎症。长期滞留异物可能会阻塞下鼻道或中鼻道并导致鼻窦炎。在某些情况下，患者可能会因异物而出现双侧脓性鼻涕。建议在进行抗生素治疗鼻窦炎之前对患者进行仔细检查，因为遗漏异物可能会造成严重的损伤。

使用器械探查鼻腔异物可能会导致鼻腔创伤和鼻出血。这通常是暂时的，可以通过直接压迫进行控制。在出院前应对患者进行再次检查，以确保已取出所有异物。

耳科并发症

外耳道的解剖结构使得在多达 50%的患者中取异物时容易出现擦伤和撕裂伤。多次尝试可增加并发症的风险。并发症的治疗包括局部使用抗生素滴耳液。鼓膜穿孔和中耳损伤也有可能，但不像外耳道的撕裂那样常见。纽扣电池可导致严重损伤，需要请耳鼻喉科医生紧急会诊。

总结

适当且及时地取出外耳道和鼻腔中的异物可避免阻塞部位的并发症，包括创伤和机会性感染。外耳道、鼻腔异物常见于幼儿期的儿童，他们经常无明显症状。看护者可能目睹了将异物插入鼻孔或耳道，或者患者可能出现耳漏、鼻漏或出血。通过鼻镜检查或耳镜检查可以确认诊断。偶尔也会有偶然发现的异物。

异物取出的方法选择取决于医生，而在耳部使用冲洗还是人工取出取决于基于异物的解剖位置、形状和类型的临床判断。紧急转诊至耳鼻喉科医生时，应考虑周围组织损伤、尖锐物体或怀疑纽扣电池的证据。

参考文献

Antonelli PJ, Ahmadi A, Prevatt A. Insecticidal activity of common reagents for insect foreign bodies of the ear. *Laryngoscope.* 2001;111:15.

Backlin SA. Positive-pressure technique for nasal foreign body removal in children. *Ann Emerg Med.* 1995;25:554.

Balbani AP, Tanit GS, Ossamu B, Márcia AK, et al. Ear and nose foreign body removal in children. *Int J of Pediatric Otorhinol.* 1998;46.1-2:37–42.
Botma M, Bader R, Kubba H. "A parent's kiss": evaluating an unusual method for removing nasal foreign bodies in children. *J Laryngol Otol.* 2000;114:598.
Bressler K, Clough S. Ear foreign-body removal: a review of 98 consecutive cases. *The Laryngoscope.* 1993;103.4:367–370.
Davies PH. Foreign bodies in the nose and ear: a review of techniques for removal in the emergency department. *Emerg Med J.* 2000;17.2:91–94.
Figueiredo RR, Azevedo AA, Kós AO, Tomita S. Nasal foreign bodies: description of types and complications in 420 cases. *Braz J Otorhinol.* 2006;72:18.
François M, Hamrioui R, Narcy P. Nasal foreign bodies in children. *Eur Arch Otorhinol.* 1998;255:132.
Guidera AK, Stegehuis HR. Button batteries: the worst case scenario in nasal foreign bodies. *N Z Med.* 2010;123:68.
Heim SW, Maughan KL. Foreign bodies in the ear, nose, and throat. *Am Fam Physician.* 2007;76:1185.
McLaughlin R, Ullah R, Heylings D. Comparative prospective study of foreign body removal from external acoustic meatus of cadavers with right angle hook or cyanoacrylate glue. *Emerg Med J.* 2002;19:43.
Schulze SL, Kerschner J, Beste D. Pediatric external acoustic meatus foreign bodies: a review of 698 cases. *Otolaryngol Head Neck Surg.* 2002;127:73.
Votey S, Dudley JP. Emergency ear, nose, and throat procedures. *Emerg Med Clin North Am.* 1989;7:117–154.

选择题

1.患者，男童，5岁，因中耳炎入院。耳镜检查显示鼓膜肿胀和发炎。医生决定切开鼓膜引流，以减轻压力和疼痛，并治疗与中耳炎相关的感染。以下哪一个是切开(鼓膜切开术)的最佳位置？

A.鼓膜的前上象限

B.鼓膜的后上象限

C.直接通过鼓膜脐部

D.鼓膜的后下象限

E.鼓膜应从耳膜边缘的12点到6点位置进行垂直切口

2.患者，男性，55岁，因严重耳痛来耳鼻喉科就诊。在耳镜检查中看到鼓膜破裂。以下哪个神经分布于鼓膜的内表面？

A.舌咽神经

B.面神经的耳支

C.迷走神经的耳支

D.耳大神经

E.舌神经

3.患者，男性，15岁，因右耳疼痛而被送到急诊室。在试图用棉签清洁其发痒的耳朵时，其弟弟撞到了他的肘部，导致棉签棒深深穿入耳道中。在用耳镜检查时，鼓膜呈珍珠白色，没有可见光锥。外耳道有凝血，Rinne试验为阳性(骨传导优于空气传导)。以下哪项是造成受伤部位疼痛的神经？

A.耳颞神经和耳大神经

B.面神经、舌咽神经和迷走神经

C.枕小神经和耳大神经

D.鼓索神经和舌咽神经

E.鼓室神经丛和岩小神经

(彭浒 译　丁自海 校)

第 29 章

小骨窗开颅术

引言

头部创伤可导致严重的脑损伤，并可能因为颅腔内出血而危及生命。钝性伤或加速伤可引起脑动脉或脑静脉的破裂、撕脱，从而导致血液在不同的颅内间隙汇集。颅内压升高及其对脑施加的质量效应可引起多种并发症，如小脑幕疝、脑干受压和缺血。如果未经治疗，可能会导致患者神经功能丧失、昏迷或死亡。这种出血通常由受过专门训练的神经外科医生进行治疗，如果神经外科医生一时不能到位，就可能需要急诊内科医生实施小骨窗开颅术，从而挽救患者的生命。

小骨窗开颅术也称伯尔骨窗开颅术，用于疑似或确诊的急性硬膜外血肿(EDH)或硬膜下血肿(SDH)的颅外伤患者。这是一种临时的治疗手段，但是能够挽救患者的生命，从而为后续决定性的神经外科手术赢得时间。该项操作的目的是在患者的颅骨上钻一个小洞，扩大开口，使颅腔内的血凝块能够排出，从而减轻颅内压。当 SDH 发生时，还需要进一步穿透硬脑膜，才能排空积聚的血液。

小骨窗开颅术对 SDH 的疗效较对 EDH 的疗效差。文献显示，SDH 治疗的关键时间不是外伤到手术治疗的时间间隔，而是临床恶化和治疗之间的时间间隔。这就强调除了神经外科医生以外的临床医生需要仔细评估是否需要对 SDH 患者实施紧急的小骨窗开颅术。从决定手术到硬脑膜打开的整个操作时间通常少于 20 分钟，因此在一个病情正在恶化的患者中也可以很快完成。

临床相关解剖学

硬膜外血肿

EDH 发生在硬膜的骨膜层和颅骨之间，脑膜动脉(尤其是脑膜中动脉)正好位于此间隙中(图 29.1 至图 29.3)。钝性伤导致颅骨骨折时，这些动脉如破裂出血，即进入结缔组织间隙内，形成 EDH。最常见的位置是颞区，翼点外伤所致，该区位于颅的侧面，骨质薄弱，在其深面有脑膜中动脉的分支走行。在 CT 影像中，EDH 的一个显著特征是不跨过颅缝的双凸透镜型血肿。

有的患者在离开医疗机构后，存在一个中间清醒期(lucid interval，也被称为 talk and deteriorate)，患者受伤当时昏迷，之后意识恢复，然后又在短期内恶化。虽然有人认为这是一种事实，但在实际上，该现象只发生在 12%~32%的颅脑外伤后昏迷的患者和不到 50%的 EDH 患者中。一项对 211 例存在中间清醒期患者的临床研究显示，71%患者的恶化发生在外伤后的前 24 小时内。EDH 的死亡率约为 20%，但是早期的治疗干预可以改善预后。

硬膜下血肿

SDH 发生在硬脑膜的脑膜层和蛛网膜之间的间隙内(图 29.1 至图 29.3)。这通常是一个潜在的微小间隙，但是在 SDH 中，越过硬脑膜的桥静脉或颅内硬脑膜静脉窦破裂，静脉血使间隙分离。因为静脉内的血压较低，因此可能需要几天到几周才能有显著的症状。到那时，患者可能不会把症状与先前的外伤联系

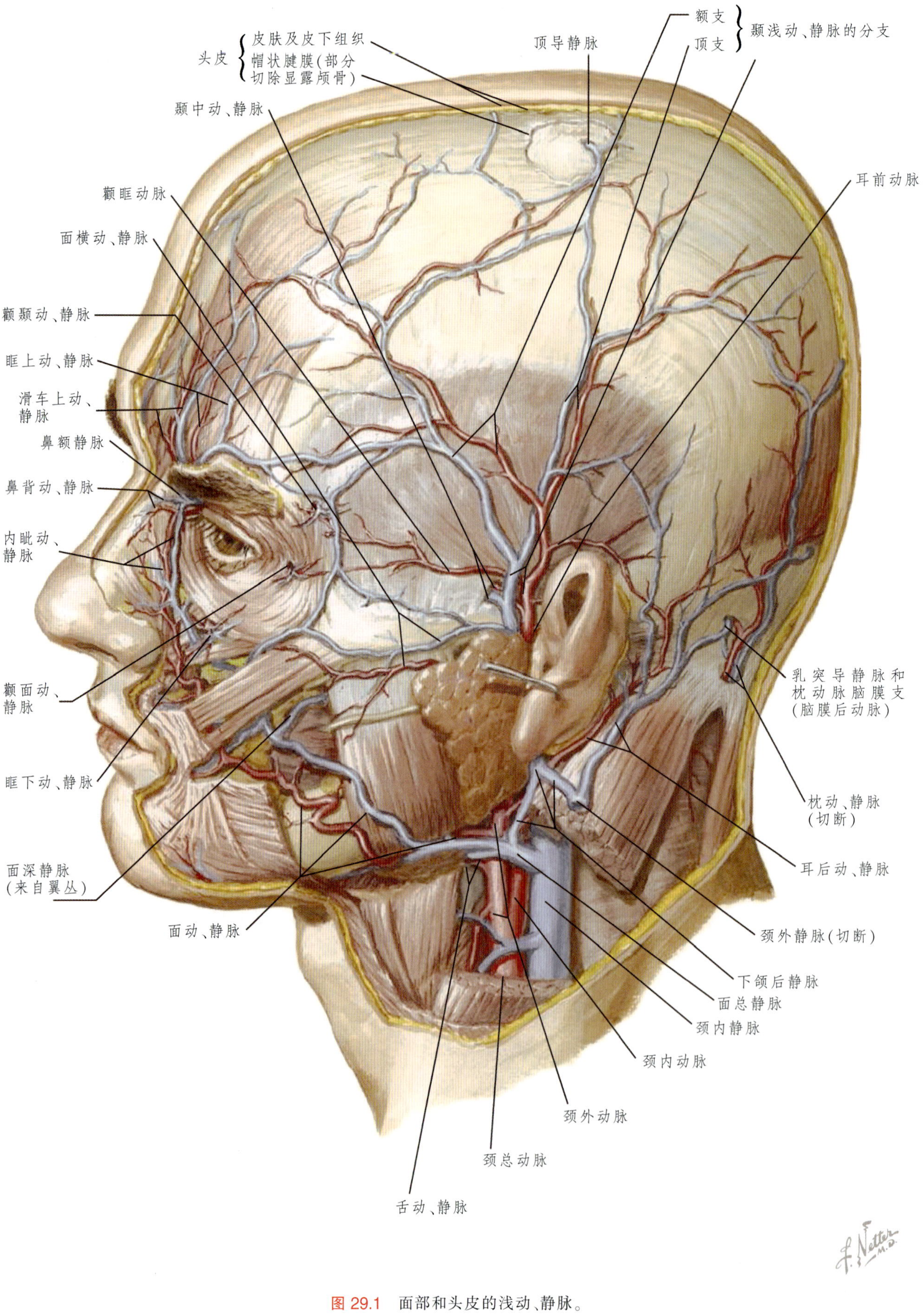

图 29.1 面部和头皮的浅动、静脉。

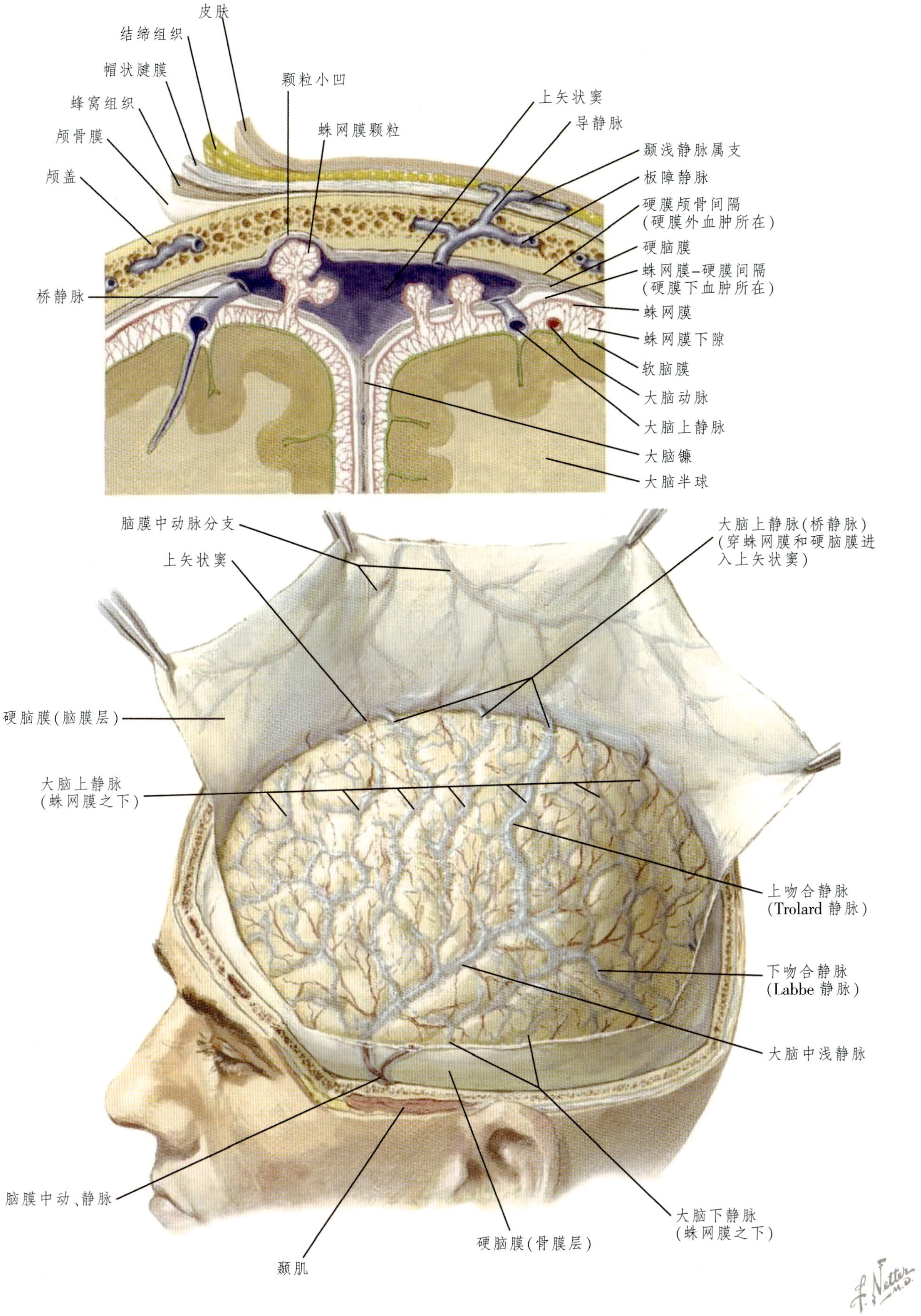

图 29.2　脑膜和大脑浅静脉。

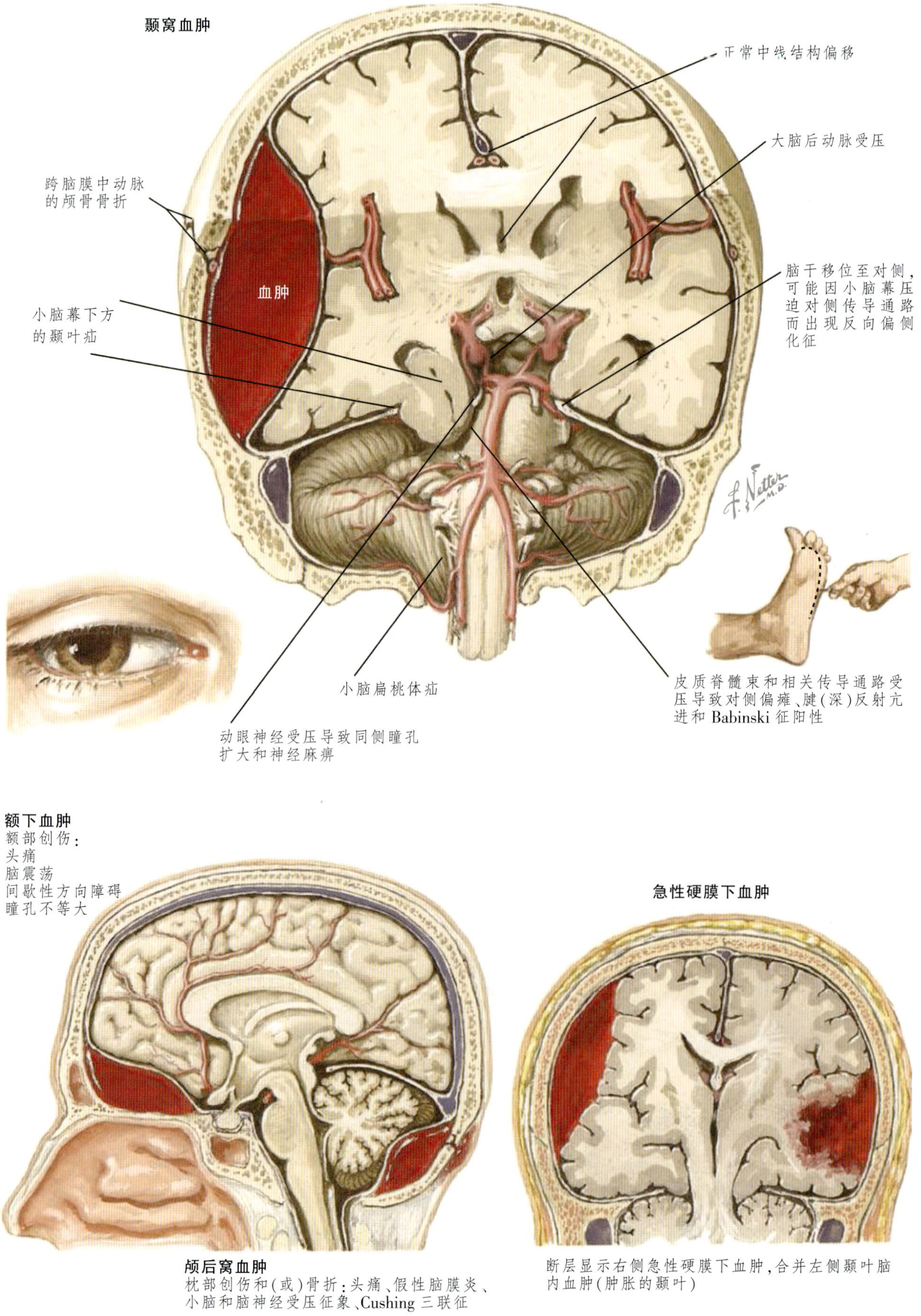
颞窝血肿
正常中线结构偏移
大脑后动脉受压
跨脑膜中动脉的颅骨骨折
血肿
脑干移位至对侧，可能因小脑幕压迫对侧传导通路而出现反向偏侧化征
小脑幕下方的颞叶疝
小脑扁桃体疝
皮质脊髓束和相关传导通路受压导致对侧偏瘫、腱(深)反射亢进和 Babinski 征阳性
动眼神经受压导致同侧瞳孔扩大和神经麻痹
额下血肿
额部创伤：
头痛
脑震荡
间歇性方向障碍
瞳孔不等大
急性硬膜下血肿
颅后窝血肿
枕部创伤和(或)骨折：头痛、假性脑膜炎、小脑和脑神经受压征象、Cushing 三联征
断层显示右侧急性硬膜下血肿，合并左侧颞叶脑内血肿(肿胀的颞叶)

图 29.3 血肿。

起来。在 CT 影像中，SDH 呈现为跨过颅缝的“新月形”影像(图 29.4)。虽然既往报道显示，急性 SDH 的死亡率接近 60%，但最近的研究表明，经过有效的手术干预后，死亡率为 22%~40%。

适应证

紧急小骨窗开颅术的主要适应证是转移至神经外科治疗所需的时间太长，患者病情不允许。这种判断必须建立在对与距离最近的神经外科病房之间的距离和病情的严重程度等因素判断的基础上。格拉斯哥(Glasgow)昏迷评分在 8 分以下，或其他体征，如颅内压增高、瞳孔不等大或偏瘫，均是需要进行紧急干预治疗的适应证。当静脉注射甘露醇等一线治疗手段失败或患者出现过度换气也是小骨窗开颅术的适应证。

禁忌证

紧急小骨窗开颅术的禁忌证是患者条件不符合上述标准时。如果附近有神经外科病房，格拉斯哥昏迷评分大于 8 分，无颅内疝形成的征兆时，则不应执行急诊小骨窗开颅术。如果 EDH 的体积小于 30cm^3，则应首先考虑其他更微创的治疗措施。如果 CT 等影像图像不能定位出血部位，也不应尝试实施小骨窗开颅术。

器械

- 手摇钻、麻花钻、环钻或电钻。
- 穿孔钻头和倒角钻头(确保型号与钻机符合)。
- 生理盐水。
- 吸引导管。
- 无菌巾。
- 配好的消毒液。
- 手术刀，15 或 11 号手术刀片。
- 自动牵开器。
- 硬脑膜钩。
- 骨膜剥离器。
- 咬骨钳。
- 骨蜡。
- 持针器。
- 缝线剪。
- 头架。
- 可吸收缝线。
- 单丝缝线。
- 有齿钳。
- 0.5%利多卡因与 1:200 000 肾上腺素(可选)。

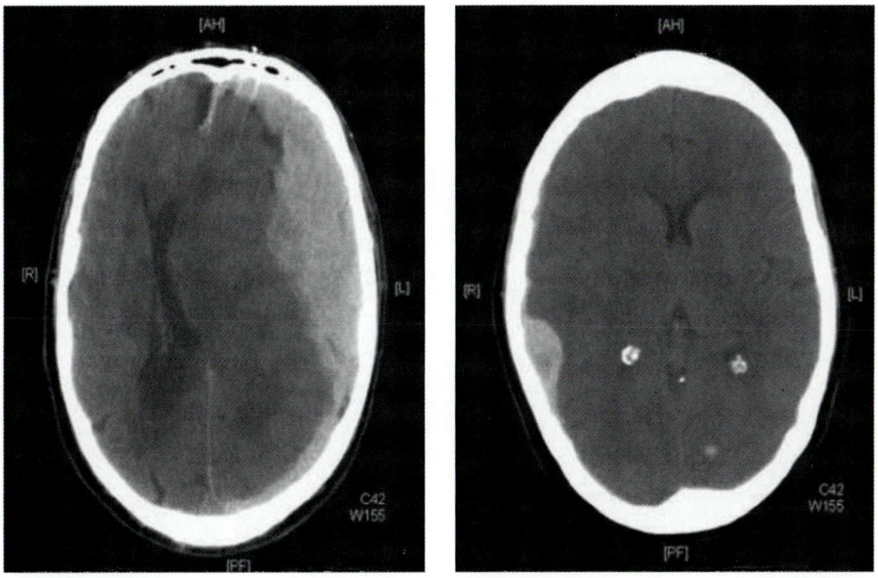

CT 显示左侧硬膜下血肿　　CT 显示右侧小的硬膜外血肿

图 29.4 出血的一般特征。

操作流程

获得患者知情同意,并执行安全核查(图 29.5)。

患者准备

1.联系距离最近的神经外科医生,咨询关于手术操作的建议。不同患者个体间可能存在差异,咨询并确定最佳的操作流程。

2.气管插管,呼吸机调整到 CO_2 分压为 25~28mmHg。如果认为有必要,静脉注射利多卡因(100mg)或全身麻醉,以预防气管插管引起的高血压。如果手术时间超过 20 分钟,则使用 20%甘露醇 1g/kg 静脉注射。

3.将病床倾斜 15°~30°,并根据颞区、额区或顶区钻孔的需要旋转头部。头部需要用枕头进行支撑,衬

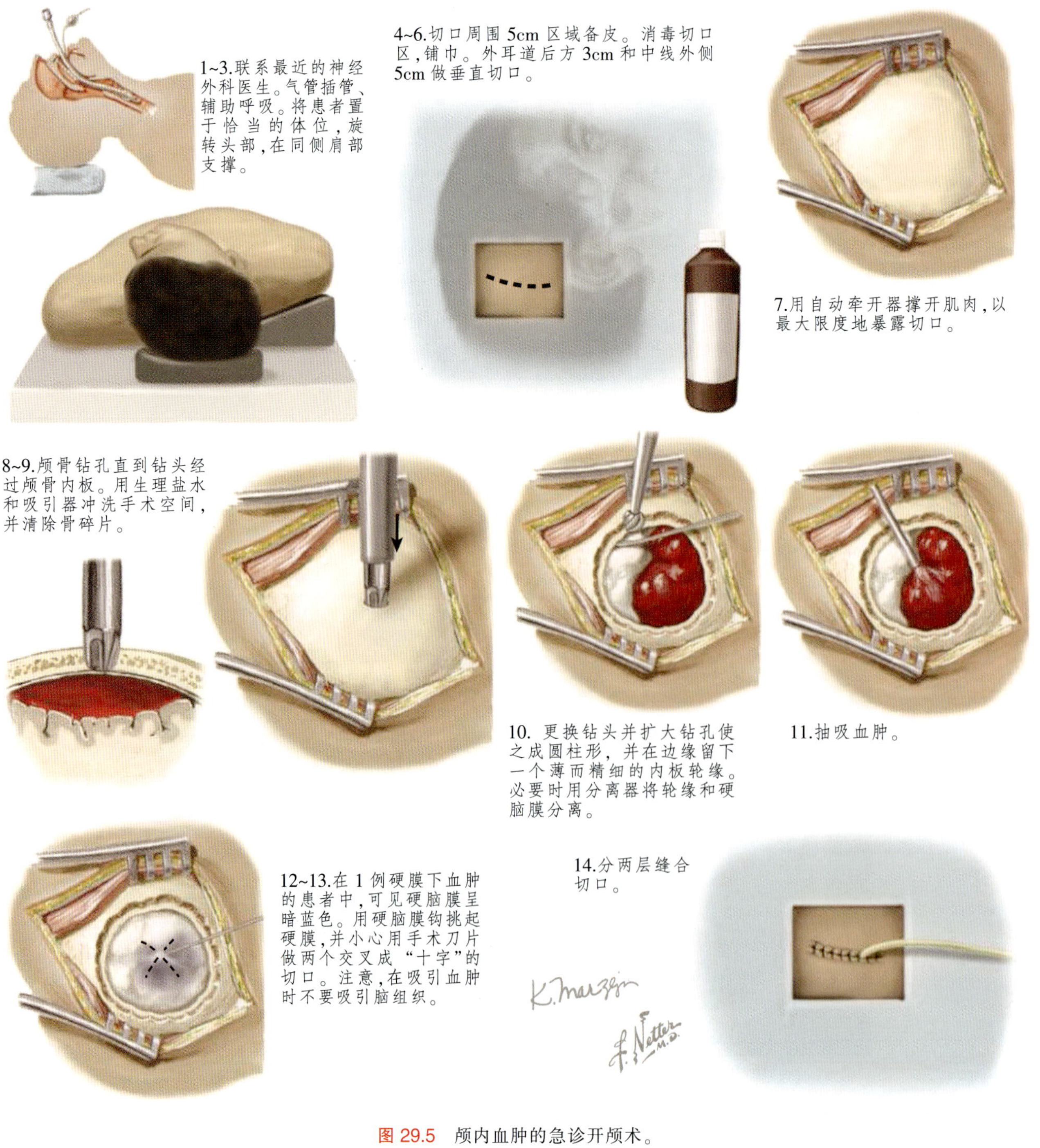

图 29.5 颅内血肿的急诊开颅术。

垫应放在同侧肩部下方支撑。颅后窝或枕部钻孔时，患者应为俯卧位，头稍屈曲。

4.对将要进行切口的区域周围 5cm 备皮。

5.手术区域消毒，铺巾。

头皮切口

6.因为血液汇聚区在 CT 下容易被识别，因此可以精确定位出血位置。0.5%利多卡因和 1:200 000 肾上腺素头皮浸润麻醉有助于预防切口出血。

- 颞区：在中心做 4cm 垂直切口，约在耳屏前方 2cm、颧弓上方 2cm。切口应穿透颞肌。触诊颞浅动脉，防止对该血管的损伤。使用手术刀的背部将颞肌从深面的颞骨上剥离。
- 顶区：在外耳道后方 3cm 和中线外侧 5cm 做垂直切口。
- 额区：在冠状缝之前做水平切口，距离正中线和瞳孔中线附近至少 3cm。钻孔需要位于冠状缝之前，以避免损伤到运动中枢。
- 颅后窝或枕区：在乳突内侧 3cm 做垂直切口。钻孔位置不能过高，防止穿透横窦。

钻孔与血肿清除

7.皮肤切口完成、剥离覆盖骨的肌肉后，插入一个自动牵开器，以保持切口最大限度地暴露。牵开器在一定程度上也有助于止血。

8.在显示血肿位置的中点处，用手摇钻、三角穿孔钻头垂直于颅骨钻孔。钻进颅骨直到穿孔钻头通过内板为止。

9.用生理盐水和吸引器冲洗手术空间，并清除骨碎片。

10.更换穿孔钻头为倒角钻头，扩大钻孔，使其呈圆柱形，并在边缘留下一个薄而精细的内板轮缘。用分离器将轮缘与硬脑膜分开。咬骨钳去除轮缘，骨蜡控制骨组织出血。

11.EDH 需要用吸引器清除血肿。然而，如果发生大范围的凝血，可能需要进一步扩大钻洞。用咬骨钳把洞扩大到直径约为 4cm，小心不要损伤硬脑膜。

12.透过硬脑膜向内看，SDH 可以表现为脑膜深面的暗蓝色区域。用硬脑膜钩挑起硬脑膜，并用 15 号或 11 号手术刀片小心地做两个交叉成“十字”的切口。

13.吸引 SDH 患者的血肿时，应使用较低的吸力压力，特别注意不要直接对着大脑吸引。如果需要完全去除血凝块，应用咬骨钳扩大洞口，见操作步骤 5。

14.分两层缝合切口。用可吸收缝合线缝合帽状腱膜层，并用单丝缝合线或皮钉缝合皮肤。

解剖学要点

大脑和运动皮层

当考虑进行小骨窗开颅术时，要想到可能会对大脑造成机械性损伤。虽然大脑被脑膜层覆盖，但如果钻孔过程发生“骤降”运动，钻头难以控制，有可能导致皮层的钝性或锐性伤。使用可变深度自停钻可以防止这种情况的发生。此外，将钻孔定位在血液汇集区域能够提供额外的保障。如上所述，额区钻孔应在冠状缝之前，以防止对运动性皮质中枢的意外损伤。

上矢状窦

上矢状窦位于颅的中线上，向后连通至窦汇。它由硬脑膜汇合成大脑镰的反折形成。注意，需要始终避免在中线上钻孔，以防止损伤上矢状窦。

颞浅动脉

在颞区钻孔时，颞浅动脉存在受损的风险。触诊动脉搏动，并据此定位切口位置有利于预防该动脉的意外损伤。

横窦

横窦由正对枕骨后面的小脑幕双侧硬脑膜形成，两侧横窦向内与中线的窦汇相连，向前内下延续为乙状窦。在罕见的情况下，需要在颅后窝或者枕区钻孔，钻孔过程中一定要注意不要太靠上，以避免损伤横窦，造成大出血。

并发症

可能会发生头皮或者颅骨出血，虽然较为罕见。小骨窗开颅术通常不允许对颅内出血的来源进行定位和治疗，因为该项操作并不是首选的治疗方案。小骨窗开颅术可能引起额外的血肿，特别是易发生在慢性 SDH 患者中。上矢状窦的意外穿透可能导致危及生命的大出血，这就是钻孔一定要远离中线的主要原因。

钻头骤然钻进颅腔可能会导致硬脑膜、血管和脑本身的穿透伤，并可能引起脑内血肿、皮质撕裂、硬膜下血肿、硬膜外或脑室间血肿。然而，如上文所述，应用适当的设备和严格控制钻洞的位置可能有助于减少钻头骤降的机会。

小骨窗开颅术后可能存在伤口感染、脑膜炎和脑炎的危险。虽然手术操作应首选在手术室进行，但是在一些紧急情况下，当必须在急诊科进行手术时，应采取尽可能正确的无菌操作技术可以尽可能减少感染的风险。

总结

急诊内科医生实施的小骨窗开颅术是一种能够挽救患者生命的操作技术，但需要仔细判断是否需要进行。在神经外科医生实施进一步治疗之前，作为一种临时性的治疗手段，钻孔能够快速缓解颅腔内的压力，并可以减少大脑和脑干严重神经功能损伤的可能。

参考文献

Bullock MR, Chesnut R, Ghajar J, et al. Surgical management of acute subdural hematomas. *Neurosurgery*. 2006;58:S16–S24.

Donovan DJ, Moquin RR, Ecklund JM. Cranial burr holes and emergency craniotomy: review of indications and technique. *Mil Med*. 2006;171:12–19.

Liu JT, Tyan YS, Lee YK, Wang JT. Emergency management of epidural haematoma through burr hole evacuation and drainage. A preliminary report. *Acta Neurochir (Wien)*. 2006;148:313–317.

Rohde V, Graf G, Hassler W. Complications of burr-hole craniostomy and closed-system drainage for chronic subdural hematomas: a retrospective analysis of 376 patients. *Neurosurg Rev*. 2002;25:89–94.

Smith SW, Clark M, Nelson J, Heegaard W, Lufkin KC, Ruiz E. Emergency department skull trephination for epidural hematoma in patients who are awake but deteriorate rapidly. *J Emerg Med*. 2010;39:377–383.

Springer MFB, Baker FJ. Cranial burr hole decompression in the emergency department. *Am J Emerg Med*. 1988;6:640–646.

Tian H, Chen S, Xu T, et al. Risk factors related to hospital mortality in patients with isolated traumatic acute subdural haematoma: analysis of 308 patients undergone surgery. *Chin Med J*. 2008;121:1080–1084.

Tien HCN, Jung V, Pinto R, Mainprize T, Scales DC, Rizoli SB. Reducing time-to-treatment decreases mortality of trauma patients with acute subdural hematoma. *Ann Surg*. 2011;253:1178–1183.

Yoshino Y, Aoki N, Oikawa A, Ohno K. Acute epidural hematoma developing during twist-drill craniostomy: a complication of percutaneous subdural tapping for the treatment of chronic subdural hematoma. *Surg Neurol*. 2000;53:601–604.

选择题

1.患者，男性，40岁，头部被棒球撞击后昏迷，于急诊科就诊。CT显示翼点骨折和硬膜外血肿。下述哪条动脉的分支最有可能受损？

A.颈外动脉

B.颞浅动脉

C.上颌动脉

D.颞深动脉

E.脑膜中动脉

2.患者，男性，65岁，主诉3周前在驾驶拖拉机穿过苹果园时，被一根低垂的树枝击打，其后一直存在"头上的小疙瘩"。体格检查时，患者表现为精神错乱，身体协调性差。CT显示有颅内血块，可能由右侧大脑半球上方的脑静脉血液外渗所致。该患者最可能患有何种疾病？

A.蛛网膜下隙出血

B.硬膜外血肿

C.渗入脑实质的颅内出血

D.硬膜下血肿

E.脑室系统出血

（邓雪飞 译 丁自海 校）

第 30 章

肘关节穿刺术

引言

关节穿刺术也称为关节吸引术，利用穿刺针和注射器收集来自关节囊的滑液，是一种安全的微创临床操作技术。这项操作可用来疾病诊断、缓解不适、引流感染的液体或血液，或注射药物进入关节间隙。作为一种诊断辅助手段，关节穿刺术有助于区分炎性关节病、骨关节炎或结晶性关节炎。本章重点介绍肘关节穿刺术。

如果有可能，应在超声引导下穿刺。最近的研究表明，超声引导的关节穿刺术优于经典的解剖标志触诊引导的穿刺术。超声的应用能最大限度地减少操作过程中的疼痛，提高关节穿刺术的成功率，并能采集更多的滑液，获得更大程度的关节减压，提高临床疗效。一方面，超声直接在可视化下引导穿刺针的进入；另一方面，超声可视化标记穿刺针的进入部位，评估针进入的深度和方向，从而间接辅助穿刺。

如果没有超声辅助，则必须通过解剖标志触诊引导来完成关节穿刺术。当使用解剖标志时，可以通过遵循程序化的操作方法(如下所述)，最大可能地降低受损风险。在任何一种情况下，对临床相关解剖的基本理解是非常重要的，可以避免肘关节穿刺术实施过程中对肌腱、韧带、肌肉或神经血管的损伤。

临床相关解剖学

肘关节是一种复杂的屈戌型复合滑膜关节，一个关节囊内包含有 3 个关节：肱桡关节、肱尺关节和桡尺(近侧)关节。肱桡关节和肱尺关节允许肘关节屈和伸，桡尺关节使前臂和手腕在肘部做旋前和旋后运动(图 30.1)。

肱桡关节是一种球窝关节，由肱骨小头和桡骨头构成。肱尺关节是屈戌关节，由肱骨滑车和尺骨滑车切迹构成。桡尺关节是车轴关节，由桡骨头和尺骨桡切迹构成。

关节囊连续包裹在全部的 3 个关节上。关节囊内层衬以滑膜(又称为滑膜层)，产生滑液，润滑关节(图 30.2)。向前，关节囊从肱骨远端延伸至冠突、环状韧带和桡骨头；向后，关节囊从肱骨远端延伸至鹰嘴和环状韧带。鹰嘴、冠状窝和桡切迹附近的脂肪垫位于滑膜和关节囊之间(图 30.3)。当滑膜囊内的液体增多使关节肿胀时，脂肪垫从肱骨向远侧推移。在肘关节侧位片上，这一征象有助于关节积液的诊断。

尺侧和桡侧副韧带均为三角形，并与周围的关节囊融合而加固关节囊。在功能上，这些韧带有助于保持相邻关节表面之间的接触，并起到限制关节横向运动的作用。尺侧副韧带的尖端位于内上髁，由 3 束主要的纤维带构成：前束是最重要的组成部分，从内上髁走行至冠突；中束朝向冠突；后束直接向鹰嘴走行。桡侧副韧带从外上髁延伸，远端与桡骨环状韧带融合。该韧带环绕桡骨头并向前、向后附着于尺骨。桡骨环状韧带的表面衬有滑膜，在前臂旋前和旋后运动时允许桡骨头旋转，从而维持了桡尺关节的稳定性。

肘关节周围存在多个滑膜囊，而临床上最具有意义的是皮下囊、腱下囊和腱内囊。鹰嘴皮下囊常位于尺骨鹰嘴上方的结缔组织内；腱下囊位于鹰嘴和肱三头肌腱之间，有助于减少前臂屈伸运动过程中两者之间的摩擦；腱内囊位于肱三头肌远端的深面。

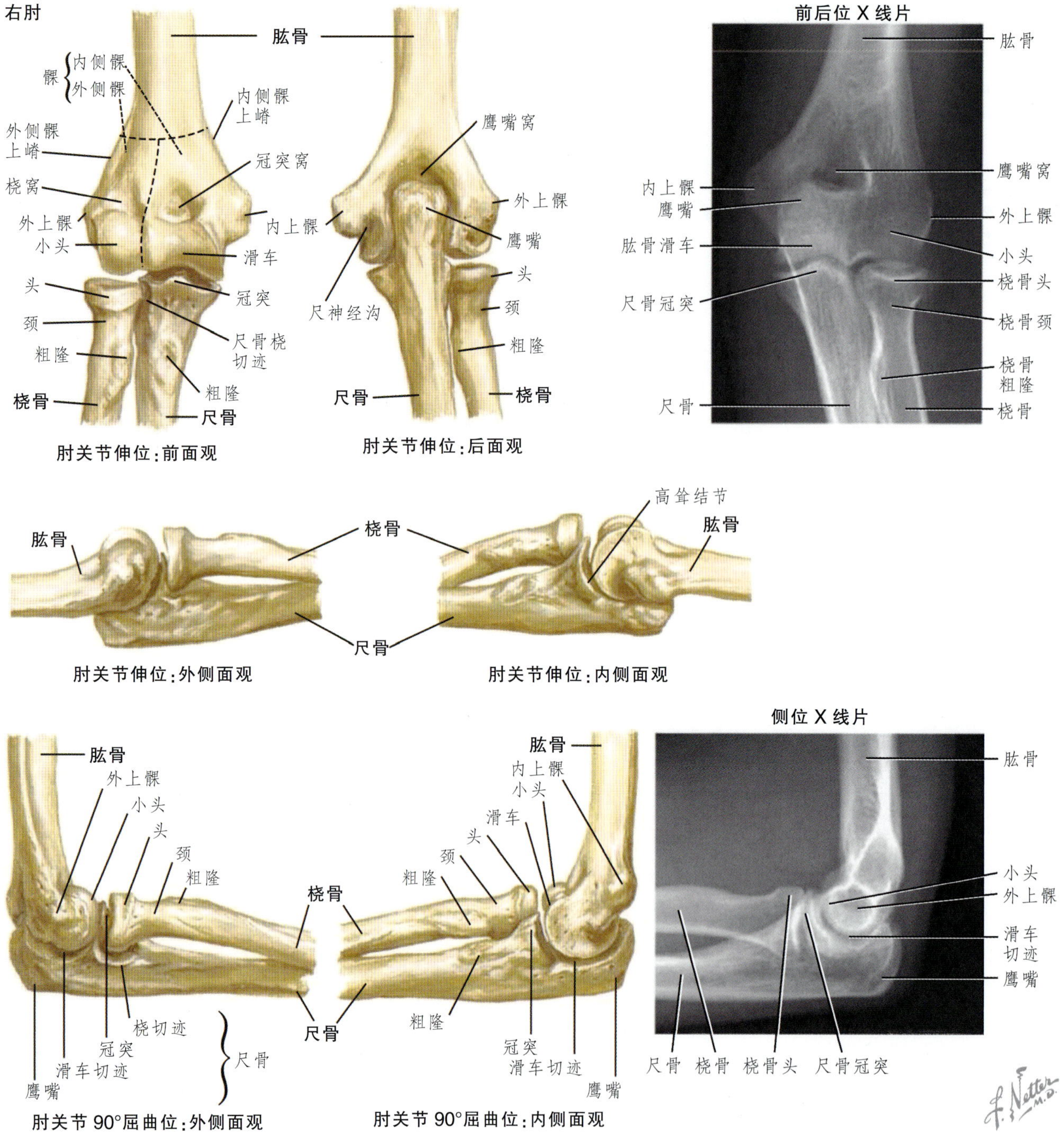

图 30.1 构成肘关节的骨。

一些重要的结构与肘关节囊具有密切的解剖关系。在关节穿刺术的过程中，韧带、神经、肌肉和血管等结构存在损伤的危险。因此，对区域局部解剖学的深入认识非常重要。

适应证

在实施关节穿刺术前，必须区分关节周围实变（如滑囊炎、蜂窝织炎、挫伤和肌腱炎）与关节突。典型的关节周围实变限制了关节的主动活动范围而不是被动活动范围，通常局限于特定区域。而关节突则同

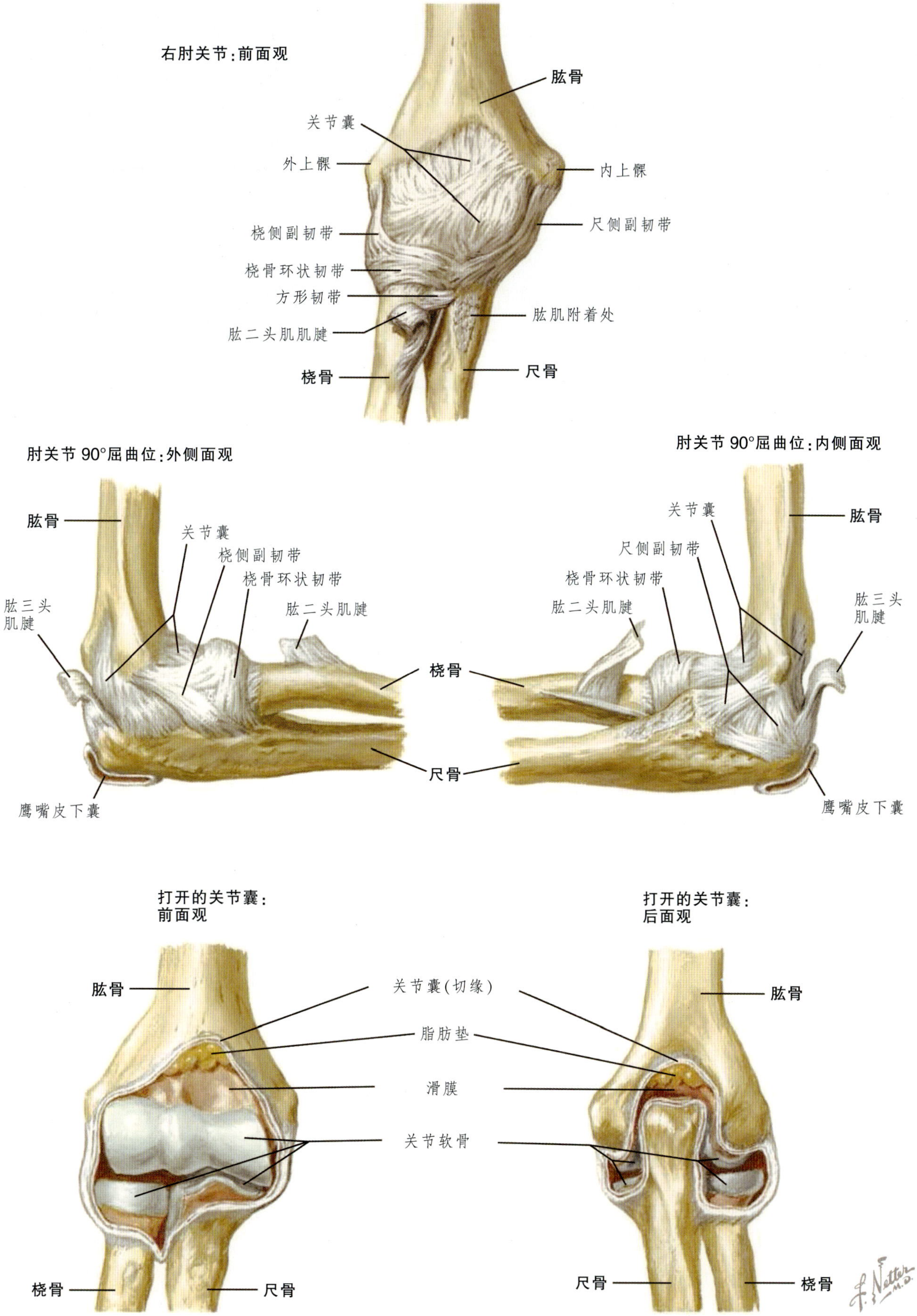

图 30.2　肘关节的关节囊。

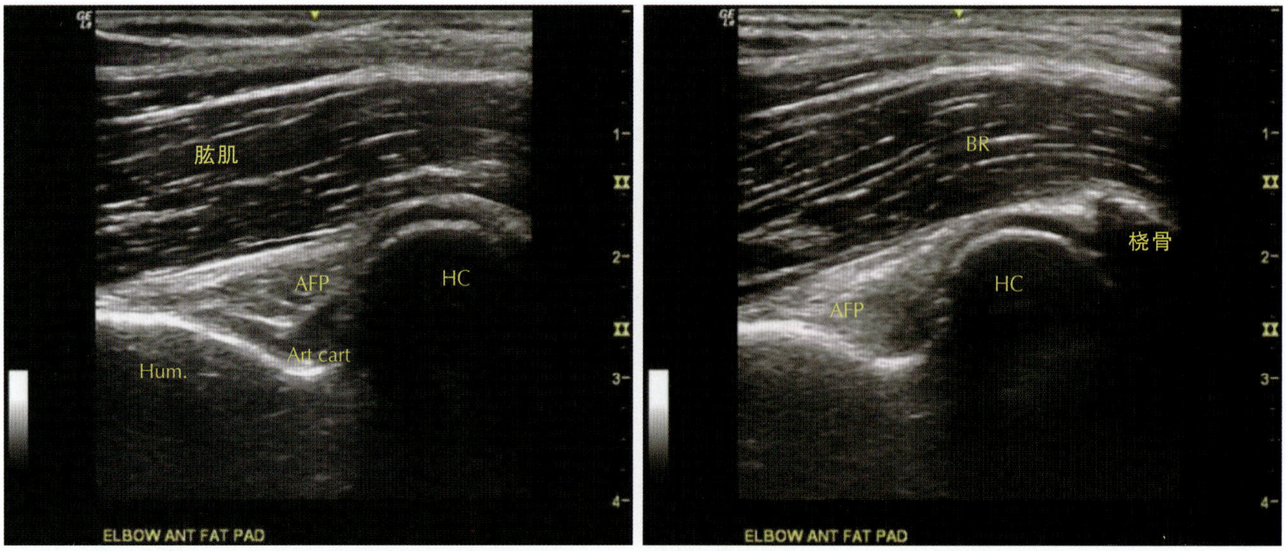

图 30.3 肘关节的超声图像。AFP：前脂肪垫；Art cart：关节软骨；BR：肱肌；HC：肱骨小头；Hum：肱骨。

时限制了关节的主动活动范围和被动活动范围，经常产生其周围疼痛和肿胀。

肘关节穿刺术可用于肘关节疾病的诊断和治疗。

诊断性肘关节穿刺术

诊断性肘关节穿刺术可以用来鉴别慢性关节炎（类风湿关节炎、骨关节炎）、结晶体性关节炎（痛风、假性关节炎）、化脓性关节炎、不明原因的关节炎、关节积液以及关节积血（图 30.4）。

抽吸的滑液具有很高的诊断价值，可以分析滑液的黏度、葡萄糖、总蛋白、尿酸、乳酸、细胞计数、类风湿因子、黏蛋白凝块和结晶体。样品也可以用来进行聚合酶链式反应试验、革兰染色以及细菌、分枝杆菌和真菌培养。

治疗性肘关节穿刺术

在治疗上，肘关节穿刺术常用来抽取关节内的积液或积血，从而减轻疼痛；改善肘关节的活动度；注射药物，如皮质类固醇、抗生素、麻醉药；引流脓毒性积液。

禁忌证

肘关节穿刺术几乎不存在绝对禁忌证。相对禁忌证包括局部蜂窝织炎、皮炎或穿刺部位的皮肤感染；邻近的骨髓炎；无法控制的凝血病；关节假体。疑似菌血症也是一个相对禁忌证，但当怀疑有脓毒性关节炎时，仍应施行关节穿刺术。

器械

- 无菌手套和无菌巾。
- 无菌纱布。
- 无菌止血钳。
- 无菌绷带。
- 托盘桌。
- 皮肤消毒液：聚维酮碘或氯己定。
- 注射器。
  - 1 个用来麻醉的小容量注射器（5mL 或 10mL）。
  - 3 个用来抽吸的大容量注射器（30mL）。
- 穿刺针：18 号、20 号和 25 号。
- 局部麻醉药（1%利多卡因）。
- 试管。
- 超声（如果有条件）。

操作流程

需要获得患者知情同意书，并执行安全核查。

传统上，肘关节穿刺术依赖于外侧的解剖标记进行。一般不建议内侧入路。穿刺针常以肘肌三角的中心作为标记，经外侧入路进入肘关节间隙。但是，如果有可能，超声引导可以使得外侧、后方和内侧入路均能顺利进行，其中外侧入路多用来实施肘关节穿刺

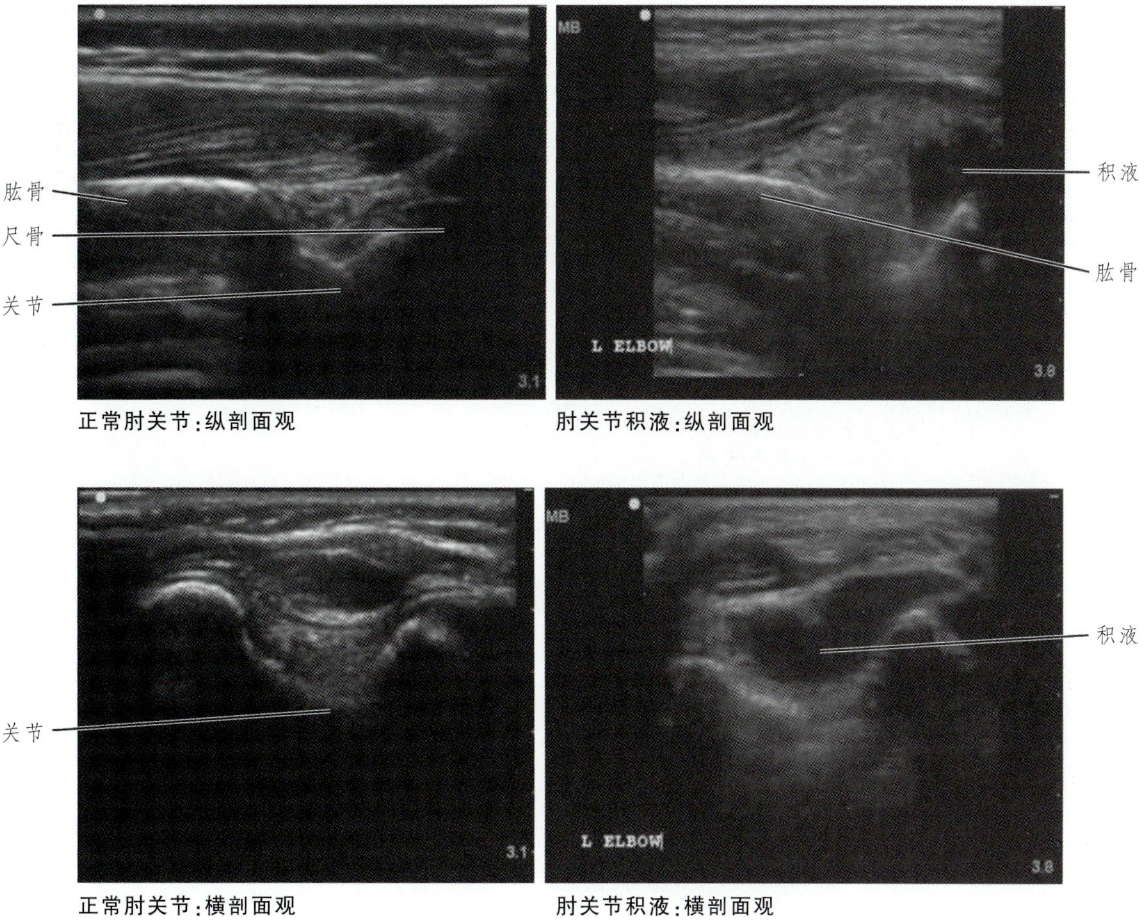

图 30.4 正常肘关节和肘关节积液的超声图像。

术。在超声图像中,关节积液表现为低回声或无回声的液体汇聚区,并向浅层推移脂肪垫。

传统外侧入路行肘关节穿刺术

见图 30.5。

向患者解释操作步骤,并说明手术的低风险,让患者安心。告知患者在局部麻醉药注射过程中和进入关节腔时可能会存在一定程度的疼痛。

1.患者坐位,病侧手臂外展,自然放置于躯干旁边,旋前、屈曲 90°。

2.仔细检查、触诊和辨认尺骨鹰嘴、肱骨外上髁和桡骨头。这些骨性标志形成肘三角,以三角的中心作为穿刺部位。

3.用塑料穿刺针鞘或无菌记号笔标记穿刺部位。

4.使用适当的个人防护设备。戴无菌手套,以标记点为中心,向外呈同心圆样消毒皮肤。允许应用干燥设备。如果患者对碘过敏,则可使用 70%的酒精消毒。可以使用无菌巾,但不是必需。

5.用 5mL 注射器抽取 1%利多卡因 5mL,25 号针头行局部麻醉。在穿刺部位注药形成一个小皮丘,麻醉局部皮肤和皮下组织。继续向深处进针,并沿着关节穿刺针的预期轨迹进行麻醉。

6.将 18 号或 20 号针头连于 5mL 或 10mL 的注射器上,并用非优势手拉紧患者的局部皮肤。

7.穿刺针在鹰嘴和外侧髁间的凹陷,与皮肤成 90°角刺入。

8.慢慢向内侧、内上髁方向推进穿刺针。轻轻回抽注射器活塞,检查有无滑液回流。

9.如果抽吸不成功,退回穿刺针,重新确认解剖标志,修正穿刺部位和方向。如果穿刺针碰到骨,退回,稍微变换角度重新进针。

10.当注射器抽满后,将止血钳放置于穿刺针中轴上,以保持穿刺针的稳定,取下注射器。连接新的注射器来抽取更多的液体,或将药物(如皮质类固醇)注入关节腔内。

11.缓慢从关节腔中退出穿刺针。退出后立即给针

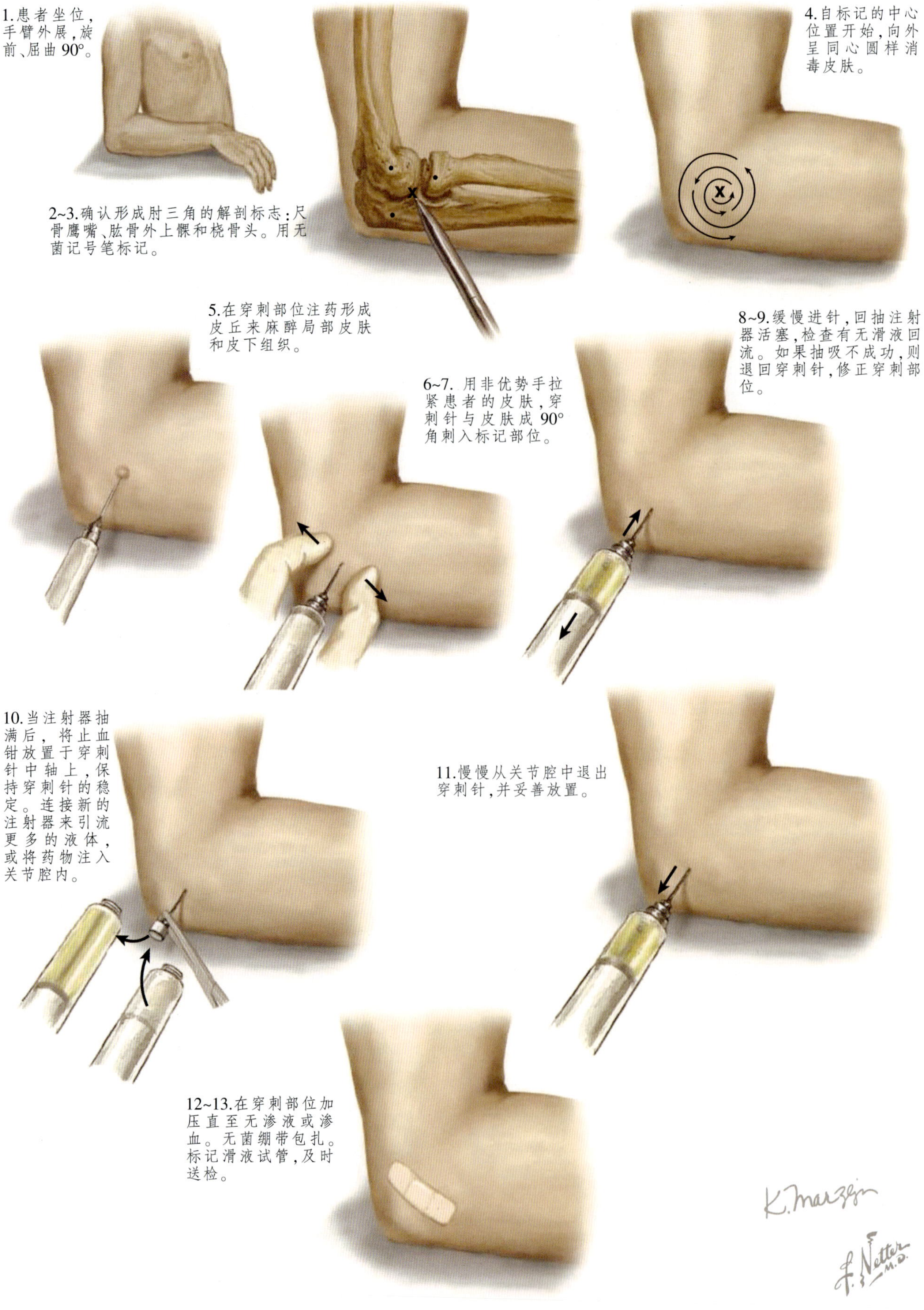
1.患者坐位，手臂外展，旋前、屈曲 90°。
2~3.确认形成肘三角的解剖标志：尺骨鹰嘴、肱骨外上髁和桡骨头。用无菌记号笔标记。
4.自标记的中心位置开始，向外呈同心圆样消毒皮肤。
5.在穿刺部位注药形成皮丘来麻醉局部皮肤和皮下组织。
6~7. 用非优势手拉紧患者的皮肤，穿刺针与皮肤成 90°角刺入标记部位。
8~9.缓慢进针，回抽注射器活塞，检查有无滑液回流。如果抽吸不成功，则退回穿刺针，修正穿刺部位。
10.当注射器抽满后，将止血钳放置于穿刺针中轴上，保持穿刺针的稳定。连接新的注射器来引流更多的液体，或将药物注入关节腔内。
11.慢慢从关节腔中退出穿刺针，并妥善放置。
12~13.在穿刺部位加压直至无渗液或渗血。无菌绷带包扎。标记滑液试管，及时送检。

图 30.5 肘关节穿刺术。

头戴上安全帽，确保针头妥善处理。

12.用纱布在穿刺部位加压几分钟，直到该处无渗液或渗血。无菌绷带和弹力衣包扎。

13.滑液放入试管中，贴上正确的标签，及时送检。

超声引导的外侧入路行肘关节穿刺术

1.遵循无菌操作流程。

2.患者坐位，病侧手臂外展，自然放置于躯干旁边，旋前、屈曲 90°。

3.将毛巾或床单放在肘部下方，以抬高关节。这会使得手术操作更方便，更容易进行。

4.首先，用超声检查正常侧的肘关节，然后将其与病侧关节的关节囊结果进行比较，目的在于找到构成肘三角的解剖标志。

5.将线性传感器(10-5MHz)沿前臂近侧纵向放置，并与桡骨体相平行，探头标记朝向患者头部。可见圆形的桡骨头、外上髁和肱骨小头。可以评价外侧的肱桡关节腔内的积液情况。

6.肱三头肌腱位于肱桡关节腔的浅层，易于识别，手术过程中应注意避免损伤。

7.一旦看见积液，确保探头中心位于积液的中点。

8.在传感器中心下方注射 5mL 局部麻醉药。

9.用 5mL 或 10mL 注射器在探头中点成 90°角刺入皮肤。

10.在穿刺过程中注意观察关节囊积液的深度。当穿刺针到达积液区时，主动抽吸注射器。

解剖学要点

软骨

在穿刺针进入时，缓慢而又稳定地前进有助于避免碰到骨，并防止关节软骨的损伤。因为肘关节腔小，干抽可能意味着针尖位于关节腔之外。

韧带和肌腱

皮质类固醇注射会使韧带和肌腱容易发生破裂。尺侧副韧带、桡侧副韧带和桡骨环状韧带形成关节囊。这些韧带的弱化将导致关节不稳。肱二头肌、肱三头肌和伸肌总腱也会受到影响。

神经血管损伤

患者体位不当和穿刺针置入方向不准确，可能导致关节腔周围神经血管结构的损伤。肘关节内侧入路与尺神经和尺侧上副动脉邻近，神经血管受损的风险很大，因而应尽量避免选择该入路。前外侧或前内侧入路可能会分别损伤桡神经和正中神经。为了确认穿刺针未进入血管，建议保持持续的注射器回抽，确保在注射药物前没有血液回流。

鹰嘴滑液囊

鹰嘴滑液囊位于尺骨鹰嘴后上方，该囊可能会与肘关节积液相混淆。

并发症

肘关节穿刺术是一种相当安全的操作技术，如果正确地按程序操作，很少出现并发症。

操作过程中疼痛

关节穿刺术中的剧烈疼痛通常是由于穿刺针碰到受大量神经支配的软骨表面所致。如果出现疼痛，则改变进针方向或者退出穿刺针。操作过程中应用局部麻醉或表面麻醉，或两者同时应用，有利于疼痛的控制。

关节注射后感染

虽然非常罕见，但是如果穿刺针经过蜂窝织炎、严重皮炎或软组织感染的区域而进入关节腔时，可能会导致感染，这些疾病是肘关节穿刺的绝对禁忌证。无菌操作技术中不正确的皮肤消毒或是操作失误均可能导致感染的发生。当为了诊断脓毒症关节而经过感染皮肤行肘关节穿刺术时，术后应立即静脉注射抗生素，同时住院进行持续抗生素治疗。

注射后红肿

有些患者在皮质类固醇注射后可能存在关节疼痛加剧的现象。类固醇晶体可能导致炎症性滑膜炎，在注射后 6~12 小时开始。注射后红肿可以持续数小时或数天，同时伴有关节柔软、发热或肿胀。注射后立即使用抗炎药物可能减少这种反应的发生。如果症状持续 2~

3天,则需要再次行肘关节穿刺术以排除脓毒症关节。

关节积血

除非患者存在出血倾向,否则出血是一个罕见的并发症。大部分关节积血较小,可自愈,随访观察即可。如果患者存在凝血障碍,则需要进一步处理。

总结

肘关节穿刺术是一种安全的临床操作技术,可用来诊断或治疗关节疾病。操作技术相对简单、微创,并发症很少,是一种能用于急诊、手术室或门诊的非常有效的治疗手段。

参考文献

Bernal-Lagunas R. Arthrocentesis. In: *Orthopedic Surgery in Patients with Hemophilia*. Italy: Springer Science+Business Media; 2008:63–68.

Boniface KS, Ajmera K, Cohen JS, Liu YJ, Shokoohi H. Ultrasound in emergency medicine: ultrasound-guided arthrocentesis of the elbow: a posterior approach. *J Emerg Med*. 2013;45:698–701.

Bork SC. *Elbow Arthrocentesis*; 2015. Available at http://emedicine.medscape.com/article/79975-overview#showall.

Cardone DA, Tallia AF. Diagnostic and therapeutic injection of the elbow region. *Am Fam Physician*. 2002;66:2097–2100.

Hansford BG, Stacy GS. Musculoskeletal aspiration procedures. *Semin Intervent Radiol*. 2012;29:270–285.

Mantuani D, Nagdev A. Ultrasound-guided elbow arthrocentesis. *ACEP Now*. 2013;32:9. Available at http://www.acepnow.com/article/ultrasound-guided-elbow-arthrocentesis.

Marhsall PD, Fairclough JA, Johnson SR, Evans EJ. Avoiding nerve damage during elbow arthroscopy. *J Bone Joint Surg*. 1993;75-B:129–131.

Thomsen TW. Arthrocentesis: Elbow (Emergency Medicine). Available at http://www.proceduresconsult.com/medical-procedures/arthrocentesis-elbow-EM-057-procedure.aspx#procedure.

Winegardner MF. Joint and bursal aspiration. In: Dehn RW, Asprey DP, eds. *Essential Clinical Procedures*. ed 3. Philadelphia: Elsevier; 2013:203–215.

选择题

1.患者,男性,45岁,在自行车比赛中摔倒,左肘受伤,于急诊科就诊。X线摄影和MRI检查显示内上髁和尺神经受损。下列哪块肌肉最可能瘫痪?

A.指浅屈肌

B.肱二头肌

C.肱桡肌

D.尺侧腕屈肌

E.旋后肌

2.一位母亲为了避开一辆迎面而来的汽车,用力拉扯孩子的手,小孩痛苦地尖叫。之后,孩子在肘部不能伸直前臂。患儿在急诊科就诊,X线片显示桡骨头脱位。下列哪种韧带最有可能直接参与这种损伤?

A.桡骨环状韧带

B.关节囊

C.骨间膜

D.桡侧副韧带

E.尺侧副韧带

3.患者,58岁,便利店经营者,其被抢劫犯用枪击伤肘内侧软组织。一条主要的神经在其经过内上髁后方处受损,进行了修复。一条与该神经伴行的动脉在向内上髁走行时出血,给予了止血处理。因为这条动脉对神经的供血非常重要,因而进行了血管修复。修复的血管是下列哪条动脉?

A.肱深动脉

B.桡侧副动脉

C.尺侧上副动脉

D.尺侧下副动脉

E.尺侧前返动脉

4.患者,女性,43岁,网球运动员,因肘关节右侧外上髁疼痛于门诊就诊。体格检查显示患者存在外上髁炎。在体格检查中应用下列哪项试验来明确诊断?

A.神经传导实验

B.肘关节屈、伸运动时的疼痛评估

C.用力伸腕关节时的疼痛观察

D.用力伸腕关节时环指和小指麻木疼痛的观察

E.肱桡肌收缩时桡骨茎突疼痛的评估

5.患者,29岁,肘关节脱臼,尺骨和肱骨远端内侧部分分离。这两块骨之间的关节通常是哪一种类型?

A.车轴关节

B.屈戌关节

C.球窝关节

D.不动关节

E.鞍状关节

(邓雪飞 译 丁自海 校)

第 31 章

嵌甲切除术

引言

嵌甲或内生趾甲是足部的常见疾病。当甲板向远端生长时，甲板周边刺入或穿透甲周皮肤时会出现此种情况，为甲襞（甲皱、褶皱）被挤压而引起炎症反应和组织增生所致。多数患者的病变位于踇趾外侧甲襞。这些患者会出现甲襞疼痛、红肿伴有感染。疼痛可能会影响患者的日常行走。由于行走功能受到一定的限制，生活质量可能会受到不同程度的影响。

许多潜在的原因可能导致趾甲向内生长。其中包括不正确的修剪趾甲方法、鞋子过紧、创伤、足部卫生不良或解剖异常。趾甲修剪不当会导致趾甲成针刺状，而不合适的鞋子会对内侧和外侧甲襞形成挤压，更加重了甲襞的损伤。创伤，无论是反复还是偶然一次，都会加剧病情并增加患者疼痛或不适感。趾甲的真菌感染或甲襞的细菌感染，也可能由于不良的足部卫生而导致，引起趾甲变脆、趾甲呈针尖状以及脓肿形成。最后，解剖学原因导致的诸如甲板增厚或变薄、钳形趾甲、踇外翻以及远端或外侧趾甲卷曲，在嵌甲发病中都起着致病作用。

嵌甲的两个主要高危人群组是青少年和老年人。青少年往往是由于多汗症或汗液增加导致甲板和甲襞的软化所导致。软化或裂开甲板成针刺状刺破软化的甲襞。另一方面，老年人由于自然老化过程而导致趾甲增厚。视力和活动力下降可能降低了他们适当修剪增厚指甲的能力，进而形成嵌甲。除了这两组外，患有导致下肢水肿病症（如糖尿病、外周血管疾病、肾脏疾病和肥胖）的患者发生嵌甲的风险更高。长期服用多种药物也会增加此种病的发病率。

临床相关解剖学

甲器

甲器由甲板、甲床、甲基质和近端、外侧和内侧甲襞组成（图 31.1）。甲板是覆盖在甲床上方的硬质角化物。甲板的根部嵌入近端甲皱襞，中间黏附于甲床上方，远端边缘游离。甲板的生长速度约为每周 0.2mm，从基质完全生长到远端边缘需要 12~18 个月，甲基质是甲板的起始部位。基质的远端呈白色、半月形部分，称为甲弧影，可以在甲板的近端看到。

血液供应

足趾的血供来自足背动脉和胫后动脉的分支。胫后动脉分为足底外侧动脉和足底内侧动脉。足底外侧动脉发出的趾动脉主要供应足趾的跖侧，弓状动脉是足背动脉的一个分支，通过趾背动脉供应第 2~5 趾的相邻侧和背侧。起自足背动脉的第 1 趾背动脉供应踇趾。

神经支配

足背神经支配来自胫神经、腓肠神经、隐神经、腓浅神经和腓深神经。趾背神经是腓浅神经的分支。在足背面，趾背神经分布于足趾的背侧皮肤。需要注意的是，踇趾和第 2 足趾间的皮肤有一小部分由腓深神经发出的趾背神经支配。在足底，足底内侧和外侧神经发出的趾总神经和趾固有神经支配足趾跖侧的皮肤。

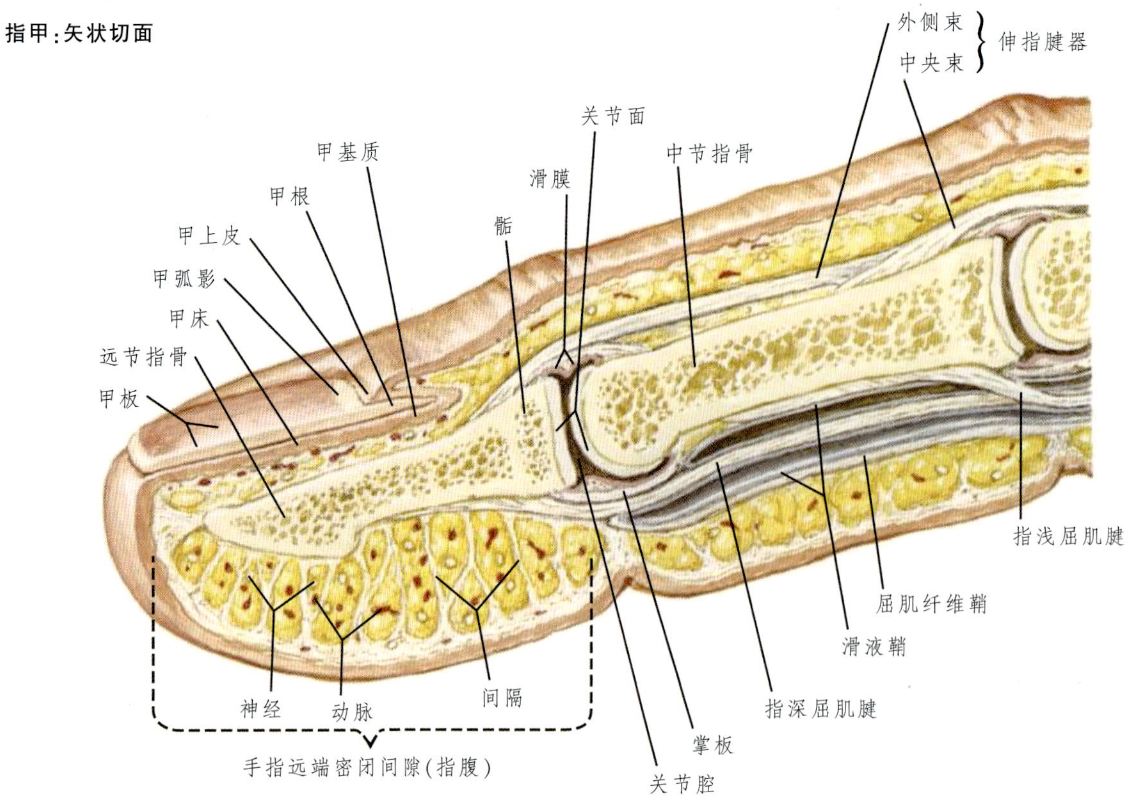

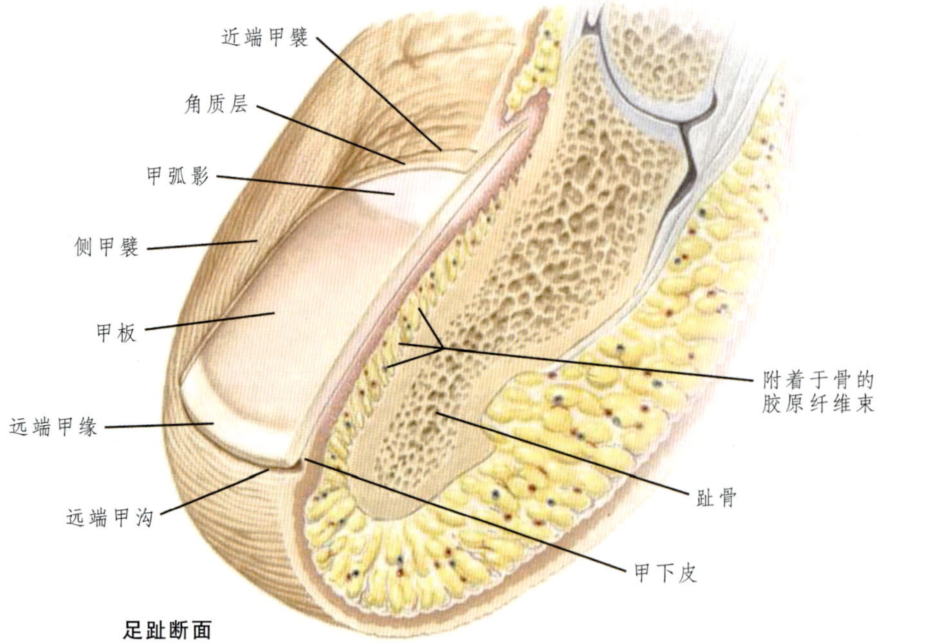

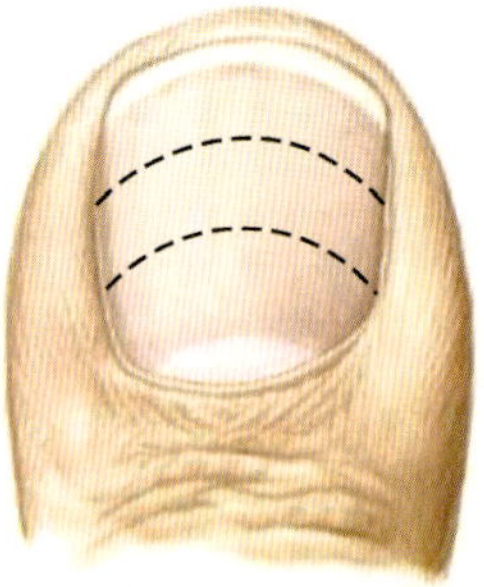

指甲生长

指甲平均每月生长1mm,远端游离缘形状取决于甲弧影形状,指甲撕裂后,新生指甲游离缘形状同甲弧影形状一致。

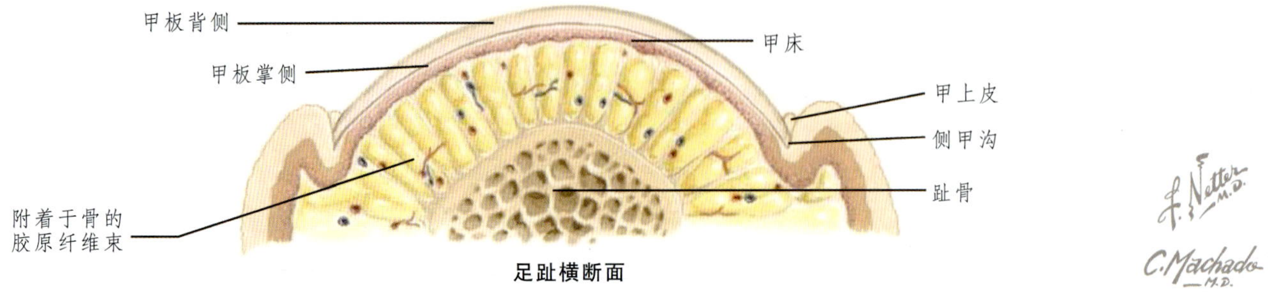

图 31.1 甲器的正常结构和功能。

适应证

嵌甲的治疗取决于病情的严重程度。甲襞肿胀、红斑、水肿和触诊疼痛是轻度嵌甲的表现。中度嵌甲的特征是肿胀增加,出现感染性的脓性分泌物和甲襞溃疡。严重的嵌甲通常表现为慢性炎症、肉芽组织和甲襞增生。

轻、中度嵌甲患者常采用保守治疗,包括以下方法:

1.修剪受影响的患趾趾甲远端。

2.使用抗生素敷料。

3.收敛性溶液浸泡。

- 硫酸镁溶液。
- 25%硝酸银溶液。
- 10~20 分钟温肥皂水泡脚,每天浸泡数次。
- 浸泡后局部应用抗生素软膏,或者弱或强效类固醇。

4.棉团:用刮匙往向内生长的甲板下方塞入棉团。

5.牙线:在向内生长的甲板下方植入牙线。

6.甲沟板。

- 将灭菌乙烯基静脉输液管上下剪开。
- 将其放在向内生长的甲板边缘并向近端推进以覆盖针刺样的甲板。
- 用胶带或丙烯酸树脂固定。

7.树脂趾甲。

- 将已塑形的树脂趾甲放在趾甲下。
- 平整的树脂趾甲一直放至趾甲新生出来(2周~3个月)。

保守治疗无效或复发的严重嵌甲患者可以采用手术治疗。应切除甲板和增生肥大的甲襞。最常用的有效手术方法是苯酚烧灼的部分趾甲切除术。其他方法包括电烧、射频或 CO_2 激光消融甲基质。

外科治疗的其他适应证是趾甲真菌病(趾甲的真菌感染)、慢性复发性甲沟炎(甲襞炎症)和甲癣(趾甲弯曲变形)。

禁忌证

部分或全部趾甲切除术(使用或不使用苯酚烧灼)的禁忌证是出血性疾病、局部麻醉药过敏体质、糖尿病和外周血管疾病。妊娠期女性不宜使用苯酚治疗。

器械

- 局部麻醉时不使用肾上腺素:
  - 1%~2%利多卡因原液。
  - 0.5%丁哌卡因或 0.75%罗哌卡因原液。
- 5mL 注射器,25~27 号针头。
- 无菌手术洞巾。
- 聚维酮碘溶液。
- 酒精棉球。
- 油纱。
- 钳子。
- 刀柄及 62 号刀片。
- 英式铁砧指甲分离器。
- 小刮匙。
- 无菌棉签。
- 直血管钳。
- 液化苯酚 BP(80%或 88%)。
- 异丙醇。
- 无菌盐水。

操作流程

取得患者知情同意,并执行安全核查(图 31.2)。

1.将患者置于仰卧位,膝屈曲,足平放在桌子上。

2.用聚维酮碘溶液消毒患趾及周边,并将足垂下以暴露整个足趾。

3.使用局部麻醉药进行足趾阻滞麻醉。

4.用足趾止血带止血以保持术野清晰。

5.用趾甲分离器将患趾的甲板与甲床分离开。

6.用趾甲分离器向近端纵行切开趾甲。用趾甲分离器将整个趾甲分开,或者在前几毫米使用分离器,然后用手术刀继续切开甲襞下方的角质层。

7.轻轻地将甲板向上朝中线扭转,然后向远侧拉动,去除分离下来的甲板。

- 确保甲床上没有留下针刺样物或骨样物。
- 轻轻搔刮该区域以去除任何残余物。

8.擦干甲床,用蘸取苯酚的棉签涂抹甲床 30 秒,重复 3 次。在烧灼后立即将 70%的异丙醇涂抹到甲床上以中和苯酚。

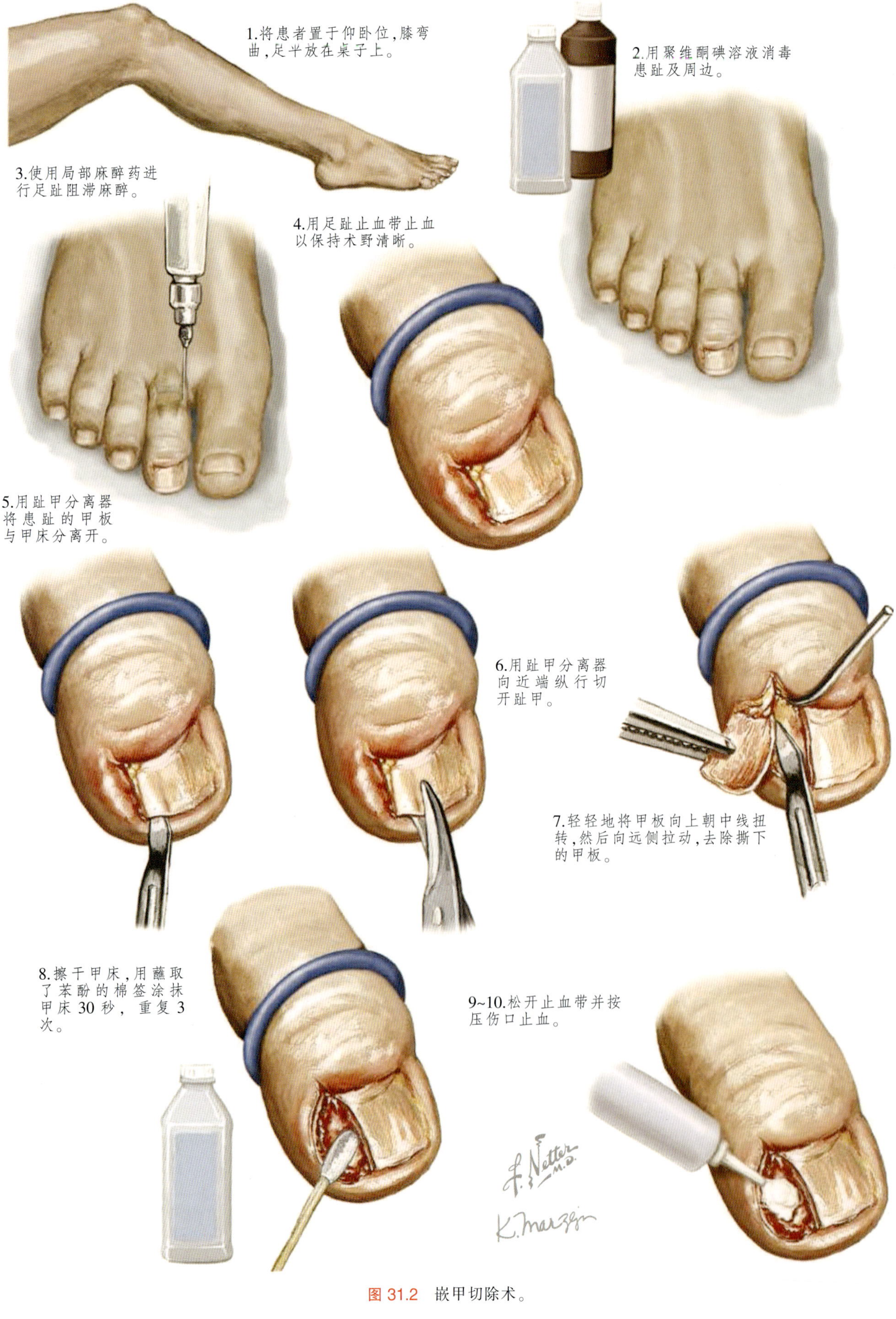
1.将患者置于仰卧位，膝弯曲，足平放在桌子上。
2.用聚维酮碘溶液消毒患趾及周边。
3.使用局部麻醉药进行足趾阻滞麻醉。
4.用足趾止血带止血以保持术野清晰。
5.用趾甲分离器将患趾的甲板与甲床分离开。
6.用趾甲分离器向近端纵行切开趾甲。
7.轻轻地将甲板向上朝中线扭转，然后向远侧拉动，去除撕下的甲板。
8.擦干甲床，用蘸取了苯酚的棉签涂抹甲床 30 秒，重复 3 次。
9~10.松开止血带并按压伤口止血。

图 31.2　嵌甲切除术。

9.松开止血带并按压伤口止血。

10.涂上抗生素软膏，用无菌纱布和抑菌绷带包扎伤口。

术后护理和注意事项

- 患者保持足部抬高 24~48 小时。
- 建议患者口服非处方镇痛药以缓解疼痛。
- 可在 24 小时后换药，并在 1~2 周内采用以下处理：
  - 温水泡足，每天 2 次。
  - 干燥后涂抹抗生素软膏，并包扎患趾。
- 患者应穿宽松的低跟鞋，以防止病情加重或复发。
- 患者应告知医生疼痛、肿胀或感染情况。术后注意正确的剪甲方式。

解剖学要点

术中有损伤患趾两侧血管神经的风险，为避免造成足趾坏死，局部麻醉药中禁忌加入缩血管药物。

并发症

这种简单、直接的处理方式的失败率一般比较低，并发症也比较少。最常见的并发症是由于甲基质及针刺状甲板去除不完全而导致的嵌甲复发。其他并发症还包括甲沟炎、瘢痕疙瘩、蜂窝织炎和骨髓炎，由于苯酚处理所导致的渗出可用高锰酸钾或 20%的氯化铁浸泡来控制。最后，部分或全部甲板去除后可能会导致足趾外观不够理想。

总结

嵌甲是影响所有年龄的常见病症，而且不分性别。在日常活动中嵌甲的足趾受到各种原因从趾甲的不正确修剪到鞋类的选择的趾端挤压而导致疼痛不适。根据病症的严重程度，可以采用保守或手术措施来治疗。许多研究发现，石碳酸烧灼的部分趾甲切除术可以达到最低的复发率。该手术具有较低的并发症发生率和较高的成功率，从长远来看预后较好。

参考文献

Bryant A, Knox A. Ingrown toenails: the role of the GP. *Am Fam Physician*. 2015;44(3):102–105.

Heidelbaugh J, Lee H. Management of the ingrown toenail. *Ame Fam Physician*. 2009;79(4):303–308.

Khunger N, Kandhari R. Ingrown toenails. *Ind J Dermatol Venereol Leprol*. 2012;78(3):279–289.

Nyberg S. Treating ingrown toenails. In: Dehn RW, Asprey DP, eds. *Essential Clinical Procedures*. ed 3. Philadelphia: Elsevier; 2013:323–327.

Thommasen H, Johnston C, Thommasen A. The occasional removal of an ingrowing toenail. *Can J Rural Med*. 2005;10(3):173–180.

选择题

1.患者，女性，55 岁，因踇趾嵌甲并反复感染而被送往急诊科。在行嵌甲去除前，于第 1 趾蹼间隙注入局部麻醉药。该过程阻滞了下列哪个神经？

A.腓肠神经

B.腓浅神经

C.隐神经

D.胫神经

E.腓深神经

2.患者，男性，25 岁，到当地的急诊科，主诉左足踇趾及趾甲疼痛，医生想触摸足部动脉搏动。下列哪个动脉可以触及？

A.足背动脉

B.腓肠动脉

C.腓动脉

D.足底深弓

E.胫前动脉

（侯致典 译　丁自海 校）

第 32 章

膝关节穿刺术

引言

关节穿刺术，也称关节穿刺，是一种使用穿刺针及注射器来收集关节囊滑液的安全、微创的临床操作技术。这一操作可用于诊断、缓解关节不适，抽取感染积液或血液，以及向关节腔注射药物。作为一种诊断辅助手段，关节穿刺术有助于对化脓性关节炎、骨性关节炎或类风湿关节炎的治疗。这一章主要阐述膝关节穿刺术的操作技术。

如果条件允许，超声应当作为辅助技术而被应用到穿刺术中。近来研究表明，超声引导的关节穿刺术优于传统的解剖标记点定位及触诊引导操作。超声技术的应用能极大地减轻操作引起的疼痛，提高穿刺成功率，并能采集更多的关节液，实现更大程度的关节腔减压，提升临床疗效。超声技术可用于直视下引导穿刺针穿刺。也就是说，超声可以在直视下为穿刺针标注靶点及判断穿刺针的方向及穿刺深度。

如果没有条件使用超声，那么操作必须以触诊引导关节穿刺的方式进行。体表标志的应用，能降低关节微屈时穿刺针刺入伸肌表面造成损伤的风险。在任何情况下，对临床解剖学的基本了解，对于避免在进行膝关节穿刺时损伤肌腱、韧带、肌肉及血管结构都是很重要的。

临床相关解剖学

膝关节囊，也称为关节囊，由外层覆盖的纤维层及内层的滑膜层构成。纤维层除了构成膝关节固有韧带的部分较厚外，其余部分都比较薄。在膝关节后面，纤维层包绕股骨内、外侧髁及髁间窝。在远端，纤维层附着于胫骨上关节面周缘。滑膜层则贴附于纤维层内面，覆盖所有未被关节软骨覆盖的关节腔表面，上下端附着在关节软骨边缘并覆盖股骨髁及胫骨髁、髌骨后侧面以及股骨腘窝部的表面。

同时，膝关节周围被各种分布部位不同的滑膜囊包绕(图 32.1)。其中，鹅足滑膜囊和半膜肌滑囊有比较大的临床意义。鹅足滑膜囊位于由缝匠肌、股薄肌、半腱肌共同组成的鹅足深面，距前内侧关节面 4~5cm。胫骨内侧副韧带穿行于其深面。半膜肌滑囊位于腘窝内，其病变是造成膝关节后部肿胀并最终导致膝关节退变的常见原因。

多个与关节囊毗邻的重要结构可能在膝关节穿刺术中受损伤，包括半月板、韧带、皮神经、肌肉及血管等。因此，清楚了解该区域的解剖非常重要。

适应证

在进行关节穿刺之前，必须将关节周围的实质改变，例如滑囊炎、蜂窝织炎、挫伤及肌腱炎与关节增生区分开来。典型的关节增生对于主动活动的限制大于对于被动活动的限制，并有明确的固定区域。因此，关节增生对主动活动和被动活动都有限制并常常产生周围的肿胀及疼痛(图 32.2)。

膝关节穿刺术可用于对疾病的诊断及治疗。

诊断性膝关节穿刺术

诊断性膝关节穿刺术适用于需要评估的慢性关

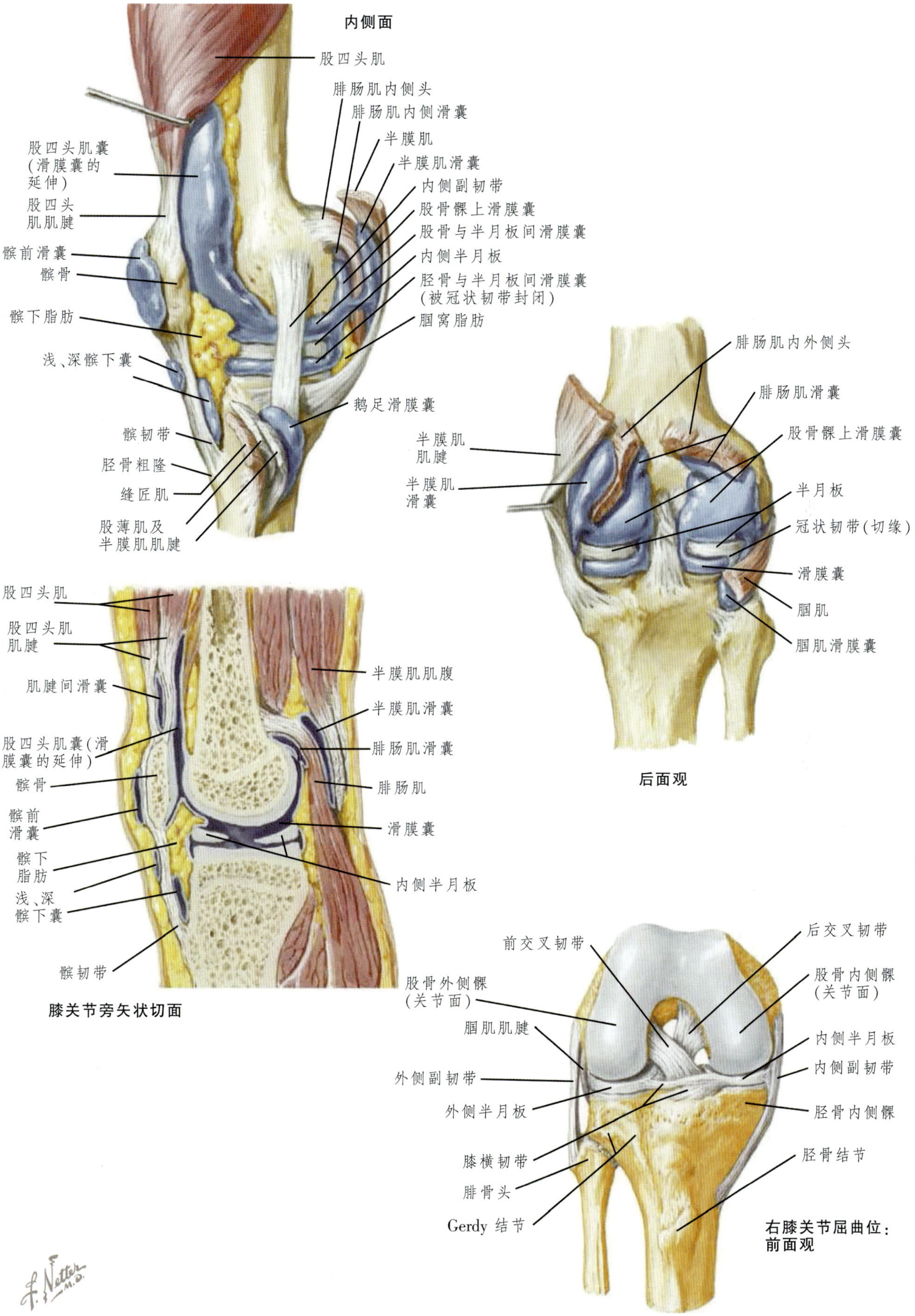
内侧面
股四头肌
腓肠肌内侧头
腓肠肌内侧滑囊
半膜肌
半膜肌滑囊
内侧副韧带
股骨髁上滑膜囊
股骨与半月板间滑膜囊
内侧半月板
胫骨与半月板间滑膜囊
(被冠状韧带封闭)
腘窝脂肪
鹅足滑膜囊
股四头肌囊
(滑膜囊的
延伸)
股四头
肌肌腱
髌前滑囊
髌骨
髌下脂肪
浅、深髌下囊
髌韧带
胫骨粗隆
缝匠肌
股薄肌及
半膜肌肌腱
腓肠肌内外侧头
腓肠肌滑囊
股骨髁上滑膜囊
半膜肌
肌腱
半膜肌
滑囊
半月板
冠状韧带(切缘)
滑膜囊
腘肌
腘肌滑膜囊
后面观
股四头肌
股四头肌
肌腱
肌腱间滑囊
股四头肌囊(滑
膜囊的延伸)
髌骨
髌前
滑囊
髌下
脂肪
浅、深
髌下囊
髌韧带
半膜肌肌腹
半膜肌滑囊
腓肠肌滑囊
腓肠肌
滑膜囊
内侧半月板
膝关节旁矢状切面
前交叉韧带
后交叉韧带
股骨外侧髁
(关节面)
股骨内侧髁
(关节面)
腘肌肌腱
内侧半月板
外侧副韧带
内侧副韧带
外侧半月板
胫骨内侧髁
膝横韧带
胫骨结节
腓骨头
Gerdy 结节
右膝关节屈曲位：
前面观
F. Netter M.D.

图 32.1　膝关节解剖。

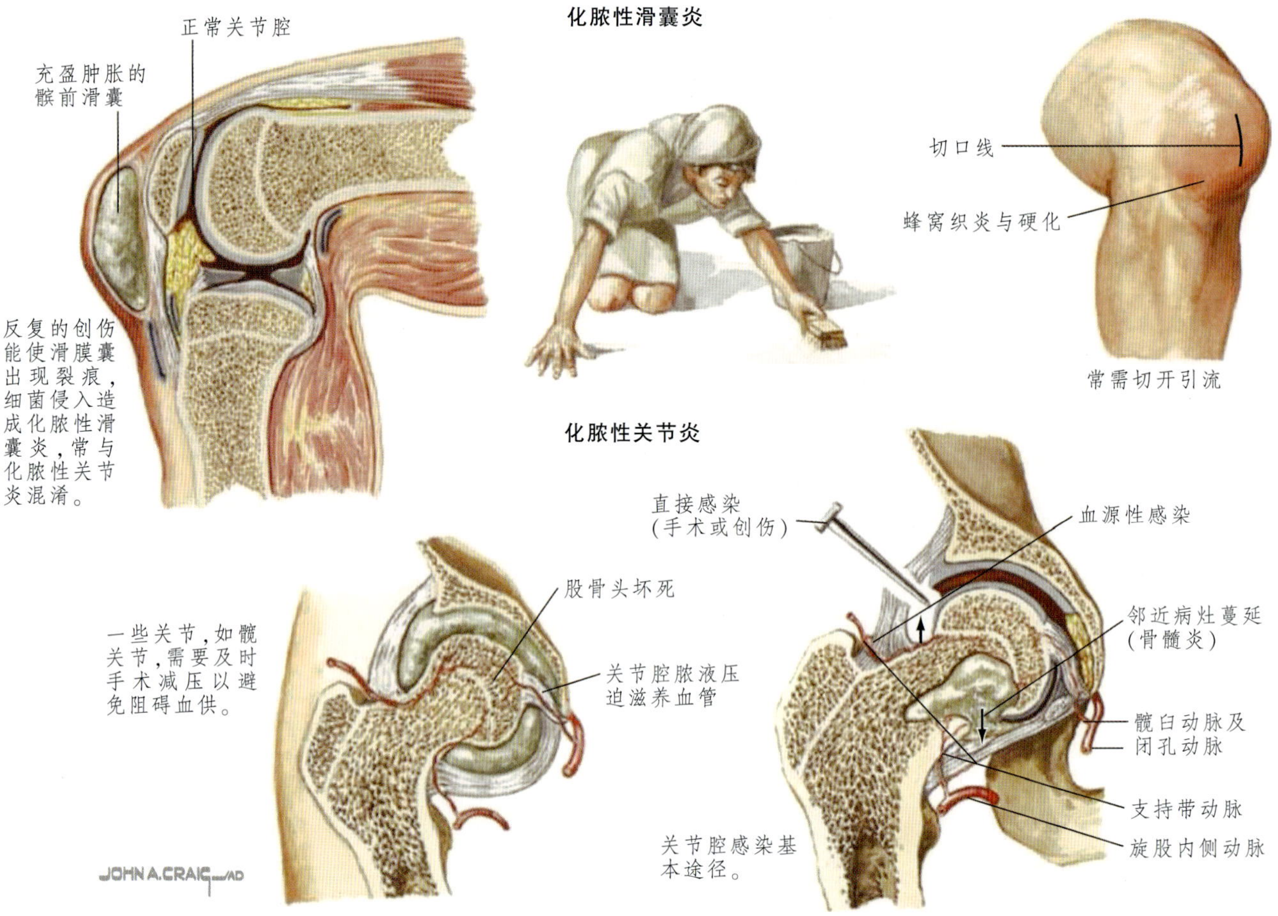

图 32.2　化脓性滑囊炎和关节炎。

节炎（风湿性关节炎、骨关节炎）、结晶性关节炎（痛风、假性痛风）、化脓性关节炎、不明原因的关节炎症、关节积液或积血等。

抽取的关节滑液具有很高的诊断价值，可用来分析其黏度、葡萄糖含量、总蛋白、尿酸、乳酸、细胞计数、风湿因子、黏蛋白和结晶等。液体样本可用于聚合酶链式反应研究、革兰染色及细菌、分枝杆菌和真菌培养等。

治疗性膝关节穿刺术

从治疗上讲，就是将膝关节穿刺术用于抽取积液或积血，从而缓解疼痛；改善关节活动度；药物注射，如皮质类固醇、抗生素或麻醉药物等；引流脓液。

禁忌证

膝关节穿刺术有几个禁忌证。相对禁忌证包括蜂窝织炎、皮炎或者进针点处的皮肤感染、相邻长骨的骨髓炎、未能控制的凝血功能障碍疾病，以及关节骨质疏松等。疑似菌血症是相对禁忌证之一，但如果疑伴有化脓性关节炎，仍应进行关节穿刺术，以排除脓液。

器械

- 无菌手套及洞巾。
- 无菌纱布。
- 无菌止血钳。
- 无菌胶带。
- 治疗床。
- 皮肤消毒液：聚维酮碘溶液或氯己定溶液。
- 注射器。
  - 1 个小注射器（5mL 或 10mL）用于局部麻醉。
  - 3 个大注射器（30mL）用于穿刺抽液。

- 穿刺针选择:18 号、20 号及 25 号针。
- 局部麻醉:1%利多卡因。
- 取样管。
- 如果可能,备以超声。

操作流程

取得患者知情同意书,并执行安全核查。膝关节穿刺进针可采用外侧或内侧入路法。本文主要介绍临床上较常用的外侧入路穿刺方法(图 32.3)。

外侧入路

向患者解释操作过程,并告知患者风险很小以消除患者焦虑。同时说明进行局部麻醉及穿刺至滑膜囊时会有轻微的疼痛。

1.患者取仰卧位,膝关节伸直或保持微屈。如有必要可在腘窝处垫一毛巾卷以支撑膝关节。

2.仔细查体并触诊,找出髌骨上外侧面。穿刺针应从距髌骨外侧缘与髌骨上 1/3 交界处 1~2cm 刺入。这一方位进针容易直达膝关节腔。如果可能,使用超声扫描以更好地分辨膝关节的内部结构。

3.在进针点处用标记笔做标记。

4.做好适当的个人防护措施。戴无菌手套,消毒液消毒皮肤。以标记点为中心,从内向外环形消毒,范围为 5~7.5cm。消毒液干燥后进行第 2 次消毒。如果患者对碘过敏,可以改用 70%酒精溶液。可用无菌洞巾,但不是必要。

5.取 5mL 或 10mL 注射器及 25 号针头,抽取 1%利多卡因在进针点行局部麻醉。在穿刺点打起一 2~3cm 皮丘,麻醉皮肤及皮下组织。继续进针,沿穿刺针入路逐层麻醉。

6.在 30mL 注射器上安装 18 号或 20 号针头。一手持注射器, 另一手以拇指和示指拉紧进针点皮肤。在距髌骨上外侧面 1cm 后,与矢状面成 45°角进针。如有必要,可推动髌骨辅助进针。如果有条件,可使用超声引导辨认关节囊,以帮助准确地引导穿刺针进入关节腔。

7.到达关节囊时会有瞬时的抵抗感。一旦穿刺针顺利进入关节腔,就可以进行抽液。如果没有观察到液体进入注射器,则轻柔地在髌骨上方加压,以“挤牛奶”的方式按压膝关节。这种方式可有利于多余液体的抽取。

8.当注射器抽满时,用止血钳在穿刺针中部固定,然后取下注射器。如有必要,可安装新的注射器抽取更多的液体或向膝关节腔注射药物,如皮质类固醇。

9.缓慢地从关节腔退出针头及注射器。穿刺针完全退出后,应给针头装上安全帽并保证正确处置锐器等医疗废弃物。

10.用无菌纱布覆盖进针点并按压几分钟直至进针点无渗血或渗液。再覆以无菌胶带。

11.抽取的液体应放置在注明标签的取样管并及时送检分析。

内侧入路

内侧入路方法除进针点在距髌骨内侧缘与髌骨上 1/3 交界处 1~2cm 外,操作基本同上。

解剖学要点

软骨

当进针时,应当缓慢、平稳,这样有助于避免与骨实质接触,从而防止对关节软骨造成损伤。

韧带及肌腱

皮质类固醇的注射使得韧带及肌腱更容易断裂。反复地向关节腔注射皮质类固醇会造成骨坏死,并削弱关节囊韧带的作用,最终导致关节不稳。

神经血管损伤

患者不恰当的体位及操作者错误地进针会导致关节腔周围血管神经的损伤。操作者必须注意关节腔附近的神经、动脉及静脉的走行,因为这些结构在穿刺进针或注射药物时有被损伤的风险。为确保穿刺针未进入血管,建议边进针边回抽,确保在注射药物前没有血液回流到注射器。

髌前滑膜囊

髌前滑膜囊位于髌骨前方, 介于皮肤与髌骨之间,腔内有稀薄滑液。髌前滑膜囊炎容易与膝关节积液相混淆。

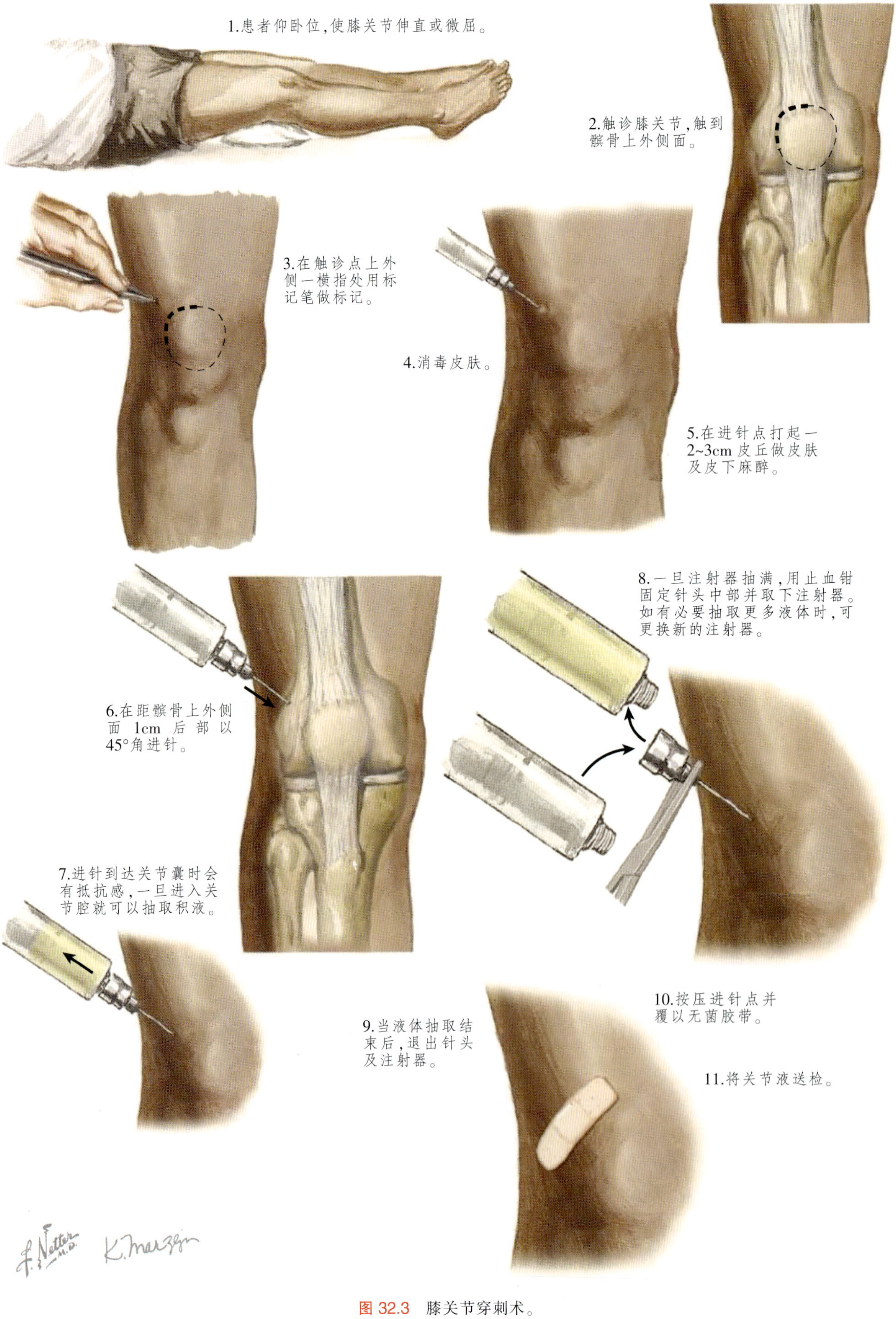
1.患者仰卧位,使膝关节伸直或微屈。
2.触诊膝关节,触到髌骨上外侧面。
3.在触诊点上外侧一横指处用标记笔做标记。
4.消毒皮肤。
5.在进针点打起一2~3cm皮丘做皮肤及皮下麻醉。
6.在距髌骨上外侧面1cm后部以45°角进针。
7.进针到达关节囊时会有抵抗感,一旦进入关节腔就可以抽取积液。
8.一旦注射器抽满,用止血钳固定针头中部并取下注射器。如有必要抽取更多液体时,可更换新的注射器。
9.当液体抽取结束后,退出针头及注射器。
10.按压进针点并覆以无菌胶带。
11.将关节液送检。

图 32.3 膝关节穿刺术。

并发症

膝关节穿刺术是一种相对安全的操作。如果操作恰当,并发症是极少见的。

穿刺引起的疼痛

在穿刺过程中,严重的疼痛反应往往是由于穿刺针进入到大量神经支配的关节软骨表面。如果出现疼痛,可调整进针方向或退针。应当在操作中再行表面麻醉、局部麻醉或两者同时使用。

关节穿刺后感染

尽管少见,但如果穿刺过程中穿刺针经过蜂窝织炎、严重皮炎或软组织感染的区域(以上三者皆为穿刺禁忌证),就有可能造成感染。不正确的皮肤消毒或失效的消毒物品也可能导致感染。当经感染的皮肤行疑似化脓性关节炎的诊断性穿刺后,应立即静脉使用抗生素,并将患者收治入院行持续抗生素治疗。

注射后反应

一些患者在皮质类固醇注射后或许会有膝关节疼痛加剧的症状。皮质类固醇会在注射后 6~12 小时产生一种炎症性的透明滑液。注射后反应会持续数小时或数天,表现为无力、低热及关节肿胀。在注射后及时使用抗炎药物或许能减少这种反应的出现。如果症状持续 2~3 天,则需行穿刺以排除化脓性关节炎。

关节血肿

除非患者患有出血性疾病,术后出血是很少见的并发症。大多数血肿较小并有自限性,因此可做观察处置。如果患者有凝血障碍,则需纠正。

总结

膝关节穿刺术是一种用于收集关节腔内滑液的安全的临床操作技术。它具有相对简单易行、创伤小、并发症少的特点,从而使之成为可以在急诊室、手术室或门诊都能使用的有效操作技术。

参考文献

Ahmed I, Gertner E. Safety of arthrocentesis and joint injection in patients receiving anticoagulation at therapeutic levels. *Am J Med.* 2012;125:265–269.

Dunn AS, Turpie AG. Perioperative management of patients receiving oral anticoagulants: a systematic review. *Arch Intern Med.* 2003;163:901–908.

Partin W, Dorroh C. Emergency procedures. In: Stone C, Humphries RL, eds. *Current Diagnosis and Treatment: Emergency Medicine.* 7th ed; 2011.

Sanford SO. Arthrocentesis. In: Roberts JR, ed. *Roberts and Hedges' Clinical Procedures in Emergency Medicine.* 6th ed. Philadelphia: Elsevier; 2014:1075–1094.

Thomsen TW, Shen S, Shaffer RW, Setnik GS. Arthrocentesis of the knee. *N Engl J Med.* 2006;354:e19.

Winegardner MF. Joint and bursal aspiration. In: Dehn RW, Asprey DP, eds. *Essential Clinical Procedures,* 3rd ed. Philadelphia: Elsevier; 2013:203–215.

Zuber TJ. Knee joint aspiration and injection. *Am Fam Physician.* 2002;66:1497–1500.

选择题

1.患者,男性,43 岁,因膝关节肿胀疼痛而到门诊就诊。患者病史提示既往有慢性淋球菌性关节炎。为取关节滑液做细菌培养需进行膝关节穿刺。以标准的髌骨外上缘入路法进行穿刺,穿刺针沿髌骨近端刺入。穿刺针会穿过下列哪块肌肉?

A.内收肌

B.股二头肌短头

C.股直肌

D.缝匠肌

E.股外侧肌

2.患者,女性,58 岁,清洁员,到门诊就诊,主诉持续的烧灼样膝关节疼痛。查体表现为“女仆膝”。下列结构中最有可能受累的是?

A.髌前滑囊

B.髌下滑囊

C.后交叉韧带

D.髌骨支持带

E.外侧半月板

(史本超 译 丁自海 校)

第 33 章

腰椎穿刺术

引言

首次腰椎穿刺(LP)是在 1891 年为缓解脑膜炎患儿颅内压(ICP)增高而采用的技术。尽管后来被禁止使用,但 LP 被 广泛应用于获取各种感染性和非感染性神经疾病的诊断和治疗的相关信息。LP 采集的脑脊液(CSF)具有非常重要的价值,特别是针对感染引起的多种紧急、危及生命的疾病。然而,LP 可能有副作用,因此需要在操作前进行仔细的神经学检查,因为局灶性缺陷是 ICP 增加的诱因。这种压力的增加可能是由占位性病变或脑出血引起的, 在这种情况下,在执行 LP 之前,应该获得没有对比物的头部 CT。LP 的结果应与相应的病史、体格检查和辅助实验室检查相关联。LP 的操作程序可以在成像、透视或超声引导下进行。

临床相关解剖学

与 LP 相关的解剖学涉及脊柱和脊髓。腰椎区由 5 个椎骨组成,从第 1 到第 5 腰椎依次排序,这是脊柱中最大的节段。椎体大小从第 1 到第 5 腰椎明显增加,这表明每个椎体的负荷都在渐次增加。因此,第 5 腰椎有最重最大的椎体, 最小的棘突和最厚的横突(图 33.1 和图 33.2)。椎骨的主要功能是支撑骨盆区域以上的身体重量和适度运动。

脊髓为中枢神经结构,圆柱状,细长,是脑干向下的外延。脊髓通常延伸到第 1 或第 2 腰椎之间椎间盘的水平,在此变细,成为脊髓圆锥,并以软膜纤维延伸终止为终丝(见图 33.1)。在儿童和婴儿中,脊髓圆锥可以向下延伸到第 3 和第 4 腰椎水平,在儿童发育为成人的过程中,脊柱生长的速度较脊髓快,从而使脊髓圆锥的水平相对于椎骨的水平升高。与脊髓圆锥相连的神经根丝围绕终丝形成马尾。硬脊膜、蛛网膜和软脊膜这 3 层膜状组织保护脊髓。LP 针穿过的层次依次为皮肤、皮下组织、棘上和棘间韧带、黄韧带、硬膜外腔、硬脊膜和蛛网膜,最后进入蛛网膜下隙。硬膜外腔有脂肪组织、神经根和血管丛,脑脊液位于蛛网膜下隙。硬脊膜和蛛网膜是硬脑膜和蛛网膜的延续,向下包绕脊髓圆锥、马尾和终丝,并在第 2 骶骨处终止。脊髓圆锥下方的蛛网膜下间隙 (终池), 是 LP 收集 CSF 的部位。

适应证

LP 和 CSF 分析的适应证包括紧急情况和非紧急情况。LP 最常见的适应证是怀疑脑膜炎或其他中枢神经系统感染,以及疑似蛛网膜下隙出血等情况。LP 的非急诊适应证包括评估各种中枢神经系统状况,如梅毒、脑积水、不明原因的癫痫发作和脱髓鞘蛋白异常等。此外,LP 还可用于脊神经麻醉、 特发性颅内高压(以前称为假瘤或大脑瘤)的缓解、鞘内给药、急诊科脊髓造影注射等治疗方法。

在急诊室,LP 最常用于诊断或排除脑膜炎、发热、头痛、精神状态改变或脑膜刺激征。脑脊液分析对细菌性和真菌性脑膜炎具有高度的敏感性和特异性。虽然发热的存在本身并不是 LP 调查的依据, 但不明原因的发热可能需要 LP 来评估中枢神经系统是否有感染。脑膜刺激征不存在于疾病的早期阶段,或极端年龄的患者,或那些免疫功能受损或接受抗炎药物的患

脊柱的韧带:腰椎区

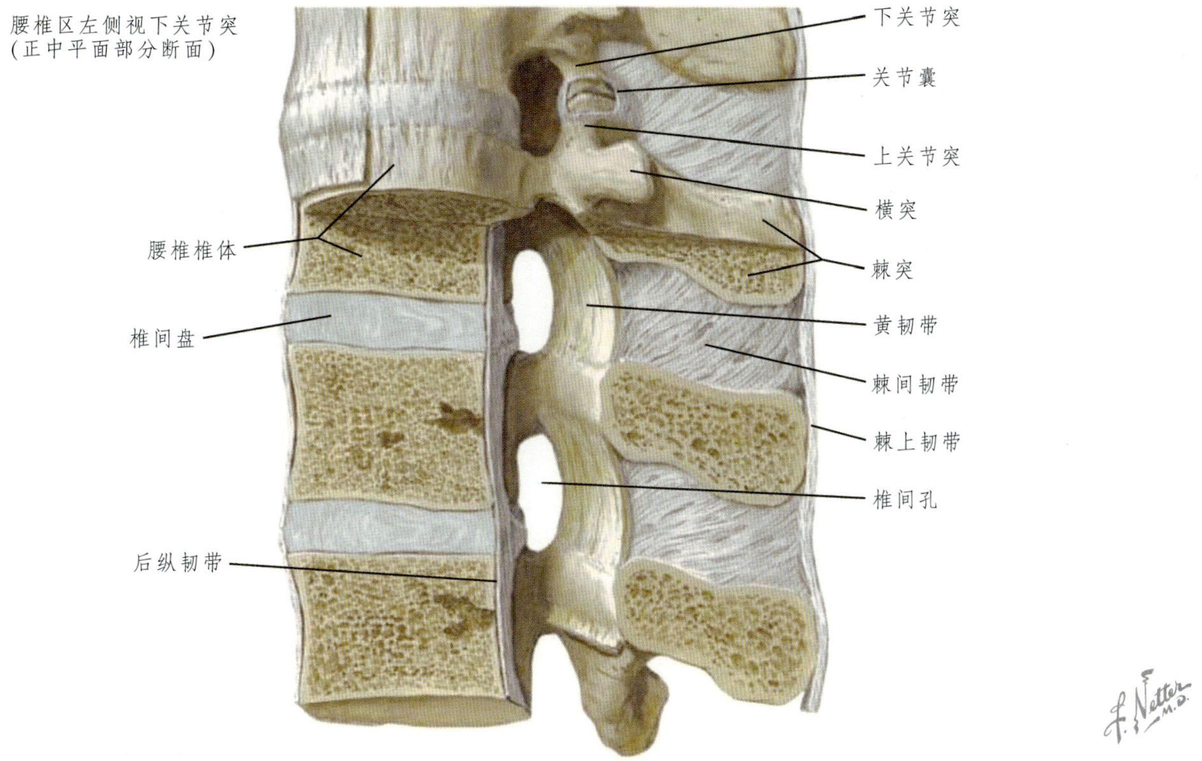

脊髓和脊神经前支

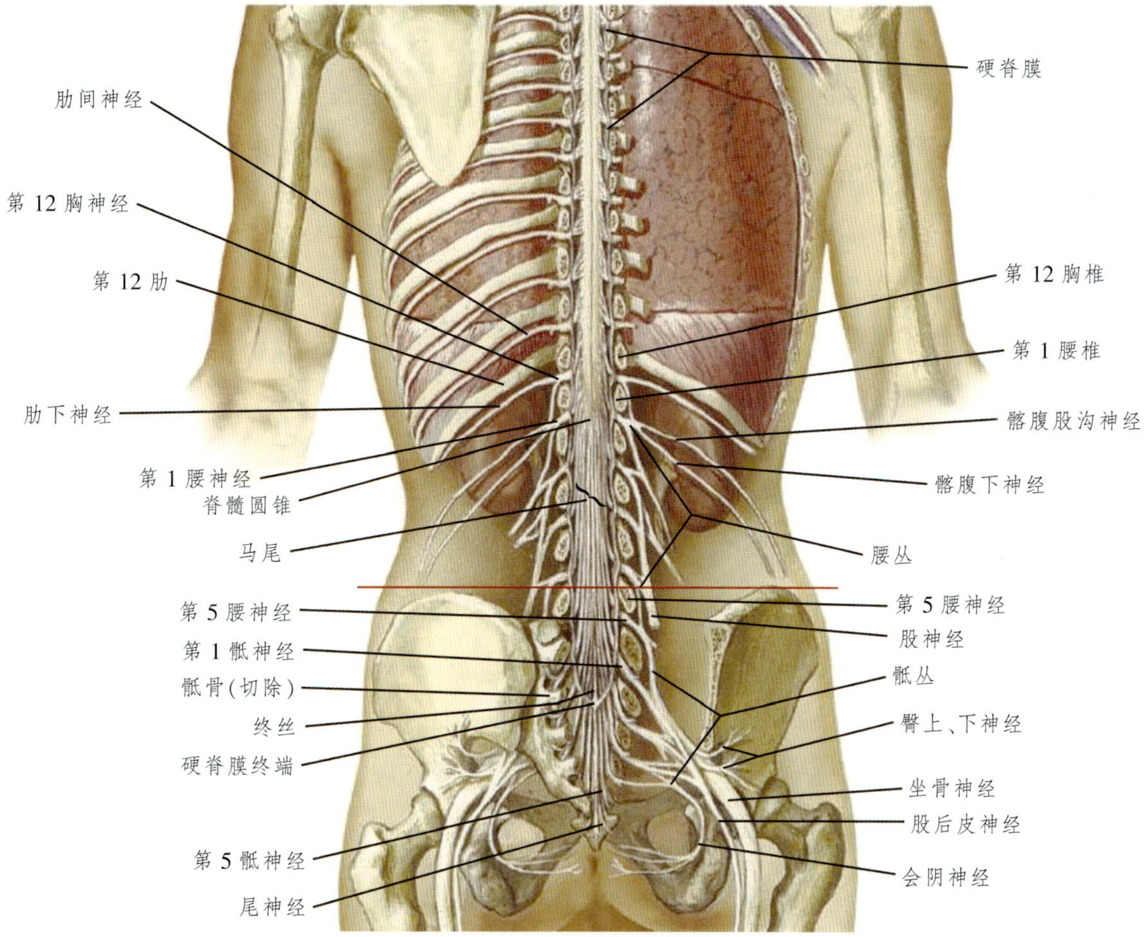

图 33.1　脊柱解剖。

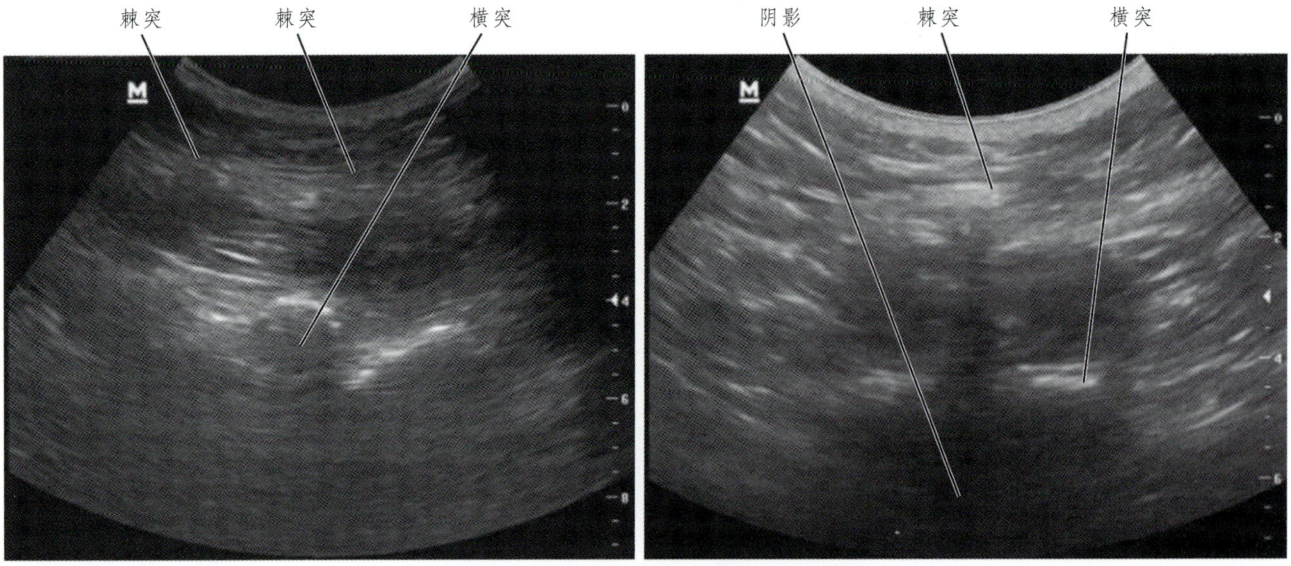

图 33.2 脊柱超声影像。

者，或那些曾接受部分抗生素治疗的患者。尤其是在婴儿和幼儿中，发热、易怒和呕吐是最常见的症状。诊断脑膜炎的其他体征包括项部强直、克尼格(Kernig)征和布鲁津斯基(Brudzinski)征。

怀疑蛛网膜下隙出血是急诊科进行 LP 的第二常见指征。尽管应用 CT 可在出血早期进行诊断，并且脑脊液中的血液具有很高的出血敏感性，但是在发病后 24 小时 CT 的敏感性下降。如果初始时 CT 为阴性，则 LP 有助于排除疑似蛛网膜下隙出血。

禁忌证

对于穿刺部位附近组织感染的患者，LP 是绝对禁忌证。相对禁忌证包括可疑颅内压增高、血小板减少症或凝血障碍等。

脑疝可能是 ICP 升高所致，而 LP 可能随着椎管内压力的降低而症状加重，这反过来可能导致心肺衰竭、昏迷、癫痫或死亡。过去的研究结果显示，LP 后病情恶化的 ICP 患者预后不良，包括神经学检查的局部发现和视神经盘水肿。如怀疑 ICP，如有可能，应在 LP 之前进行 CT 检查，但不应延误对疑似脑膜炎的适当治疗。在这种情况下，抗生素、类固醇和其他治疗不应在 LP 之前停止。对有以下一种或多种危险因素的患者应行常规 CT 检查：精神状态改变、局灶性神经病征、视盘水肿、近期发作和免疫损害。

器械

根据具体情况，局部麻醉可能需要，也可能不需要，但对清醒的患者应该使用 1%~2% 利多卡因进行麻醉。LP 器械有标准化的器械包，但也可以随时在床边使用额外的设备，包括：

- 超声仪(如果有的话)。
- 无菌手套。
- 防腐或其他无菌液。
- 无菌单。
- 脊柱针。
- 标本收集管。
- 麻醉液。
- 麻醉用针。
- 给药压力计(如果测量压力)。
- 注射器。
- 三通活塞。
- 无菌敷料。

麻醉针的选择取决于操作人员、患者年龄以及试剂盒本身。大多数套件提供一种标准的昆克(Quincke)切割针。然而，与使用标准的脊柱针相比，使用较小的针头(22 号及更长)和无创伤性针尖的针头可显著降低 LP 后头痛的发生率。

操作流程

获得患者的同意，并执行安全核查。如果有超声仪的话，按以下流程操作(图 33.3)：

1.患者取侧卧位，臀部、膝部和下颌向胸部弯曲致椎间隙最大，如果不能侧卧位，患者可坐位并向前倾，以尽可能最大限度地扩大椎间隙。

使用线性(程序性)高频探针。对于体重指数超过 30kg/m^2 的患者，使用曲线(腹部)低频探针。

2.要确认中间线，找出 L3/L4 或 L4/L5 棘突间隙(使用一条虚线连接髂嵴顶端的最高点)，并将探针以矢状方向放置在脊柱的轴线上。扫描探针放置在内侧和侧面，以确定棘突，这将显示为连续的高回声，1~3cm 长，圆形骨表面伴随一个远端阴影。标记探针的上下部分，移除探针，并画一条线来连接这些点。对于年龄稍大的儿童和成人，LP 可以在 L2/L3 间隙进行，也可以低到 L5/S1 间隙。对于 12 个月以下的儿童，由于脊髓圆锥的水平可能较低，因此 LP 应在 L2/L3 间隙以下进行。

- 为了确定合适的棘突间隙，将探针垂直于标记的中线，即尾端和头部，再一次将棘突可视化。棘突上下的无阴影空间是所需的棘间空间，通过画一条垂直于中线的线来标记 L3/L4 或 L4/L5 之间的无阴影空间的中心。
- 两条线的汇合处是针的进入点。这就完成了超声辅助部分的操作。继续应用无菌技术为患者做准备。
- 如果没有超声仪，触诊解剖标志，以确定在哪个部位进针。

3.使用无菌手套以防止污染和不良反应。在进行彻底洗手前准备好所有设备，并在进行第 4 步前穿戴头罩、口罩、手术衣和无菌手套。

4.使用消毒液消毒穿刺部位，以环形方式从穿刺点向外消毒皮肤。

5.在患者身体的上、下面放置无菌单以获得无菌工作空间。

6.用伊多卡因麻醉局部，几分钟后即起作用。

7.无论患者的位置如何，保持示指中的脊髓针与床平行。

8.用拇指稳定针头，并慢慢地穿透皮下组织，然后将针头稍微转向脐部方向。

9.继续缓慢而平稳地推进针头。当探针穿过硬脊膜时，可能会感觉到有“落空感”。

10.拆下阀杆以检查脑脊液是否回流。如果没有，更换导丝，需要向前或撤回几毫米，并重新检查脑脊液回流。这个过程应该重复进行，直到得到脑脊液为止。此时撤回导丝。可以使用压力计来测量压力。

11.收集 8~15mL 脑脊液。当需要真菌培养时，数量可能要增加，以解释微生物生长缓慢的原因。

12.通常，将脑脊液收集在 4 根管子中，并按收集顺序贴上标签。

13.当收集完成后，取出导丝并拔出针头。

14.用无菌敷料覆盖。

解剖学要点

“干抽”的原因是 LP 针进入的深度不够，针没能进入蛛网膜下隙。相反，如果针进入的太深，针尖可能会完全穿过蛛网膜下隙，并向前进入对面的椎间盘间隙。此外，如果针头进入的太深，也有可能造成血管损伤，尤其是在幼儿和婴儿。如果针头斜行进入，可能会完全错过蛛网膜下隙。

并发症

与 LP 相关的并发症包括感染、外伤性抽吸出血、LP 后头痛和脑疝。最常见的并发症是 LP 点附近的神经根性背痛和头痛。头痛源于脑脊液渗漏和疼痛敏感的脑膜的牵拉。这些症状表现为额部或枕部头痛，通常在 24~48 小时内消失，当患者从仰卧位到坐姿时，症状加重。外伤性抽吸可导致蛛网膜下隙静脉损伤，可通过适当的训练和技术加以预防。出血也可能是由抗凝治疗或凝血病引起的。这些并发症很少需要治疗，除非发生脊柱血肿，在这种情况下，可能需要 MRI 评估和外科治疗。延迟性表皮样脊柱肿瘤是一种罕见的 LP 后并发症，这些都可以通过在皮肤穿刺时保持针刺的方式来防止，从而减少将皮肤组织带入椎管的机会。

较严重的并发症是感染和脑疝，后者已在禁忌证中讨论。脑膜炎是一种罕见的并发症。LP 后脑膜炎最常见的细菌包括链球菌、葡萄球菌和铜绿假单胞菌。感染可能是由受污染的设备、医务人员喷出的微粒造成的，或既往脑膜炎患者存在菌血症。此外，LP 通过硬膜

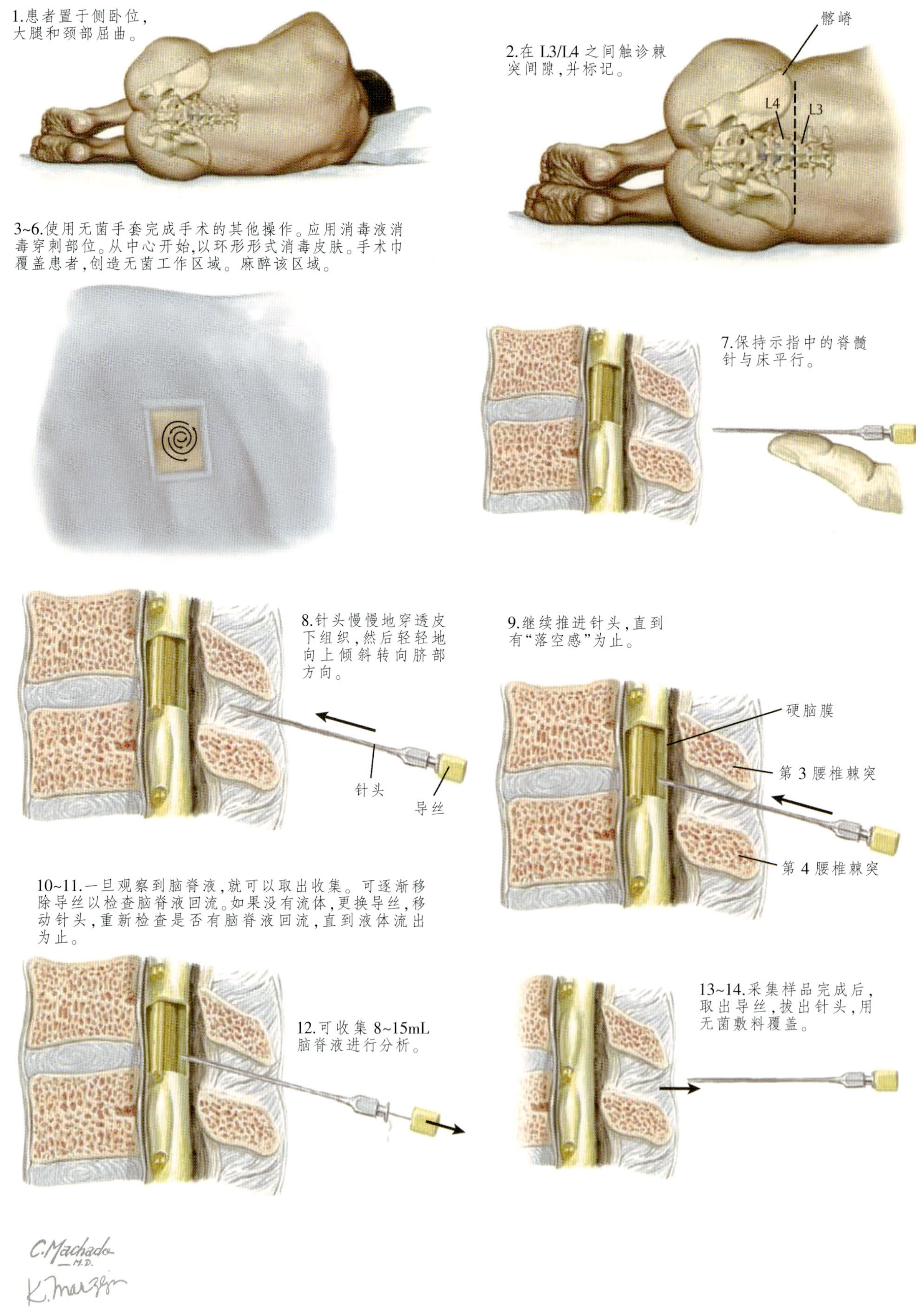
1.患者置于侧卧位,大腿和颈部屈曲。
2.在 L3/L4 之间触诊棘突间隙,并标记。
髂嵴
L4
L3
3~6.使用无菌手套完成手术的其他操作。应用消毒液消毒穿刺部位。从中心开始,以环形形式消毒皮肤。手术巾覆盖患者,创造无菌工作区域。麻醉该区域。
7.保持示指中的脊髓针与床平行。
8.针头慢慢地穿透皮下组织,然后轻轻地向上倾斜转向脐部方向。
针头
导丝
9.继续推进针头,直到有"落空感"为止。
硬脑膜
第 3 腰椎棘突
第 4 腰椎棘突
10~11.一旦观察到脑脊液,就可以取出收集。可逐渐移除导丝以检查脑脊液回流。如果没有流体,更换导丝,移动针头,重新检查是否有脑脊液回流,直到液体流出为止。
12.可收集 8~15mL 脑脊液进行分析。
13~14.采集样品完成后,取出导丝,拔出针头,用无菌敷料覆盖。
C.Machado M.D.

图 33.3 腰椎穿刺过程。

外脓肿可能导致 LP 后脑膜炎。通过适当的手部卫生、无菌技术以及适当的器械灭菌可以减少感染的发生。

总结

LP 是诊断中枢神经系统感染、蛛网膜下隙出血、脱髓鞘性疾病的一种安全有效的操作技术。LP 应在经过适当的病史和神经学检查后进行。对于怀疑 ICP 增加的病例，不应在脑 CT 结果之前进行 LP。LP 虽然是一种相对安全的手术，但可能有轻微或严重并发症，最常见的并发症是术后头痛和背痛，但最严重的并发症是感染和脑疝。

参考文献

American Academy of Neurology. Practice parameters: lumbar puncture (summary statement). Report of the Quality Standards Subcommittee. *Neurology*. 1993;43:625–627.

American College of Physicians. The diagnostic spinal tap. Health and Public Policy Committee. *Ann Intern Med*. 1986;104:880–886.

Baer ET. Post–dural puncture bacterial meningitis. *Anesthesiology*. 2006;105:381–393.

Baraff LJ, Byyny RL, Probst MA, et al. Prevalence of herniation and intracranial shift on cranial tomography in patients with subarachnoid hemorrhage and a normal neurologic examination. *Acad Emerg Med*. 2010;17:423–428.

Bonadio W. Pediatric lumbar puncture and cerebrospinal fluid analysis. *J Emerg Med*. 2014;46:141–150.

Ellenby MS, Tegtmeyer K, Lai S, Braner DA. Videos in clinical medicine: lumbar puncture. *N Engl J Med*. 2006;355:e12.

Eng RH, Seligman SJ. Lumbar puncture–induced meningitis. *JAMA*. 1981;245:1456–1459.

Gorelick PB, Biller J. Lumbar puncture: technique, indications, and complications. *Postgrad Med*. 1986;79:257–268.

Quincke HI. Lumbar puncture. In: Church A, ed. *Diseases of the nervous system*. New York: Appleton; 1909:223.

Sidman R, Connolly E, Lemke T. Subarachnoid hemorrhage diagnosis: lumbar puncture is still needed when the computed tomography scan is normal. *Acad Emerg Med*. 1996;3:827–831.

选择题

1.患者，男童，3 岁，因严重头痛、高热、不适和精神错乱而被送往急诊室。放射学和体格检查诊断为脑膜炎。LP 确认诊断。下列哪个椎体间水平是最适合的 LP 位置？

A.T11/T12

B.L1/L2

C.L2/L3

D.L4/L5

E.T12/L1

2.对脑脊液进行 LP 采样时，下列哪个外部标志是确定 L4 脊椎位置最可靠的指标？

A.肩胛骨下角

B.髂嵴最高点

C.两侧最低的肋骨间

D.骶骨裂孔

E.髂后下棘

3.患者，女性，15 岁。该患者被怀疑患有脑膜炎，如果需要通过 LP 获得脑脊液样本，必须将针尖放置在哪个位置？

A.硬膜外间隙

B.前纵韧带前方

C.黄韧带浅部

D.蛛网膜与硬脑膜之间

E.蛛网膜下隙

4.患者，女性，24 岁，因出现严重头痛、畏光和背痛而就诊。体格检查显示有脑膜炎阳性迹象。参加会诊的专家决定进行 LP 以确定脑脊液中是否存在病原体。针头在到达终池前最后穿过的结构是什么？

A.蛛网膜

B.硬脑膜

C.软脑膜

D.黄韧带

E.后纵韧带

5.患者，19 岁，在急诊时出现高热、严重头痛、恶心和颈部僵硬的症状，持续 3 天。主治医师怀疑脑膜炎，并通过 LP 获得脑脊液样本。应从以下哪个空间收集脑脊液？

A.硬膜间隙

B.硬膜下段

C.蛛网膜下隙

D.气管前间隙

E.脊髓中央管

6.患者，女婴，3 天，表现为发热、暴躁、不进食。作为不明原因发热检查的一部分，行 LP 检查。这种穿刺必须在脊髓以下进行，通常对于这样的婴幼儿患者，脊髓下端平对哪个椎骨水平？

A.L1

B.S1

C.L3

D.S3

E.L5

（史本超　译　丁自海　校）

第 34 章

鼻胃管插管

引言

鼻胃管插管是一种将插管插入胃或胃肠道的操作技术，以进行胃肠减压、给药和评估胃肠损伤或疾病。鼻胃管插管是将柔韧的塑料管经鼻腔、咽部和食管插入胃或十二指肠。这种在急诊室、手术室和诊所中常见的操作，最初是一种喂养瘫痪患者的饮食方法，至今已经发展为胃肠梗阻减压、洗胃、诊断上消化道出血、提供营养和给药的常用方法。

鼻胃管插管的并发症发生率相对较低，通常是导管插入的位置错误，并可能会引起患者不适。正确的操作可使不适感和并发症降至最低点。因此，了解解剖学和操作技术的相关知识对于减少操作失误至关重要。

用于肠内营养的胃肠管道，直径范围为 12~53mm，长度为 15~170cm。经鼻胃管减压、给药和肠内营养需要较大口径的导管(46~60mm)，其长度一般为 60~122cm。鼻胃管(NGT)直径的大小可估算为气管导管直径的 2 倍(以 mm 计)。

临床相关解剖学

鼻胃管通过鼻腔、鼻咽、口咽、喉咽、食管到达胃或十二指肠。鼻腔起自鼻前庭，毗邻鼻前孔的一个血管丰富的区域。鼻前庭后部是呼吸区，鼻外侧壁上有 3 个鼻甲以增加黏膜的表面积，改善该区域的通气功能。鼻腔以多块颅骨为支架，包括筛骨、蝶骨、额骨、犁骨、鼻骨、上颌骨、腭骨、泪骨和下鼻甲(图 34.1)，外被皮肤，内衬黏膜。筛骨的筛板构成鼻腔的顶部，如损伤会导致严重的脑外伤和多种严重并发症。

如果在插入鼻胃管时没有足够小心谨慎，则极易损伤鼻道内非常脆弱的黏膜。鼻前庭和鼻中隔黏膜的前部血管丰富，所以鼻衄(鼻出血)是鼻腔插管操作中的常见并发症。有 3 条主要的动脉通过小分支供应鼻腔：眼动脉发出筛窦前动脉和筛窦后动脉，上颌动脉发出蝶腭动脉和腭大动脉，面动脉发出鼻侧支和鼻中隔支。蝶腭动脉破裂可能导致严重的鼻出血，属于医疗急诊，需要烧灼或压迫才能控制出血。

鼻咽部位于鼻腔的后上方，跨越从颅底到软腭后缘的区域。咽鼓管的咽口位于鼻咽部侧方。鼻胃管误入咽鼓管的情况极其罕见。鼻胃管通过鼻咽部后向下进入口咽部。

口咽位于软腭下方，口腔后方。鼻胃管通过口咽时，轻微的不适可能与引起的恶心、呕吐反射有关(见图 34.1)。鼻胃管一旦通过会厌，就进入喉咽部，这是鼻胃管插管操作中的一个重要区域，因为鼻胃管有可能自此沿着两条路径下行。鼻胃管如果向前下方推进，可能误入喉腔。过度呕吐、呼吸急促和剧烈咳嗽通常使鼻胃管无意识地误入喉腔。如果向后下方推进，鼻胃管会顺利地进入食管。

食管是一条细长的肌性管道，将咽与胃相连。有两个括约肌控制食物和液体在食管内向下移动，近侧的括约肌靠近咽部，另一个括约肌位于胃的入口处。食管上部括约肌(为骨骼肌)能自主控制吞咽过程。与胃肠道的其他部分不同，食管缺乏较厚的浆膜，因而容易穿孔。

适应证

鼻胃管插管适用于多种疾病的治疗和诊断。经胃

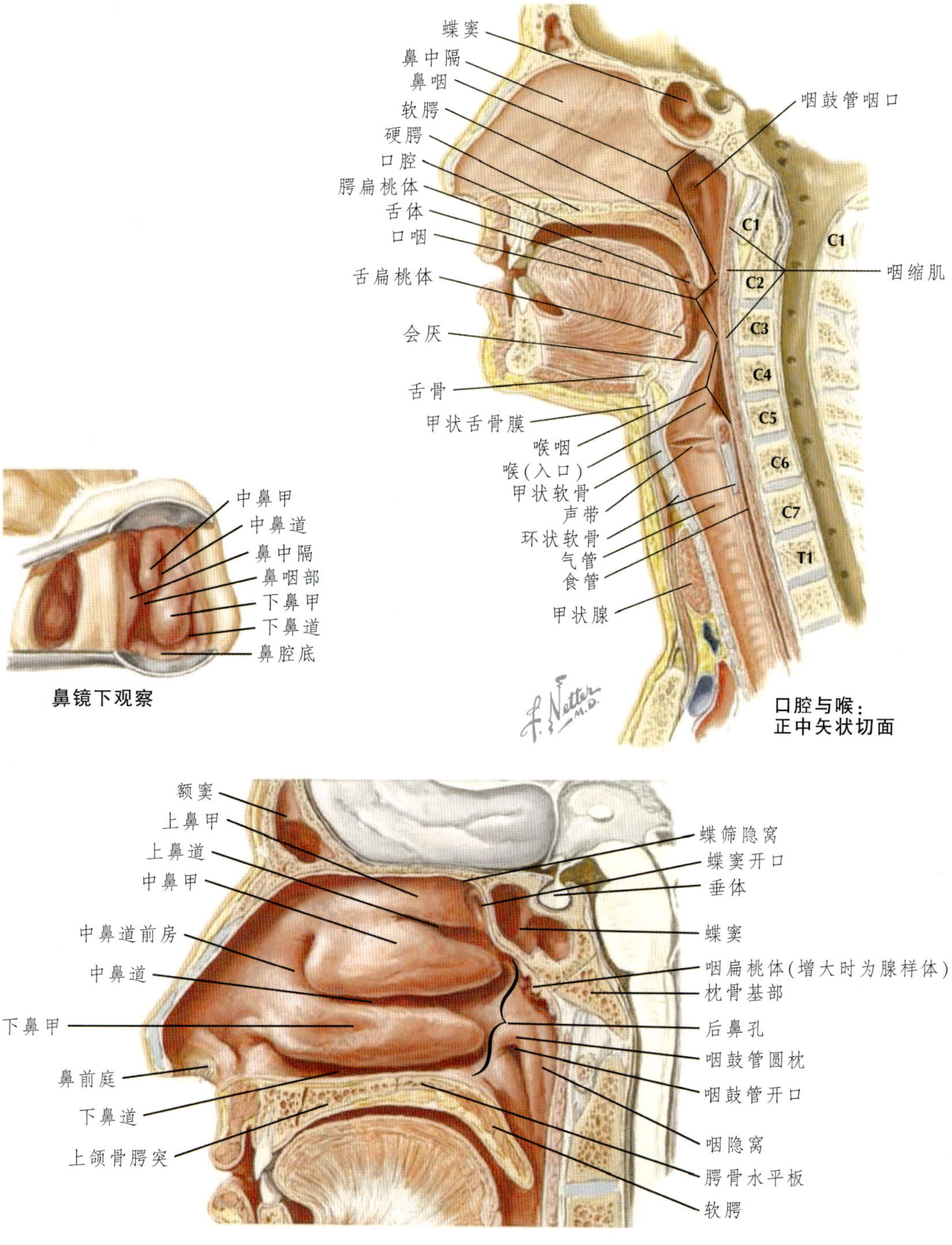

图 34.1　鼻腔和咽外侧壁。

可以快速给药、提供肠内营养、获取胃内容物、胃灌洗和减压，还可治疗肠麻痹或肠梗阻。在紧急情况下，鼻胃管可用于胃减压，以减少呕吐或误吸。

肠内营养

鼻胃管插管可为无法吞咽、有误吸风险的患者提供营养。这通常是患者接受确定性喂食之前或临床情况好转不再需要鼻胃管之前的临时救急措施。使用鼻胃管喂食时，应确保鼻胃管插到正确的位置，以避免反流和误吸。如非必需，最好减少使用鼻胃管进行营养。如果需长期的肠内喂养，可能需要通过胃造口术或空肠造口术置管，来减少鼻胃管喂食的相关并发症。

胃减压

严重烧伤、小肠梗阻、创伤、气管内插管、败血症和许多其他治疗问题的患者发生肠麻痹的风险增加。在这些情况下，需要鼻胃管行胃减压，通常将鼻胃管连接到低功率的抽吸装置上。通过抽吸去除过量的胃内容物，可能有助于避免呕吐和胃内容物的吸入。

评估胃肠出血

虽然现在更常使用内镜，但也可使用鼻胃管来评估胃肠出血的位置和严重程度。从鼻胃管抽出血液通常显示出血部位可能来自胃或十二指肠溃疡、胃炎、食管炎、Mallory-Weiss 撕裂综合征（食管贲门黏膜撕裂综合征）或食管或胃静脉曲张破裂，这些均为上消化道出血的病例，即可确认出血来自 Treitz 韧带（十二指肠悬韧带）近侧。出现黑便或便血、鼻胃管不能吸出血液的患者，肠道出血的位置可能较低。在食管静脉曲张的情况下放置鼻胃管可能会损伤曲张的静脉，从而导致严重出血。因此，通常不建议对已知静脉曲张的患者使用鼻胃管插管。

禁忌证

对于面部或颅脑部有严重损伤、近期面中部或鼻部手术，以及已知胃肠疾病（包括食管狭窄或食管静脉曲张）的患者，应避免插入鼻胃管。

颅底骨折和面中部损伤

严重的面部和颅脑部损伤包括颅底的骨折（图 34.2）。筛板（鼻腔的顶）靠近颅前窝。插管有可能通过 4 种途径破坏颅内隔室：破碎的筛板、颅前窝底的多处骨折、异常菲薄的筛板（不管有无损伤），或鼻窦炎引起的变薄的筛板。因此，面中部损伤是鼻胃管插管的绝对禁忌证，因为如果插管穿过破裂的筛板而进入颅腔，可能会导致更大的、潜在致命的伤害。

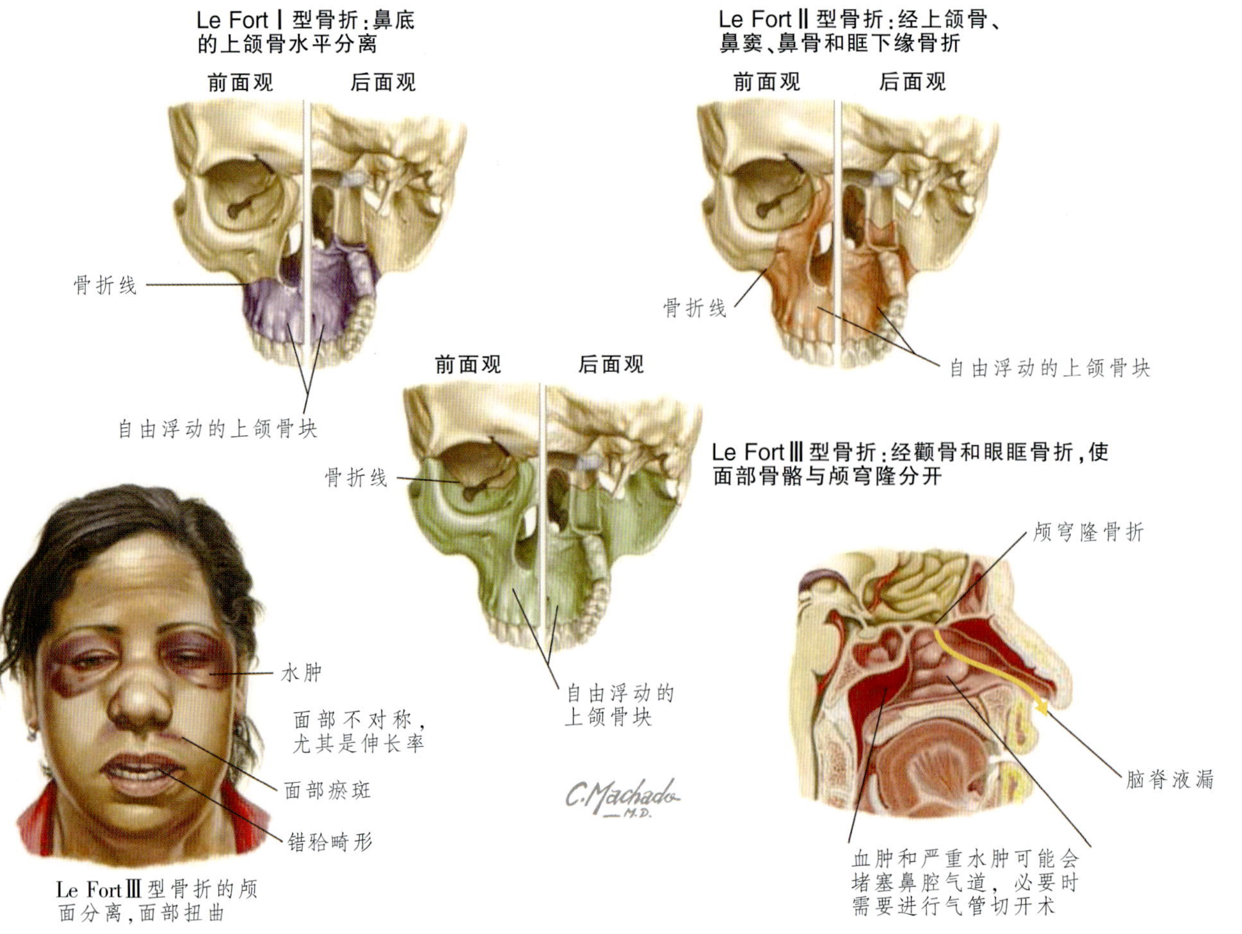

图 34.2 禁忌证：面中部骨折。

减肥手术

由于使用胃旁路法或折叠束带法行减肥手术后，胃肠道的解剖形态发生了改变，因此应避免鼻胃管插管，否则可能导致食管、胃或空肠穿孔。如果需要行鼻胃管插管，应咨询减肥外科医生或胃肠外科医生。

器械

鼻胃管：尺寸和类型与连接器一致。有两种类型的导管：Levin 单腔管和 Salem 双腔管。Levin 单腔管是最简单的鼻胃管，有一个腔，远端多个开口用于抽吸。Salem 双腔管有两个管腔，第二个管腔用于在第一个管腔抽吸时通气，以免吸住胃壁。Salem 双腔管是长期胃插管抽吸的首选。

- 滑润剂。
- 带导管的注射器。
- 吸管和吸引装置。
- 0.5%去氧肾上腺素（苯肾上腺素）喷鼻剂。
- 苯佐卡因–丁卡因喷雾剂。
- 安息香酊剂。
- 胶带。

操作流程

插入鼻胃管

获得患者知情同意书，并执行安全核查，清醒的患者取坐姿，无意识的患者应仰卧或仰卧伴头部稍抬高（图 34.3）。

1.向患者解释操作步骤和在某些操作时间点配合的必要性。

2.通过估算鼻–耳–剑突距离，来确定所需鼻胃管的长度。

3.润滑导管的末端。

4.在鼻孔喷涂 0.5%去氧肾上腺素喷雾剂，以防止鼻出血。如发生难以抑制的呕吐，则在咽部喷洒苯佐卡因–丁卡因溶液。

5.将鼻胃管沿着鼻腔底部插入鼻孔，进而向后方推进，直至遇到阻力。

6.使用轻微的压力，将导管直接对准后方，直至导管尖部到达鼻咽并向下移动至口咽部。

7.让患者用吸管吸少量水，在患者吞咽的同时，将导管推进至食管。如操作正确，患者可能会有呕吐反应。然而，如果患者咳嗽，表明鼻胃管可能正在进入喉腔或气管。如果发生这种情况，应退出导管并再试插一次。

8.当导管在食管内时，将其推进胃内。

9.导管进入胃后，用注射器抽出一些胃液，再经导管注入空气。同时在左上腹听诊，判断胃内有没有气泡声音。

10.胸部 X 线片确认导管的位置。

11.在鼻孔上涂安息香酊剂，然后用胶带将导管固定在鼻孔周围，同时将导管远端固定在患者的外衣上，以减少张力。正确固定导管是关键的步骤，因为朝向不正确的导管，会对鼻黏膜或鼻翼软骨施加压力，从而导致鼻出血、缺血或导管移位。

其他插管方法和口胃管

有时使用更长的导管，即鼻十二指肠管和鼻空肠管。替代方案包括胃造口管和空肠造口管。如果存在鼻胃管插管的禁忌证，则口胃管（通过口腔插入胃的导管）可以达到与鼻胃管插管相同的目的。

处于麻醉的患者，插管可能更加困难。这些患者通常也存在气管内插管，从而使鼻胃管插管更加困难，因为患者无法通过吞咽动作来辅助插管。对于这些患者，抬高头部的同时施加轻微压力以抬高甲状软骨是一种可以提高成功率的有效技术。对于颈椎损伤的患者，禁忌弯曲颈部，但抬高甲状软骨有可能足以使鼻胃管成功放置。如首次尝试失败后，应使用喉镜协助再次尝试，并在 Magill 镊引导下插管。

解剖学要点

当置管太靠前（咽前壁），则有可能进入喉腔；当导管插入太远（太长），则会进入十二指肠；如果置管太近（太短），则仅到达食管的远端或胃底部。

并发症

鼻胃管插入胃后一般很少发生并发症，可以通过仔细插入和持续监测患者的状态来避免。轻微的并发症包括黏膜组织损伤造成鼻或食管内层出血或受刺

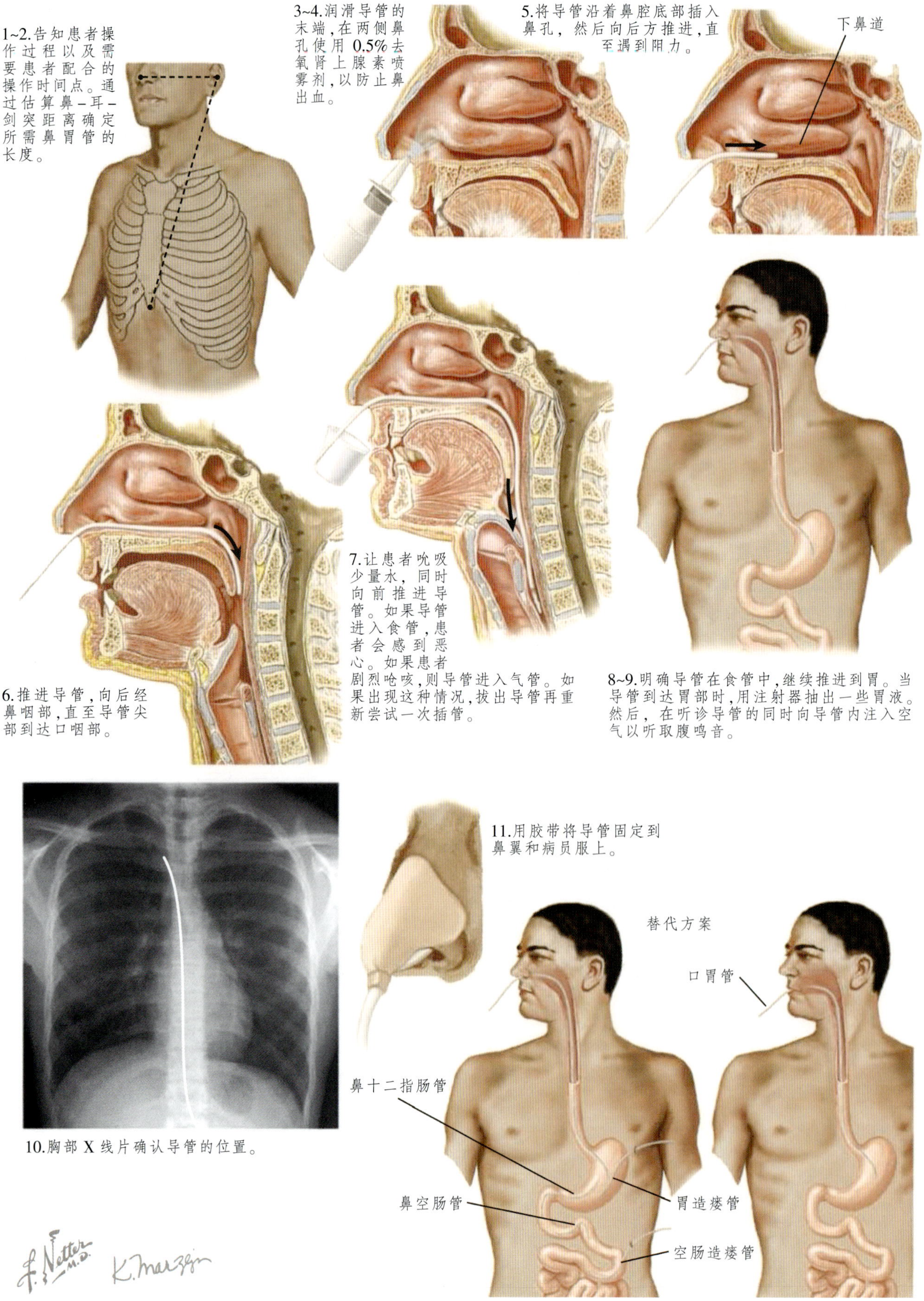
1~2.告知患者操作过程以及需要患者配合的操作时间点。通过估算鼻–耳–剑突距离确定所需鼻胃管的长度。
3~4.润滑导管的末端，在两侧鼻孔使用0.5%去氧肾上腺素喷雾剂，以防止鼻出血。
5.将导管沿着鼻腔底部插入鼻孔，然后向后方推进，直至遇到阻力。
下鼻道
6.推进导管，向后经鼻咽部，直至导管尖部到达口咽部。
7.让患者吮吸少量水，同时向前推进导管。如果导管进入食管，患者会感到恶心。如果患者剧烈呛咳，则导管进入气管。如果出现这种情况，拔出导管再重新尝试一次插管。
8~9.明确导管在食管中，继续推进到胃。当导管到达胃部时，用注射器抽出一些胃液。然后，在听诊导管的同时向导管内注入空气以听取腹鸣音。
10.胸部X线片确认导管的位置。
11.用胶带将导管固定到鼻翼和病员服上。
替代方案
口胃管
鼻十二指肠管
鼻空肠管
胃造瘘管
空肠造瘘管

图 34.3 鼻胃管留置术。

激。较严重的并发症包括导管误入气道或创伤性颅内插管伴颅底骨折。

误吸

鼻胃管的存在增加了吸入胃内容物的可能性。插管可改变食管下括约肌的生理状态，从而导致胃液回流并可能被吸入肺部。患有误吸的患者可能因胃酸进入肺部而患上肺炎。误吸相关并发症的预防措施包括：将患者置于半斜卧位，并及时吸痰。鼻胃管导致流涎增加，并可能影响到咳嗽反射，从而使误吸更有可能发生。

气管支气管并发症

如果鼻胃管误入支气管，可能发生严重并发症，包括肺不张、肺脓肿、肺炎或间质性肺炎。也有可能发生支气管穿孔和气胸。

鼻胃管综合征

虽然鼻胃管综合征并不常见，但鼻胃管插管可能造成严重的和潜在致命的并发症是声带麻痹和声门上水肿，即“鼻胃管综合征”。这种综合征的机械原因与鼻胃管腐蚀或压迫喉有关，并随着喉的运动而恶化。在鼻胃管存在的情况下，无论患者年龄如何，如果出现呼吸窘迫，应怀疑鼻胃管综合征或鼻胃管误入气管，应及时处理。

鼻炎和上颌窦炎

最常见于长期鼻胃管留置的重症患者，鼻胃管插管可刺激鼻旁窦，从而出现炎症，最常见的是上颌窦炎。虽然没有详细的文献记载，但有文献指出，使用鼻胃管而出现相关鼻炎的风险明显增加。

总结

鼻胃管插管有多种有临床价值的适应证。尽管认为是安全的，但有文献记录了相关并发症，在计划插管前应了解患者的信息。

参考文献

Bontempo L. Maxillofacial disorders. In: Adams J, Barton E, Collings J, et al, eds. *Emergency Medicine*. Philadelphia: Elsevier; 2008:277–287.

Brousseau V, Kost K. A rare but seriuos entity: nasogastric tube syndrome. *Otolaryngol Head Neck*. 2006;(135):677–679.

Crystal C, Levsky M. Esophageal disorders. In: Adams J, Barton E, Collings J, et al, eds. *Emergency Medicine*. Philadelphia, PA: Elsevier; 2008: 301–311.

Dziewas R, Warnecke T, Hamacher C, et al. Do nasogastric tubes worsen dysphagia in patients with acute stroke? *BMC Neurol*. 2008;8:28.

Ferreras J, Junquera L, García-Consuegra L. Intracranial placement of a nasogastric tube after severe craniofacial trauma. *Oral Surg Oral Med Oral Pathol Oral Radiol Endod*. 2000:564–566.

Giantsou E, Gunning K. Blindly inserted nasogastric feeding tubes and thoracic complications in intensive care. *Health*. 2010;2(10):1135–1141.

Hansen J. *Netter's Clinical Anatomy*, 2nd ed. Philadelphia, PA: Elsevier; 2010.

Harmon J, Balakrishnan K, De Alarcon A, Hart C. The nasogastric tube syndrome in infants. *Int J Pediatr Otorhinolaryngol*. 2014;78:882–884.

Ilias A, Hui Y, Lin C, Chang C, Yu H. A comparison of nasogastric tube insertion techniques without using other instruments in anesthetized and intubated patients. *Ann Saudi Med*. 2013;33(5):476–481.

选择题

1.患者，73 岁，在过去 6 个月内出现颈部疼痛、声音嘶哑和体重减轻。在喉镜检查中，发现声带上有一个小肿瘤。耳鼻喉科专家无法使喉镜通过两个皱褶之间的开口。这个开口的名字是什么？

A.梨状隐窝

B.前庭

C.心室

D.会厌

E.声门裂

2.鼻胃管插管的相对禁忌证包括以下哪项内容：

A.面中部骨折

B.腹腔镜胃束带手术病史

C.昏迷

D.肝硬化呕血的患者

（张策 译 丁自海 校）

第 35 章

甲沟炎切开引流术

引言

甲沟炎的定义为手指或足趾甲襞感染所形成的炎症。如果炎症涉及近端甲襞，则称为甲下积脓。一般来说甲沟炎包含两种情况，即可能已经形成脓肿或者暂时还没有形成脓肿。根据脓肿和感染的严重程度，需要选择是否切开引流。

甲沟炎的诊断没有特异的方法或技术。临床诊断常依据指(趾)甲近端甲褶或甲襞的触痛和外观的肿胀程度。其可以是急性或是慢性发病，致病原因为任何超过甲床承受能力的挤压，也包括过度的指(趾)甲护理、修剪、咬指甲、吸吮指甲或手指长期浸泡于水中，甲沟炎也常见于严重的糖尿病或免疫功能低下的患者。

临床相关解剖学

甲由甲板、甲基质和甲床组成(图 35.1 和图 35.2)。角化的甲板坚硬，可以保护甲基质，近端和两侧甲皱形成包绕甲板的甲襞，甲板和甲床远端间的表皮称为甲下皮，甲基质受甲板保护并不断产生新的甲体，在甲床的近端含有丰富的血管网和神经丛。

适应证

急性甲沟炎发作常表现为甲襞红肿、热痛，脓肿形成时需要切开引流。很多患者是由于吮指、咬指甲而导致手指暴露于口腔菌群中。甲沟炎可能是手指感染皮肤表面细菌或口腔细菌所致，感染的厌氧菌包括消化链球菌、梭形杆菌、普氏菌属、卟啉单胞菌，需氧菌有链球菌、葡萄球菌或艾肯菌属。如果不是暴露于口腔细菌，则可能是皮肤的金黄色葡萄球菌或化脓性链球菌。

慢性甲沟炎可能会有急性甲沟炎一样的表现，但也会有如角化不良、指甲营养不良或者是甲皱消失的表现。慢性甲沟炎常有多种原因导致，同时可能伴有湿疹，也可能是急性甲沟炎的反复发作。虽然具体的发病原因仍没有明确，但是常发现慢性甲沟炎患者的近端甲皱有白色念珠菌或非典型分枝杆菌。慢性甲沟炎常需要外科医生或皮肤科医生诊治。

禁忌证

甲沟炎的切开和引流没有明确的禁忌证。

鉴别诊断

甲沟炎需要与脓性指头炎、近端甲真菌病、疱疹性白癜风、肢端皮炎或假单胞菌感染指甲鉴别。脓性指头炎常是远节手指指腹的感染，表现为远端指腹炎症急性发作、疼痛、红肿。与其他需要鉴别诊断的疾病不同，脓性指头炎需要急诊切开引流，以防止骨髓炎或远节指骨的坏死等永久并发症。近端甲真菌病(甲癣)常由于真菌感染引起，出现甲板易碎，很少波及甲襞。疱疹性白癜风是由单纯疱疹病毒感染引起的，常出现水疱、皮肤发红并极度水肿和疼痛。肢端皮炎是疱疹性银屑病的一个变种，是一种影响肢体末端的自身免疫性疾病，病因不明，表现为指体发红，皮肤和指甲的鳞样变，出现无菌脓疱和结痂。长期浸泡水中可

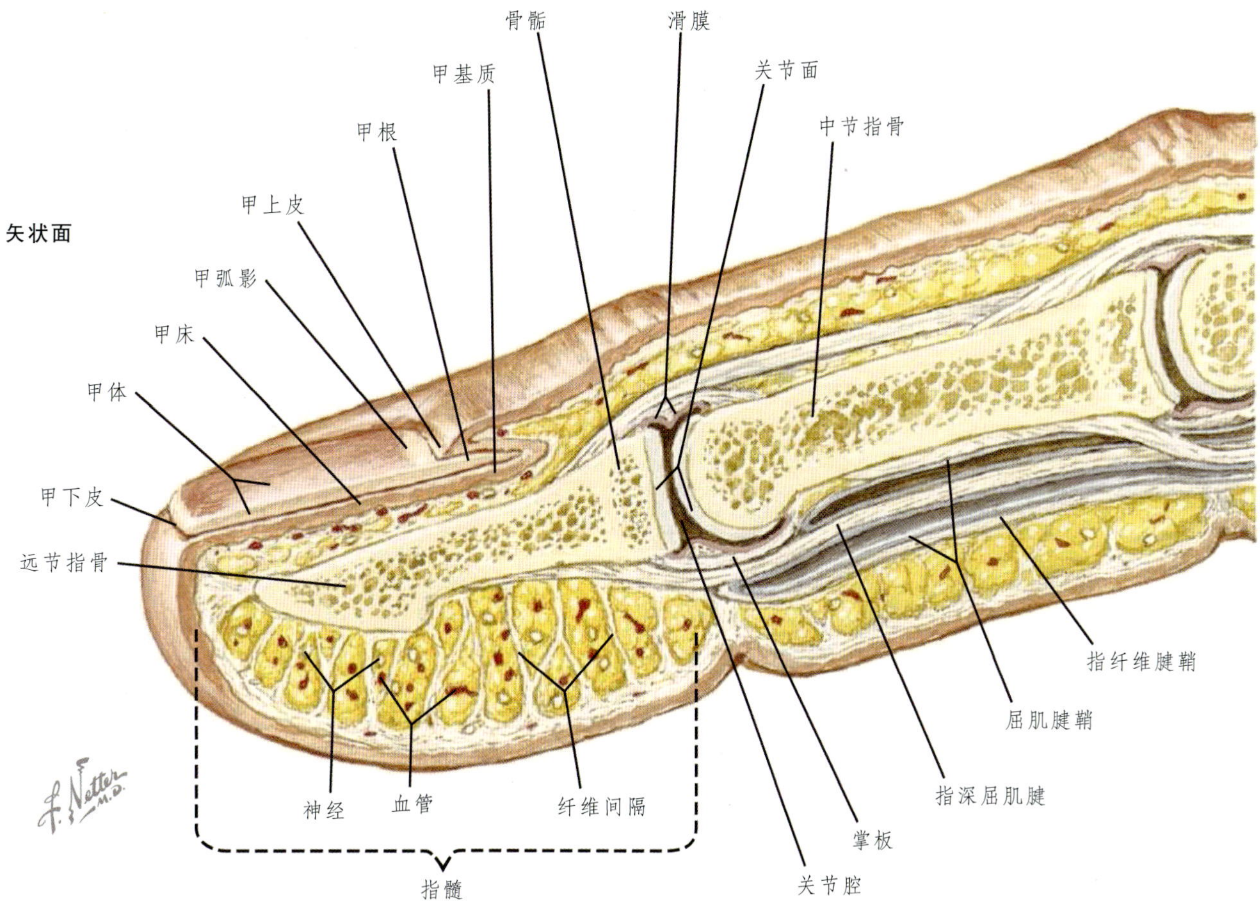

图 35.1　手指解剖。

能出现指甲假单胞菌感染，也可能伴发慢性甲沟炎，出现蓝绿色指甲。

甲沟炎的治疗取决于感染的严重程度，轻中度的急性甲沟炎无明显脓肿，其治疗可以采用浸泡或热敷患指的方式，每次 20 分钟，每天 3 次，浸泡后可加用抗生素软膏外敷，严重病例需要口服抗生素。如果有脓肿形成，则是切开引流的适应证。对于慢性甲沟炎，首选治疗是皮质类固醇外用，如果甲沟炎仍无明显改善，可给予全身性抗真菌治疗，并告知患者避免接触水和暴露患处。如果治疗效果不佳，应行细菌革兰染色和培养，以检查是否为多重感染。

器械

- 消毒液：碘附或氯己定。
- 局部麻醉药物（备用）。
- 麻醉喷雾。
- 手术刀或大号针头。
- 无菌纱布、手套、无菌巾单。

操作流程

患者知情同意后，并执行安全核查，穿戴个人防护设备（图 35.3）。

1.充分清洁患手，碘附、氯己定或酒精消毒后放置在无菌巾单上。

2.如果脓肿比较表浅，可以不用局部麻醉，使用手术刀或者针头刺入甲襞排出脓液。

3.如果疼痛较重或者脓肿较深，可以采用氯乙烷喷雾麻醉或者指根麻醉。

4.在患侧角质层下方切开，脓液可以顺切口流出，对于脓肿单侧切口切开者，应将切口延伸到甲襞的外侧。引流液送检。

5.将脓液尽可能排净。

6.引流出脓液后仔细冲洗脓腔，如果切口较大，可放置细纱布引流条。

远节指横断面

动脉和神经

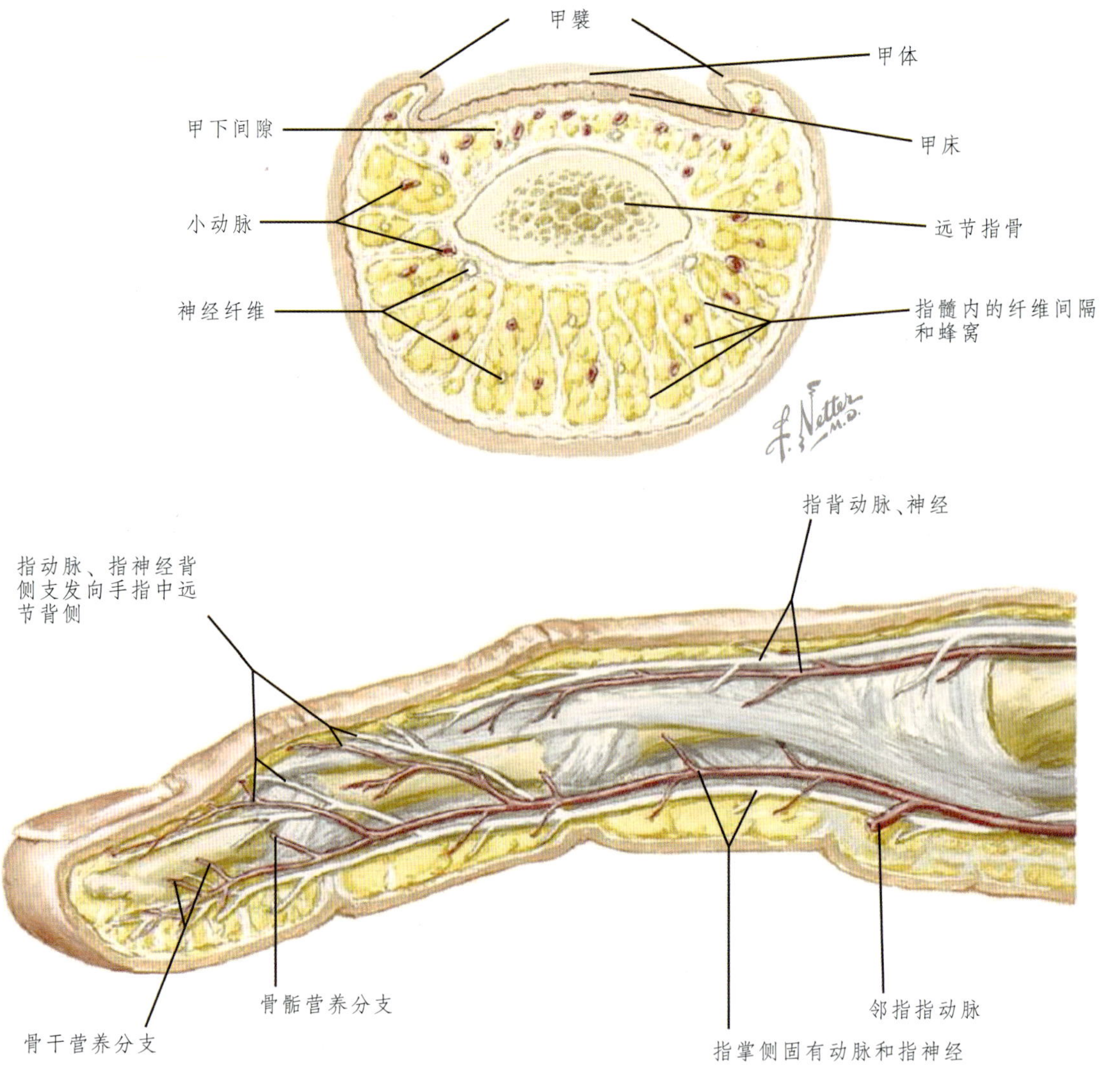

图 35.2 手指横断面解剖及血管神经。

7.纱布引流条放置24~48小时,以利于切口持续充分引流。

8.如果感染延伸到甲下,则需要切除部分甲板以利于充分引流,术后置纱布引流条,以防切口闭合。

9.甲沟炎的感染阶段和严重程度决定是否使用抗生素,这样做是为了确保如果需要去除的指甲部分是生发基质的一部分,指甲仍能较好地生长。

选择方法

1.可以用大号针头挑破甲襞引流。

2.这种方法一般不需要抗生素,而且大部分手指可在2天内恢复。

3.切开的手指应注意换药、浸泡,以保持切口完全敞开并充分引流。

4.如果脓肿严重,则建议使用抗生素治疗(切开引流使用5天,保守治疗则使用7~10天)。

解剖学要点

对手指,特别是对指甲解剖的深入了解有利于甲沟炎的成功切开引流,解剖学中要注意甲床或神经支配变异。如对血管分布不太了解,也可能出现血管损伤。尽量避免注射麻醉药,因为可能将细菌注入血管周围。

并发症

并发症包括因引流不充分而需要二次切开引流、指甲损伤或手指部分麻木。

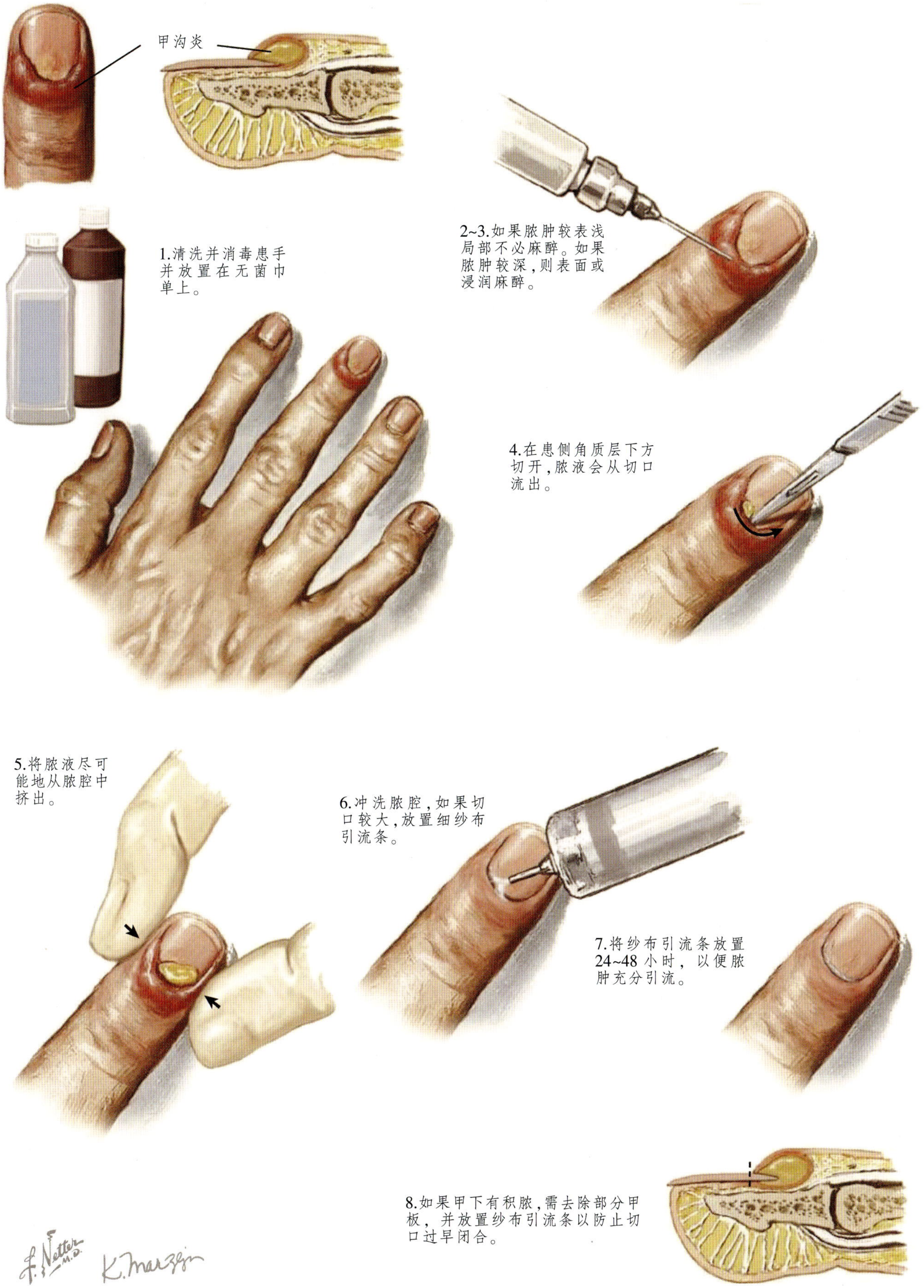

图 35.3　甲沟炎切开引流。

总结

甲沟炎切开引流对已形成脓肿的患者是一个简单有效的治疗方法。

参考文献

Colson AE, et al. Paronychia in association with indinavir treatment. *Clin Infect Dis.* 2001;32:140–143.
Rigopoulos D, et al. Acute and chronic paronychia. *Am Fam Physician.* 2008;77:339–346.
Rockwell PG. Acute and chronic paronychia. *Am Fam Physician.* 2001;15:1113–1116.

选择题

1.患者,65岁,糖尿病,出现小指甲下感染和轻微疼痛,急诊医生诊断为甲沟炎并给予切开引流。下面哪个神经最有可能受到感染的影响而产生疼痛?

A.桡神经浅支

B.正中神经发出的指掌侧总神经

C.尺神经发出的指掌侧总神经

D.桡神经深支

E.正中神经返支

2.患者,男性,23岁,不慎用缝针刺伤了拇指指端外侧,2天后出现指甲红肿疼痛,产生此疼痛的神经位于哪一区域?

A.甲基质

B.甲板

C.甲弧影

D.甲下皮

E.甲床

(荣凯 译 丁自海 校)

第 36 章

皮肤脓肿切开引流术

引言

皮肤脓肿是炎性渗出物在皮下或真皮下的积聚(图 36.1)。它常呈现出典型的炎症迹象:发红、触痛。最常见的病原菌是金黄色葡萄球菌。耐甲氧西林金黄色葡萄球菌(MRSA)已成为医院获得性病原体,在门诊环境中无处不在。特定感染的病原体可能与感染部位有关,需氧菌特别是葡萄球菌和链球菌属常从躯干、颈部、手部和腿部脓肿中被分离出来,厌氧的革兰阳性球菌,如梭杆菌属和拟杆菌属常从头部、手指、甲床和会阴部被分离出来。

临床相关解剖学

由于靠近重要或精细结构部位而难以安全切开的脓肿,应在治疗前仔细评估,必要时转诊至外科医生。位于面部鼻唇区的先天性囊肿或脓肿可能会引起颈部外侧和后部的脓肿。对面部脓肿的治疗通常取决于患者的偏好。在面部美容重要部位,有些患者可能倾向于反复切口引流。在这种情况下,建议进行手术方法咨询。在鼻唇沟部位尤其避免切口,以尽可能降低脓毒性静脉炎和经由海绵窦而导致颅内感染的风险。用温水热敷加用广谱抗生素治疗鼻唇沟脓肿更安全。建议对这些感染进行紧急咨询或请耳鼻喉科医生紧急会诊。对于与重要神经或血管密切相关的脓肿,例如手部(除甲沟炎和脓性指头炎)、直肠周围区域、乳房也存在很大的并发症风险,对于这些部位的脓肿,应尽可能转诊给外科医生以便初步评估。

适应证

切开引流

皮肤脓肿最重要的治疗方式是切开引流,单独针吸不能充分引流,无法达到脓肿完全消退。随机临床研究比较了这两种方法对 101 例皮肤脓肿的治疗。在切开引流治疗的患者中,80%的患者在 1 周内消退,而针吸治疗组仅占 26%。然而,在某些情况下,细针穿刺可能更合适,因为切开后可能遗留下瘢痕,这也是一个需要考虑的重要因素。在这些情况下,应首先咨询外科医生,然后再进行治疗和随访。

经验性抗生素治疗

虽然在如下所述的某些条件下需要抗生素,但没有证据支持其在切开引流后常规使用抗生素可以缩短病程或改善结果。

因为 MRSA 感染对青霉素有抗药性,所以常通过单独切开和引流而治愈 MRSA 感染。然而,在某些脓肿情况下临床仍需要使用抗生素。

禁忌证

皮下肿胀伴或不伴广泛周围红斑的病例一般情况为脓肿,因此可以比较容易确认。然而,脓肿有时与其他软组织感染,特别是蜂窝织炎有重叠的临床表现。在这种情况下,确定是否存在隐匿性脓肿较为困难。如果有明显的蜂窝织炎,且无明显的波动区域,则不应尝试切开引流。床旁超声检查常可有助于鉴别。

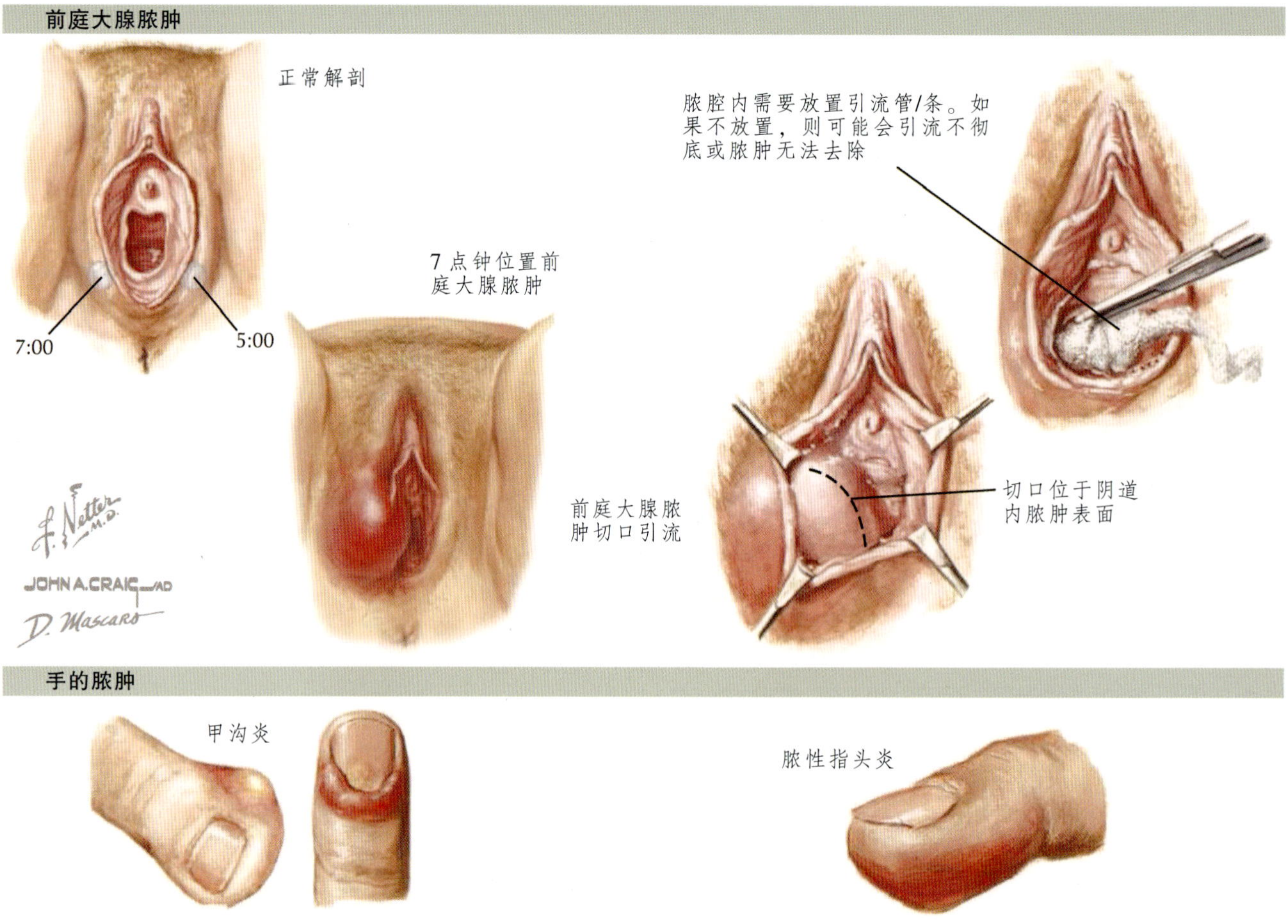

图 36.1 脓肿。

较大的脓肿、多个腔连通或反复发作的脓肿应由外科医生评估,因为它们可能涉及不常见的潜在病因或与瘘管相关。霉菌性脓肿不应切开引流。脓肿合并有败血症的患者应由外科医生进行急诊评估。

床旁超声

除非病灶可能存有异物,否则影像学检查不常规用于诊断皮下脓肿。虽然脓肿的准确诊断和治疗通常可以仅基于临床检查进行,但近期的研究表明,脓肿切开引流前进行超声检查可提高其准确性,并且在某些情况下可避免对患者造成某些伤害。因此,如有条件尽可能对所有怀疑脓肿的患者进行急诊床旁超声检查。使用高频线性探头来观察浅表结构对于诊断软组织感染非常有帮助,并且在仅表现为蜂窝织炎的情况下识别皮下脓肿(图 36.2)。在一项针对急诊科蜂窝织炎患者的调查中发现, 在使用床旁超声检查后,大约 50%的医生改变了治疗计划。因此,这种成像技术可以在脓肿治疗方面提供有价值的指导。

超声对脓肿附近重要结构的显示非常有帮助,即使在较为明确的病例同样有效。它还可以帮助区分脓肿和由其他类型的皮下液体导致的波动。通过超声检查可以清楚地识别肌肉、肌腱、血管和神经。

器械

- 设备支架,充足的照明。
- 护目镜。
- 碘附消毒液。
- 局部麻醉药物 (1%利多卡因)、3~10mL 注射器、25~30 号针头。
- 无菌巾单、手套和纱布。
- 手术刀、11 号刀片。
- 冲洗注射器(30~60mL)和较粗塑料导管。
- 无菌生理盐水。
- 包扎胶带(普通或碘仿)。

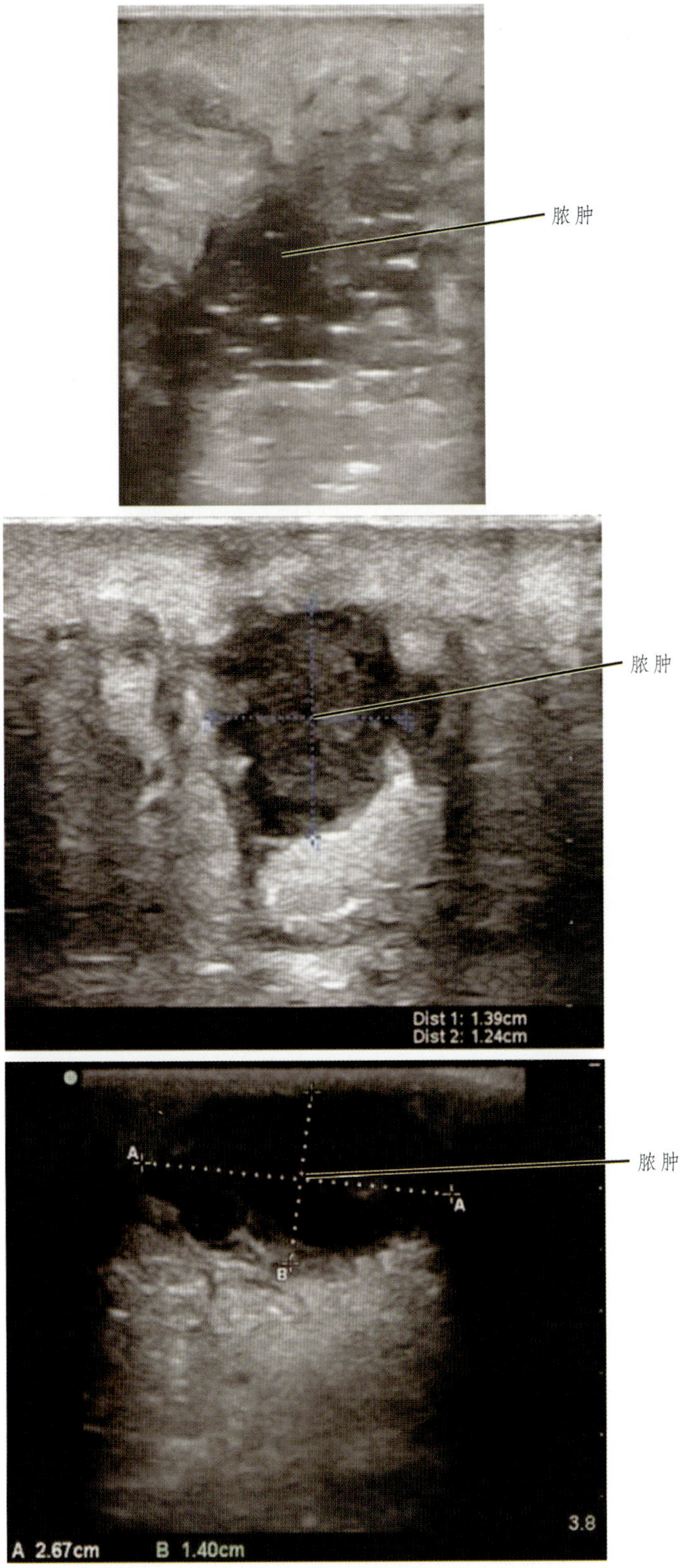

图 36.2　脓肿的超声影像。

- 小镊子。
- 小弯血钳。
- 剪刀。
- 咽拭子。
- 伤口敷料。

操作流程

取得患者的知情同意，并执行安全核查，穿戴好一次性个人防护设施。软组织脓肿的切开引流可以在急诊科或手术室进行，切口根据脓肿大小、位置以及麻醉的需要来决定。

对于脓肿位置较深或在重要结构附近的患者，最好在手术室处理。脓肿周围区域通常非常敏感，部分患者局部麻醉不能达到很好的效果。在感染组织周围的低 pH 值情况下，这些药物可能不起作用。因此，部分患者可能需要在急诊室局部或全身麻醉，这都需要在手术室进行操作。操作流程见图 36.3。

1.摆好患者体位，以便暴露术区。从脓肿中心向外周呈环形碘附消毒。

2.应用 25 号或 30 号针头平行于皮肤定位，并在皮下注射利多卡因进行麻醉。从脓肿顶部开始，向四周全部拟切开区域皮肤浸润麻醉。

3.用 11 号手术刀片切开脓肿的顶部(注意：手术刀应该只用于切开，而不用于探查脓肿)。在脓肿的顶部沿脓肿的整个长轴做一个线性切口，将其延伸到脓腔内。这有助于彻底排出脓液，并有利于完全切开脓腔。切口应沿皮肤的自然轮廓和皱褶，以减少瘢痕形成。

4.当脓液开始流出时，用培养拭子轻轻擦拭感染区域。把标本贴上标签，送细菌培养及药敏检查。如果有下列任何一种情况，需要做药敏检验：

- 严重的局部感染。
- 免疫功能低下。
- 反复多次感染。
- 有系统感染征象。
- 初始抗生素治疗失败。
- 年幼或年老患者。

5.在脓肿自发引流后，应用纱布包裹的止血钳头部仔细探查，探查脓腔四周，评估其深度，并充分扩张脓腔。如有必要，对较深的组织和切口皮肤的边缘进一步浸润麻醉，以利于控制疼痛。

注意：脓液的排出也可以应用带有钝头的吸引器，或在较小的脓肿中使用简单的棉签。一般情况下操作者用手指探查，这可能更容易评估脓腔，但这是不安全的，并且只有在绝对确定脓肿不包含尖锐的异物时才应进行尝试，在处理静脉吸毒患者的脓腔时更应特别谨慎。

6.用无菌生理盐水充分冲洗脓腔，以确保尽可能地清除坏死及感染组织。

7.根据脓肿的位置和大小，用镊子或止血钳持无菌纱布松散地包裹刀口。如果使用碘仿纱布而不是普通纱布，告知患者包扎后会有短暂的刺痛。

注意：此步骤的目的是保持切口开放，以使渗出物持续引流，同时也是为了促进脓腔从基底开始到表皮的愈合过程。如果皮肤切口先愈合使得腔隙形成一个密闭的空腔，脓肿可能会复发。包扎应松散，如果包裹太紧可能会产生脓腔壁的坏死和压痛。

8.在伤口上轻轻包扎吸附性敷料。如果脓肿部位在四肢，应告知患者保持肢体抬高。必要时术后给予镇痛药。与患者及家属共同制订术后镇痛治疗方案。

9.如是门诊患者，应交代预约复诊时间以及院外注意事项。

后续护理

大多数情况下，患者应该预约随访。切口包扎的患者如果术后良好，应在 48 小时内复诊。如果脓肿在面部，患者应在 24 小时内复诊。应指导患者在复诊前拆除包扎，拆除时可使用液体浸泡后拆除，以减轻拆除纱布时的疼痛。根据手术的位置，某些脓肿治疗后可能需要坐浴。依从性较好的患者可以自行在家里观察伤口，如果脓腔较浅，可以每天用浸泡过氧化氢的棉签轻轻擦拭脓肿基底，然后用生理盐水冲洗该区域并无菌纱布包扎。根据临床情况指导更换敷料和随访的时间。通常在炎症迹象消失并且肉芽组织正常生长后停止随访。

解剖学要点

在脓肿切开和引流时对周围解剖结构的充分了解，可以较好地避免并发症的发生。例如，应该了解脓肿周边的血管神经分布。此外，还必须考虑到可能会因注射麻醉药或皮肤切口而损伤深层结构。

并发症

对脓肿深部的组织结构的损伤是脓肿切开引流的并发症之一。在此类手术过程中，必须考虑潜在的

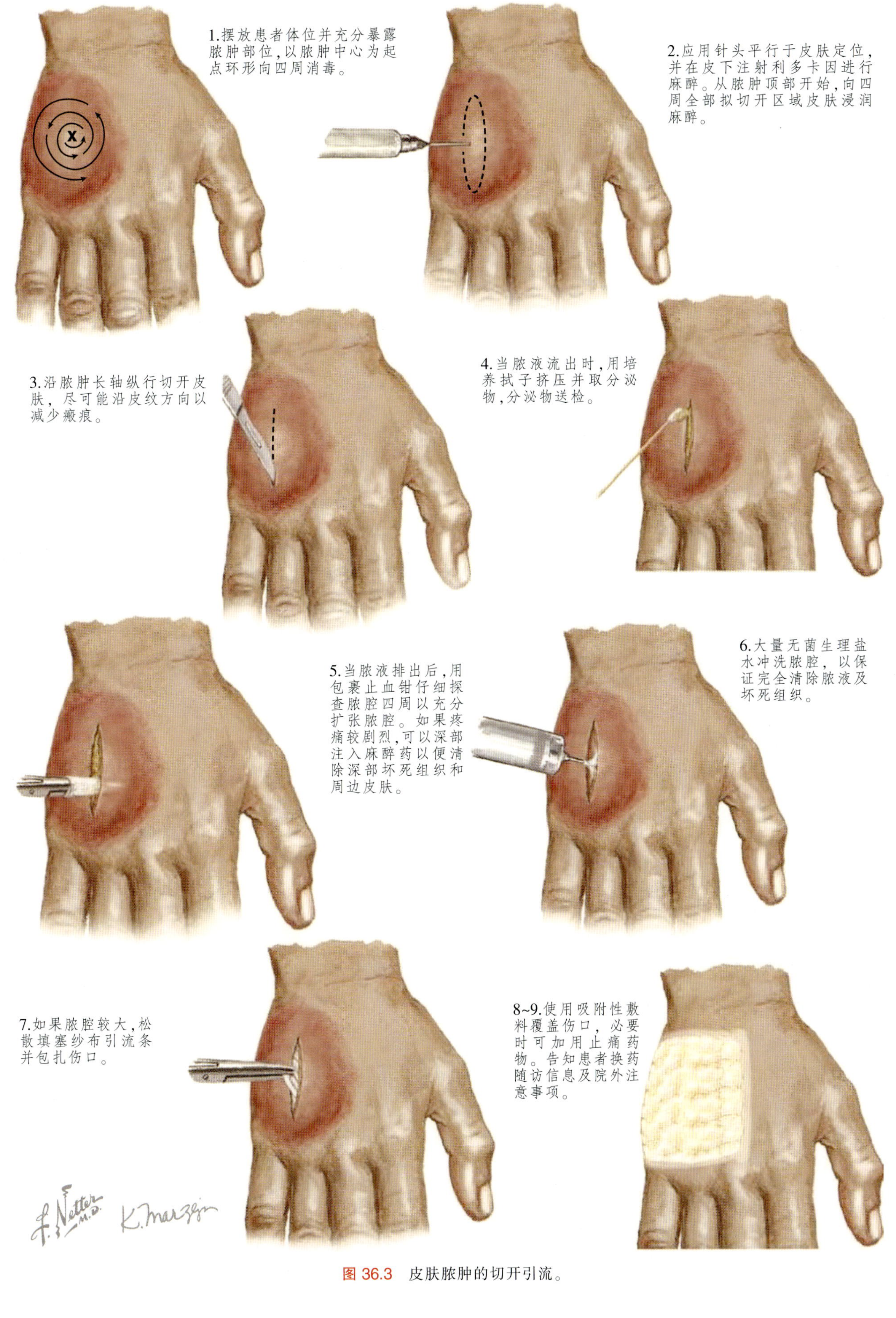

图 36.3　皮肤脓肿的切开引流。

皮下血管分布以及更深的组织结构。此外，必须避免脓液扩散到更深的组织平面，或进入血管中引起感染扩散。

总结

脓肿切开引流术是一种简单的手术，可以在软组织脓肿病例中安全实施。

参考文献

Abrahamian FM, Shroff SD. Use of routine wound cultures to evaluate cutaneous abscesses for community-associated methicillin-resistant *Staphylococcus aureus*. *Ann Emerg Med*. 2007;50(1):66.

Blaivas M, Adhikari S. Unexpected findings on point-of-care superficial ultrasound imaging before incision and drainage. *J Ultrasound Med*. 2011;30:1425–1430.

Butler KH. Incision and drainage. In: Robert JR, Hedges JR, eds. *Clinical Procedures in Emergency Medicine*, 5th ed. Philadelphia: Saunders; 2010:657–691.

Fitch MT, Manthey DE, McGinnis HD, et al. Videos in clinical medicine. Abscess incision and drainage. *N Engl J Med*. 2007;357(19):e20.

Gaspari RJ, Resop D, Mendoza M, et al. A randomized controlled trial of incision and drainage versus ultrasonographically guided needle aspiration for skin abscesses and the effect of methicillin-resistant *Staphylococcus aureus*. *Ann Emerg Med*. 2011;57(5):483–491.

Rajendran PM, Young D, Maurer T, et al. Randomized, double-blind, placebo-controlled trial of cephalexin for treatment of uncomplicated skin abscesses in a population at risk for community-acquired methicillin-resistant *staphylococcus aureus* infection. *Antimicrob Agents Chemother*. 2007;51(11):4044–4048.

Wright TN, Gilligan L, Zhurbich O, Davenport DL, Draus Jr JM. Minimally invasive drainage of subcutaneous abscesses reduces hospital cost and length of stay. *South Med J*. 2013;106(12):689–692.

选择题

1.一位男婴被送到急诊科，患儿腿部出现皮疹3天。既往无体温升高、咽喉肿痛及皮疹病史。查体见体温37℃，腿上有无痛、充满液体的水疱。水疱周围皮肤发红、发痒。破裂水疱旁有黄色痂皮。诊断为大疱性脓疱病。以下哪项是最有可能导致这种情况的病原体？

A.化脓性链球菌

B.肺炎链球菌

C.金黄色葡萄球菌

D.表皮葡萄球菌

E.无乳链球菌

2.对题1中患儿的治疗，以下哪类药物最有可能是首选？

A.大环内酯类

B.红霉素

C.头孢菌素

D.氨基糖苷类

E.四环素类

3.在进行脓肿切开和引流之前，以下哪种情况应咨询外科医生？

A.右颈前部4cm大小波动性肿块

B.左膝部4cm大小波动性肿块

C.左臀部4cm大小波动性肿块

D.右前臂4cm大小波动性肿块

E.左腋下4cm大小波动性肿块

（侯致典 译 丁自海 校）

第 37 章

肩关节抽吸术

引言

据文献报道，肩关节抽吸术的应用并不像下肢大关节抽吸术的应用那样广泛，这可能与这些关节的发病率较高有关，而肩关节通常较少出现感染和结晶性关节炎疾病。

超声技术的发展为侵入性操作提供了一种非侵入性的辅助手段，增加了这些操作的安全性，并降低了并发症的发生。与其他成像方式相比，超声是一种无辐射、非侵入性、易学习且经济有效的影像工具，使得侵入性操作更加便利和安全。超声扫描可提供对内部器官结构的快速评估，因此在急诊科应用广泛。手术的失败率也因超声的广泛使用而大大降低。

在肌肉骨骼疾病中，超声扫描对于诊断和治疗一些实质性器官病变扮演着重要角色。因其可清晰地区分软组织、骨结构的正常与病理状态，从而可以达到骨骼肌肉结构的绝佳展示。在手术前和手术过程中都可以使用超声引导。相比之下，其他影像检查虽然在手术前可使解剖结构可视化，并标记定位，但在手术过程中无法获得可视化图像。

本章讨论的超声引导下的肩关节抽吸术，是一种具有诊断和治疗价值且相对安全、易于执行的操作技术。

临床相关解剖学

肩部独特的解剖结构是其成为人体最灵活关节的原因。肩关节可以使上肢内收、外展、屈、伸、旋外和旋内，以及 360°环转。肩关节是一种球窝关节，包裹在衬有滑膜的纤维囊内。为了抵消与其广泛的运动相关的不稳定性，关节囊周围由许多肌肉、肌腱和韧带以及关节盂唇固定(图 37.1 和图 37.2)。

肩部将上肢连接于躯干。肩胛带(由锁骨和肩胛骨组成)与肱骨头联结。这些骨骼之间形成若干关节，组成一个肩关节复合体，包括肩锁关节、肩关节和胸锁关节。肩关节是肩关节复合体中的一个球窝关节。关节盂唇是由纤维软骨组织组成的围绕在关节盂边缘的环形结构，在一定程度上加深了容纳肱骨头的空间。

承担肩部稳定的结构包括肌肉、肌腱和韧带。稳定肩关节的 4 块肩袖肌肉全部起源于肩胛骨，以其腱附着于肩袖。其中冈上肌、冈下肌和小圆肌与肱骨大结节相连，肩胛下肌与肱骨小结节相连。

上、中、下肱盂韧带为肩关节的稳定提供额外加强，以防止关节脱位。

肩关节是超声引导介入操作最常用的部位。腋窝隐窝位于小圆肌和肩胛下肌之间，是关节囊的最下部。关节囊的前部延伸到喙突和肩胛下肌及肌腱之间，形成肩胛下隐窝。肩袖间隙是冈上肌和肩胛下肌之间的三角形空间，上肱盂韧带及滑液囊组织位于该间隙中。滑液囊在肩袖间隔内的延伸形成容纳肱二头肌长头腱的腱鞘。

适应证

急性关节积液

感染性、创伤性、结晶诱导性、血液性、退行性、风湿性、肿瘤性或特发性等众多病因均可导致急性肩关

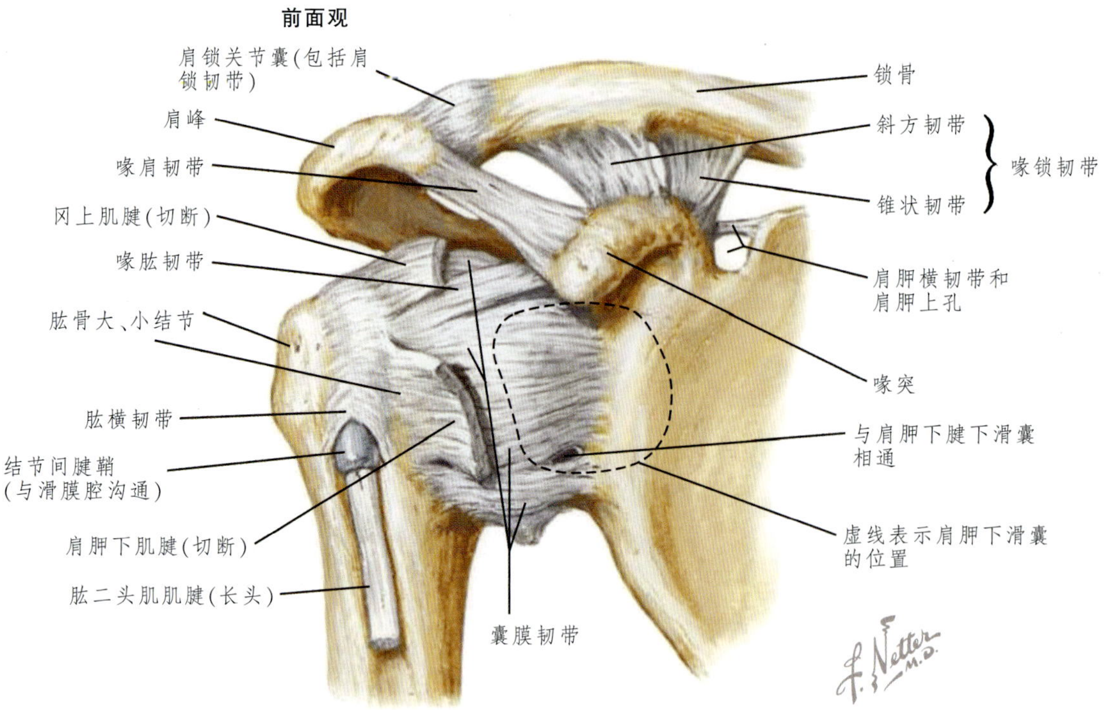

图 37.1 肩部(肩关节)。

节积液,其中由感染性、创伤性、结晶诱导性导致的积液最为常见。

关节感染可能出现红、肿、热、痛、关节活动范围减小等局部炎症迹象,也可能出现发热、寒战及关节僵硬等全身症状。化脓的关节可能会导致快速的关节破坏以及菌血症,因此必须尽早识别并处理。单关节病的其他原因,如晶体诱发的疾病,其局部症状也很常见。

滑液检查用于将关节化脓与其他致使关节痛的病因区分开来,细菌培养阳性、白细胞计数明显升高以及中性粒细胞百分比的增高支持化脓性关节炎的诊断。细菌培养和药敏试验可以对特殊类型感染进行针对性治疗。早期引流和针对性静脉应用抗生素可降低关节永久性损伤的概率,同时也为侵入性关节穿刺操作创造条件。晶体诱导的关节病可以通过显微镜下观察到晶体的特定特征来诊断。由于关节囊的扩张受到使其稳定的组织的限制,因此囊内的炎性和感染性液体的集聚可能对附近的组织产生压迫。肩部抽吸术可有效缓解这种疼痛。

钙化性肌腱炎

钙化性肌腱炎是由肩袖肌腱中碳酸盐磷灰石晶体的沉积引起的。这可能引起急性或慢性疼痛,约占肩部疼痛病例的7%。虽然它可能会导致数天不能活动,并影响工作,但它通常是自限性的,即使在一段时间的剧烈疼痛之后也会缓解。在疾病的早期可以采用非甾体抗炎药、超声和肩峰下类固醇注射治疗,从而使症状得到长期或永久的缓解。其他治疗方案包括手术醋酸离子导入、冲击波碎石和钙化经皮抽吸。经皮穿刺抽吸和钙化灌洗已被证明在短期和长期内都是有效的,其结果相似且优于其他现已流行的方法。

禁忌证

由于肩关节抽吸术相对简单,因此其存在的禁忌证较少。穿刺部位蜂窝织炎是绝对禁忌证,它可能导致关节外的感染进入无菌的关节腔内。

凝血障碍是相对禁忌证,因为穿刺可能导致医源性血肿形成。虽然总体风险可能不高,但凝血障碍患者的出血量是不可预测的。抗凝治疗被一些学者认为是相对禁忌证。然而,有研究报告指出,在接受长时间华法林治疗的患者中,关节穿刺术在治疗水平上是安全的。

确诊的菌血症是一种相对禁忌证。从理论上讲,

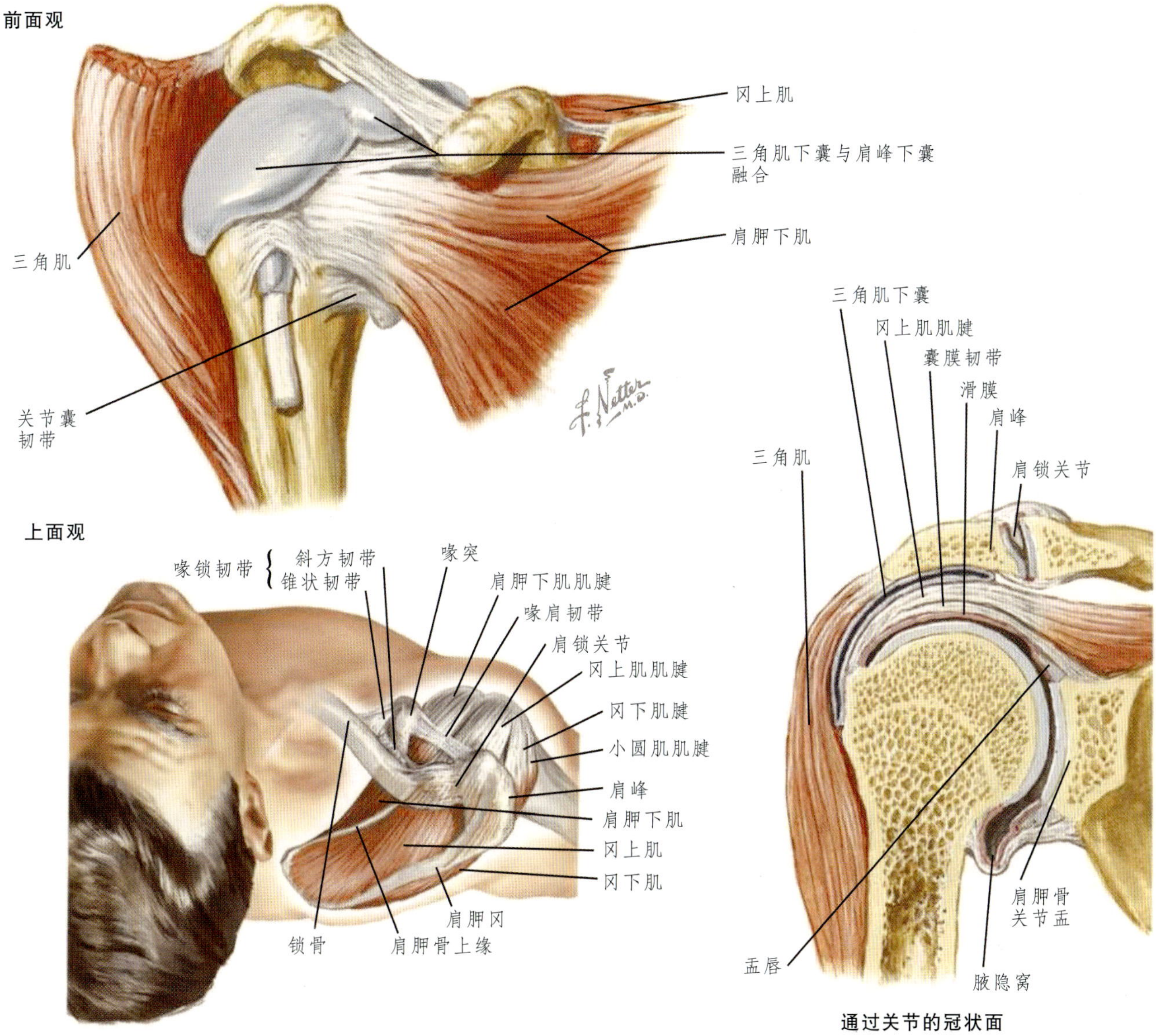

图 37.2　肩部：前面、上面和冠状面观。

对菌血症患者进行肩部抽吸存在将细菌引入关节腔的风险。从血液中培养的细菌也被认为与引起关节腔感染的细菌相同。

器械

超声仪和探头。关节穿刺首选高频(>7MHz)线性阵列探头，它能提供足够的视野深度和优良的结构分辨率。四边形图像允许同时观察多种附近结构，以及活动中的穿刺针位置。超声波探头通常不需要无菌罩。

- 无菌手套、手术纱布和手术单。
- 皮肤消毒液：酒精或碘溶液。
- 长度约 8cm 的 18 号腰椎穿刺针；较大的针头(可达 14 号)可用于吸入较浓稠的液体。
- 注射器：10~50mL，取决于预期的吸入液体量。
- 1%的利多卡因溶液。
- 实验室标本收集容器。

操作流程

向患者解释操作流程，获取知情同意，并执行安全核查。掌握正确的无菌技术。穿戴无菌衣，并适当清洁和覆盖该区域。注意避免超声凝胶与针头接触。

关节积液抽吸术的处理方法

前方入路

见图 37.3。

1.患者取坐位，伸展并稍微外展手臂，手掌朝上。患者也可取仰卧位，手臂稍外旋。肱二头肌的长头在此位置上位于穿刺部位的侧面。此位置可暴露出关节的大部分。

2.将超声探头横放于肩关节前上方喙突水平处。在皮肤和皮下组织的下方，可以看到"星空"图案，即三角肌。在三角肌深处，可以看到肱骨头的高回声、弯曲走行的骨膜。在喙突内侧的前面也可看到。关节积液在这一区域表现为无回声的液体暗区。

3.确定肱骨头和喙突之间的 V 形凹陷。将探头横向放置，穿刺针头插入喙突下外侧 1~2cm。穿刺针到达积液区后，在超声引导下慢慢抽吸。

后方入路

见图 37.4。

1.患者取坐位，肘部屈曲，前臂置于中立位置的大腿上。

2.将探头放在肩后肩峰下方。同样，在皮肤和皮下组织的正下方可见三角肌。三角肌的深处是三角形的，低回声的是冈下肌，高回声的是肌腱，它们在肱骨头上方横向向外排列。肱骨头和关节盂边缘是位于深部或浅部的高回声结构，在穿刺针深处可以观察到该结构。可在肱骨头的内侧和深部观察到高回声的肩胛骨。在肱骨头和关节盂边缘之间的沟中会出现无回声的渗出暗区。

3.将换能探头保持在横向方向，可以旋转或轻微倾斜换能探头以获得关节腔的最佳图像。找出上述间隙内的积液。采用侧向入路插入针头，可使针头进入关节腔的长轴。确保针头沿肱骨头内侧边界进入关节

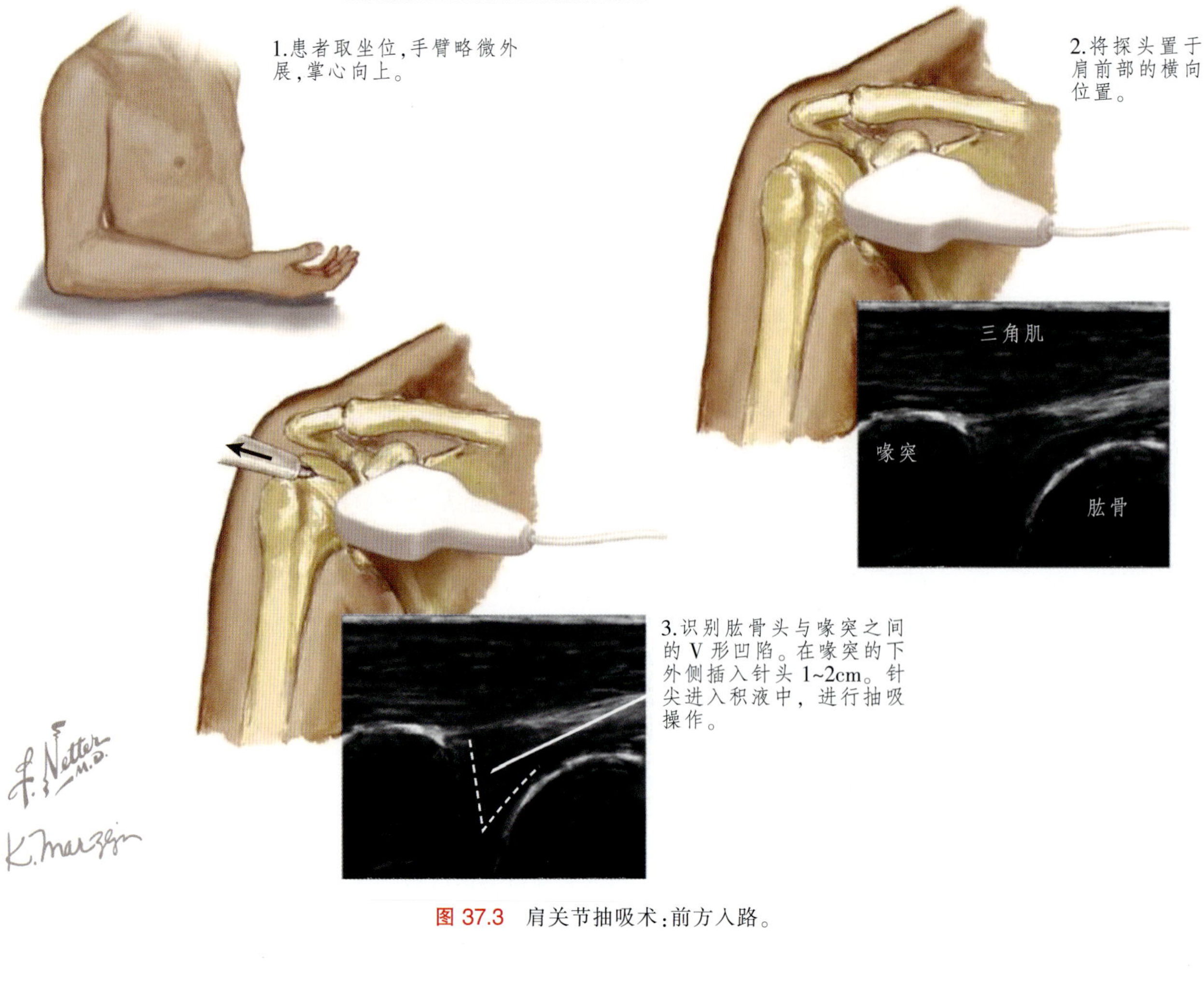

图 37.3 肩关节抽吸术：前方入路。

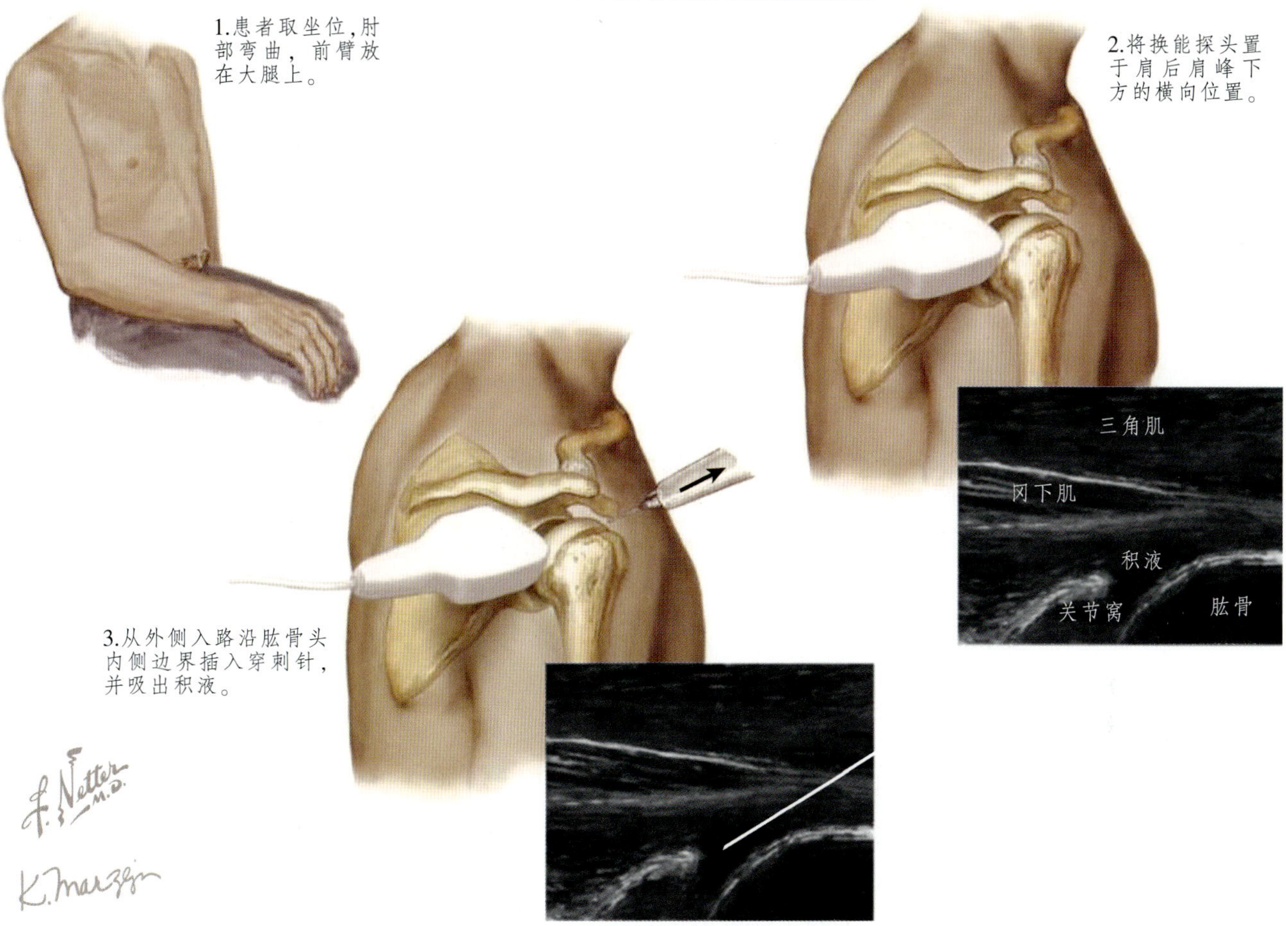

图 37.4　肩关节抽吸术：后方入路。

腔，以避开靠近关节盂边缘内侧的旋肩胛血管和肩胛上神经。

抽吸术应用于钙化性肌腱炎

对于冈上肌和冈下肌肌腱钙化的患者，患者取坐位，手臂外旋并置于背后。而对于肩胛下肌肌腱钙化的患者，患者手臂外旋，掌心向上并置于大腿上。

清洁和消毒皮肤，通过前颅尾方向入路插入 20 号穿刺针。这一操作在超声引导下徒手完成，并沿着声波平面插入针头。调整穿刺针使之位于钙化灶之下，然后将针头连接到装有 1%利多卡因的注射器上。

逐层浸润麻醉后，针尖到达钙化灶。由于可能堵塞针头，因此要避免直接穿刺。首先将少量的盐水注入钙化灶，通常针管回抽，将含钙液体回抽到注射器中。重复该操作过程，直到注射器中的液体变得混浊，再替换新的注射器，并继续该过程直到液体清澈透明。如果在同侧肩部存在多个钙化区，则可以采用此方法对每个钙化区进行处理。

将 40mg 曲安奈德注射到肩峰下三角肌关节囊中，以预防滑囊炎。该操作过程大约需要 15 分钟。

解剖学要点

肩后部超声检查时，三角肌下方出现低回声区，但信号高于冈上肌肌腱，这可能为肩峰下滑囊炎，不应与积液相混淆。在肩前部检查时则看不到这种病理状态。

在肩关节抽吸术的后侧入路中，必须清楚该区域的神经血管毗邻关系。肩胛上神经的走行靠近肩关节囊，并向肩部发出分支。旋肩胛血管和旋肱后血管靠近肩关节附近。为了确保肩关节穿刺的安全，穿刺过程必须沿着肱骨头内侧边缘进针。

并发症

超声引导的肩关节抽吸术是一种相对安全的操作技术，绝大多数患者也能够很好地耐受。并发症不常见且不严重。为了最大限度地减少操作并发症，必须仔细鉴别周围的血管、神经、肌腱和肌肉，并遵守无菌原则。

将感染带入关节内是该操作过程中最应关注的问题。仔细清洁和覆盖手术区域，以及无菌器械的使用可将风险降到最低。由于潜在感染的严重性，因此所有的操作都应该严格地遵循无菌原则。与所有其他手术一样，某些患者可能需要术前镇静。

关节积液和钙化性关节炎可能会复发，后者的复发通常在手术后伴随着钙化的逐渐消失而持续数周，这可能是由于去除钙化后组织内部产生的变化。

总结

在超声技术普及之前，主要通过解剖标志的定位进行关节穿刺、注射和抽液。超声的应用降低了这些操作的风险和失败率，并且可作为一些侵入性操作的延缓及替代方法。

抽吸治疗并不常用于肩关节，但在需要时急诊医生必须熟悉该操作流程。它是一种相对安全的手术方法，具有重要的诊断和治疗价值。因此，该操作应该是每个急诊医生技能训练的一部分。

参考文献

Barr L, Hatch N, Roque PJ, Wu TS. Basic ultrasound-guided procedures. *Crit Care Clin.* 2014;30:275–304.

Bettencourt RB, Linder MM. Arthrocentesis and therapeutic joint injection: an overview for the primary care physician. *Prim Care.* 2010;37:691–702.

Bouffard JA, Lee SM, Dhanju J. Ultrasonography of the shoulder. *Semin Ultrasound CT MR.* 2000;21:164–191.

Daley EL, Bajaj S, Bisson LJ, Cole BJ. Improving injection accuracy of the elbow, knee, and shoulder does injection site and imaging make a difference? A systematic review. *Am J Sports Med.* 2011;39:656–662.

del Cura JL, Torre I, Zabala R, Legórburu A. Sonographically guided percutaneous needle lavage in calcific tendinitis of the shoulder: short-and long-term results. *Am J Roentgenol.* 2007;189:W128–W134.

del Cura JL. Ultrasound-guided therapeutic procedures in the musculoskeletal system. *Curr Probl Diagn Radiol.* 2008;37:203–218.

Glenohumeral capsule and ligaments. In: Bain G, Itoi E, Di Giacomo G, Sugaya H, eds. *Normal and Pathological Anatomy of the Shoulder.* New York: Springer Heidelberg; 2015.

Gonçalves B, Ambrosio C, Serra S, Alves F, Gil-Agostinho A, Caseiro-Alves F. US-guided interventional joint procedures in patients with rheumatic diseases—when and how we do it? *Eur J Radiol.* 2011;79:407–414.

Hansford BG, Stacy GS. Musculoskeletal aspiration procedures. *Semin Intervent Radiol.* 2012;29:270–285.

Kishner S, Munshi S, Black J, Gest T. *Shoulder Joint Anatomy*; 2015. Available from http://emedicine.medscape.com/article/1899211-overview.

Lin JT, Adler RS, Bracilovic A, Cooper G, Sofka C, Lutz GE. Clinical outcomes of ultrasound-guided aspiration and lavage in calcific tendinosis of the shoulder. *HSS J.* 2007;3:99–105.

Thumboo J, O'Duffy JD. A prospective study of the safety of joint and soft tissue aspirations and injections in patients taking warfarin sodium. *Arthritis Rheum.* 1998;41:736–739.

选择题

1.患者，女性，62岁。进行肩部超声检查，证实肩关节内肌腱病变。以下哪项最有可能受累？

A.肱盂韧带

B.肱三头肌长头腱

C.肱二头肌长头腱

D.冈下肌腱

E.喙肱肌腱

2.患者，女性，78岁。在过去一年中肩部疼痛愈发严重，右臂因不适而无法外展。查体示三角肌触诊有剧烈疼痛，影像学显示肌肉间的炎症蔓延到肱骨头。以下哪种结构最容易受到侵及？

A.肩胛下囊

B.冈下肌

C.肩关节腔

D.肩峰下滑囊

E.小圆肌

3.患者，男性，43岁。因肩部疼痛到门诊就诊，查体显示存在由冈上肌肌腱病变引起的疼痛弧综合征。在查体时，下列哪种情况最可能出现？

A.外展0~15°时产生疼痛

B.外展0~140°时产生疼痛

C.外展70°~140°时产生疼痛

D.外展15°~140°时产生疼痛

E.外展40°~140°时产生疼痛

（史本超 译 丁自海 校）

第 38 章

经尿道(Foley 导管)和耻骨上膀胱导尿术

引言

膀胱导管用于引流尿液并收于引流袋。经尿道置管是通过尿道置入导管并到达膀胱引流尿液,耻骨上置管是通过腹前壁耻骨上方穿刺将导管置入膀胱而直接引液尿液。

通过尿道置入的 Foley 导管是由外科医生 Frederic Foley 在 20 世纪 30 年代发明的。导管有长和短两种型号,短的导管约 21cm,长的导管为 40~45cm。较大直径的导管(20~24 号)用于血块和血尿的引流。导管插入膀胱后球囊就会膨胀以维持其位置。可供选择的球囊有两种规格,即 5mL 和 20~30mL。较大的球囊用于术后或盆底肌无力的女性患者。

导管由乳胶、硅胶、塑料或聚四氟乙烯材料制成。乳胶的性价比较高,此类导管较多。然而,如果长期留置导管,会并发尿道炎症和尿道狭窄,并且对乳胶过敏的患者为禁忌证。因此,对于需要长期留置导管的患者,建议使用硅胶材质。

临床相关解剖学

经尿道置管

男性尿道是一狭长的纤维肌管,将尿液和精液分别从膀胱和射精管道输送至体外。尿道长约 20cm,起自膀胱颈部的尿道内口并延续至阴茎头端的尿道外口。尿道可分为前列腺部、膜部和海绵体部(图 38.1 和图 38.2)。

尿道前列腺部长约 3cm, 起自前列腺底部至前列腺尖端。它是尿道最宽阔的部分。尿道膜部长约 1.25cm,位于尿生殖膈内,被尿道外括约肌包绕。这是最不容易扩张的部分。尿道海绵体部或阴茎部长约 15.75cm,位于阴茎球部和尿道海绵体内。尿道外口是尿道最窄的部分。尿道海绵体部位于阴茎头内的部分扩张,形成舟状窝。尿道球腺开口于尿生殖膈下方的尿道球内。

阴茎有两个阴茎海绵体和一个围绕尿道的尿道海绵体, 海绵体可使阴茎勃起。3 个海绵体被白膜(Buck 筋膜)、浅筋膜(dartos 筋膜)和皮肤包绕。

女性尿道长 3~5cm,位于阴道前方。起自膀胱颈部的尿道内口,向下穿过尿道外括约肌,延伸至阴道前庭内的尿道外口。尿道外口位于阴蒂下方约 2.5cm。尿道外口周围是尿道旁腺导管的微小开口。

经耻骨上置管

膀胱位于骨盆前方,由腹膜、腹膜外脂肪和结缔组织包裹。膀胱与耻骨联合之间由膀胱前间隙(Retzius 间隙)分隔。膀胱的穹隆部分由腹膜覆盖,覆盖的多少因膀胱充盈程度而不同。膀胱充盈时,抬高腹膜,膀胱壁几乎可直接与耻骨上腹壁贴近,耻骨上穿刺时就不经过腹膜腔,直接进入膀胱内。膀胱颈通过盆筋膜的反折和骨盆韧带固定在邻近结构上。充盈的膀胱可通过触诊或叩诊确定,但是如果可行的话,应使用床旁超声确定膀胱的充盈程度。

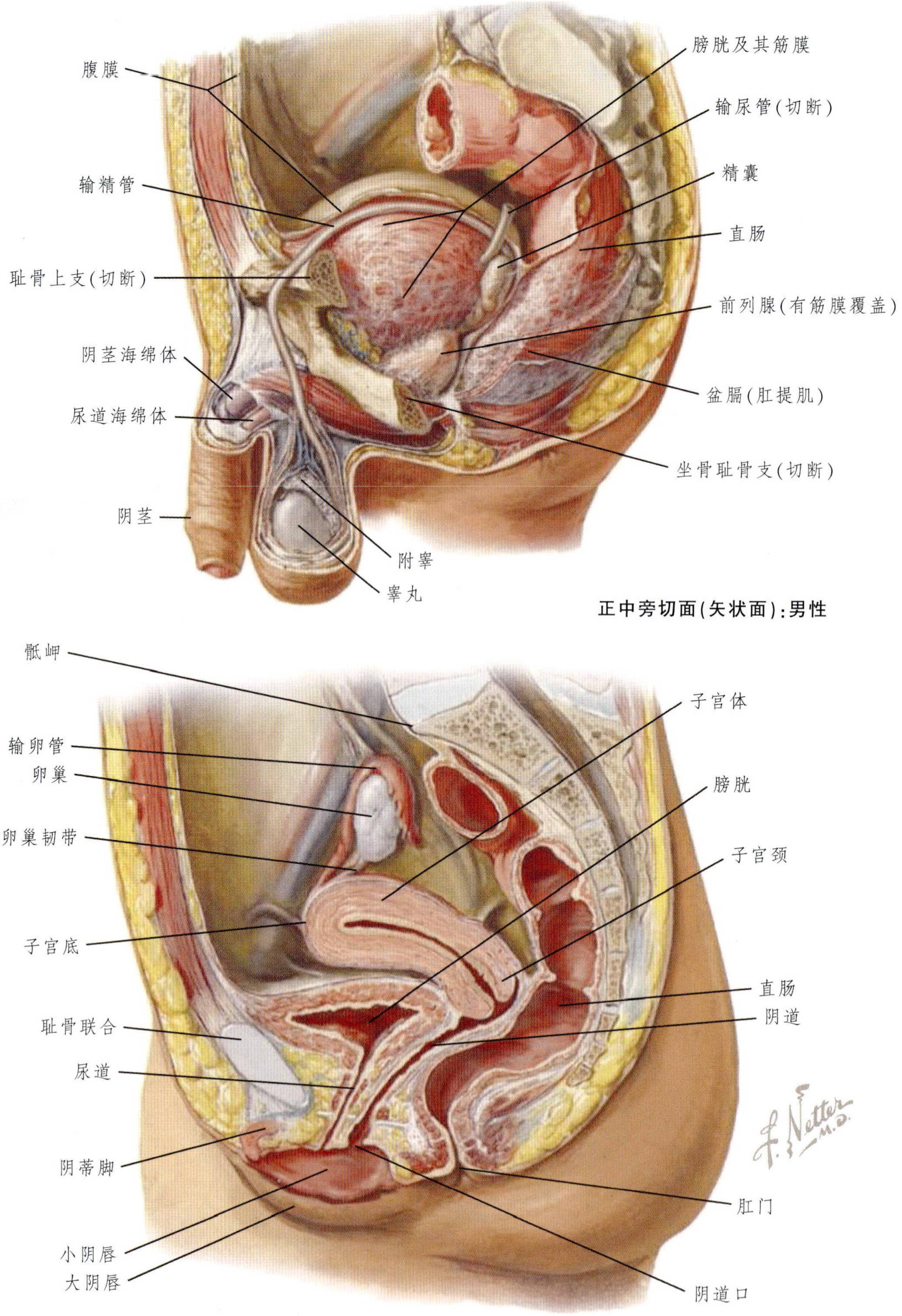

图38.1 膀胱和尿道。

适应证

只有在需要缓解尿潴留或监测液体状态时才进行膀胱导管置入。如果仅仅是获得无菌尿液样本,则应进行直接导尿。这种方法使用不带气囊的导管,在取样后立即取出。对于需要监测液体出入量的男性患者,可以使用套导管,在导管和收集袋之间附有一相

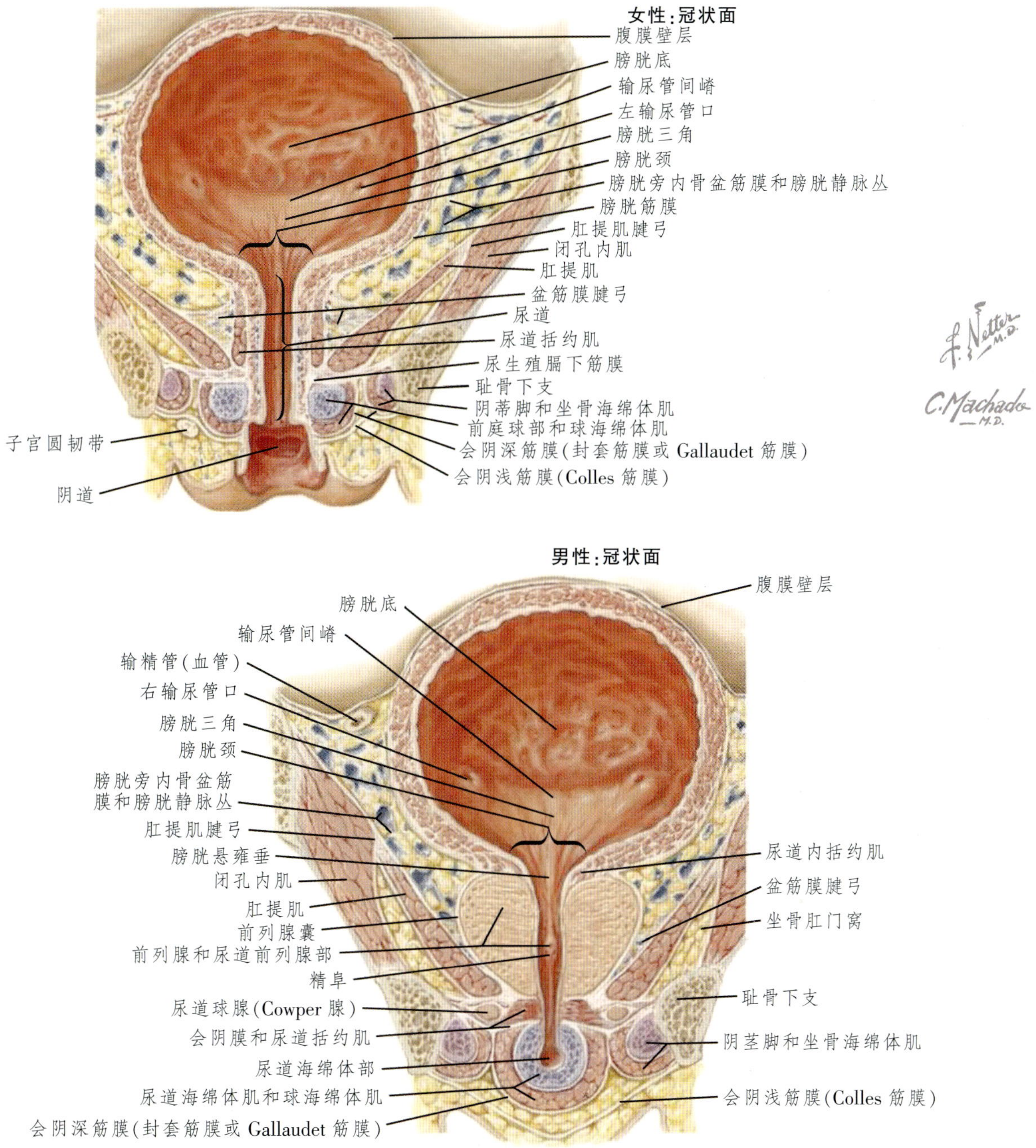

图 38.2　膀胱:女性和男性。

连的套,这避免了留置导管的并发症。为了避免感染和继发性脓毒血症,必须注意无菌操作,当有临床指征时尽快取出导管。

诊断

诊断性导尿是一种用于收集无菌尿液或测量和监测尿液出量的非紧急操作技术,通常用于评估危重患者或手术中患者的液体状态。在某些泌尿生殖器官或邻近结构进行手术后,可能还需要在一定时间内留置导管。

治疗

治疗性导尿用于紧急情况或稍紧急情况。常用于急性尿潴留或膀胱出口梗阻,以避免肾盂积水,也用于有血块的血尿患者卧床时的护理,或神经源性膀胱的减压。对于保守治疗、药物、外科治疗失败的尿失禁患者,或在骶部和会阴部有开放伤口的患者,也需要进行治疗性导尿。也可用于连续的膀胱冲洗。

有经尿道导尿禁忌的患者应行耻骨上置管，常用于尿道破裂、狭窄或外伤患者，以及用于膀胱颈部肿瘤、良性前列腺肥大或前列腺癌患者。对于因肌无力而尿失禁的患者或先天性的尿失禁患者，也需行耻骨上导尿。

禁忌证

经尿道置管

经尿道置管的绝对禁忌证是尿道损伤，通常发生在骨盆外伤或骑跨式损伤。如果由于外伤造成尿道口出血或血尿过多，应采用逆行尿道造影检查尿道，排除是否有尿道撕裂的可能。相对禁忌证包括尿道狭窄、近期行尿道手术和行重建尿道外括约肌手术的患者。

经耻骨上置管

当膀胱不能通过触诊或超声准确定位时，绝对禁忌行耻骨上置管导尿(图38.3)。相对禁忌证包括不明原因的血尿或未经纠正的凝血功能障碍患者。盆腔或下腹部相关手术史(如盆腔或膀胱癌术后患者)，可能会导致肠粘连，也是相对禁忌证。

器械

经尿道置管

- 适当大小、材料和外形的Foley导管。

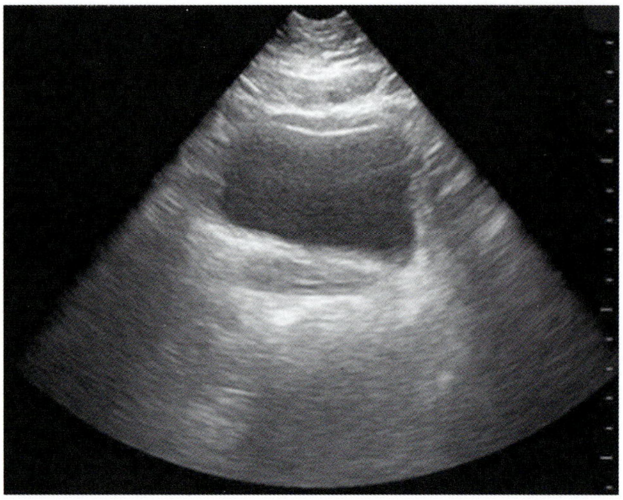

图38.3 膀胱超声横断位图像。

- 尿引流袋和连接管。
- 无菌润滑剂。
- 用消毒液和无菌棉球对男性尿道和女性会阴消毒。
- 5~10mL无菌注射器，注有无菌生理盐水的气囊(通常是5mL)。
- 无菌手套和无菌巾。

经耻骨上置管

- 皮肤消毒液。
- 无菌帽、口罩、手套、手术衣。
- 1%利多卡因、10mL注射器、25号1cm和22号4cm针头。
- 无菌巾。
- 11号手术刀。
- 导尿包针头(如静脉留置针)，14号30cm，或其他经皮耻骨上导尿包。如果没有其他可用的器材，也可以使用中心静脉导管。
- 50mL注射器。
- 闭合引流系统。
- 3-0丝线、缝合针。
- 持针器。
- 线剪。
- 抗菌软膏。
- 无菌纱布(5cm×5cm)、胶布。
- 置于患者臀部下方的折叠卷起的浴巾。

操作流程

签署患者知情同意书，并执行安全核查。

经尿道置管

男性

如图38.4所示。患者取仰卧位，做好适当的个人防护。

1.连接、组装所需器材。

- 打开导尿托盘和导管，并将它们放置于无菌区，从而使所需材料便于取用。
- 于无菌区涂润滑剂。
- 戴无菌手套，会阴部铺无菌巾。

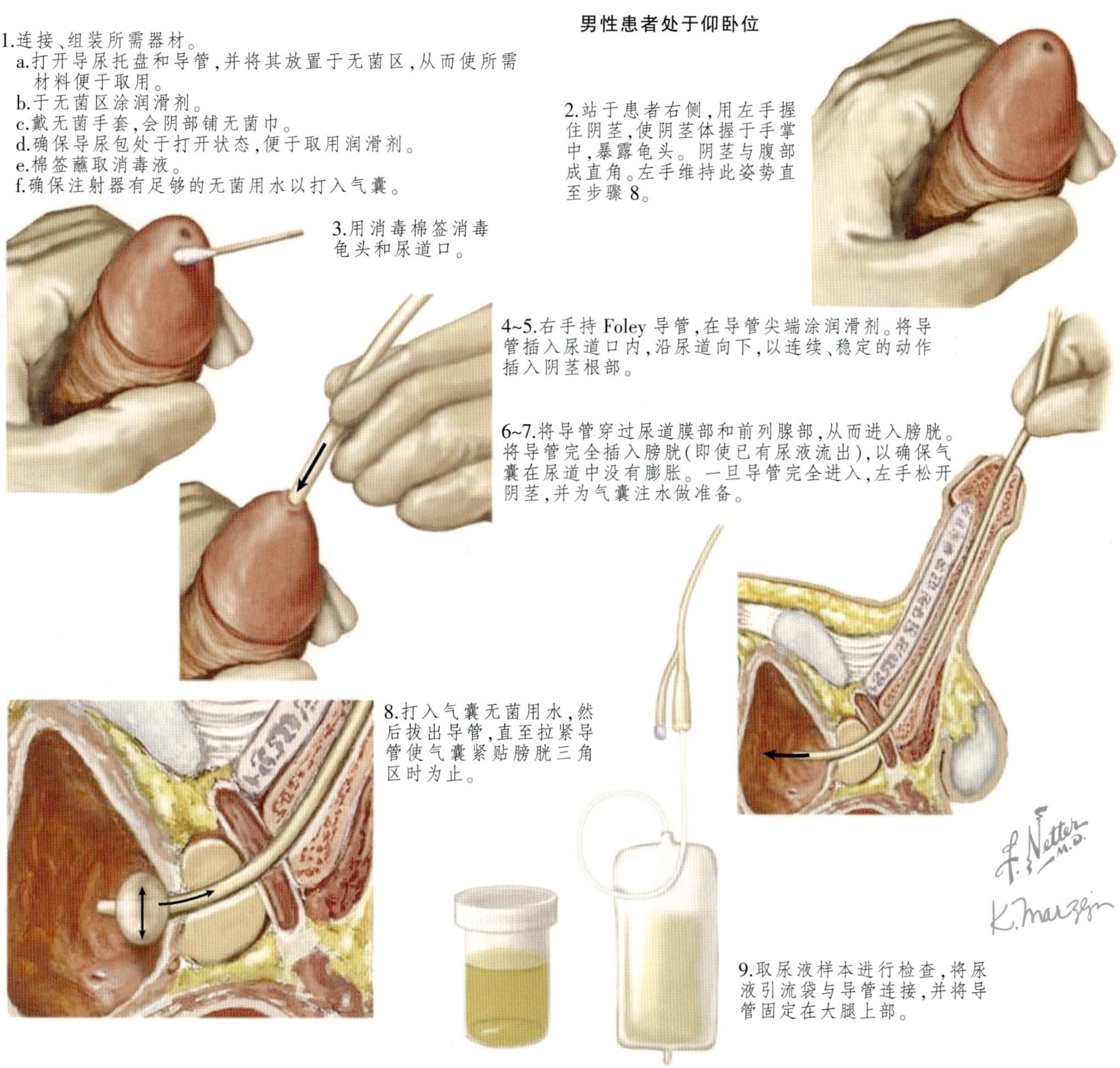

图 38.4　经尿道膀胱导尿术(Foley 导管):男性。

- 确保导尿包处于打开状态,便于取用润滑剂。
- 棉签蘸取消毒液。
- 确保注射器有足够的无菌用水以打入气囊。

2.用左手(站于患者右侧)握住阴茎,使阴茎体握于手掌中,暴露龟头。阴茎与腹部成直角。因为此时阴茎已非无菌,所以左手维持此姿势直至操作结束。对于未行包皮切除术的患者,向近侧回缩包皮以暴露龟头。

3.用消毒棉签消毒龟头和尿道口。

4.右手持 Foley 导管,在导管尖端涂润滑剂。

5.将导管插入尿道口内,沿尿道向下,以连续、稳定的动作插入阴茎根部。

6.将导管穿过尿道膜部和前列腺部,从而进入膀胱。

7.再顺势将导管完全插入膀胱(即使已有尿液流出),以确保气囊在尿道中没有膨胀。一旦导管完全进入,左手松开阴茎,并为气囊注水做准备。

8.打入气囊 5mL 无菌用水,然后向外牵拉导管,直到拉紧导管使气囊紧贴膀胱三角区时为止。

9.取尿液样本进行检查,包括尿常规。将尿液引流袋与导管连接,导管不宜拉得太紧,并将导管固定在大腿上部。如果患者没有行包皮手术,要记着将包皮归位。

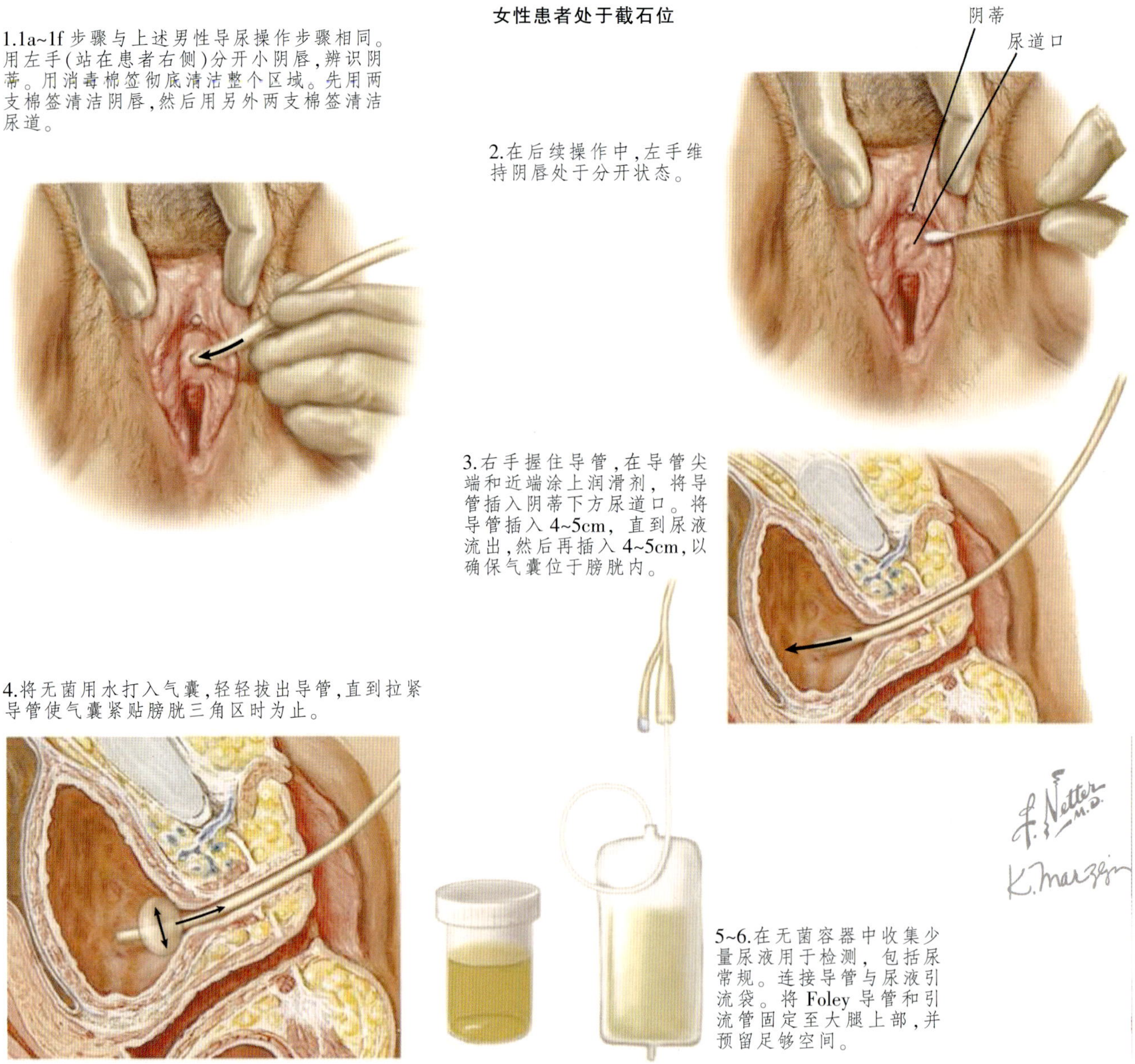

图 38.5　经尿道膀胱导尿术(Foley 导管)：女性。

女性

如图 38.5 所示。患者取截石位以最大限度暴露尿道周围区域。如果患者处于昏迷或麻醉状态，协助患者屈曲膝关节和髋关节，并大腿外展。

1a~1f 步骤与上述男性导尿操作步骤相同。

1.站在患者右侧，用左手分开小阴唇，辨识阴蒂。用消毒棉签彻底清洁整个区域。先用两支棉签清洁阴唇，然后用另外两支棉签清洁尿道。

2.在后续操作中，左手维持阴唇处于分开状态。

3.右手握住导管，在导管尖端和近端涂上润滑剂，将导管插入阴蒂下方的尿道口。将导管插入 4~5cm，直到尿液流出，然后再继续插入 4~5cm，以确保气囊位于膀胱内。

4.将大约 5mL 无菌用水打入气囊，轻轻拔出导管，直到拉紧导管使气囊紧贴膀胱三角区时为止。

5.在无菌容器中收集少量尿液用于检测，包括尿常规。连接导管与尿液引流袋。

6.Foley 导管和引流管不宜拉得太紧，并将其固定至大腿上部，预留足够空间。

经耻骨上置管

患者取仰卧位，臀部下放一条卷起的毛巾。

1.组装所需器材。

2.超声定位充盈的膀胱。如果没有超声仪,采用触诊和叩诊方法定位。

3.耻骨联合上方区域备皮,修剪阴毛并消毒皮肤,铺无菌巾。

4.进针点距耻骨联合上缘中线 1.2cm。

5.使用 1%利多卡因,10mL 注射器,25 号针头,在进针点做局部皮肤麻醉。用 22 号针头麻醉皮下组织及膀胱前壁。

6.使用 11 号手术刀片在已麻醉皮肤上做一长 0.5cm 的横行切口。

7.根据导管的类型确定置管的技术。

- 导尿包针
  - 将 50mL 注射器与 14 号、30cm 的导尿包针相连。
  - 将导管插入皮肤切口,并以 50°~60°角缓慢地插入腹部。
  - 维持注射器轻微的吸力,导管一旦插入膀胱腔就会吸出尿液。
  - 一旦导管进入膀胱,左手握住针头中心,右手推进导管,并将导管尖端从针座上退出。
  - 将导管再推进 6~8cm。
  - 将导管连接到无菌输尿管上,输尿管与输尿袋或输尿瓶相连。
  - 用 3–0 丝线将导管固定在插入部位。将缝合线的两端绕导管至少 3 圈,并将导管固定在腹壁上。
  - 将抗菌软膏涂抹于进针点,并用 5cm×5cm 大小的无菌纱布包扎、固定。
  - 固定所有的连接位置。
- 中心静脉导管包:采用 Seldinger 技术,这是一种利用导丝插入导管的技术。
- 经皮耻骨上导管:按照制造商的使用说明书使用。

解剖学要点

良性前列腺增生

在某些情况下,可能存在导尿困难,特别是对于有良性前列腺增生或变异尿道的男性。在一定程度上,可尝试多次导尿,但如果插管次数太多有可能导致尿道破裂或形成人为的假尿道。如果尝试多次仍然失败,应改为耻骨上导尿。

减少并发症的一种方法是使用较大的导管。这种导管一般更硬,可以提供更强的尿道前列腺部的扩张力度。导管大而钝的尖端容易进入真尿道,而不会进入较小的假尿道。

另一种方法是使用 30~50mL 无菌导管注射器,将润滑剂以轻柔的压力注入尿道,然后再尝试插入导管。

也可以考虑在导管通过尿道时应用导管润滑尿道。将装有 30~50mL 润滑剂的注射器尖端插入导管,并将导管注满润滑剂。当导管通过尿道时,用注射器注射润滑剂,从而润滑尿道的整个长度,并辅助扩张导管尖端前方的尿道。

为了便于插入,可以使用 Coudé 导管。它有一个弯曲的尖端,可以引导通过狭窄的尿道,例如因良性前列腺增生等病变而变窄的尿道。导管的尖端应指向前方,以便于通过尿道前列腺部。

创伤

严重创伤的患者在复苏过程中可插入 Foley 导管进行导尿。插入前,应考虑对有严重挫伤的男性进行直肠检查,以确保前列腺与周围组织紧密相连。如果前列腺游离或从尿道出血,提示尿道破裂。在这些情况下,应进行耻骨上置管导尿而不是通过尿道导尿。

并发症

机械问题,如漏液、导管堵塞以及尿液无法通过导管引流较为常见。放置耻骨上导管时,当膀胱未完全充盈或在常规更换导管后,有膀胱出血或肠道损伤的危险。长期并发症包括皮肤糜烂和慢性渗漏。

最常见的并发症是尿路感染和菌尿。长期导尿引起的反复泌尿系统感染可导致急性或慢性肾盂肾炎和脓毒血症。尿素分解细菌,如变形杆菌,通常与膀胱结石的形成有关。

导管球囊可能发生自发性破裂,并在膀胱内留下残留的球囊碎片。由于碎片会引起尿道阻塞,因此应进行膀胱镜检查并清除碎片。

长期留置导管更常见的并发症是膀胱、小肠、结肠、直肠或阴道之间形成瘘管。危险因素包括导尿时间过长、恶性肿瘤、炎症、放疗和创伤。也可能发生罕见的膀胱穿孔。

总结

在临床上，膀胱导尿术既可用于紧急情况，也可用于常规情况。经尿道和耻骨上导尿在诊断和治疗过程中非常重要，深入了解与男性和女性导尿相关的解剖知识至关重要。了解导尿技术和导管常规护理有助于减少机械故障和感染发生率。为减少并发症的发生，需要对导管进行日常维护，内容包括导尿区的卫生护理、尿流通畅的维护、密闭导管引流系统的定期、正确的排空以及正确的标本采集。

参考文献

Daneshgari F, Krugman M, Bahn A, Lee RS. Evidence-based multidisciplinary practice: improving the safety and standards of male bladder catheterization. *Medsurg Nurs*. 2002;11(5):236–241. 246.

Hadfield-Law L. Male catheterization. *Accid Emerg Nurs*. 2001;9(4):257–263.

Hart S. Urinary catheterization. *Nurs Stand*. 2008;22(27):44–48.

Hollingsworth JM, Rogers MA, Krein SL, et al. Determining the noninfectious complications of indwelling urethral catheters: a systematic review and meta-analysis. *Ann Intern Med*. 2013;159:401–410.

Igawa Y, Wyndaele JJ, Nishizawa O. Catheterization: possible complications and their prevention and treatment. *Int J Urol*. 2008;15:481–485.

Newman DK. The indwelling urinary catheter: principles for best practice. *J Wound Ostomy Continence Nurs*. 2007;34(6):655–661.

Ortega R, Ng L, Sekhar P, Song M. Videos in clinical medicine. Female urethral catheterization. *N Engl J Med*. 2008;358(14):e15.

Selius BA, Subedi R. Urinary retention in adults: diagnosis and initial management. *Am Fam Physician*. 2008;77(5):643–650.

选择题

1.患者，男性，45岁。在膀胱尿道造影时，泌尿科医生插入导管时过于用力，意外损伤了会阴深部（尿生殖膈）尿道膜部的侧壁。以下哪个结构最可能在此处受损？

A.球海绵体肌

B.尿道括约肌

C.阴茎海绵体

D.坐骨海绵体肌

E.尿道球腺导管开口

2.患者，男性，62岁。因进行性排尿困难数月而就诊于急诊。体格检查提示前列腺肥大。在经尿道插管几次失败后，泌尿科医生要求用侵入性最小的方法引流膀胱尿液，以避免进入腹腔或造成任何主要血管或器官的损伤。下列哪个腔隙在穿刺过程中必须经过？

A.坐骨肛门窝

B.会阴中心腱

C.耻骨后间隙（Retzius 间隙）

D.会阴浅裂

E.会阴深袋

3.患者，男性，45岁，因严重车祸被送进急诊室。体格检查提示会阴“骑跨伤”。MRI 检查显示尿液和血液自破裂的球尿道处渗出进入会阴浅裂。以下哪个筋膜为这个间隙的边界？

A.Camper 筋膜和 Scarpa 筋膜

B.尿生殖膈下筋膜和 Gallaudet 会阴外筋膜

C.Colles 筋膜和 Gallaudet 会阴外筋膜

D.尿生殖膈下筋膜和尿生殖膈上筋膜

E.泌尿生殖膈和前列腺尖部

4.患者，男性，15岁，自行车撞伤后2天被送急诊室。MRI 检查提示阴囊及腹壁严重水肿及尿液渗出。下列哪个结构最可能破裂？

A.尿道海绵体部

B.尿道膜部

C.尿道前列腺部

D.膀胱

E.输尿管

（李宏亮 译 丁自海 校）

附录

参考答案

第 1 章 气管内插管术

1. E。声门裂是两侧声带和杓状软骨之间的开口。梨状隐窝是位于喉口外侧的隐窝。喉前庭是会厌和声门裂之间的区域。喉室是真声带和假声带之间的区域。会厌谷是位于舌根部与会厌之间的两侧隐窝。

2. C。气管与右主支气管的走行基本在一条直线上。

3. A。应在 5 个以上的部位进行听诊,以确保气管导管放置正确。导管插入过深,可能进入右主支气管,导致左侧呼吸音减弱或消失。呼吸音消失也提示由创伤性插管所致的气胸或机械通气所致的气压性损伤。

第 2 章 肋间神经阻滞术

1. C。为避免损伤肺部,应在低于肺下界平面的肋膈隐窝放置导管,经第 8 或第 9 肋间隙进入。在锁骨中线,肋膈隐窝位于第 6 和第 8 肋间隙之间,在腋中线,肋膈隐窝位于第 8 和第 10 肋间隙之间,在椎旁线,肋膈隐窝位于第 10 和第 12 肋之间。

2. C。壁胸膜受肋间神经支配,肋间神经为躯体神经,对疼痛非常敏感。因此,在做胸腔穿刺或置管时必须充分麻醉壁胸膜,以减轻疼痛。

3. A。经肋骨上缘做切口或置入胸腔导管不易损伤重要结构。肋间静脉、动脉和神经(VAN)依次位于肋骨下缘。经肋间隙中央入路穿刺并不能避免损伤上述重要结构。经内、外肋间肌或肋间肌与后肋间筋膜之间并不能进入胸膜腔。

4. E。胸腔穿刺是将穿刺针插入胸膜腔内排出积气或积液的操作技术。胸膜反折向后延伸至第 12 胸椎水平,从而提示积液位置。为有效排除所有液体,穿刺针须置于肋膈隐窝,即胸膜最低点。经第 11 肋间隙穿刺可以确保不损伤肺组织, 因为肺通常位于第 11 肋间隙之上。在所有其他部位进行穿刺均有损伤肺组织的风险,并且不能有效地排除所有积液。

5. A。胸膜痛由壁胸膜炎症引起,壁胸膜主要由肋间神经支配。膈神经只支配壁胸膜的纵隔胸膜。迷走神经支配肺和脏胸膜,不支配壁胸膜。同样,支配心肺的神经不具有躯体神经的传入纤维。喉返神经为迷走神经的分支,不支配肺的活动。

6. D。连枷胸是多根肋骨骨折引起的反常呼吸运动。壁胸膜的感觉神经来自相应的肋间神经。膈神经为膈肌提供运动神经支配,也包括为膈胸膜、纵隔胸膜和心包提供感觉神经。迷走神经提供副交感神经,支配胸腔器官以及结肠左曲以上的胃肠道。心肺神经将交感神经自 Tl–T4 传递至胸腺, 并由胸腺传入痛觉纤维。胸内脏神经的交感神经分布至腹部。

第 3 章 面罩通气

1. E。下颌下间隙感染通常是由于口腔底部下磨牙区牙齿感染所致。若患者没有及时抗感染治疗,咽部和下颌下部肿胀可能会引发窒息。扁桃体炎又称扁桃体周围脓肿,是一种化脓性扁桃体炎。结舌是一种先天性疾病,可导致舌系带缩短,影响说话。腭隆凸是一种良性硬腭骨增生;下颌隆凸是下颌骨的良性骨增生。这种增生由于是良性的,一般不会引起疼痛。舌下囊肿是发生在口腔底部的黏液囊肿,通常是由于老年人脱水导致唾液腺分泌物浓缩而形成, 通常无症状。也可由局部创伤引起。

2. B。环杓后肌是喉肌中唯一的外展肌,外展外旋杓状软骨以调节声带的紧张度和声门裂大小。所有其他喉肌均为内收肌,不具有打开声门裂的功能。

第4章 胸廓造口术

1. C。为避免损伤肺部,应低于肺水平的肋膈隐窝放置胸腔导管,即经第8或第9肋间隙。在锁骨中线,肋膈隐窝位于第6和第8肋间隙之间,在腋中线,肋膈隐窝位于第8和第10肋间隙之间,在椎旁线,肋膈隐窝位于第10和第12肋之间。

2. C。壁胸膜受肋间神经支配,肋间神经是躯体神经,对疼痛非常敏感。因此,在做胸腔穿刺或放置导管时必须充分麻醉壁胸膜,以减轻疼痛。

3. D。依次经过皮肤、浅筋膜、肋间外肌、肋间内肌、肋间最内肌、胸内筋膜和壁胸膜。导管不应穿至脏胸膜。

第5章 胸腔穿刺术

1. E。张力性气胸由肺损伤引起,导致空气进入胸膜腔内。伤口像一个单向阀门,空气只进不出。胸膜腔内缺少负压,导致肺塌陷。连枷胸、肺气肿和血胸不一定导致胸膜腔内积气。张力性气胸通常发生在严重跌伤后,因此,该气胸并不是自发性气胸,而是非创伤性胸膜破裂的结果。

2. A。经肋骨上缘做切口或置入胸腔导管不易损伤重要结构。肋间静脉、动脉和神经依次位于肋骨下缘。经肋间隙中央入路穿刺并不能避免损伤重要结构。经内、外肋间肌或肋间肌与后肋间筋膜之间并不能进入胸膜腔。

第6章 气管造口术、气管切开术和环甲膜切开术

1. C。在甲状腺峡下中线做切口时,最可能遇到的结构是甲状腺下静脉和甲状腺下动脉, 前者走行在甲状腺峡部下方,汇入左头臂静脉。甲状腺下动脉起自甲状颈干,常存在解剖学变异,可起自主动脉弓、椎动脉或其他动脉。甲状腺中静脉位于切口上方,将甲状腺血液引流至颈内静脉。甲状腺下动脉从甲状颈干(锁骨下动脉的分支)发出,向内上斜行进入甲状腺。术者不能采用正中切口做血管结扎。头臂静脉位于切口下方。

2. C。做气管切开时,位于第3、4气管软骨水平的切口并发症最少。甲状腺峡部(血管结构丰富)通常位于第2气管软骨水平, 此切口略低于第2气管软骨。然而,其他结构(如甲状腺动脉或颈外静脉的分、属支)在做气管切开时损伤的风险大,在操作过程中需注意。

3. C。环甲动脉是甲状腺上动脉的小分支,与对侧的环甲动脉在环甲正中韧带上方吻合,吻合部位是建立紧急气道的常用部位。环甲动脉在环甲膜切开术中有可能被推入气道,并引起出血。如果血液直接流入气管,操作者可能因未发现而使患者因吸入血液而窒息。

4. B。环甲膜切开术是在发生喉部梗阻时开放气道的紧急措施。通过在位于甲状腺和环状软骨之间的环甲膜上做一个切口而建立临时气道。

第7章 心脏起搏

1. B。窦房结是心脏最主要的内在起搏点,决定心律。当窦房结异常时,人工起搏器可以帮助恢复有规律的节律。房室结接收来自窦房结的去极化信号。信号在房室结内延迟,为心房收缩提供时间,然后通过房室束和浦肯野纤维传播至心室肌。

2. C。人工起搏器常用来治疗心脏传导系统障碍或心力衰竭的患者。起搏器尖端电极经锁骨下静脉进入上腔静脉、右心房,然后进入右心室,从而刺激浦肯野纤维而引起心室收缩。右心房和左心房不含有浦肯野纤维,因此在人工心脏起搏中不起作用。起搏器难于进入左心室。上腔静脉与心脏起搏无关。

3. B。当电极接近心室时,QRS 波幅增加。在三尖瓣水平,P 波为正向波。当电极进入右心室时,P 波开始减小,QRS 波增大。

第8章 心脏复律和除颤

1. A。急诊行同步电复苏的指证包括室上性心动过速、心房扑动、心房颤动或单纯性室性心动过速引起的血流动力学不稳定。当心率过快时,除颤器可能无法测到 QRS 波。这些快节律需高能量的非同步电击。由于自律性增强,心律失常已处于同质去极化状态,如洋地黄中毒或儿茶酚胺诱发的心律失常,此时复律和除颤为禁忌证。在这些情况下,外部电击无效,并可能导致室性心动过速或心室颤动。

2. D。急诊行同步电复律的适应证包括室上性心

动过速、心房扑动、心房颤动或单纯性有脉搏的单形性室性心动过速引起的血流动力学不稳定。

3. B。急诊行同步电复律的适应证包括室上性心动过速、心房扑动、心房颤动或单纯性有脉搏的单形性室性心动过速引起的血流动力学不稳定。同步电复律需要有意识状态下的镇静。

4. A。心房扑动可以是稳定的，也可以是不稳定的。心率通常在 240~350 次/分。这些快速心率类似于心房颤动，是由心房内自循环的电活动引起的。心房扑动对心排血量的影响取决于心室。由于并非所有的心房脉冲都能下传至心室，心房速率越快，传导效率越低，对心排血量影响越大，可引起血流不稳定的心房扑动。患者可能出现心悸、胸痛或不适、呼吸急促、头昏眼花、恶心、呕吐、低血压、濒死感或心力衰竭症状。不稳定的心房扑动应采用同步电复律而不是药物治疗，因为此类心房扑动可能转为心房颤动或终末节律。它可能与血栓形成、心力衰竭以及进一步的心血管不稳定相关。失代偿可以通过早期心脏复律预防。稳定的心房扑动比心房颤动对直流电复律更敏感，通常只需较低的能量。通常 20~50J 的能量足以将心房扑动转为窦性心律。不稳定的心房扑动需要 50~100J 的较高能量。

第 9 章　诊断性腹腔灌洗术

1. E。白线是由左右侧腹直肌腱膜汇合形成，位于人体的前正中线。腋中线为自腋窝中点垂直向下的直线。弓状线为一弯曲的水平线，代表腹直肌鞘后缘的下界。自白线做切口并不会使双侧腹直肌分离。半月线为一乳头下方假想的垂线，与腹直肌鞘外侧缘平行。腱划将腹直肌分成多个肌腹，肌腹的数量不定。沿腱划做切口也不会使两个腹直肌鞘分离。

2. D。腹膜外筋膜位于腹横筋膜的深面，紧邻壁腹膜。腹横筋膜位于腹肌及其腱膜的深面。腹直肌鞘的前层位于 Scarpa 筋膜的深面，腹直肌的浅面。

3. A。患者病情不稳定，如果有必要宜行 E-FAST。E-FAST 可以在床边操作，初步复苏可同步进行，有指证时可重复进行。当合并腹膜腔内积液时，E-FAST 可起到挽救生命的效果。E-FAST 检查有助于诊断挫伤或异位妊娠引起的腹腔内出血、心包积液或填塞和气胸。E-FAST 对实性器官损伤或腹膜后出血的诊断不敏感。诊断性腹膜灌洗具有侵袭性，并发症风险高，操作时间长，并且不能重复进行。生命体征不稳定的患者不应转至 CT 室。即使患者需要行急诊手术，E-FAST 也可以在转送患者之前明确是否需要放置胸导管或进行心包穿刺。此外，其可为外科医生提供有关腹腔内出血诊断的参考。

4. B。国际标准化比值为 4 表示凝血功能障碍，凝血功能障碍是诊断性腹腔灌洗的禁忌证，可引起更严重的出血和进一步的循环不稳定。

第 10 章　扩大的创伤超声重点评估

1. A。心包和心脏检查位于肋下或剑突下。经胸骨上入路，探头置于胸骨上切迹，探头长轴与气管平行，可显示升主动脉及其分支。经胸骨旁入路，探头置于左侧第 3 或第 4 肋间隙的胸骨附近，可显示右心室流出道和室间隔。

2. B。患者如仰卧位，液体通常积于肝肾隐窝（Morison 隐窝）。肝肾隐窝位于肝脏下后方，壁腹膜前方，并覆于右肾。膀胱直肠陷凹、膀胱子宫陷凹和直肠子宫陷凹也是潜在的液体积聚区，如患者处于半卧位或直立体位，积液则积聚在这些部位。

3. D。脾是最大的淋巴器官，位于左季肋区，正对膈肌和第 9~11 肋。脾破裂伤常伴有严重失血和休克。肝脏大部分位于右季肋区和上腹部，少部分位于膈下的左季肋区。左肾位于腹膜后，大致位于第 11 胸椎至第 3 腰椎椎体水平。髂骨是髋骨的上部，与耻骨和坐骨相连。回肠是小肠的末端。

4. A。脾位于肝左叶下方，肾脏上方，并毗邻第 9~11 肋。患者呼吸时的疼痛可能是肋骨骨折所致。肺完全位于胸腔内，高于第 12 肋水平。肾脏位于第 12 肋水平。肝脏位于右季肋区，第 5~10 肋水平。胰腺主要位于腹腔中上部，双肾之间，第 11~12 肋水平。

5. A。胸膜不滑动提示有气胸。肺搏动与心律同步，是胸膜线的垂直运动。A 线是位于肋骨阴影之间的水平回声线。B 线出现在肺充气和肺压缩之间的边界。E 线是一条垂线，从肺气肿的皮下区域一直延伸到胸腔深部。

第 11 章　筋膜切开术

1. B。腓总神经位于腓骨颈处，越过腓骨颈即分为腓浅神经和腓深神经，分别支配小腿外侧筋膜室和前筋膜室肌肉，使足外翻和背屈，如神经损伤可导致相应的运动障碍。胫神经位于腘窝浅层,分支支配小腿后筋膜室肌肉,所以,此区域受压迫累及胫神经可导致足跖屈和内翻无力。小腿外侧筋膜室肌肉受腓浅神经支配,主要参与足外翻。腓浅神经皮支由小腿前外侧深筋膜穿出,支配足背。前筋膜室肌肉由腓深神经支配,主要参与足背屈。内踝是胫骨远端内侧下方的骨性突起。胫神经走行于内踝后方,此位置的压迫可导致第2~5趾屈曲、内收障碍及踇趾外展障碍。

2. C。筋膜室综合征的特点是狭窄的筋膜室内压力增高,影响血液供应,导致皮肤苍白。静脉血栓形成无疼痛,但可致命的肺栓塞。胸廓出口综合征累及臂丛神经、锁骨下动脉和颈部与腋窝之间的血管。当手部暴露在温度或压力变化的环境中时,雷诺病患者的手部血液流动受影响。桡神经沟骨折可导致桡神经损伤,但神经损伤症状与桡神经沟骨折无关。

第12章 鼻出血处理

1. D。Kiesselbach丛(也称为Little区)是位于鼻中隔前方的筛前动脉、蝶腭动脉、唇上动脉和腭大动脉分支的吻合区,蝶腭动脉的鼻中隔支(来自上颌动脉)和唇上动脉(面动脉的分支)为Kiesselbach丛的两个主要血管来源。面动脉来自颈外动脉的分支。

2. A。鼻出血最常见的原因是手指用力抠鼻。在冬季,炎热、干燥的室内环境会使鼻黏膜更加脆弱,从而加剧了鼻出血。高血压不是鼻出血的主要原因。虽然血友病和免疫性血小板减少性紫癜可能会加重出血,但最有可能是手指抠鼻不当导致鼻出血。鼻出血最常见于Kiesselbach丛或Little区, 其是位于鼻中隔前下方的血管吻合网。Kiesselbach丛的血供来自颈内动脉和颈外动脉的分支。供应鼻中隔的诸多动脉在此部位都有吻合。

第13章 心包穿刺术

1. A。经剑突下入路是穿刺针经过膈肌进入心包腔。心脏膈面大部分由右心室组成,因此,如果穿刺针刺入太深,则可能会进入右心室。心脏的其他腔室不位于进针路径上,除非有严重的病理改变,如心脏肿大。

2. E。心包填塞是指液体积聚于心包腔内。其可能是由心包积液或心脏、大血管近端出血造成的。心包腔内压力增加导致舒张期心脏充盈减少,从而降低收缩压。由于心脏的泵血能力降低,静脉系统压力增大,导致颈静脉扩张。除了心包穿刺抽出积液之外,没有其他方案可以解决心包填塞。

3. B。心包穿刺的部位为剑突下方或左锁骨中线第5肋间隙。心包引流最有效的方法是经胸壁第3肋间隙穿刺。在临床上并不采用经第6和第7肋间隙穿刺,因其增加了损伤胸膜、肺和其他并发症的可能性。

4. A。心包穿刺术最常见的并发症是干抽,如果穿刺针被血凝块或皮肤堵塞,就可能发生干抽。经胸骨旁入路,在穿刺针探查前方肋软骨时可出现穿刺针堵塞。可通过重新定位或冲洗针头解决干抽。在某些情况下,心包积液可能位于后外侧,此时很难通过剑突下或胸骨旁入路引流。当积液位于后部或外侧时,心尖部入路有助于避免干抽。

5. C。心包填塞患者的心包腔被液体填塞,从而抑制了心脏舒张功能。典型的心包填塞表现为“Beck三联征”,包括:①心音减弱,因充满液体的心包腔挤压心脏所致;②由于收缩压和舒张压压差减小而使脉压降低,因为心包填塞限制了心脏的舒张能力;③中心静脉压升高,因为静脉血不能回流受压的心脏。其他答案都不符合。

第14章 中心静脉置管术

1. D。锁骨下静脉走行于锁骨与第1肋骨间,是锁骨骨折最易损伤的结构。锁骨下动脉位于锁骨下静脉的后方,但由于解剖位置较深,其受损伤的可能性较低。头静脉是腋静脉的属支,在上臂外侧上行,位置表浅并位于外侧,易于受损。胸外侧动脉是腋动脉的分支,走行于胸小肌外侧。其自腋动脉发出后向下、向内走行,并在下降过程中不靠近锁骨。胸廓内动脉起自锁骨下动脉第1段,然后走行于肋软骨深面。胸廓内动脉起始段位于锁骨易损伤部位的外侧,走行于肋软骨后方时位于锁骨骨折的内侧。

2. A。经锁骨上入路,头部和颈部向对侧旋转为穿刺操作提供空间,穿刺针可沿胸锁乳突肌锁骨头外侧缘进入。应在锁骨上后方进针,进针点位于胸锁乳突肌锁骨头外侧。

3. A。股静脉穿刺的进针方向为脐部方向倾斜45°,并在股动脉搏动点内侧约1cm处进针。理想情况下,在腹股沟韧带下2cm可触及股动脉搏动。触诊的压力可能压迫股静脉,并阻碍插管,因此应减小触诊的压力,将手指置于皮肤表面以作为解剖位置的参照点。

第 15 章　外周动脉置管术

1. B。桡动脉搏动的最佳触诊点位于前臂腕关节桡侧的近端。此处,桡动脉位于桡骨远端,并在桡侧腕屈肌肌腱和肱桡肌肌腱之间走行。在屈肌支持带上方,掌长肌肌腱沿桡动脉内侧走行。拇长屈肌肌腱是位于前臂的较深结构,并位于桡动脉的内侧。

2. B。桡动脉经解剖鼻烟窝进入手掌,然后穿过第1骨间背侧肌的两个头,并进入手掌深面。拇长屈肌肌腱位于手部掌侧,桡动脉位于其背侧,因此桡动脉并不走行于此肌腱深面。桡动脉不走行于第 1 和第 2 骨间肌之间,因此不能将其作为识别动脉的标志。桡动脉也不在第 1 骨间背侧肌和拇收肌之间走行。

3. D。可在桡侧腕屈肌肌腱外侧触及桡动脉搏动,并在此处向桡骨远端压迫桡动脉。在解剖鼻烟窝,在拇短伸肌肌腱和拇长伸肌肌腱之间也可触及桡动脉搏动,并在此处向舟状骨压迫桡动脉。

第 16 章　外周静脉置管术

1. A。肘窝的 3 个主要结构,从外到内依次是肱二头肌肌腱、肱动脉和正中神经。骨间总动脉和骨间前动脉起于肘窝远端。尺动脉和桡动脉起于肘窝远端的肱动脉。

2. A。贵要静脉可用于透析,特别是当头静脉过小时。贵要静脉在前臂穿过深筋膜后沿内侧上行,头静脉沿前臂外侧上行。肘外侧静脉是头静脉属支,肘内侧静脉汇入贵要静脉,位置较浅。前臂内侧的静脉沿前臂中线的腹侧上行。

3. A。股静脉位于股动脉内侧的股鞘内,股鞘分为外侧、中间和内侧间隔。外侧间隔包含股动脉。内侧间隔包含股管,由淋巴管、淋巴结和结缔组织组成。中间隔包含股静脉。

第 17 章　静脉切开术

1. D。大隐静脉常用于静脉切开术。由于隐神经的分支在腿部远端跨过静脉,因此手术操作时易造成神经损伤,导致术后局部感觉异常。隐神经分布于下肢内侧和足内侧的皮肤。隐神经损伤导致感觉丧失。腓总神经在腓骨颈前下方分为腓浅神经和腓深神经,分别支配小腿外侧筋膜室和前筋膜室的肌肉。腓浅神经和腓深神经的分支走行与大隐静脉无交叉。腓肠外侧神经为皮神经,由腓总神经或胫神经的分支汇合形成,支配小腿后部和足外侧的皮肤。

2. A。贵要静脉可用于透析或静脉切断,特别是当头静脉过小时。贵要静脉在前臂穿过深筋膜后沿内侧上行。头静脉沿前臂外侧上行。肘外侧静脉是头静脉属支,肘内侧静脉汇入贵要静脉,位置较浅。前臂内侧的静脉沿前臂中线的腹侧上行。

3. C。肘正中静脉是位于肱二头肌腱膜浅面的浅静脉。肱二头肌腱膜是一扁平的结缔组织膜,自肱二头肌肌腱内侧向外扩展,并与肱二头肌深筋膜相融合。此结构加强了肘窝的稳定性,并保护其深面的肱动脉。

第 18 章　髋关节脱位与复位

1. C。髂股韧带是加强髋关节前方稳定性的重要韧带,抵抗髋关节过度后伸和外旋。耻股韧带可以加强髋关节下方的稳定性,并限制髋关节的后伸和外展。坐股韧带可以加强关节后方的稳定性,并限制关节的后伸和内旋。髋臼的负压与抵抗髋关节过伸无关,但有助于对抗股骨头脱位。臀大肌后伸并外旋髋关节,但不抵抗过伸。

2. C。股骨颈关节囊内骨折可导致股骨头缺血性坏死,因骨折破坏了通过坐股韧带下方并穿入股骨颈的旋股内、外侧动脉的支持带动脉。6~10 岁时,股骨头的血供由闭孔动脉的分支提供,此分支进入股骨头韧带内,股骨头韧带动脉细小。股骨粗隆间骨折不会破坏股骨头的血液供应,但会引起并发症,因为大转子是多个臀肌的附着部位。尽管存在侧支循环,但闭孔动脉血栓形成可引起肌肉症状。股骨颈关节囊外的粉碎性骨折通常不会损伤血供。

3. D。在儿童时期,股骨头韧带存在一条为股骨头供血的小动脉。股骨头韧带在髋关节外展、外旋时被拉伸,对婴儿行走前稳定髋关节有重要作用。在先天性髋关节发育不良患儿的髋关节重建术中,股骨头韧带具有增加关节稳定性的潜能。此韧带的强度与膝关节前交叉韧带相当。髋关节前方的髂股韧带可抵抗髋关节过度后伸。耻股韧带起自耻骨,位于髋关节下方,抵抗髋关节外展。坐股韧带是一强韧的三角形束带,起自坐骨,向上、向外止于股骨颈,加强髋关节囊的后方。髋臼横韧带连接髋臼切迹的边缘,股骨头韧带起于此处。虽然髋臼横韧带是纤维组织而不是软骨,但它仍被认为是髋臼唇的一部分。

4. B。股骨颈骨折是闭合复位的禁忌证。复位过程中有可能会对骨、血管和神经造成进一步的损害,需行切开复位内固定。

第 19 章 手指脱位与复位

1. E。指伸肌腱远端止于远节指骨。如果指伸肌腱撕脱或远节指骨近端骨折,则远侧指间关节被指深屈肌腱牵拉呈完全屈曲位,导致锤状指。在钮孔畸形中,伸肌腱扩张部的中央部跨过近指间关节,使肌腱向掌侧滑动,有屈近侧指间关节的作用,从而使远侧指间关节过度背伸。鹅颈畸形包括掌指关节轻度屈曲、近侧指间关节过伸、远侧指间关节轻度屈曲,常见于手内在肌挛缩,如类风湿关节炎。Dupuytren 挛缩是由手掌结缔组织挛缩引起,通常引起环指、小指的不可逆屈曲畸形。爪形手见于腕部正中神经和尺神经损伤,导致所有内在肌的瘫痪,包括指间关节的伸肌。由桡神经支配的掌指关节的伸肌和由正中神经核尺神经支配的指长屈肌的功能正常,使手指呈“爪”形。

2. A。正中神经近端损伤使所有指屈肌瘫痪,除第4、5 指深屈肌,从而打破手部的肌力平衡,使手指处于受桡神经支配地伸直状态。手内在肌可辅助屈掌指关节,并且受尺神经支配。然而,内在肌肌力太小,不足以对抗手指伸肌的肌力。

第 20 章 膝关节脱位与复位

1. B。此类损伤可导致“悲哀三联征”(O’Donoghue 三联征),包括内侧副韧带、前交叉韧带和内侧半月板的损伤。膝关节外侧的应力使与内侧半月板相连的内侧副韧带受牵拉并撕裂。前交叉韧带在膝关节伸直时紧张,在内侧副韧带撕裂后前交叉韧带可能损伤。其余的选项描述了膝关节外侧面的结构,这些结构通常不会出现此类损伤。

2. C。当腘肌收缩时,它使股骨远端向外侧旋转,并向后牵拉外侧半月板,从而在屈膝时股骨内外侧髁向后滑动和滚动而保护软骨。腘肌的这一动作使膝关节弯曲,从而使膝关节解锁。股二头肌是腿部强有力的屈肌,当膝关节处于屈曲位时,股二头肌外旋膝关节。腓肠肌是一强有力的跖屈肌。半膜肌与股二头肌类似,是腘绳肌的组成部分,屈膝关节,伸髋关节。股薄肌是股四头肌中最强壮的部分,伸膝关节。

3. A。“悲哀三联征”指胫侧副韧带、内侧半月板和前交叉韧带的损伤。膝关节外侧突然的应力使胫侧副韧带紧张、撕裂。内侧半月板附着于胫侧副韧带并撕裂。前交叉韧带对抗膝关节的过伸。因此,在“悲哀三联征”中这 3 个结构受损。

4. D。桶柄样撕裂常与前交叉韧带断裂有关。内侧和外侧半月板均易受旋转损伤而撕裂。内侧半月板附着于胫侧副韧带和关节囊的浅层,更易损伤。外侧半月板与腓侧副韧带分离,位于膝关节囊外。半月板损伤常见于足球运动员, 可通过 MRI 或关节镜诊断。桶柄样撕裂的症状可能是疼痛、肿胀或膝关节绞锁,胫骨和股骨之间的软骨部分脱落,阻止膝关节的进一步运动。有时在膝关节屈伸运动时可以听到短暂的咔嗒声。虽然半月板切除术可以解决半月板撕裂的症状,但目前更强调对小的撕裂进行修补。半月板囊肿可继发于半月板撕裂,其中一些病例也可通过关节镜治疗。

5. A。撞击膝关节外侧通常会导致“悲哀三联征”,包括对前交叉韧带、内侧半月板和胫侧副韧带的损伤。内侧半月板与胫侧副韧带紧密相连,常常同时损伤。腓侧副韧带和外侧半月板不会受损,因为对膝关节外侧的撞击不会使这些结构受到应力。后交叉韧带损伤的后抽屉试验呈阳性,通常发生在膝关节内侧受到应力时。后交叉韧带比前交叉韧带更强韧,典型的损伤是在跌倒时,弯曲膝关节的胫骨结节受到撞击所致。半腱肌肌腱位于膝关节内侧,但与其他结构无紧密相连,在此损伤中不受累。

第 21 章 肩关节脱位与复位

1. D。冈上肌是肩袖的一部分。冈上肌肌腱相对缺乏血供,在肩关节脱位时经常受损。冈上肌参与上臂外展的起始部分, 冈上肌肌腱损伤影响这一运动。喙肱肌起自喙突,止于肱骨,内收和屈曲臂部。肱三头肌的主要作用是伸肘,肱三头肌长头的损伤不影响上臂外展。胸小肌具有辅助呼吸肌的功能和稳定肩胛骨的作用,不影响臂部外展。大圆肌内收并内旋臂部。

2. E。喙肩韧带组成喙肩弓,防止肱骨头上移。因为喙肩韧带强韧,所以很少损伤。相反,当冈上肌肌腱在喙肩韧带下方往返运动时,会引起冈上肌腱的炎症或磨损。肩锁韧带连接肩峰和锁骨外侧端,不与冈上肌肌腱接触。喙肱韧带距冈上肌肌腱前方较远,不与冈上肌肌腱发生撞击。盂肱韧带位于肩袖深部,不会对冈上肌肌腱造成损伤。肩胛上横韧带跨过肩胛切迹,不与冈上肌腱接触。

3. B。肩分离时,肩锁韧带或喙锁韧带或两者都可能部分或全部撕裂。如果肩锁关节断裂,锁骨远端可能会向上完全脱位,同时手臂下垂,造成明显可见的"塌陷"。肱骨头移位是肩关节脱位,不是肩分离。喙肩韧带在肩分离时不会撕裂,有时其用于喙锁韧带撕裂的修复。肩关节盂唇损伤常伴有肩关节脱位。

4. D。肩锁韧带连接锁骨和肩胛骨喙突。肩锁关节脱位时, 通常伴有喙锁韧带的关节囊部分损伤,在更严重的损伤中,喙锁韧带的锥状韧带体和斜方韧带损伤。盂肱韧带可能受到肱骨头前脱位的损伤,但肩分离时,盂肱韧带不太可能受到损伤。喙肩韧带、肩胛上横韧带和肱二头肌长头通常与肩分离不同时出现。

5. A。腋神经是臂丛后束的直接分支,绕过肱骨外科颈,支配小圆肌和三角肌。腋神经与肱骨近端紧密相连。当肱骨头脱位时,腋神经通常会受到牵拉。

第 22 章　枕神经阻滞

1. C。斜方肌受副神经支配(第 11 对脑神经)。头斜肌受枕下神经支配,枕下神经也支配头后大直肌和头后小直肌。枕大神经支配头半棘肌。

2. A。第 3 枕神经是第 3 颈神经后支的内侧支,在枕外隆凸下方,在内侧穿过斜方肌的颈部,支配颈背部皮肤。枕大神经和枕小神经位于中线外侧,在穿刺时不太可能受损。锁骨下神经位于锁骨下三角的肌肉中。副神经支配斜方肌和胸锁乳突肌,不发出皮支。

第 23 章　指(趾)神经阻滞术

1. C。起自尺神经浅支的指掌侧总神经支配小指和环指内侧皮肤。桡神经浅支支配手背、拇指、示指和中指的桡(外)背侧皮肤。正中神经发出的指掌侧总神经支配手掌外侧大部分皮肤和示、中指背侧以环指外侧皮肤。桡神经深支支配腕短伸肌和旋后肌,并延续为骨间后神经。正中神经返支支配拇短展肌、拇短屈肌和拇对掌肌。

2. C。正中神经返支支配鱼际肌(拇短展肌、拇短屈肌和拇对掌肌),不支配皮肤感觉。正中神经或尺神经的掌侧皮支的损伤不会引起拇指对指无力,因为它们主要为感觉支。尺神经深支支配小鱼际和示指至小指的内收肌和外展肌,但不支配小指展肌。

3. B。腓深神经是腓总神经的一个分支,主要支配小腿前筋膜室内肌肉的运动神经。它唯一的皮支支配第 1 趾蹼皮肤。隐神经分布于小腿内侧和足内侧的皮肤。腓浅神经的皮支支配小腿前方和足背皮肤。腓肠神经支配小腿外侧和足外侧皮肤。

第 24 章　牙神经阻滞术

1. C。舌神经受损的可能性最大,因为受舌神经支配的舌前 2/3 丧失了味觉和一般感觉。鼓索也支配该区味觉,但并不支配舌的其他感觉。耳颞神经是三叉神经下颌支的后支, 支配耳部和颞部附近的皮肤。颏神经是下牙槽神经的终末支,支配下颌皮肤。

2. B。下颌神经的下牙槽神经支配下颌牙齿,需麻醉才能阻断疼痛。舌神经支配舌前 2/3 的味觉和感觉,并含有一般感觉和副交感神经纤维。颊神经支配颊部内面的黏膜。颏神经是下牙槽神经的远端分支,从下颌骨的颏孔穿出,不支配牙齿。支配舌肌的神经是下牙槽神经的运动支,支配舌骨肌和二腹肌的前腹。

3. E。下颌下间隙感染通常是由口腔底部下磨牙区牙齿感染所致(化脓性下颌炎)。若患者没有及时抗感染治疗,咽和下颌下部肿胀会引发窒息。扁桃体炎,又称扁桃体周围脓肿,是一种化脓性扁桃体炎。结舌为先天性疾病,可导致舌系带缩短,影响说话。腭隆凸是一种良性的腭骨增生;下颌隆凸是下颌骨内良性的骨增生。这种增生通常是良性的,一般不会引起疼痛。舌下囊肿是发生在口腔底部的黏液囊肿,通常由于老年人脱水导致唾液腺分泌物浓缩而形成。舌下囊肿通常无症状,也可由局部创伤引起。

4. C。如果尝试修复脱落的乳牙,可能会损坏患儿未萌出的恒牙,也有牙齿碎片吸入的风险,尤其是对于精神状态发生变化的患儿。除乳牙外,任何脱落的牙齿,必须妥善处理并拔除,以维持未萌出牙齿的活力。

第 25 章　腹腔穿刺术

1. E。腹壁下动脉是髂外动脉的分支,上行至腹直肌深面,与胸廓内动脉的分支(腹壁上动脉)吻合。

2. A。腹壁下动脉自耻骨结节外侧开始,在腹直肌深面上行。记住这一点很重要,因为穿刺时损伤此条动脉会导致严重的出血。左下象限穿刺点位于髂前上棘内侧两横指和头侧两横指。当腹水位置不清或是否存在腹水不明时，可采用超声判断。

3. A。弥漫性血管内凝血患者可能出现大出血，为腹腔穿刺术禁忌证。妊娠、急性肾小管坏死、败血症和年龄因素并不是禁忌证。

第 26 章 耳郭血肿引流术

1. C。耳颞神经是下颌神经的一个分支，向下跨过下颌骨，进入腮腺深部，在颞下颌关节后方穿出，支配耳郭前方和颞区后 2/3 的皮肤。神经分布到耳郭的耳屏和相邻部位。枕神经是颈丛的一个小分支，支配耳郭后面的皮肤。耳大神经是颈丛神经较大分支，支配覆盖下颌骨和腮腺囊的皮肤。颧颞神经在颞窝的前部支配该区的皮肤。枕大神经较大，支配枕部的头皮。

2. D。在包扎或缝合之前必须将血肿抽净。

第 27 章 耵聍取出

1. C。鼓膜的外表面主要受耳颞神经支配，耳颞神经是三叉神经的下颌神经分支。对该神经的损伤也会导致颞下颌关节运动障碍，因它们接受同一神经的支配。面神经提供舌前 2/3 的味觉感受，在这种伤害中不会受到影响。鼻腔的感觉神经来自三叉神经的眼神经和上颌神经的分支，并不会受鼓膜损伤的影响。喉部的感觉神经由迷走神经发出，而咽部的感觉神经来自舌咽神经和迷走神经的纤维。腭由上颌神经的分支提供，并且不会受该损伤的影响。

2. A。鼓膜内表面的感觉神经由舌咽神经的分支提供。迷走神经的耳郭分支和三叉神经的鼓室支分布于鼓膜的外表面。耳大神经由第 2、3 颈神经组成，支配腮腺、耳郭后面的皮肤。舌神经与鼓膜的感觉无关。

3. B。迷走神经是分布于外耳道的主要感觉神经之一，也是咳嗽反射的传入神经。前庭蜗神经管理听力和平衡。虽然三叉神经的耳颞神经分支分布于外耳道，但它不参与咳嗽反射。面神经分支也分布于外耳道，在咳嗽反射中没有作用。副神经为胸锁乳突肌和斜方肌神经提供运动神经支配。

第 28 章 耳和鼻异物取出

1. D。鼓膜的后下象限是鼓膜切开后对重要的相邻结构没有很大的影响或没有损伤的唯一部位。鼓膜的前上象限和后上象限切口可能会损伤位于鼓膜的上内侧的锤骨。鼓膜脐位于锤骨柄附近，也可能受损坏。通过鼓膜的垂直切口几乎肯定会损伤锤骨。手术切口对锤骨的损伤会影响通过中耳腔的听觉传导。应避免这种情况，以防止传导性听力损失。

2. A。鼓膜的内表面由舌咽神经分布。迷走神经的耳郭分支和三叉神经的耳郭分支支配鼓室的外表面。耳大神经由第 2、3 颈神经组成，支配腮腺、耳郭后部皮肤。舌神经与鼓膜的感觉无关。

3. B。损伤区域位于外耳道，由面神经、舌咽神经和迷走神经分支分布。耳郭神经和耳颞神经分别供应颞下颌关节和外耳。枕小神经支配颅后部的皮肤。鼓索负责舌前 2/3 和中耳的感觉。岩浅小神经和鼓室丛对中耳提供自主神经支配，与外耳道无关。

第 29 章 小骨窗开颅术

1. E。脑膜中动脉是上颌动脉的分支，在硬脑膜和颅骨之间，靠近翼点区域。该位置的骨折或钝性创伤常导致脑膜中动脉撕裂，造成硬膜外血肿。颈外动脉在下颌支后方分成上颌动脉和颞浅动脉两个终支，这些动脉都不直接供给脑膜。颞深动脉不穿过颅骨，因此不会导致硬膜外血肿。

2. D。硬膜下出血通常是由静脉撕裂引起的，血液进入硬脑膜和蛛网膜之间的硬膜下间隙，这种出血可能导致颅内压逐渐增加，进展速度可有不同。蛛网膜下隙出血是由于动脉破裂进入脑周围的蛛网膜下隙，即进入蛛网膜和软脑膜之间。如果蛛网膜下隙出血或随后的纤维化，阻碍脑脊液通过蛛网膜下隙回流或其重吸收，可能导致脑积水。在大多数情况下，硬膜外出血是由脑膜中动脉撕裂引起的，这种快速扩张的占位性病变可在 12 小时内导致死亡。脑实质的局灶性出血，通常是高血压或动脉粥样硬化的结果。典型症状包括局灶性神经功能缺损、头痛突然发作、恶心和意识障碍。脑室系统出血可能是由于创伤或附近动脉出血，特别是那些供应脉络丛的血管。

第 30 章 肘关节穿刺术

1. D。内上髁骨折通常会导致在上髁后面的尺神经沟中走行的尺神经受损。尺神经支配前臂尺侧腕屈肌和指深屈肌的内侧半。尺神经下行至手部支配手肌。指浅屈肌受正中神经支配，肱二头肌受肌皮神经支配。桡神经支配肱桡肌和旋后肌。

2. A。桡骨环状韧带是一条纤维带，环绕桡骨头，形成一个与肘关节的桡侧副韧带和关节囊融合的颈圈。环状韧带用于防止桡骨头在纵向上从环状韧带中移位。关节囊允许关节自由旋转，但起不到稳定它的作用。骨间膜是桡骨和尺骨之间的纤维层，有助于将这两块骨相互固定。桡侧副韧带从肱骨外上髁延伸到尺骨桡切迹的边缘和桡骨的环状韧带。尺侧副韧带是三角形韧带，从内上髁延伸到尺骨鹰嘴。

3. C。肱动脉发出的尺侧上副动脉从内侧后方到肱骨上髁间伴有尺神经，对神经的血液供应很重要。肱深动脉伴行桡神经向下外走行。桡动脉发出的肱深动脉和桡动脉的侧副动脉在肘关节侧方近端吻合。尺侧下副动脉起源于肱动脉，伴随正中神经进入前臂。尺前返动脉起源于尺动脉，在肘部前方与尺侧下副动脉吻合。

4. C。通常伸肌腱起源于外上髁，这种肌腱的炎症称外上髁炎，绰号“网球肘”，因为在网球反手击球时肌腱经常受到刺激。伸腕肌起源于伸肌腱，腕关节的伸展会加剧外上髁炎的疼痛。

5. B。屈戌关节是用于描述铰链连接的技术术语。它允许在一个轴上运动(肘关节为屈曲和伸展)，因此是单轴关节。列出的其他类型的关节允许在多个轴上运动。

第 31 章　嵌甲切除术

1. E。腓深神经分支分布于足部第 1 趾蹼间隙的皮肤。腓肠神经、腓浅神经、胫神经和隐神经分支至足部，但不分布于第 1 趾蹼间隙。

2. A。在足背部跗长伸肌腱的侧面可以触及足背动脉搏动。腓肠动脉和腓动脉不供应足部。足底动脉在体检时无法触及。胫前动脉越过踝关节延续为足背动脉。

第 32 章　膝关节穿刺术

1. E。股外侧肌位于大腿外侧，远端部分位于膝关节囊外侧近端的浅面。当针头插入髌骨的上方和外侧时，其会在到达关节囊的过程中穿过股外侧肌。股二头肌的短头起源于股骨的后部，与股二头肌长头合并后附着于腓骨头。股直肌在股骨的内侧纵向跨过髌骨(或股四头肌)，并入胫骨粗隆。插入髌骨外侧的针不会穿过该肌肉。缝匠肌起源于髂前上棘，附着于胫骨近端的内侧，形成鹅掌的一部分。从髌骨外上方插入的针不会穿过该肌肉。

2. A。在屈曲膝关节时，对髌前滑液囊的过度压迫，可能会导致其疼痛和肿胀，即所谓的“女仆膝”。髌前滑囊炎也影响水管工、地毯工和其他经常跪下的人群。髌前滑液囊通常在髌骨处的皮肤下平滑移动。由于这些职业人员持续摩擦刺激位于髌骨前方的小滑液囊，导致其紧张、变形。治疗方法通常是简单引流，但这可能要多次重复，偶尔需注射类固醇。跪下频繁和长时间(如祷告)会过度刺激髌下滑液囊，从而导致“牧师膝”。

第 33 章　腰椎穿刺术

1. D。进行腰椎穿刺，以从 L4 和 L5 或 L3 和 L4 之间的终池(圆锥下方的蛛网膜下隙膨大处)获得脑脊液样品。因为脊髓终止于 L1 至 L2 的水平，硬脊膜囊终止于 S2 的水平，所以在该区域穿刺安全。因此，在 L4 至 L5 是手术最安全的区域，可最大限度地降低损伤脊髓的风险。

2. B。两侧髂嵴最高点的连线平对 L4 棘突，可用作定位腰椎穿刺(L4、L5 间)的骨性标志。通过触诊识别并在脊柱侧面追踪(Tuffier 线)。肩胛骨下角平对第 7 胸椎，最低位的第 12 肋则与第 12 胸椎相关节。骶管裂孔位于骶骨下部，髂后下棘位于 S2 下方。

3. E。CSF 从脑室流入蛛网膜下隙。硬膜外腔位于硬脑膜和椎管内壁骨膜之间，含有神经根、脂肪和椎内静脉丛(Batson 丛)。蛛网膜和硬脑膜之间的硬膜下腔仅作为潜在空间存在，且不含 CSF。

4. A。当进行腰椎穿刺时，针必须穿透黄韧带、硬脊膜，最后穿过蛛网膜，到达脑脊液所在的蛛网膜下隙。终池是圆锥下方蛛网膜下隙的膨大部。硬脊膜囊位于椎管内面，后纵韧带附着于椎体的后部。

5. C。蛛网膜下隙含有 CSF，位于蛛网膜和软膜之间。硬膜外腔、硬膜下腔和气管前间隙不含 CSF。虽然脊髓内的中央管确实含有 CSF，但不能在这个空间穿刺，会导致脊髓损伤。CSF 在蛛网膜下隙内流通，从该位置穿刺抽液安全、方便。硬膜下腔仅是硬脑膜和蛛网膜之间的潜在空间。硬膜外腔包含硬膜外脂肪、神经根和 Batson 静脉丛，是硬膜外麻醉的注射部位。

6. C。腰椎穿刺通常在 L3 至 L4 或 L4 至 L5 间隙水平进行。在成人,脊髓下端在 L1 或 L2 平面,在新生儿,脊髓下端可低至 L2 或 L3 平面。

第 34 章 鼻胃管插管

1. E。声门裂是真正的声带之间的开口。该开口的大小由喉部肌肉调节,以调节声音的高低。梨状隐窝是喉口侧面的浅凹陷,外侧边界为甲状软骨,内侧边界为杓状软骨褶皱。虽然前庭可以指体内任何开口,但在头部和颈部,它指的是口腔的前部,即口腔前腔。会厌沟是舌根后面的凹陷,其内保留一些唾液,用于润滑并防止过早引起吞咽反射。

2. A。如果面中部骨折,则患者的解剖结构位置关系改变。筛窦窦壁很薄,紧靠大脑。在这种情况下尝试放置鼻胃管(NGT)可能会导致颅内损伤或感染。扭曲的解剖结构也是需要减肥手术的患者禁用 NGT 的原因。在这些患者中放置 NGT 之前应咨询减肥外科医生。肝硬化患者的呕血可能有许多来源,包括溃疡,Mallory-Weiss 综合征以及由门静脉高压引起的胃或食道静脉曲张。如果存在静脉曲张破裂的危险,则不建议在这样的患者中放置 NGT。如必须尝试,应在 NGT 放置之前咨询胃肠病专家。有几种治疗静脉曲张出血的方法,例如通过内镜检查或硬化疗法进行结扎手术。

第 35 章 甲沟炎切开引流术

1. C。来自尺神经的皮支,分布于小指的皮肤和环指的内侧半皮肤。桡神经的皮支分布于手的桡侧(外侧)背部以及拇指、示指和中指外侧半皮肤。正中神经的皮支常分布于手掌外侧的大部分和示指、中指的背面以及环指的外侧半皮肤。桡深神经支配桡侧腕伸肌和旋后肌,继续向下为骨间后神经。正中神经的分支供应拇短展肌、拇短屈肌和拇对掌肌。

2. A。指甲的基质是甲床,有大量微小神经和血管分布。因此,该患者所出现的疼痛归因于分布于指甲区域的这些小神经受到的刺激。

第 36 章 皮肤脓肿切开引流术

1. C。这是感染皮肤和软组织的金黄色葡萄球菌的典型表现,产生大疱性脓疱。红斑区域形成充满混浊液体的大疱。这些大疱易破裂,产生特有的蜂蜜色外壳。

2. C。如上所述,这是大疱性脓疱病的表现,选择药物是头孢菌素。

3. A。颈部波动的肿块需要进行手术评估,因为它可能不是简单的脓肿。如果是血管瘤或任何其他类型的血管肿瘤,在没有事先影像检查(如超声波或MRI)的情况下进行切割,可能会导致大出血。

第 37 章 肩关节抽吸术

1. C。肱二头肌长头腱穿过滑膜包围的肩关节。盂肱韧带附着于关节盂唇。肱三头肌的长头起源于关节盂下方的盂下结节。冈下肌腱穿过肱骨头后方止于大结节。喙肱肌起于喙突,下行止于肱骨。

2. D。患者患有肩峰下(或三角肌下)滑囊炎。触诊时,如果手臂抬高到水平位疼痛较轻,则滑囊炎更有可能是在肩峰下,即与冈上肌腱更相关,因为当上肢外展时,肩峰下的滑液囊可能会缩回。肩胛下肌下方的肩胛下滑囊不会出现浅表疼痛,它可以与肩关节腔相通。肩关节腔内的炎症或关节炎表现为比该患者更广泛的肩部疼痛。小圆肌和肌腱位于明显不适位置的下方。

3. A。冈上肌在运动的前 15°时开始外展手臂。在该阶段期间触诊肌腱,会出现冈上肌腱病疼痛。

第 38 章 经尿道(Foley 导管)和耻骨上膀胱导尿术

1. B。如果尿道膜部受伤,则尿液和血液可向上渗漏到耻骨后间隙(Retzius 间隙)。尿生殖膈筋膜和其内的尿道括约肌也会受到限制或受伤。球海绵体肌和其他会阴肌、阴茎海绵体和尿道球腺导管的开口都位于损伤区域的下方和前方。

2. C。耻骨后间隙是耻骨联合与膀胱之间的腹膜外间隙。通过腹壁经耻骨上方进入耻骨后间隙的针,不通过腹膜腔进入膀胱,损伤重要器官或血管的风险很小。经坐骨肛门窝不能提供直接进入膀胱的途径。通过会阴浅间隙、会阴体和会阴深袋进入膀胱会有破坏重要结构的高风险。

3. C。会阴浅间隙或裂隙位于会阴下浅筋膜和 Colles 筋膜的膜层之间。Camper 筋膜是腹前壁和会阴浅筋膜的浅层（脂肪层）,Scarpa 筋膜是腹壁浅筋膜的深层(膜层)。会阴膜是形成会阴深袋下界的尿生殖膈下筋膜，尿生殖膈上筋膜形成坐骨肛门窝前部的下界。尿生殖膈与前列腺顶端之间没有间隙。

4. A。尿道海绵体部破裂会导致会阴浅袋尿液积聚(水肿)。Colles 筋膜(会阴筋膜的浅膜层)与腹壁Scarpa 筋膜相连续,使尿液沿着腹壁向上扩散。尿道前列腺部、尿道膜部或膀胱破裂都会导致骨盆内积液，因为它们不是在会阴部损伤。输尿管损伤会出现在腹部或盆部,这取决于损伤的部位和程度。

（赵庆豪 郑雪峰 李宏亮 史本超 译　丁自海 校）

索 引